シリーズ編集
吉村長久 京都大学大学院医学研究科眼科学 教授
後藤　浩 東京医科大学眼科学分野 教授
谷原秀信 熊本大学大学院生命科学研究部眼科学 教授

眼科臨床
エキスパート

知っておきたい眼腫瘍診療

編集
大島浩一
岡山医療センター眼科 医長

後藤　浩
東京医科大学眼科学分野 教授

医学書院

〈眼科臨床エキスパート〉
知っておきたい眼腫瘍診療
発　　　行　2015年10月15日　第1版第1刷Ⓒ

シリーズ編集　吉村長久・後藤　浩・谷原秀信
編　　　集　大島浩一・後藤　浩
発　行　者　株式会社　医学書院
　　　　　　代表取締役　金原　優
　　　　　　〒113-8719　東京都文京区本郷1-28-23
　　　　　　電話　03-3817-5600（社内案内）
印刷・製本　三美印刷

本書の複製権・翻訳権・上映権・譲渡権・公衆送信権（送信可能化権を含む）
は（株）医学書院が保有します．

ISBN978-4-260-02394-8

本書を無断で複製する行為（複写，スキャン，デジタルデータ化など）は，「私
的使用のための複製」など著作権法上の限られた例外を除き禁じられています．
大学，病院，診療所，企業などにおいて，業務上使用する目的（診療，研究活
動を含む）で上記の行為を行うことは，その使用範囲が内部的であっても，私的
使用には該当せず，違法です．また私的使用に該当する場合であっても，代行
業者等の第三者に依頼して上記の行為を行うことは違法となります．

JCOPY　〈出版者著作権管理機構　委託出版物〉
本書の無断複製は著作権法上での例外を除き禁じられています．
複製される場合は，そのつど事前に，出版者著作権管理機構
（電話　03-3513-6969，FAX　03-3513-6979，info@jcopy.or.jp）の
許諾を得てください．

執筆者一覧 （執筆順）

大島浩一	岡山医療センター眼科　医長
木村圭介	東京医科大学眼科学分野　派遣講師
渡辺彰英	京都府立医科大学眼科学
林　憲吾	横浜桜木町眼科　院長
嘉鳥信忠	聖隷浜松病院眼形成眼窩外科　顧問／大浜第一病院眼形成眼窩外科
辻　英貴	がん研究会有明病院眼科　部長
小幡博人	自治医科大学眼科学講座　准教授
尾山徳秀	新潟大学大学院医歯学総合研究科視覚病態学分野　特任准教授
笠井健一郎	聖隷浜松病院眼形成眼窩外科　主任医長
今川幸宏	大阪回生病院眼科　医長
野宮琢磨	神奈川県立がんセンター重粒子線治療科　部長
辻比呂志	放射線医学総合研究所重粒子医科学センター病院治療課　課長
古田　実	福島県立医科大学眼科学　准教授
鈴木茂伸	国立がん研究センター中央病院眼腫瘍科　科長
後藤　浩	東京医科大学眼科学分野　教授
金子　卓	東邦大学医療センター大橋病院眼科　客員講師
柏木広哉	静岡県立静岡がんセンター眼科　部長
高田　実	岡田整形外科・皮膚科・眼科　部長
吉川　洋	九州大学大学院医学研究院眼科学　特任講師
髙村　浩	公立置賜総合病院眼科　診療部長
林　暢紹	須崎くろしお病院眼科　科長
永田真帆	京都府立医科大学眼科学
外園千恵	京都府立医科大学眼科学　教授
江口功一	江口眼科医院　院長
石嶋　漢	北海道大学大学院医学研究科眼科学分野
加瀬　諭	北海道大学大学院医学研究科眼科学分野
久保田敏信	名古屋医療センター眼科　医長
金子博行	帝京大学医療技術学部視能矯正学科　准教授
溝田　淳	帝京大学医学部眼科学講座　主任教授
敷島敬悟	東京慈恵会医科大学眼科学　教授
兒玉達夫	島根大学医学部眼科学講座　准教授
高比良雅之	金沢大学大学院医学研究科視覚科学　講師
山田昌和	杏林大学医学部眼科学　教授
張　大行	新潟大学大学院医歯学総合研究科視覚病態学分野
大湊　絢	新潟大学大学院医歯学総合研究科視覚病態学分野
柳澤隆昭	東京慈恵会医科大学脳神経外科学講座　教授

眼科臨床エキスパートシリーズ
刊行にあたって

　近年，眼科学の進歩には瞠目すべきものがあり，医用工学や基礎研究の発展に伴って，新しい検査機器や手術器具，薬剤が日進月歩の勢いで開発されている．眼科医は元来それぞれの専門領域を深く究める傾向にあるが，昨今の専門分化・多様化傾向は著しく，専門外の最新知識をアップデートするのは容易なことではない．一方で，quality of vision (QOV)の観点から眼科医療に寄せられる市民の期待や要望はかつてないほどの高まりをみせており，眼科医の総合的な臨床技能には高い水準が求められている．最善の診療を行うためには常に知識や技能をブラッシュアップし続けることが必要であり，巷間に溢れる情報の中から信頼に足る知識を効率的に得るツールが常に求められている．

　このような現状を踏まえ，我々は《眼科臨床エキスパート》という新シリーズを企画・刊行することになった．このシリーズの編集方針は，現在眼科診療の現場で知識・情報の更新が必要とされているテーマについて，その道のエキスパートが自らの経験・哲学とエビデンスに基づいた「新しいスタンダード」をわかりやすく解説し，明日からすぐに臨床の役に立つ書籍を目指すというものである．もちろんエビデンスは重要であるが，本シリーズで目指すのは，エビデンスを踏まえたエキスパートならではの臨床の知恵である．臨床家の多くが感じる日常診療の悩み・疑問へのヒントや，教科書やガイドラインには書ききれない現場でのノウハウがわかりやすく解説され，明日からすぐに臨床の役に立つ書籍シリーズを目指したい．

　各巻では，その道で超一流の診療・研究をされている先生をゲストエディターとしてお招きし，我々シリーズ編集者とともに企画編集にあたっていただいた．各巻冒頭に掲載するゲストエディターの総説は，当該テーマの「骨太な診療概論」として，エビデンスを踏まえた診療哲学を惜しみなく披露していただいている．また，企画趣旨からすると当然のことではあるが，本シリーズの執筆を担うのは第一線で活躍する"エキスパート"の先生方である．日々ご多忙ななか，快くご編集，ご執筆を引き受けていただいた先生方に御礼申し上げる次第である．

　本シリーズがエキスパートを目指す眼科医，眼科医療従事者にとって何らかの指針となり，目の前の患者さんのために役立てていただければ，シリーズ編者一同，これに勝る喜びはない．

2013年2月

シリーズ編集者一同

序

　一般眼科医が，眼科領域の腫瘍に遭遇する頻度は低いでしょう．その一方で，眼科領域には多様な腫瘍が発生する可能性があります．ちなみに眼科領域を，眼瞼，角結膜，眼窩，眼球内というパートに区分してみると，それぞれのパートで，発生する腫瘍は異なっています．さらにそれぞれのパートで，幾種類もの腫瘍が生じうるのです．眼腫瘍を扱うには，これらの多様な腫瘍の特徴を理解したうえで，必要に応じて試験切除し，病理診断し，治療方針を決めて，治療に当たることになります．あるいは，試験切除および病理診断ができない腫瘍に対しては，知識と経験を総動員して臨床診断し，腹をくくって治療方針を決めなければなりません．良性腫瘍であっても，整容的に困難な状況を呈することもあれば，視機能を著しく損なうこともあります．悪性腫瘍では，さらに生命に影響することもありえます．

　かつて私たち(Lacrimal Gland Tumor Study Group：LGTSG)が，涙腺窩病変の全国調査を行った頃(1995～1997年)には，全国の大学病院のうち4割が，眼窩腫瘍を全く扱っていませんでした．眼腫瘍のような特殊な疾患は，専門施設で扱うべきであるという傾向は，現在ではさらに強くなっているように感じます．

　眼腫瘍を正しく診断し，適切に治療することは，眼腫瘍の専門家に任せるのがよいでしょう．これは眼科医にとっても，患者にとっても望ましいことだと思います．しかし眼科医が，一生涯，眼腫瘍と無縁であり続けることはできないのです．眼腫瘍の患者は，いつか必ず外来に現れるのです．それがいつかはわかりません．明日かもしれないし，10年後かもしれません．

　眼腫瘍の患者が外来を訪れたとき，眼科医は「もしかしたらこの病変は腫瘍かもしれない」という漠然とした疑念を抱くことができれば，それでよいと思います．そのうえで，成書などを参照してみることです．それで腫瘍の可能性が高ければ，専門家に紹介すればよいのです．本書は，このような需要に応じるよう編集したつもりです．また眼付属器腫瘍に関しては，眼形成再建外科を専門とする眼科医に，角結膜腫瘍に関しては，眼表面疾患の専門家に，眼内腫瘍に関しては，網膜硝子体疾患の専門家に，是非ともご一読願いたいのです．さらに眼腫瘍の領域へ果敢に挑戦しようとする若手にとっては，良い参考書になるはずです．

　末筆ではありますが，本書の分担執筆をご快諾いただいた日本眼腫瘍学会の会員諸兄，編集と校正にご尽力いただいた医学書院の方々に深謝いたします．

2015年9月

編集　大島浩一，後藤　浩

目次

第1章 総説

眼腫瘍の診療概論 ……………………………………………（大島浩一）2
- Ⅰ. 眼瞼腫瘍 …………………………………………………………… 2
- Ⅱ. 角結膜腫瘍 ………………………………………………………… 11
- Ⅲ. 眼窩腫瘍 …………………………………………………………… 15
- Ⅳ. 眼内腫瘍 …………………………………………………………… 22

第2章 総論

Ⅰ 眼瞼腫瘍総論 …………………………………………………… 28
- A 疫学的事項 ……………………………………………（木村圭介）28
  - Ⅰ. 良性眼瞼腫瘍 ……………………………………………………… 28
  - Ⅱ. 悪性眼瞼腫瘍 ……………………………………………………… 28
- B 初診時の外来診察―どう診てどう考えるか ……………（大島浩一）30
  - Ⅰ. 主訴 ………………………………………………………………… 30
  - Ⅱ. 病歴・既往歴 ……………………………………………………… 30
  - Ⅲ. 視診と触診 ………………………………………………………… 30
  - Ⅳ. 写真による記録 …………………………………………………… 31
  - Ⅴ. 眼瞼腫瘍の臨床的鑑別 …………………………………………… 32
- C 診断・治療に必要な検査 ………………………………（大島浩一）36
  - Ⅰ. 写真撮影 …………………………………………………………… 36
  - Ⅱ. マイボグラフ ……………………………………………………… 36
  - Ⅲ. MRIまたはCT ……………………………………………………… 36
  - Ⅳ. 試験切除 …………………………………………………………… 37
- D 良性眼瞼腫瘍の治療 ……………………………………（渡辺彰英）41
  - Ⅰ. 瞼縁にある腫瘍の治療 …………………………………………… 41
  - Ⅱ. 瞼縁から離れた腫瘍の治療 ……………………………………… 43
  - Ⅲ. 眼瞼結膜腫瘍の治療 ……………………………………………… 47
- E 悪性眼瞼腫瘍の治療 ………………………………………………… 50
  - Ⅰ. 手術 ……………………………………………（林 憲吾，嘉鳥信忠）50

Ⅱ．放射線治療・・・（辻　英貴）58
　　　Ⅲ．薬物療法・・（辻　英貴）62

Ⅱ 角結膜腫瘍総論 ・・・67

A 疫学的事項 ・・・（小幡博人）67
　　　Ⅰ．良性腫瘍と悪性腫瘍の割合 ・・67
　　　Ⅱ．年齢 ・・・67
　　　Ⅲ．結膜良性腫瘍の頻度 ・・67
　　　Ⅳ．結膜悪性腫瘍の頻度 ・・68
B 初診時の外来診察―どう診てどう考えるか ・・・・・・・・・・・・・・・・・・・・・・・・・・・・・・・・（大島浩一）69
　　　Ⅰ．腫瘍診断の4つのポイント ・・69
　　　Ⅱ．写真撮影 ・・72
　　　Ⅲ．臨床診断のためのフローチャート ・・・74
C 診断・治療に必要な検査 ・・（小幡博人）75
　　　Ⅰ．病理検査 ・・75
　　　Ⅱ．遺伝子再構成 ・・・76
　　　Ⅲ．フローサイトメトリー ・・・77
　　　Ⅳ．染色体検査 ・・・78
　　　Ⅴ．血液検査 ・・・78
　　　Ⅵ．その他の検査 ・・79
D 角結膜腫瘍の治療 ・・・（大島浩一）80
　　　Ⅰ．病理診断 ・・80
　　　Ⅱ．試験切除または治療生検 ・・80
　　　Ⅲ．経過観察 ・・80
　　　Ⅳ．手術 ・・80
　　　Ⅴ．悪性腫瘍に対する薬物療法 ・・・82
　　　Ⅵ．悪性腫瘍に対する放射線治療 ・・82

Ⅲ 眼窩腫瘍総論 ・・83

A 疫学的事項 ・・・（尾山徳秀）83
　　　Ⅰ．原発性眼窩腫瘍 ・・・84
　　　Ⅱ．転移性眼窩腫瘍 ・・・85
　　　Ⅲ．続発性眼窩腫瘍 ・・・87
B 初診時の外来診療―どう診てどう考えるか ・・・・・・・・・・・・・・・・・・・・・・・・・・・・・・・・（尾山徳秀）88
　　　Ⅰ．眼窩腫瘍診断の7つのポイント ・・・88
C 診断・治療に必要な検査 ・・（尾山徳秀）99
　　　Ⅰ．CT ・・99
　　　Ⅱ．MRI ・・・102
　　　Ⅲ．優先順位 ・・・103
　　　Ⅳ．MRIの撮影方法 ・・・103
　　　Ⅴ．その他の画像検査 ・・・104
　　　Ⅵ．採血や尿検査，染色体，遺伝子検査 ・・106

- D **良性眼窩腫瘍の治療** ……………………………（笠井健一郎, 嘉鳥信忠） 108
  - Ⅰ. 良性眼窩腫瘍の治療 …………………………………………………… 108
  - Ⅱ. 良性眼窩腫瘍の手術適応 ……………………………………………… 108
  - Ⅲ. 眼窩解剖と眼窩腫瘍摘出術の手術合併症 …………………………… 108
  - Ⅳ. 良性眼窩腫瘍摘出術におけるアプローチ法の選択 ………………… 108
  - Ⅴ. 経眼窩アプローチ ……………………………………………………… 110
  - Ⅵ. 経頭蓋アプローチ ……………………………………………………… 118
  - Ⅶ. 経副鼻腔アプローチ …………………………………………………… 119
- E **悪性眼窩腫瘍の治療** ………………………………………………………… 121
  - Ⅰ. 手術 …………………………………………………（今川幸宏, 嘉鳥信忠） 121
  - Ⅱ. 重粒子線療法 ………………………………………（野宮琢磨, 辻比呂志） 125
  - Ⅲ. 放射線治療 ……………………………………………………（辻　英貴） 129
  - Ⅳ. 薬物療法 ………………………………………………………（辻　英貴） 131

Ⅳ 眼内腫瘍総論 ……………………………………………………………… 134

- A **疫学的事項** ……………………………………………………（古田　実） 134
- B **初診時の外来診察―どう診てどう考えるか** ………………（古田　実） 136
- C **診断・治療に必要な検査** ……………………………………（古田　実） 140
  - Ⅰ. 眼底検査 ………………………………………………………………… 140
  - Ⅱ. 原発組織の同定 ………………………………………………………… 141
  - Ⅲ. 色調の評価 ……………………………………………………………… 141
  - Ⅳ. 超音波検査 ……………………………………………………………… 144
  - Ⅴ. 蛍光眼底造影 …………………………………………………………… 147
  - Ⅵ. 放射線学的検査 ………………………………………………………… 148
- D **眼内腫瘍の治療** ……………………………………………………………… 152
  - Ⅰ. 眼球摘出 ………………………………………………………（鈴木茂伸） 152
  - Ⅱ. 経強膜的腫瘍切除 ……………………………………………（後藤　浩） 157
  - Ⅲ. 経硝子体的腫瘍切除 …………………………………………（金子　卓） 164
  - Ⅳ. レーザー治療 …………………………………………………（古田　実） 171
  - Ⅴ. 放射線治療 ……………………………………………………（鈴木茂伸） 177

Topics

他科領域の悪性腫瘍治療に伴う眼科的合併症と対策 ………………（柏木広哉） 182

センチネルリンパ節生検 ……………………………………………（柏木広哉） 187

なぜ網膜芽細胞腫を重粒子線・サイバーナイフで治療しないのか
　…………………………………………………………………………（鈴木茂伸） 192

なぜ悪性黒色腫を眼動注で治療しないのか ………………………（鈴木茂伸） 193

皮膚悪性黒色腫に対する DAV-Feron 療法 …………………………（高田　実） 195

皮膚悪性黒色腫に対する分子標的治療薬 …………………………（高田　実） 197

第3章 各論

I 眼瞼腫瘍 204

- A 霰粒腫と瞼板内角質囊胞（マイボーム腺囊胞） ......（吉川　洋）204
  - 1 霰粒腫 204
  - 2 瞼板内角質囊胞（マイボーム腺囊胞） 208
- B 母斑 ......（髙村　浩）211
- C 尋常性疣贅，脂漏性角化症（老人性疣贅） ......（髙村　浩）214
- D 表皮囊胞 ......（髙村　浩）218
- E 黄色腫 ......（髙村　浩）221
- F 伝染性軟属腫 ......（髙村　浩）224
- G 汗腺由来の囊胞 ......（吉川　洋）226
- H 基底細胞癌 ......（林　暢紹）229
- I 脂腺癌 ......（林　暢紹）233
- J 日光角化症，扁平上皮癌 ......（林　暢紹）237
- K Merkel細胞癌 ......（林　暢紹）240

II 角結膜腫瘍 244

- A 瞼裂斑 ......（小幡博人）244
- B 翼状片 ......（小幡博人）246
- C 乳頭腫 ......（小幡博人）248
- D 異形成症，上皮内癌，扁平上皮癌 ......（永田真帆，外園千恵）252
- E 結膜囊胞 ......（江口功一）259
- F 涙腺導管囊胞 ......（江口功一）262
- G 血管腫，血管奇形 ......（江口功一）265
- H リンパ管腫，リンパ管拡張症 ......（江口功一）268
- I リンパ腫，反応性リンパ過形成 ......（小幡博人）271
- J 母斑 ......（石嶋　漢，加瀬　諭）275
- K 原発性後天性メラノーシス，悪性黒色腫 ......（加瀬　諭）279

III 眼窩腫瘍 285

- A 海綿状血管腫 ......（久保田敏信）285
- B 神経鞘腫 ......（金子博行，溝田　淳）289
- C 神経線維腫 ......（金子博行，溝田　淳）292
- D 視神経鞘髄膜腫 ......（敷島敬悟）298
- E 涙腺多形腺腫 ......（兒玉達夫）303
- F 腺様囊胞癌と涙腺癌 ......（兒玉達夫）308
- G 悪性リンパ腫 314
  - 1 低悪性度MALTリンパ腫 ......（吉川　洋）314
  - 2 濾胞性リンパ腫 ......（高比良雅之）318
  - 3 悪性度の高い悪性リンパ腫 ......（辻　英貴）322

	H	炎症性病変	(高比良雅之)	326
	I	転移性腫瘍と浸潤性腫瘍	(辻　英貴)	336
		1　眼窩転移		336
		2　浸潤性腫瘍		339

Ⅳ 眼内腫瘍 342

A	網膜血管腫(毛細血管腫)	(古田　実)	342
B	網膜血管腫(毛細血管腫以外)	(古田　実)	346
C	網膜星状膠細胞過誤腫	(古田　実)	350
D	脈絡膜血管腫	(古田　実)	354
E	脈絡膜骨腫	(古田　実)	360
F	毛様体腫瘍	(後藤　浩)	366
G	虹彩嚢胞	(金子博行,溝田　淳)	372
H	母斑	(金子博行,溝田　淳)	375
I	先天性網膜色素上皮肥大	(金子博行,溝田　淳)	378
J	眼内悪性黒色腫	(金子博行,溝田　淳)	381
K	眼内リンパ腫	(後藤　浩)	388
L	網膜芽細胞腫	(鈴木茂伸)	399
M	転移性眼内腫瘍	(辻　英貴)	416

Ⅴ 小児から若年者に発症しやすい疾患 423

A	角結膜デルモイド	(山田昌和)	423
B	毛細血管性血管腫	(張　大行)	427
C	眼窩リンパ管腫	(大湊　絢)	432
D	眼窩横紋筋肉腫	(敷島敬悟)	438
E	視神経膠腫	(柳澤隆昭)	443

和文索引 449
欧文・数字索引 457

第 1 章

総説

眼腫瘍の診療概論

　眼科領域の腫瘍性病変は極めて多様である．まず発生部位が多様である．眼瞼，角結膜，眼窩，眼球など，眼科領域のあらゆる部位に発生する．さらに腫瘍の種類が多様である．結膜腫瘍ひとつをとってみても，いくつかの良性腫瘍，悪性腫瘍，腫瘤を形成する非腫瘍性病変など様々な病変が存在する．

　これらを診断するにあたり，最も確実と思われる方法は病理診断である．切除して病理診断できる症例は多いのであるが，その一方で，眼内腫瘍などのように切除せずに診断し，治療方針を計画しなければならない症例もある．あるいは治療にあたり，病変を完全に除去できる症例は多いが，その一方で病変を残したまま経過観察しなければならない症例もある．

　このように多様な病変をすべて網羅したうえで，眼腫瘍診療の目標を一言で表現することは難しい．それを承知のうえであえて述べるとすれば，「医学的介入を行うことにより，患者を安心させ，生活の質を向上させる」ということになるのではないか．もちろんこれでは的が絞れず，雲をつかむような話である．現実には，個々の症例に応じて，またそれぞれの臨床経過に応じて診療目標が設定される．

　患者が医療施設を受診するにあたり，アクセスの問題をできるだけ回避するため，近隣の一般眼科医と遠方の専門医が協力して，役割分担しながら経過観察するのがよい．治療後1～3か月頃までの周術期の経過観察，定期的な画像診断（MRI，CT，PET-CT など），治療の合併症に対する手術，そして再発時の対応は専門医が行うのがよい．一般眼科医には，治療の合併症に対処する方法と再発を早期に見つける方法をご理解いただいたうえで，ご協力をお願いしたい．

I.　眼瞼腫瘍

1. 眼瞼腫瘍の定義

　眼瞼のいずれかの部位から発生した腫瘍を，眼瞼腫瘍と考える．ただし眼瞼結膜から発生した腫瘍を除く．したがって瞼縁や瞼板から発生した腫瘍は，眼瞼腫瘍に分類される．

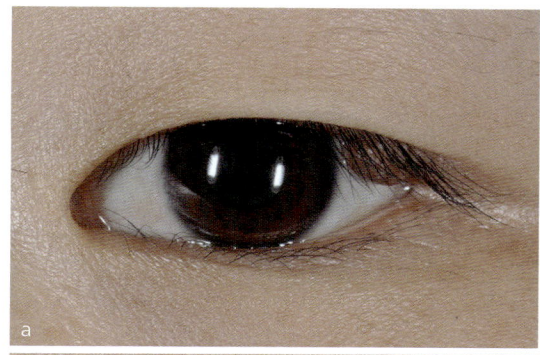
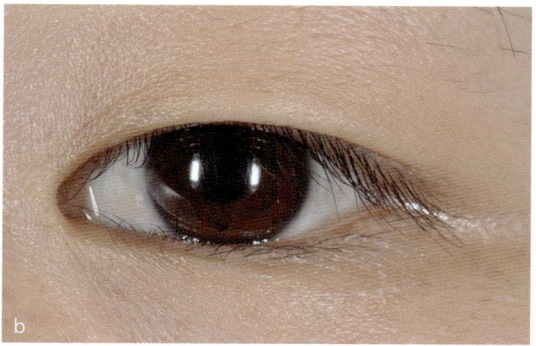
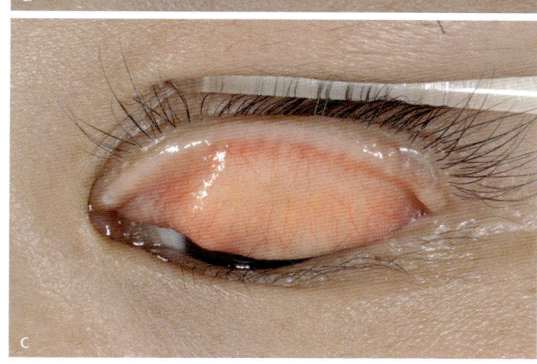

図1　小さい母斑
25歳の女性．左上眼瞼縁やや耳側に，幅4.5×高さ2×厚さ3ミリの表面平滑な病変があった（a）．小さい病変で，かつ睫毛を巻き込んでいなかったため，術後合併症はほとんどなかった（b，c：術後13日）．

2. 眼瞼腫瘍診療の目標

良性腫瘍と悪性腫瘍では，治療目標が異なる．

1）良性腫瘍診療の目標

眼瞼腫瘍を取り除くことにより，見た目を改善し，あるいは開瞼障害などの機能障害を軽減させることを目指す．こうして患者のQOLを改善する．

良性眼瞼腫瘍の治療では，腫瘍をすべて除去して完治させることが望ましい．しかし治療の合併症として醜形を残し，あるいは機能障害を生じるようでは本末転倒である．治療計画を立てる際に，患者とよく相談して最適な治療方法を選択しなければならない（図1，2）．

審美的には気にならないが，良性か悪性かを知りたいという場合もある．このような症例に対しては，生検（部分生検または切除生検）して病理診断を知らせればよい．良性病変であれば患者を安心させることができるし，悪性病変であれば引き続き治療を続けることになる．

2）悪性腫瘍診療の目標

眼瞼腫瘍を取り除くことにより，眼瞼組織の破壊を阻止し，患者の生命予後を改善する．次にできるだけ見た目を良くし，最後に開瞼障害などの機能障害を残さないことを目

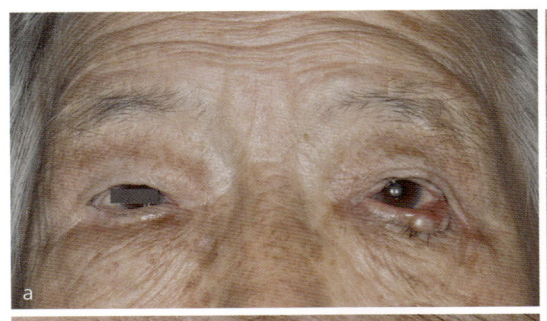
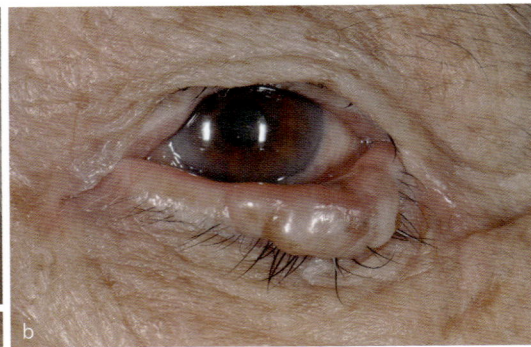
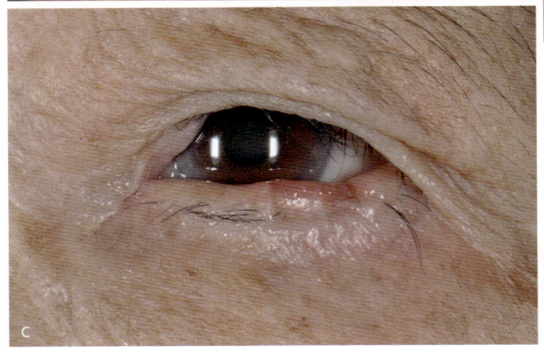

図2　大きい母斑
85歳の女性．左下眼瞼縁耳側に，幅13 mmの腫瘤があり，睫毛を巻き込み，外眼角付近まで及んでいた（a, b）．睫毛の一部が欠損した（c：術後13日）．

指して，患者のQOLを改善する．

　様々な種類の悪性眼瞼腫瘍が存在するが，頻度が高いのは基底細胞癌と脂腺癌である．基底細胞癌が転移することは稀であるが，複数の部位に生じることがある．脂腺癌は長径が増大するにつれて転移する危険性が高くなる．いずれにしても手術で完全に切除し，眼瞼を適切に再建することが原則である．

　しかしながら現実には，患者の事情により治療を断念せざるをえない場合がある．悪性腫瘍患者は高齢者に多い．例えば全身状態が不良で，全身麻酔下に長時間の手術を行えない症例もある．この場合には手術による治療を避けて，放射線治療を行うという選択肢もありうる．しかしこのうえ認知症を合併している症例では，治療に重大な支障が生じる可能性がある（図3）．すなわち放射線照射により皮膚炎が必発するが，認知症患者が照射部位を擦って皮膚炎を更に悪化させ，感染症を併発する危険性がある．あるいは社会的・経済的事情により治療が遅れ，末期癌の状態で受診し，腫瘍の治療を断念して緩和ケアに移行する患者もいる．

3. 眼瞼腫瘍の診断

1）眼瞼腫瘍診断の目的

　眼瞼腫瘍診断の目的は，治療計画を立案するための根拠を得ることである．頻度が高く典型的な症例で，疾患に対する知識があり，過去に経験していれば，肉眼診断に基づいて治療計画を立てることも可能であろう．それ以外は，試験切除と病理診断が必要である．

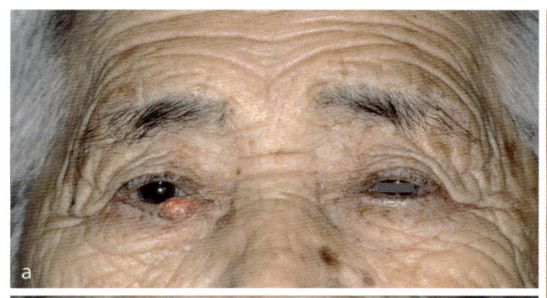
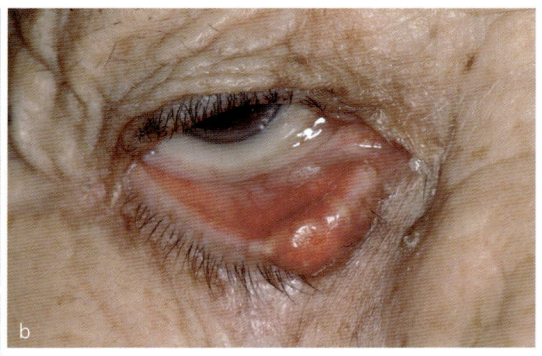
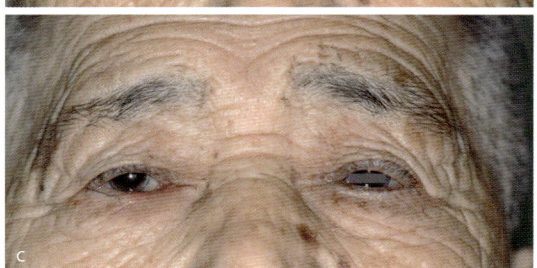

図3 認知症の脂腺癌症例
90 歳の女性で，認知症があった．1 年前から下眼瞼腫瘍を自覚していた（a, b）．家族は治療を希望したが，本人は嫌がり手術のキャンセルを繰り返していた．最終的に患者が治療に同意し，全身麻酔下に切除した．術後 2 日目に不穏あり，早期退院し外来通院の形で加療した．認知症患者の治療には，患者の治療意欲と家族などの支援が不可欠である（c：術後 2 か月）．

2）眼瞼腫瘍の診断に必要な技術と設備

(1) 写真撮影

所見を記録するために，写真撮影を行うべきである．初診時から経時的に写真撮影しておけば，経過観察に役立つ．特に治療直前の状態は，必ず写真で記録するべきである．病変のみを拡大した写真のみでは，病変の大きさを把握することが困難となるため，経過観察には不十分である．できれば健側も含めて両側の眼瞼を，少なくとも患側の眼瞼全体を撮影するべきである．

(2) 試験切除と病理診断

試験切除を行うにあたり，以下のような知識・技術が必要である．

まず「目の前にある病変のどの部分を切除すれば確実に病理診断できるか」という判断力が必要である．さらに切除組織を挫滅しないように，手術操作を行わなければならない．眼瞼の浸潤麻酔または神経ブロックによる麻酔，メスやカミソリ刃による切開，凝固装置による止血，縫合の技術などが要求される．

また試験切除は根治的治療の前段階である．根治的治療に支障をきたさないよう，① 腫瘍細胞をできるだけ撒布させない，② 本来の腫瘍境界を保全する，という点に注意して試験切除しなければならない．

手術室で切除を行うのが安全である．外来の片隅で行うこともできるが，上記の操作を正確かつ清潔に行うためには，様々な配慮が必要である．手術用顕微鏡を用いるべきであるが，適切な照明装置があればルーペを装着して手術操作を行うこともできる．切除組織を固定するためにホルマリン液は必須である．

切除組織をホルマリン固定した後には，「切り出し」を行わなければならない．病理標

本を顕微鏡で観察するには，組織を 5 μm 程度の厚さに薄く切り，ガラス板に張り付け，染色しなければならない．通常は，切除した組織のすべてを薄切することはありえず，組織の一部のみを観察することになる．観察する部位や方向が適切でなければ(例えば，腫瘍ではなく正常組織の部分を切り出したとすれば)，病理診断に支障をきたす可能性がある．「切り出し」とは，観察したい断面を決定する作業である．この作業は大変重要であるため，手術を行った眼科医自身が，「切り出し」を行う(あるいは切り出しに立ち会う)よう推奨する．病理標本作製と病理診断を検査センターなどへ外注する場合には，適切に切り出しが行われるよう，指示をしなければならない．

3）眼瞼腫瘍の診断に必要な人材

　眼科医が試験切除しないのであれば，皮膚科医や形成外科医などに依頼することになる．病理標本は，検査室を通じて病理医に診断を仰がなければならない．施設内に病理医がいなければ外部に発注することになる．

4）眼瞼腫瘍の診断における問題点

　不慣れな術者が試験切除した場合には様々な問題が生じる可能性がある．不適切な麻酔による術中・術後の疼痛，不十分な止血による術後出血，不潔な操作に起因する術後感染などである．手術操作中に病変を挫滅した結果，病理診断が不可能になる事態もありうる．

　眼科医の責任とはいえないが，標本の取り違え，紛失は稀に起こりうる．また病理標本作製と病理診断を外注する場合には，切り出しが適切に行われない可能性が高くなる．

4. 眼瞼腫瘍の治療

1）眼瞼腫瘍の治療に必要な技術・人材・設備

　眼瞼腫瘍の治療方法は，手術または放射線照射である．

（1）眼瞼腫瘍の手術

　小さい良性腫瘍を治療するためには，前述の試験切除を行える環境があればよい．それ以外の，例えば悪性腫瘍を治療するには，全身麻酔下に手術できる環境が必要である．眼科医が単独で腫瘍を切除し，眼瞼を再建することも不可能ではないが，形成外科医などと協力して治療に当たるのもよい．この場合，眼科医が手術用顕微鏡下に切除し，形成外科医が再建を担当する，あるいは眼科医が切除して眼瞼後葉までを再建し，続いて形成外科医が皮膚(眼瞼前葉)を再建するなどの方法がある．筆者の施設では，皮膚欠損が広範である場合には形成外科医に前葉再建を依頼している．

　術者には，一般的な眼形成および再建外科の知識・技術が要求され，そのうえで眼瞼の外科解剖学に通じていなければならないが，本項では詳述しない．眼瞼後葉はいろいろな材料で再建される．すなわち自己組織としては硬口蓋，耳介軟骨，鼻中隔軟骨など，非自己組織としては保存強膜，豚コラーゲン・シートなどである(図4)．

　手術で切除した腫瘍組織は，病理診断を確認するため，そして腫瘍がすべて切除できて

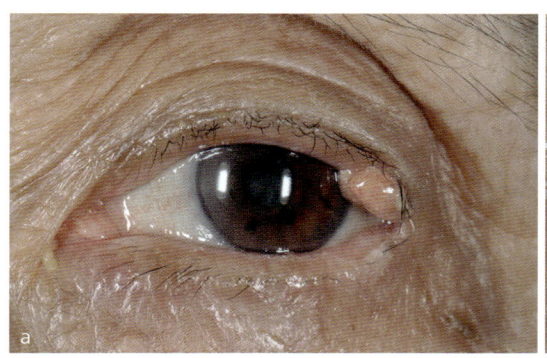
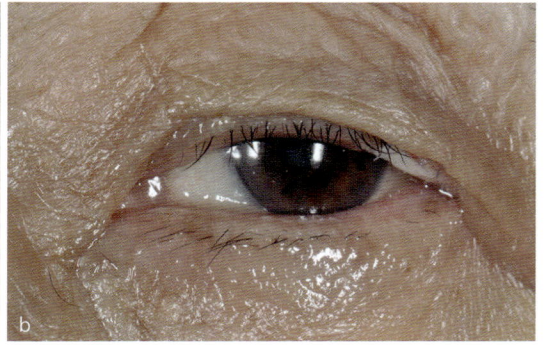

図4 硬口蓋を用いて再建した脂腺癌症例
79歳の女性．左上眼瞼耳側に，幅5×縦10 mmの黄色病変があった（a）．腫瘍とともに瞼板の一部を切除したのち，硬口蓋を用いて再建した（b，術後2か月）．

いるかどうか確認するために，検査室へ提出し病理診断を依頼する．このときにも，眼科医が切り出しに立ち会うよう推奨する（図5）．

（2）眼瞼腫瘍の放射線治療

放射線治療を行う場合には，放射線照射装置と放射線治療医が必要である．病変の範囲によって照射方法は異なるが，眼瞼病変では電子線を用いることが多い．状況が許す限り，角結膜をはじめ眼球を保護するべきである（図6）．このためには眼球保護用の鉛製遮蔽材を結膜囊内に挿入しなければならない．この作業を誰が行うべきか，施設の事情によって異なるであろう．筆者の施設では，初回は眼科医と視能訓練士が立ち会い，その後は視能訓練士が保護材を装着している．

2）眼瞼腫瘍の治療における問題点

悪性眼瞼腫瘍を切除する際には，手術に参加する医師などのスケジュール調整が必要である．眼科医のみならず，形成外科医，場合によっては歯科医ともスケジュールを調整したうえで，手術室を予約しなければならない．他科との連携が円滑に運ばなければ，手術の日程が無駄に遅くなってしまう危険性がある．

5. 眼瞼腫瘍の経過観察

1）治療前の経過観察

良性腫瘍か悪性腫瘍かを区別するため，治療前に一定期間だけ経過観察することがある．経過観察中に，比較的急速に大きくなる場合や，周囲の正常組織を破壊しながら浸潤性に増大する場合には，悪性眼瞼腫瘍の可能性を考えて試験切除〔部分生検（incisional biopsy）または切除生検（excisional biopsy）〕を行うべきである．

良性眼瞼腫瘍では，病理診断の後に積極的な治療を行わず，経過観察のみを行うこともある．もし経過観察中に腫瘍が増大して不具合をきたすことがあれば，治療を勧めることになる．

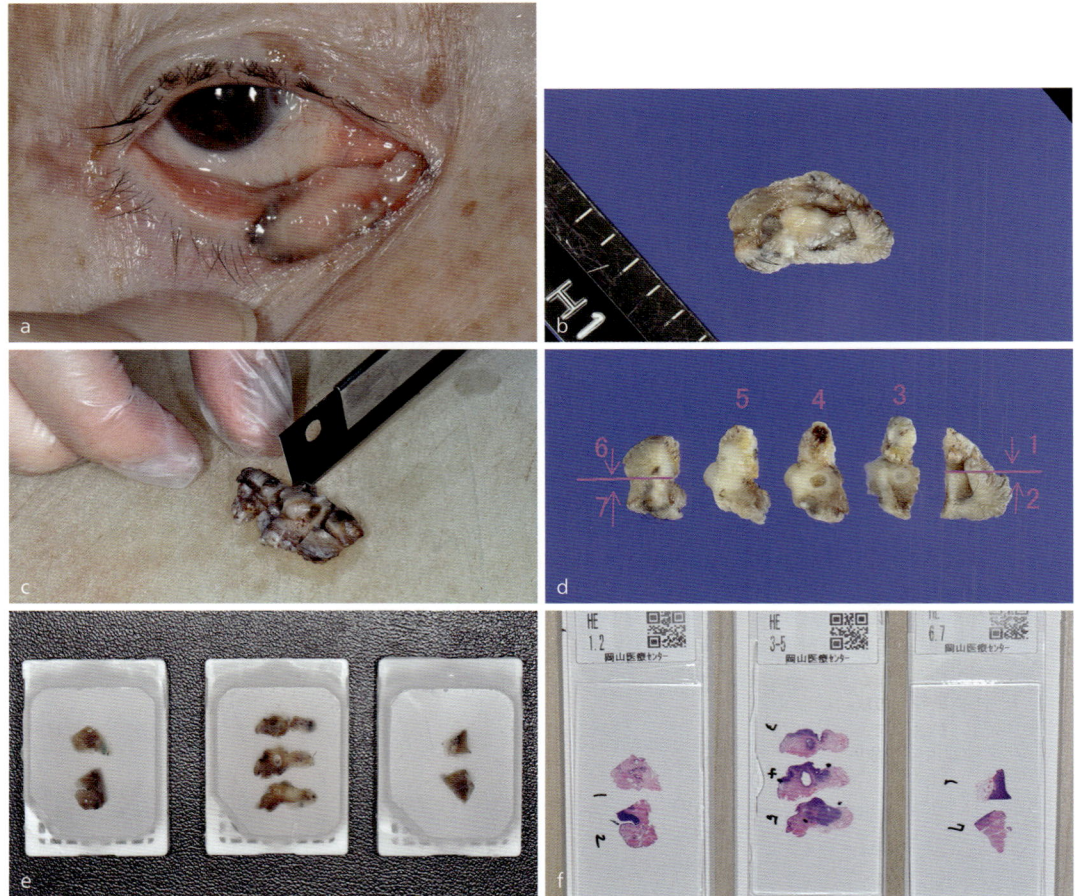

図5　病理標本の作製過程（基底細胞癌）
a：85歳の女性．右下眼瞼鼻側の瞼縁を中心に，幅20 mmで淡紅色，一部に色素を伴う病変があった．
b：肉眼所見．切除した組織を，24時間かけてホルマリン液に浸漬し，固定した．
c，d：切り出し．眼瞼縁に垂直な方向に5分割したのち，さらに鼻側端と耳側端の組織を瞼縁と平行に2分割した．
e：切り出した組織をパラフィンに包埋した．
f：パラフィン・ブロックを薄切し，ガラス板に張り付け，染色した．

2）治療後の経過観察

治療に伴う合併症と腫瘍再発・転移の有無をチェックするために経過観察を行わなければならない．

（1）治療に伴う合併症の経過観察

術後1か月以内では，主として治療に伴う合併症をチェックする．

小さい良性腫瘍を切除した場合，術後1週間は，術後感染と術後出血に留意すべきである．悪性眼瞼腫瘍などを広く切除して再建した場合には，再建に用いた材料が生着しているか，開瞼障害，閉瞼障害（兎眼など），眼瞼内反，眼瞼外反に留意すべきである．修正手術を行うか否かの判断は，原則として術後6か月を過ぎてから行うのがよい．

後葉再建に使用した代用瞼板の機械的刺激による表層角膜びらん・角膜潰瘍は，疼痛と

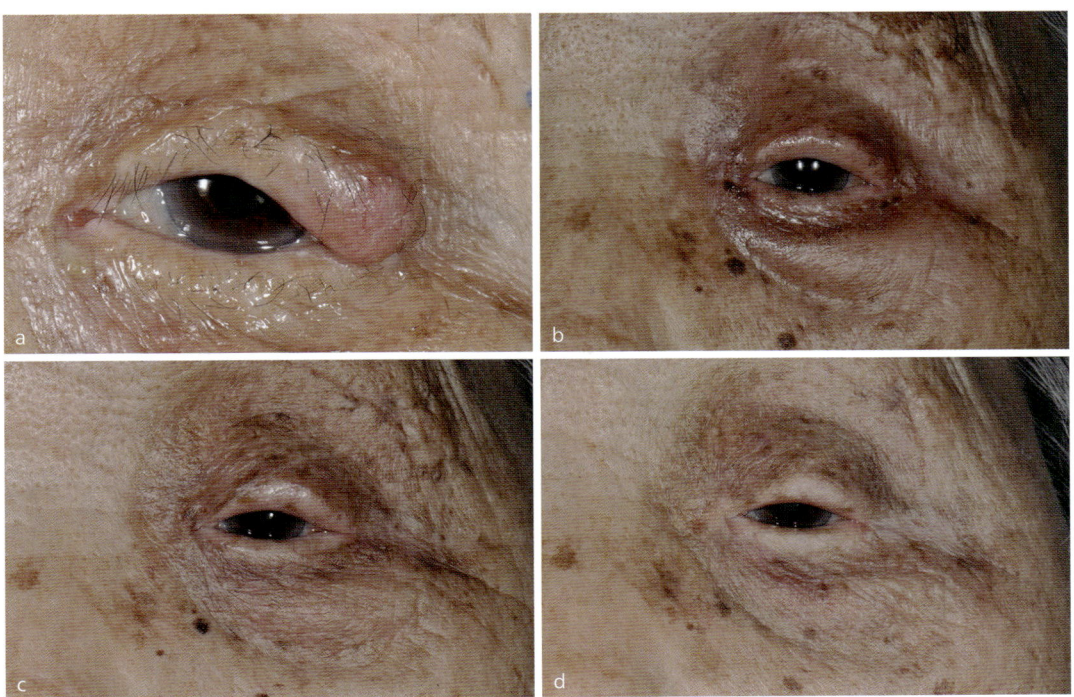

図6 Merkel 細胞癌の放射線治療
95 歳の女性．前医で左上眼瞼腫瘍を試験切除され，Merkel 細胞癌と病理診断された．全身 CT とガリウムシンチグラフィで明らかな転移はなく，放射線治療を希望した．自力歩行は困難であったが，認知症はなかった．
　a：治療前．
　b：放射線治療終了時．電子線を 60 Gy 照射した．高度な放射線皮膚炎をきたしたが，腫瘍は消失した．眼球保護用の鉛製遮蔽材を用いて治療したため，角結膜をはじめ眼球には合併症を生じなかった．
　c：放射線治療後，2 か月．
　d：放射線治療，2 年 6 か月．眼瞼皮膚に色素沈着があるが，腫瘍再発はなく，眼球に合併症をきたさなかった．
高齢者の増加に伴い眼瞼癌が増加している．高齢者ではしばしば認知症を伴う．平均余命，全身状態，癌の重症度，認知症の重症度などを勘案しつつ，標準的治療にとらわれず，治療方針を決めるべきである．

視力障害をもたらすので厄介である．軽症であれば薬物療法を続けて経過観察するのもよいが，重症例では早めに結膜移植や口唇粘膜移植を考慮することになる．

　放射線治療を行った場合には，放射線障害と放射線遮蔽材料による角結膜点状びらんをチェックしなければならない．筆者は，放射線治療中に限り，患者の訴えがなくても 1 週間に 1 回は診察している．放射線障害の重症度には個人差があるが，照射開始して 2～3 週間目から皮膚炎が生じる．ステロイド軟膏などを塗布して対処するが，重症である場合には皮膚科医に相談するべきである．遮蔽せずに 50 Gy 以上の電子線を照射した場合，角結膜・水晶体をはじめ，眼球がかなり強く傷害され，併発白内障，角膜穿孔，前眼部虚血，新生血管緑内障などを生じ，失明・眼球癆に至る可能性が高い．

(2) 腫瘍再発・転移のチェック

　根治的手術を行った場合，術後 3 か月以降は腫瘍再発の有無を定期的にチェックしなければならない．経過観察の頻度に一定の決まりはない．ちなみに筆者が悪性眼瞼腫瘍の根治手術を行った後には，当初は 1～3 か月ごとに，数年経過してからは半年～1 年ごと

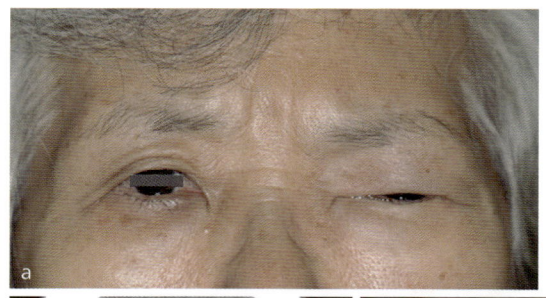
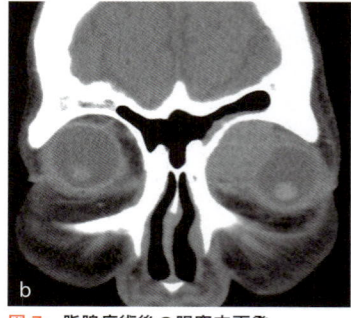
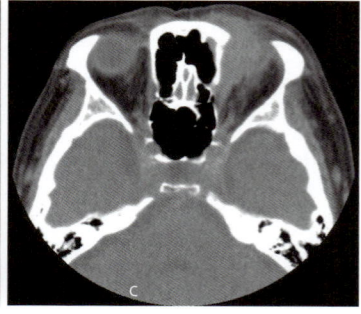

図7　脂腺癌術後の眼窩内再発
70歳の女性．1年半前に，左上眼瞼鼻側の脂腺癌を手術した．術後1年まで3か月ごとに経過観察したが，明らかな再発はなく，遠方の患者であったため，近医眼科へ紹介し，半年ぶりに来院した．このとき左眼瞼が腫脹し(a)，上眼瞼鼻側皮下に弾性のしこりを触れた．左側耳前リンパ節も腫大していた．CTで2×3 cmの腫瘍が，左眼球の上鼻側にあり，眼球を圧迫していた．眼窩骨のびらんもあった(b, c)．

に，少なくとも5年間は経過観察することにしている．

　放射線照射を行った場合では，治療開始時から有効性の有無を確認しなければならない．もし放射線治療が有効でない場合には，治療方針を再検討しなければならない．放射線治療が有効であれば，観血的手術後と同様に経過観察すればよい．

　再発をチェックするために，細隙灯顕微鏡による視診のみならず，眼瞼皮膚や所属リンパ節の触診を怠ってはならない．可能であれば眼瞼を翻転して診察するのがよい．特に悪性眼瞼腫瘍の術後に眼瞼腫脹をみた場合には，再発腫瘍が眼窩浸潤へ浸潤している兆候かもしれない(図7)．このような場合には，CTまたはMRIを撮影するべきである．

　脂腺癌で長径が20 mm以上の症例では，腫瘍が転移する可能性が高い．定期的にPET-CTを撮影するなどして，転移を早期に発見し，耳前・顎下・頸部リンパ節郭清などの適切な処置を行うべきである．悪性黒色腫やMerkel細胞癌も転移する危険性が高いと考えられている．これらの症例に対して転移検索は必要であろうが，転移を早期に発見したとしても，現状では対処方法に限界がある．

3）経過観察に必要な技術・人材・設備

　定期的に写真を撮影するべきである．できれば健側も含めて両側の眼瞼を，少なくとも患側の眼瞼全体を撮影するべきである．

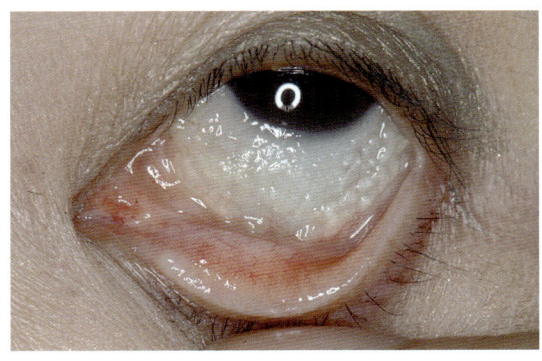

図8 結膜リンパ管腫
62歳の女性．左眼球結膜下方に，広範な結膜リンパ管腫を認めた．治療方法として，手術で結膜下組織を切除することを提案した．ただし結膜と強膜が癒着するため，将来眼科手術を受ける際に何らかの支障をきたすかもしれないことを説明した．1年間経過観察して，変化しないことを確認したのち，手術せずに経過観察を終了した．

II. 角結膜腫瘍

1. 角結膜腫瘍の定義

　角結膜のいずれかの部位から発生した腫瘍を，角結膜腫瘍と考える．眼瞼結膜から発生した腫瘍は結膜腫瘍に含まれるが，瞼縁や瞼板から発生した腫瘍は，眼瞼腫瘍に分類される．

2. 角結膜腫瘍診療の目標

　良性病変では，腫瘍を取り除くことにより眼表面の環境を改善し，見た目も改善する．こうして患者のQOLを改善する．

　良性角結膜腫瘍の治療では，腫瘍をすべて除去して完治させることが望ましい．しかし治療の合併症として結膜充血や異物感を生じ，あるいは高度な角膜瘢痕を残して視力が低下するようでは本末転倒である．治療計画を立てる際に，患者とよく相談して最適な治療方法を選択しなければならない（図8）．

　悪性病変では，腫瘍を取り除くことにより眼表面およびその周囲組織の破壊を阻止する．これを通じて，まず患者の生命予後を改善し，次にQOVを改善する．患者は，疾患とこれに対する治療が視機能と生命に悪影響を及ぼすのではないかと心配する．正確に病理診断し，適切な治療方法の選択肢を示し，予想できる予後を知らせたうえで，患者・家族とよく相談して診療にあたらなければならない．

3. 角結膜腫瘍の診断

1）角結膜腫瘍診断の目的

　前項の「3.-1）眼瞼腫瘍診断の目的」（⇒4頁）に準じる．

2）角結膜腫瘍の診断に必要な技術・設備

　前項の「3.-2）眼瞼腫瘍の診断に必要な技術と設備」（⇒5頁）に準じる．

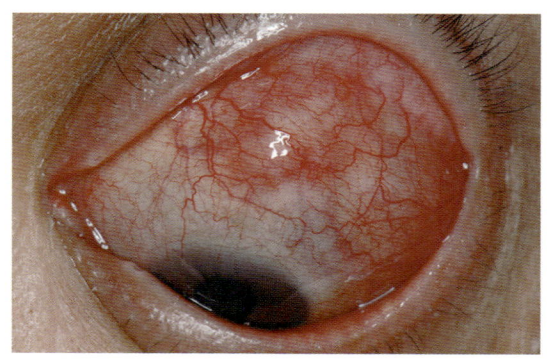

図9 上強膜から生じた MALT リンパ腫
53歳の男性．約20年前から，左眼球に硬結を触れていたが，4か月前から大きくなった．上方から耳側の結膜下に，黄白色・境界不明瞭な腫瘤を認め，その周囲は充血していた．自発痛，圧痛は無かった．6か月間経過観察したのち，進行性の病変であることが判明した．診断確定のため試験切除し，MALTリンパ腫と診断された．

写真撮影にあたり，病変部のみを撮影した写真では，病変の大きさを把握することが困難で，経過観察に支障をきたす．できれば結膜全体を含めた写真撮影もするべきである．

3）角結膜腫瘍診断の問題点

難治性結膜充血，あるいは原因不明の上強膜炎では，悪性角結膜腫瘍も鑑別診断のひとつとして考慮するべきである（図9, 10）．

4. 角結膜腫瘍の治療

1）角結膜腫瘍の治療に必要な技術・人材・設備

角結膜腫瘍の治療方法は，手術，薬物療法または放射線照射である．

（1）角結膜腫瘍の手術

角結膜腫瘍の手術は，手術室で手術用顕微鏡下に行うべきである．良性腫瘍のみならず，悪性腫瘍でも限局した病変であれば，この環境で手術を行うことができる．角結膜表面に広く浸潤した症例や眼瞼・眼窩に浸潤した症例では，全身麻酔下に手術する必要がある．角結膜表面に広く浸潤した症例では，冷凍凝固装置を用いて表層冷凍凝固を併用し，あるいは自家口唇粘膜移植や羊膜移植が必要となる．眼瞼・眼窩に浸潤した症例では，眼瞼腫瘍，眼窩腫瘍に準じて手術を行うことになる．手術で切除した腫瘍組織は，病理診断を確認するため，そして腫瘍がすべて切除できているかどうか確認するために，検査室へ提出する．このときにも，眼科医が切り出しに立ち会うよう推奨する．

（2）角結膜腫瘍の薬物療法

一部の角結膜悪性腫瘍では，マイトマイシン点眼または 5-FU 点眼が奏効することがある．原則として1日4回の点眼を7日間継続し，その後7日間休薬し，これを1クールとする．効果と副作用をチェックしながら，3ないし6クール行われる．これらの点眼治療は，薬剤の深達度に限界があり，腫瘍厚が1 mm以上であれば無効と考えたほうがよい．あるいは角結膜悪性黒色腫などに対して，インターフェロン β の局所注射を試みる

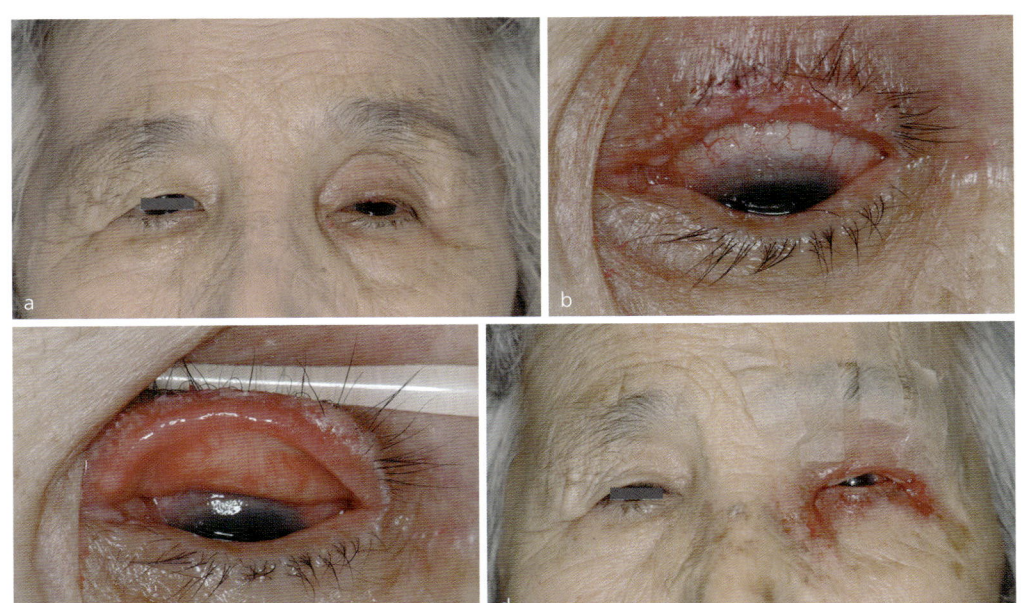

図10 マイトマイシン点眼によるアレルギー性眼瞼結膜炎
77歳の女性．慢性結膜炎として4か所の眼科で治療を受けたが軽快せず，1年後に5番目の眼科で試験切除を受け，悪性腫瘍を疑われ，筆者の施設へ紹介された(a)．病変の主体は上眼瞼にあり，上眼瞼縁にびらんがあり，睫毛が脱落し，粘膜が肥厚し，血管拡張が著明であった．上眼瞼結膜と球結膜の上方2/3が充血していた．角膜輪部の上半分が混濁し，血管が侵入していた(b，c)．全身麻酔下に腫瘍切除と眼瞼再建を行った．術後6週目から，後療法として0.04％マイトマイシン点眼を開始した．3クール目の途中で，重症のアレルギー性眼瞼結膜炎を発症した(d)．

こともある．注射回数に定まった見解はないが，皮膚科での使用法に準じる．しかしこれらの薬剤に反応しない症例もあるため，原則として，薬物療法は観血的手術の補助療法ととらえるのが無難である．薬物の副作用に留意しながら使用し，再発の有無と晩期合併症をチェックするため，長期間にわたり経過観察しなければならない．

(3)角結膜腫瘍の放射線療法

角結膜腫瘍(結膜MALTリンパ腫を除く)に対する放射線療法は重篤な合併症を生じる可能性が高く，手術と薬物療法で治療できない症例に対する最後の手段である．放射線治療には，放射線照射装置と放射線治療医が必要である．

5. 角結膜腫瘍の経過観察

1)治療前の経過観察

良性腫瘍か悪性腫瘍かを区別するため，治療前に一定期間だけ経過観察することがある．経過観察中に，比較的急速に大きくなる場合や，周囲の正常組織を破壊しながら浸潤性に増大する場合には，悪性腫瘍の可能性を考えて切除〔部分生検(incisional biopsy)または全切除〕を行うべきである．

低悪性度の結膜リンパ腫では，病理診断の後に積極的な治療を行わず，経過観察のみを

行うこともある．もし経過観察中に腫瘍が増大して不具合を生じることがあれば，治療を勧めることになる．

2）治療後の経過観察

治療に伴う合併症と腫瘍再発・転移の有無をチェックするために，経過観察を行わなければならない．

（1）治療に伴う合併症の経過観察
術後 1 か月以内では，主として治療に伴う合併症をチェックする．

i）観血的手術に伴う合併症の経過観察

小さい良性腫瘍を切除した場合，術後 1 週間は，術後感染と術後出血に留意すべきである．悪性腫瘍を広く切除して自家口唇粘膜移植や羊膜移植を行った場合には，移植材料が生着しているか否かに留意すべきである．

ii）薬物療法に伴う合併症の経過観察

薬物療法を行う場合には，厳重なチェックが必要である．

第一にきちんと点眼できるように指導し，きちんと点眼できているか否かチェックしなければならない．1 日の点眼回数を守れているかどうか，というレベルの話ではない．抗癌剤が眼瞼皮膚に接触すると，副作用として高度なアレルギー性眼瞼結膜炎をしばしば生じるためである．

点眼時には，できれば仰臥位の状態で点眼し，閉瞼して余分な薬液を拭き取る．約 5 分間閉瞼したのち，生理食塩水で結膜嚢と眼瞼皮膚を洗浄する，あるいは洗面して眼瞼皮膚に付着した薬を洗い流す．点眼開始時にきちんと点眼方法を指導し，患者が理解して実行できることを確かめなければならない．

点眼開始後には，点眼薬の効果があるかどうか，そして副作用の有無をチェックしなければならない．少なくとも 1 週間に 1 回は来院させ，使用した点眼薬を回収するべきである．マイトマイシン点眼ではアレルギー性眼瞼結膜炎（図 10）や強膜融解，5-FU 点眼では角膜びらんなどの角膜障害を生じる可能性がある．インターフェロン β 局所注射では，局所の発赤・腫脹は必発であり，肝機能障害にも留意するべきである．

iii）放射線治療に伴う合併症の経過観察

病変の種類と範囲によって照射方法は異なるが，角結膜病変では電子線を用いることが多い．結膜円蓋部に限局する低悪性度リンパ腫では，照射線量は 30 Gy 程度と多くはなく，角膜保護が可能であるため，重篤な合併症を生じない．しかし角結膜表面に広く浸潤した悪性上皮性腫瘍では眼球を保護することはできない．照射線量は 50～60 Gy となり，角結膜・水晶体をはじめ，眼球がかなり強く傷害され，併発白内障，角膜穿孔，前眼部虚血，新生血管緑内障などを生じ，失明・眼球癆に至る可能性が高い．

（2）腫瘍再発・転移のチェック
根治的手術を行った場合，術後 3 か月以降は腫瘍再発の有無を定期的にチェックしなければならない．経過観察の頻度に一定の決まりはない（図 11）．ちなみに筆者が悪性角

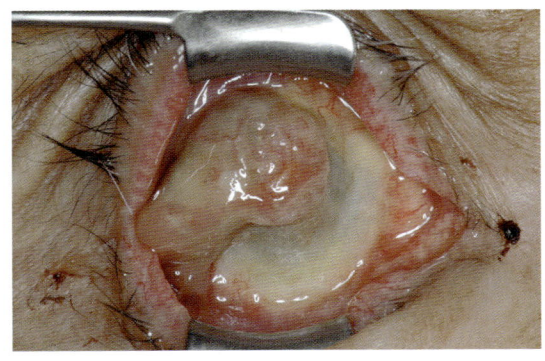

図11 眼内浸潤した角結膜扁平上皮癌
89歳の男性．55歳のとき右眼は失明したが，原因不明であった．87歳のとき右眼から出血したが，痛みはなかった．筆者の施設へ紹介された時点で，耳側上方の角結膜を中心に，大きなオレンジ色の腫瘤があり，角膜は白濁し，結膜全体に充血と浮腫があった．
試験切除して扁平上皮癌と病理診断され，眼球摘出した．高齢であるとの理由で義眼装用を希望しなかった．また筆者の施設へ通院困難とのことで，近医眼科へ紹介せざるをえなかった．

結膜腫瘍の根治手術を行った後には，当初は1〜3か月ごとに，数年経過してからは半年〜1年ごとに，少なくとも5年間は経過観察することにしている．

薬物療法や放射線照射を併用した場合では，治療開始時から有効性の有無を確認しなければならない．もし治療が有効でない場合には，治療方針を再検討しなければならない．治療が有効であれば，観血的手術後と同様に経過観察すればよい．

再発をチェックするために，細隙灯顕微鏡で観察する．できるだけ眼瞼を翻転して診察するべきである．視診のみならず，所属リンパ節の触診を怠ってはならない．無痛性リンパ節腫大を触れる場合には，CTまたはMRIを撮影するべきである．

角結膜悪性黒色腫も転移する危険性が高いと考えられている．再発・転移を抑制する目的で，後療法としてインターフェロンβ結膜下注射を長期間にわたり反復して行うこともある．

3）経過観察に必要な技術・人材・設備

定期的に写真を撮影するべきである．病変部のみを撮影した写真では，病変の大きさを把握することが困難で，経過観察に支障をきたす．できれば結膜全体を含めた写真も撮影するべきである．

III. 眼窩腫瘍

1. 眼窩腫瘍の定義

眼窩骨と眼窩隔膜により囲まれた空間が眼窩である．眼窩，涙道およびそれら周囲の骨から発生した腫瘍を，眼窩腫瘍と考える．

2. 眼窩腫瘍診療の目標

良性眼窩腫瘍と悪性眼窩腫瘍では，治療目標が異なる．

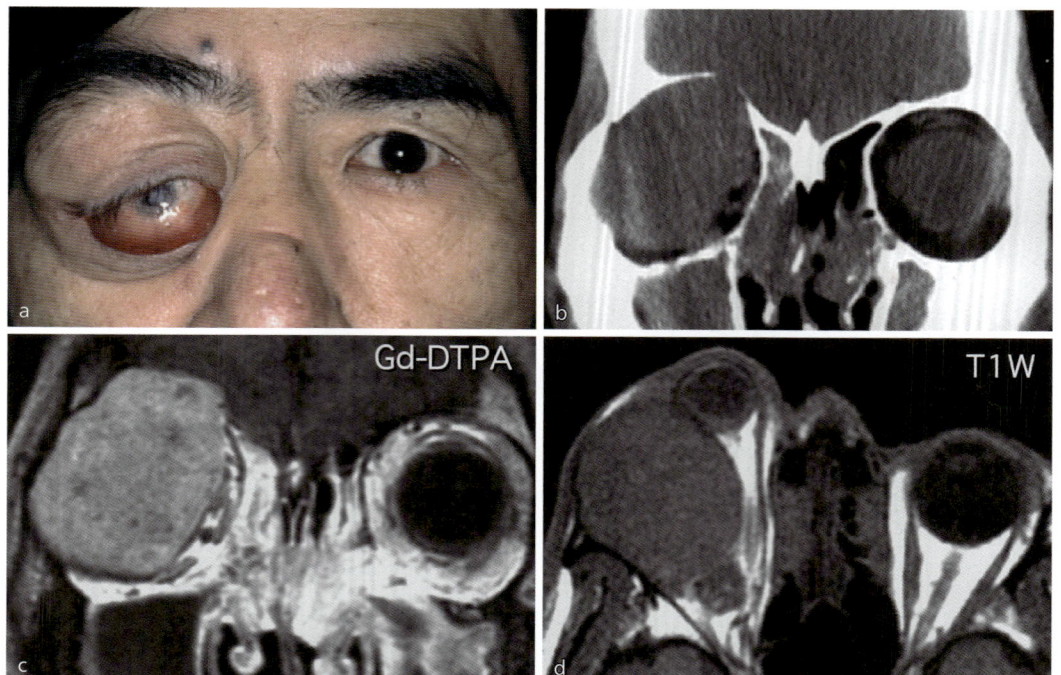

図12　巨大な涙腺多形腺腫
55歳の男性．約12年前から，家人が右側眼球突出に気づいていた．初診時，右眼球は腫瘍に圧迫されて突出・偏倚し，失明していた．角膜は白濁・扁平化し，結膜が充血していた．眼瞼は腫瘍に圧迫されて膨隆し，下垂していた（a）．触診で，眼窩上外側縁を越える硬い腫瘤を触れた．自発痛・圧痛はなく，所属リンパ節腫大もなかった．
CTで，右眼窩が拡大し，眼窩上壁の一部で骨が欠損していた（b）．
MRIで，右眼窩内の上外側を中心に境界鮮明な腫瘤が存在し，外眼筋・視神経を内側へ，眼球を前方へ偏倚させていた．視神経は伸展され，細くなっていた．腫瘤は前頭蓋底へ突出していた．T1強調像で腫瘤はほぼ均一な中間の信号強度を示し，ガドリニウムで強く不均一に造影された．脳実質に病的変化はなかった（c，d）．
転移の徴候はなく良性腫瘍と考えた．放置すれば腫瘍がさらに増大し，手術がいっそう難しくなることを説明し，眼窩内容除去を行った．

1）良性眼窩腫瘍診療の目標

　眼窩腫瘍を取り除くことにより，眼瞼腫脹，眼球突出，眼球偏倚などを改善し，あるいは眼球運動障害などの機能障害を軽減させることを目指す．こうして患者のQOLを改善する．

　良性眼窩腫瘍の治療では，腫瘍をすべて除去して完治させることが望ましい．しかし治療の合併症として醜形を残し，あるいは視力低下，視野異常，両眼性複視を生じるようでは本末転倒である．治療計画を立てる際に，患者とよく相談して最適な治療方法を選択しなければならない（図12）．

2）悪性眼窩腫瘍診療の目標

　眼窩腫瘍を取り除くことにより，眼窩およびその周囲組織の破壊と全身転移を阻止することである．これにより第一に患者の生命予後を改善することが原則である．次にできるだけ見た目を良くし，最後に視力低下，視野異常，両眼性複視などの機能障害を残さないことを目指して，患者のQOLを改善する．

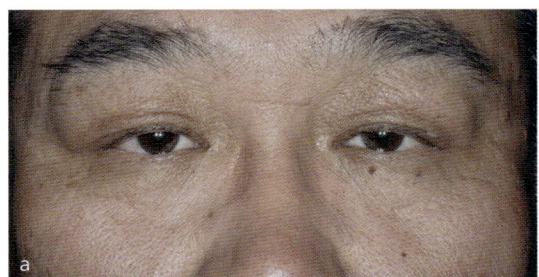
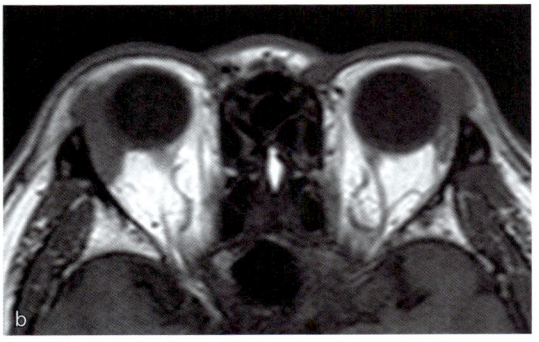
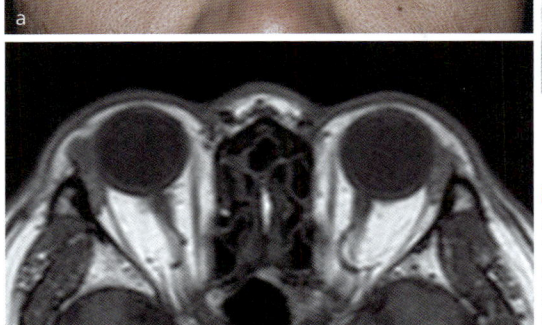

図 13　特発性眼窩炎症
54歳男性．約1か月前から両側上眼瞼腫脹が始まり（a），MRIで両側涙腺部に不定形でmoldingを示す病変を認めた（b）．左側涙腺は，線維組織により結節状に分画され，小リンパ球と形質細胞が浸潤していた．IgG4陽性細胞は少数で，Ig κ/λ は3〜4：1程度であった．血清IgG4は22.3 mg/dLであった．初診から3か月後のMRIで病変が自然退縮していた（c）．

3. 眼窩腫瘍の種類

「第2章 総論，Ⅲ眼窩腫瘍，A疫学的事項」（⇒ 83頁）を参照されたい．

いろいろな種類の眼窩腫瘍が存在するが，最も頻度が高いのは悪性リンパ腫である．眼窩悪性リンパ腫のうち8割以上は低悪性度リンパ腫で比較的予後がよい．しかし1〜2割は高悪性度リンパ腫である．またIgG4関連眼窩炎症や特発性眼窩炎症などの炎症性疾患は，初期の臨床像が悪性リンパ腫に類似しているので，注意が必要である．鑑別には病理診断が必須である．眼窩悪性リンパ腫，IgG4関連眼窩炎症，特発性眼窩炎症（図 13）などを総称して，眼窩リンパ増殖性疾患と呼ぶ．

4. 眼窩腫瘍の診断

1) 眼窩腫瘍診断の目的

眼窩腫瘍診断の目的は，治療計画を立案するための根拠を得ることである．

主訴は，「患者が眼科医に何を望んでいるか」ということを理解するうえで重要である．われわれは患者の要望をしっかりとふまえたうえで，病態を正しく説明しなければならない．現病歴を丁寧に聴取することも重要である．特に自覚症状の時間的経過を把握することが大切である．あるいは過去に治療を受けた悪性腫瘍の既往歴を知ることにより，転移性眼窩腫瘍という診断に至ることができるかもしれない．

肉眼所見をはじめとする一般的な臨床所見は，眼窩腫瘍ではないかという疑いを持つ契機になる．流涙，眼瞼腫脹，眼球突出，眼球偏倚，両眼性複視が重要である．また触診で眼瞼皮下や耳前・顎下・頸部リンパ節に無痛性腫大がないか確かめることも大切である．

眼窩腫瘍を疑う症例に対しては，まず適切に画像診断を行い腫瘍の種類を予測するべきである．皮様嚢腫，血管腫，神経鞘腫，視神経髄膜腫などは，典型的であればかなり正確に画像診断できる．画像診断の後，必要に応じて手術（部分生検または全摘出）して病理診断を明らかにする．ただし涙腺多形腺腫を疑う場合には，部分生検は禁忌であり，初回手術で一塊として全摘出するべきである．

2）眼窩腫瘍の診断に必要な技術・人材・設備

　概要は，前々項の「3.-2）眼瞼腫瘍の診断に必要な技術と設備」（⇒5頁）に準じる．ただし以下の点に留意していただきたい．

（1）写真撮影
　写真撮影を行うべきであるが，眼瞼腫瘍や角結膜腫瘍におけるほど有用ではない．ただし治療前後には，必ず撮影しておくべきである．

（2）画像所見
　眼窩腫瘍診断においては画像所見，特にMRI所見が重要である．経過観察にも必要であり，経時的に撮影するべきである．腫瘍と眼窩骨の位置関係を把握し，あるいは骨浸潤の有無を知るためにはCTスキャンが必要である．全身転移の有無を知るためには，PET-CTが有用であるが，CTスキャン，ガリウムシンチグラフィも参考になる．

（3）試験切除と病理診断
　試験切除を行うにあたり，以下のような知識・技術が必要である．
　眼窩腫瘍の取り扱いに慣れた眼科医が，試験切除するべきである．画像を見たうえで，「どこを切開して腫瘍に到達し，どの部分を切除すれば確実に病理診断できるか」という判断力が必要である．局所麻酔で目的を遂行できるか，全身麻酔が必要かという判断も必要である．局所麻酔の手術では，浸潤麻酔または神経ブロックによる麻酔が必要である．迷う場合には，全身麻酔を選択するのが無難であろう．
　切除組織を挫滅しないよう，手術操作を行わなければならない．メスやカミソリ刃による切開，吸引器と凝固装置による止血，縫合の技術が要求される．また根治的な治療に支障をきたさないよう，腫瘍細胞をできるだけ撒布させないという点に注意して試験切除しなければならない．
　眼窩腫瘍を，外来の片隅で試験切除することは推奨できない．手術室で切除を行うべきである．

3）眼窩腫瘍の診断における問題点

　眼瞼腫瘍の試験切除と同様の問題が生じる可能性がある．前々項の「3.-4）眼瞼腫瘍の診断における問題点」（⇒6頁）を参照されたい．術後出血には注意が必要である．手術終了時に止血が完了していたとしても，術後数日間は厚めのガーゼ眼帯で眼瞼全体を圧迫して止血をはかり，術後5日間程度は安静を保つよう指導するべきである．

5. 眼窩腫瘍の治療

1）眼窩腫瘍の治療に必要な技術・人材・設備

眼窩腫瘍の治療方法は，観血的手術，放射線照射，および抗癌剤による薬物療法である．

（1）眼窩腫瘍の手術

全身麻酔下に手術できる環境が必要である．手術用顕微鏡を用いるべきであるが，照明装置付きルーペを装着して手術操作を行うこともできる．手術用顕微鏡は，対物レンズの焦点距離が 25〜30 cm で，鏡筒を前後・左右に傾斜できるものが必要である．眼窩骨を切除する際には，電動のこぎりやノミを用い，骨蝋で止血する．

術者には，一般的な眼形成および再建外科の知識・技術が要求される．そのうえで眼窩の外科解剖学に通じていなければならない．

手術で切除した腫瘍組織は，病理診断を確認するため検査室へ提出し，病理医に診断を依頼する．このときに，眼科医が切り出しに立ち会うよう推奨する．

（2）眼窩腫瘍の放射線治療

手術を行わず放射線治療を行う場合には，放射線照射装置と放射線治療医が必要である．眼窩病変では，リニアックを用いて X 線を照射することが多い．通常は角結膜・水晶体を含む眼球を保護することはできない．サイバーナイフや重粒子線による治療を選択しても，眼球を完全に保護することはできない．

（3）眼窩腫瘍の薬物療法

高悪性度リンパ腫や眼窩横紋筋肉腫に対して抗癌剤治療を行う際には，血液内科医や腫瘍内科医に依頼しなければならない．

2）眼窩腫瘍の治療における問題点

良性眼窩腫瘍では，治療（原則として観血的手術）に伴う合併症を回避するよう努力しなければならない．悪性眼窩腫瘍では，腫瘍の種類により治療方法が多様である．涙腺腺様嚢胞癌に対する眼窩内容除去術のように，治療に伴う合併症が高度な場合もある．治療計画を立てる際に，患者とよく相談して最適な治療方法を選択しなければならない．

6. 眼窩腫瘍の経過観察

1）治療前の経過観察

様々な事情により手術を受けたくない，あるいは手術の困難な症例もある．このような症例に対しては，良性腫瘍か悪性腫瘍かを区別するため，MRI を定期的に撮影しながら経過観察することがある．経過観察中に，比較的急速に大きくなる場合や周囲の正常組織を破壊しながら浸潤性に増大する場合には，悪性悪性腫瘍の可能性を考えて，その後の対

応を患者と相談するべきである．

　良性眼窩腫瘍や低悪性度の眼窩悪性リンパ腫では，病理診断の後に積極的な治療を行わず，経過観察のみを行うこともある．定期的にMRIを撮影し，もし悪化することがあれば，治療を促すことになる．

2）治療後の経過観察

　治療に伴う合併症と腫瘍再発・転移の有無をチェックするために経過観察を行わなければならない．

（1）治療に伴う合併症の経過観察

　術後1か月以内では，主として治療に伴う合併症をチェックする．治療に伴う眼科的合併症としては，術後の涙液分泌減少，視力低下，視野障害，開瞼障害，眼球運動障害などを挙げることができる．放射線治療後には眼瞼皮膚炎，角結膜炎，脱毛，放射線白内障を生じるが，照射線量が増大するに従い，後述の重篤な合併症が増えていく．

i）良性眼窩腫瘍を摘出した場合の経過観察

　術後1週間は，術後感染と術後出血に留意すべきである．開瞼障害，眼球運動障害を生じた場合には，修正手術を行うか否かの判断は，原則として術後6か月を過ぎてから行うのがよい．

ii）放射線治療を行なった場合の経過観察

　放射線障害をチェックしなければならない．一般的には，低悪性度リンパ腫に対しては30 Gy程度のX線照射を，上皮性悪性腫瘍に対しては50ないし60 Gy程度のX線照射を行う．放射線障害の重症度には個人差があるが，照射開始して2～3週間目から皮膚炎が生じる．ステロイド眼軟膏などを塗布して対処するが，重症である場合には皮膚科医に相談するべきである．X線照射部位に脱毛をきたすが，30 Gy程度であれば6か月もすれば回復する．晩期合併症としての放射線白内障は白内障手術により治療できるが，照射終了後1年間程度は控えるのが無難である．糖尿病患者では，晩期合併症として放射線網膜症を発症する危険性が高い．糖尿病患者に40 Gy以上照射した場合，網膜全体に虚血をきたす危険性があるため，特に注意が必要である．網膜症発症前に汎網膜光凝固を行うこともある．50 Gy以上のX線を照射した場合，角結膜・水晶体をはじめ，眼球がかなり強く傷害され，併発白内障，角膜穿孔，網膜虚血，新生血管緑内障などを生じ，失明・眼球癆に至る．眼痛を除くために眼球摘出を余儀なくされる可能性が高い．

iii）悪性眼窩腫瘍に対して眼窩内容除去術を行った場合の経過観察（図14）

　顔貌の変形に伴う患者と家族の心理的ストレスは推し量るべくもない．しかしこれも6か月，1年と時間が経過するにつれて，徐々にではあるが受容できるようになるであろう．当初は，術創をガーゼで覆うのがよいであろう．眼窩骨表面がほぼ上皮化したと判断できれば，清潔を保つために，1週間に1回程度は湿らせた綿で清拭する．患者は自分自身が眼窩表面に触れることに対して不安を抱くが，不安感は徐々に薄らいでいく．そうなれば患者自身が，入浴中にシャワーで眼窩表面を洗浄できるようになる．患者が希望すれば，エピテーゼ作製業者を紹介してエピテーゼを作製し，装着することもできる．

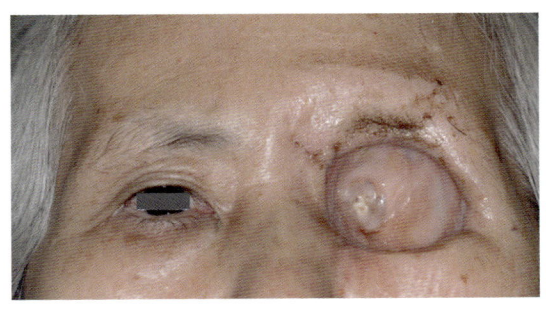

図14 眼窩内容除去術後
図7と同一症例．眼窩内容除去術を行い，眼窩周囲と耳前リンパ節にX線を50 Gy照射した．術後10週間．

(2) 腫瘍再発・転移のチェック

i) 良性眼窩腫瘍を摘出した場合

　眼窩海綿状血管腫や神経鞘腫が完全摘出できていれば，術後3か月目頃にMRIで確認してから，経過観察を終了すればよい．ただし完全に摘出できていない場合や何らかの合併症を生じている場合には，これに対する経過観察が必要である．

　一方で涙腺多形腺腫を手術した場合には，完全摘出できたと思っていても，念のため10年間程度は経過観察するよう推奨したい．術後経過観察の頻度に，一定の決まりはない．筆者は術後3か月目頃にMRIで確認したのちに，1～2年ごとにMRIで再発をチェックしている．

ii) 悪性眼窩腫瘍を治療した場合

　放射線照射では，治療開始時から有効か否か確かめる必要がある．治療前，照射中に1～2回，そして治療終了時にMRIを撮影するべきである．

　治療後における経過観察の頻度に，一定の決まりはない(図15)．筆者は，治療後5～10年までは眼窩部MRIを定期的に撮影して再発をチェックし，PET-CTを定期的に撮影して転移をチェックしている．

　再発・転移をチェックするために，眼瞼皮膚や所属リンパ節の触診を怠ってはならない．経過観察中に眼瞼腫脹を生じた場合には，再発の兆候であるかもしれない．このような場合には，早めにMRIを撮影するべきである．

3) 経過観察に必要な技術・人材・設備

　治療に伴う眼科的合併症が自然に回復するか否かに関しては，一般眼科で経過観察できる．ただし斜視や眼瞼下垂が6か月以上経過しても改善しない場合には，斜視手術や眼瞼下垂手術の専門家に委ねるべきである．

　30 GyまでのX線照射では，合併症も比較的軽度であるため，一般眼科で経過観察することも可能であろう．ただし晩期合併症の放射線白内障と糖尿病患者における放射線網膜症には，注意が必要である．照射線量が増加した場合の合併症は，一般に難治である．

　再発，再燃をチェックするための画像撮影(眼窩部MRI，眼窩部CT，全身のPET-CTなど)は，できれば眼腫瘍専門施設に依頼するのが望ましい．ただしアクセスに問題がある場合には，近隣の撮影設備を備えた施設に依頼するのもやむをえないであろう．原因不明の眼瞼腫脹をみた場合には，眼窩腫瘍の再発も念頭におくべきである．

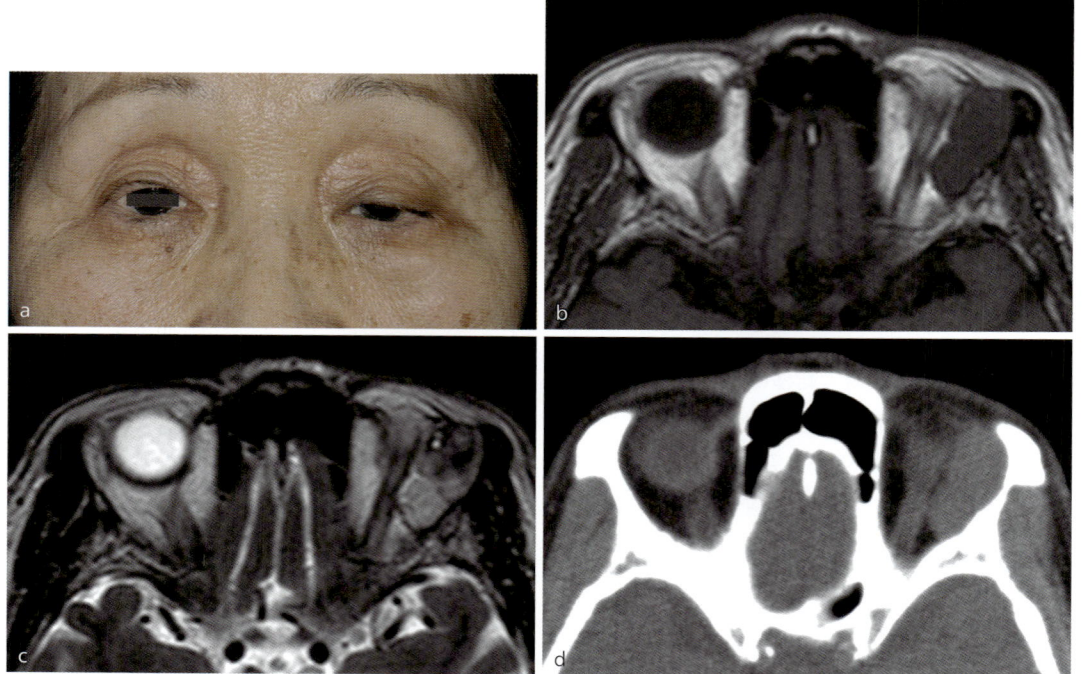

図 15　涙腺腺様嚢胞癌
半年前から左目が開きにくかった(a)．MRIで左側涙腺部に長径3cmの境界明瞭な腫瘤があり，T1強調像で低信号(b)，T2強調像で低信号部分と淡い高信号部分が混在していた(c)．CTで眼窩外側壁に骨びらんを認めた(d)．試験切除で腺様嚢胞癌と診断され，摘出術を行った．摘出後の病理所見では，腫瘍細胞が切除断端および末梢神経周囲に認められた．患者と相談のうえ，放射線治療を追加せずに経過観察している．

IV. 眼内腫瘍

1. 眼内腫瘍の定義

　眼内のいずれかの部位から発生した腫瘍を，眼内腫瘍と考える．発生頻度の高い部位は，網膜，ぶどう膜，そして視神経乳頭である．

2. 眼内腫瘍診療の目標

　眼瞼腫瘍や角結膜腫瘍と異なり，眼内腫瘍の試験切除は簡単ではない．眼内腫瘍の診断にあたっては，一般的な眼内病変に対する画像診断法（通常の眼底検査，蛍光眼底造影検査，OCT，超音波検査など）を駆使して臨床診断を行うが，これにも増して疾患に対する知識と経験が重要である．しかし典型的でない臨床所見を示す場合には，しばしば臨床診断が困難となる．

　また比較的小さい虹彩腫瘍の切除術を除き，眼内腫瘍の治療には特殊な技術を要することが多い．治療に伴う合併症は必ず発生し，高度な視機能障害を生じることもある．以上の，診断・治療に伴う困難さをふまえたうえで，眼内腫瘍診療の目標を考えるべきである．

良性腫瘍と臨床診断できた場合，生命予後に関する不安は取り除くことができる．さらに増大する可能性が低い，あるいは視機能に悪影響を及ぼさないことがはっきりしている病変であれば，早々に経過観察を打ち切ることができる．しかし視機能障害を生じそうな腫瘍では，適切なタイミングで治療を行わなければならない．治療後も，再発の有無をチェックし，治療に伴う合併症に対処するため，長期間にわたり経過観察が必要である．

　ところが現時点で最良と思われる治療を行ったとしても，視機能を維持できるとは限らない．その結果として失明に至ったとしても，そこで経過観察を打ち切ってはならない．眼内で腫瘍が増大するなど，様々な変化が生じる可能性があるため，眼球摘出を含めた様々な後療法を，適切なタイミングで行わなければならないからである．眼球摘出を行ったのちも，義眼の劣化や義眼床の拘縮などを，定期的にチェックしなければならない．

　悪性腫瘍と臨床診断できた場合には，第一に生命予後を優先し，次に眼球温存を目指し，最後に余裕があれば視機能維持を考慮するべきである．

　諸検査を行ったにもかかわらず臨床診断に至らなかった場合には，病変がどれくらいの速度で増大するか経過観察を行うべきである．数週間〜1か月のうちに病変が明らかに増大する場合には，悪性腫瘍の可能性が高くなる．長期間にわたり増大しない，あるいは増大速度が緩徐であるとしても，鑑別すべき疾患を念頭におき，視機能障害に留意しつつ，経過観察を行わなければならない．

3．眼内腫瘍の診断

1）眼内腫瘍診断の目的

　眼内腫瘍診断の目的は，治療および経過観察の方針を決めるための根拠を得ることである．頻度が高く典型的な症例で，疾患に対する知識があり，過去に経験していれば，臨床診断は比較的容易である．そうでない症例では，慎重に経過観察し，時機を失することなく適切な方法で医学的介入を行う必要がある（図16）．場合によっては，ある程度の危険性を承知のうえで生検を行うこともある．

2）眼内腫瘍診断に必要な技術と設備

　「第2章 総論，Ⅳ眼内腫瘍，C 診断・治療に必要な検査」（⇒140頁）を参照されたい．

3）眼内腫瘍診断に必要な人材

　網膜・硝子体疾患とぶどう膜疾患に造詣の深い眼科医が診断にあたるべきである．眼内リンパ腫や白血病の眼内転移が疑われる場合には血液内科医に協力を要請するべきである．その他の転移性眼内腫瘍が疑われる場合には，既往歴を確認したうえで，あるいは全身CTを撮影して原発巣を推定したうえで，該当する診療科に紹介するのがよい．

4）眼内腫瘍診断における問題点

　簡単に試験切除できないため，眼底所見に基づいて診断することから問題が生じる．かつて経験したことのない眼底所見であり，眼底のカラーアトラスを閲覧しても似た写真に

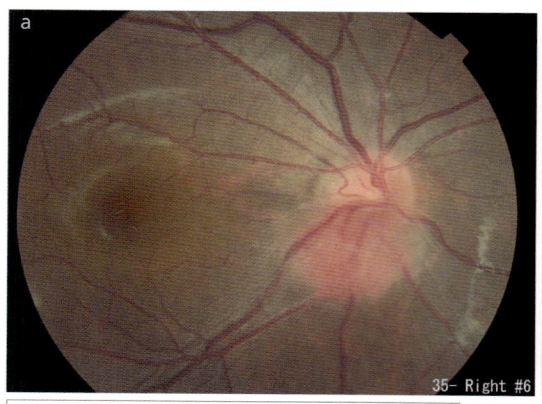

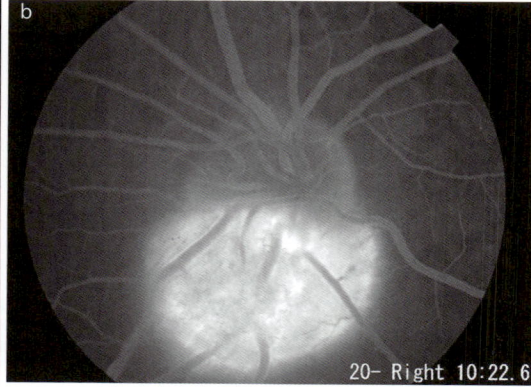

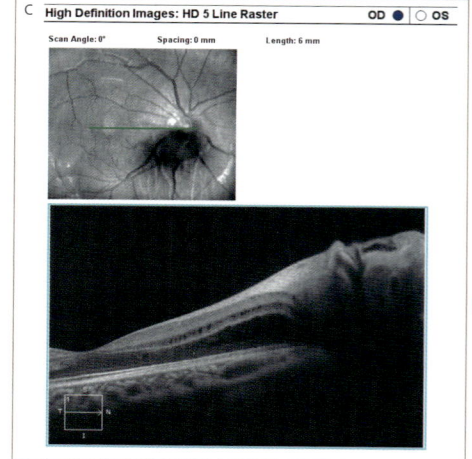

図 16 網膜血管芽細胞腫（毛細血管腫）
16歳の女性．視神経乳頭の下方に接して，約1.5乳頭径大で結節状，境界やや不明瞭で赤色の腫瘤を認めた．蛍光眼底造影検査では，早期から腫瘍全体がほぼ均一に強く造影され，毛細血管に富む病変であった．流出・流入血管は明らかでなかった．本疾患は，Von Hippel-Lindau病の後極型と位置づけることもできる．自験例では，腫瘍周囲への浸出は少なく，視力は正常であったが，Mariotte盲斑が拡大していた．

遭遇しない場合には，診断できないことがある．また眼内腫瘍と鑑別困難な，眼内炎症あるいは硝子体出血の症例がありうる（図17）．

4. 眼内腫瘍の治療

1) 眼内腫瘍の治療に必要な技術・人材・設備

「第2章 総論，Ⅳ眼内腫瘍，D眼内腫瘍の治療」（⇒152頁）に示すように，腫瘍の種類や大きさ・部位に応じて，観血的手術，レーザー光線を用いた治療，種々の放射線治療が行われる．網膜芽細胞腫や眼内リンパ腫では，抗癌剤による治療が重要である．眼内の血管系病変に対して，β遮断薬内服や抗VEGF（vascular endothelial growth factor）抗体の硝子体注射が試みられることもあるが，現時点において標準的な治療方法とはいえない．

観血的手術には，網膜硝子体手術の経験に富む術者が当たるべきである．ただし悪性眼内腫瘍の観血的手術においては，眼内転移と眼外転移に関する様々な配慮が求められる．

レーザー治療には，レーザー治療の経験に富むことはもちろんであるが，眼内腫瘍が適切に診断でき，治療の適応と限界を判断できる術者があたるべきである．

手術で切除した腫瘍組織は，病理診断を確認するため，そして腫瘍がすべて切除できて

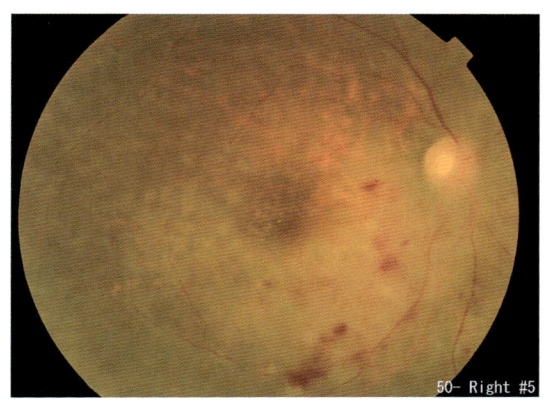

図17 ぶどう膜炎を初発症状とした血管内大細胞型B細胞性リンパ腫
66歳の女性．鼻下側を中心に網膜浮腫が強く，網膜出血を伴っており，サイトメガロウイルス感染による血管炎を思わせた．しかし網膜全体で動脈は細く，静脈も全般に細く口径不同があり分節状であった．腫瘍の網膜血管内浸潤を疑った．漿液性剝離は明らかでなかった．右眼視力 0.01（0.03）であった．

いるかどうか確認するために，検査室へ提出し病理診断を依頼する．

放射線治療を行う場合には，放射線照射装置と放射線治療医が必要である．

2）眼内腫瘍の治療における問題点

臨床診断が不明であるが，病状が悪化するため悪性眼内腫瘍を否定できない場合，眼球摘出するか，腫瘍だけを切除して眼球を温存するか，引き続き経過観察するべきか悩むことになる．特に視力が良好な症例では尚更である．経硝子体生検あるいは経強膜生検という診断方法もあるが，診断に際して腫瘍細胞の播種を完全になくすことはできないであろう．

5. 眼内腫瘍の経過観察

1）治療前の経過観察

良性腫瘍か悪性腫瘍かを区別するため，治療前に一定期間だけ経過観察することがある．比較的急速に大きくなる場合や，周囲の正常組織を破壊しながら浸潤性に増大する場合には，悪性腫瘍の可能性を考えるべきである．

良性眼内腫瘍では，積極的な治療を行わず経過観察のみを行うこともある．もし腫瘍が増大して視機能低下をきたすことがあれば，治療を勧めることになる．

2）治療後の経過観察

治療に伴う合併症と腫瘍再発・転移の有無をチェックするために，経過観察を行わなければならない．

（1）治療に伴う合併症の経過観察

眼内腫瘍の治療方法は腫瘍の種類によって様々であり，治療に伴う合併症は多岐にわたる．「第2章 総論，Ⅳ眼内腫瘍，D眼内腫瘍の治療」（⇒152頁）および「第3章 各論，Ⅳ眼内腫瘍」の該当する項目を参照されたい．

眼球摘出後に義眼を装用した場合には，義眼床が変形・萎縮して容貌が悪化していないか，あるいは義眼表面が劣化して眼脂が増えていないかという点もチェックしなければならない．義眼と義眼床のチェックは1年に1～2回でよいが，一生続けなければならない．

(2) 腫瘍再発・転移のチェック

観血的手術を行った場合，腫瘍再発の有無を定期的にチェックしなければならない．経過観察の頻度に一定の決まりはない．悪性眼内腫瘍の場合には，少なくとも5年間は経過観察するべきであろう．

レーザー治療や放射線治療を行った場合では，治療開始時から有効性の有無を確認しなければならない．もし治療が有効でない場合には，治療方針を再検討しなければならない．治療が有効であれば，観血的手術後と同様に経過観察すればよい．

脈絡膜悪性黒色腫や眼内リンパ腫は，転移する危険性が高いと考えられている．これらの症例に対して転移検索は必要であろうが，転移を早期に発見したとしても，現状では対処方法に限界がある．

3) 経過観察に必要な技術・人材・設備

眼内腫瘍治療後の経過観察に必要なものは，一般眼科にある程度は備わっている．ただし担当する眼科医にとって，治療に伴う合併症と腫瘍再発に関する知識は必要であろう．もし広い範囲で眼底を撮影できるカメラがあれば，大変有用である．転移検索には，PET-CT，CT，MRI，シンチグラフィなどが必要である．

参考文献

眼腫瘍学
1) Garrity JA, Henderson JW, Cameron JD：Henderson's orbital tumors, 4 th ed. Lippincott Williams & Wilkins, Philadelphia, 2007
2) Shields JA, Shields CL：Eyelid, conjunctival, and orbital tumors：atlas and textbook, 2nd ed. Lippincott Williams & Wilkins, Philadelphia, 2008
3) Shields JA, Shields CL：Intraocular tumors：atlas and textbook, 2nd ed. Lippincott Williams & Wilkins, Philadelphia, 2008
4) Rootman J：Diseases of the orbit, A multidisciplinary approach, 2nd ed. Lippincott Williams & Wilkins, Philadelphia, 2003
5) 後藤浩(編)：見た目が大事！眼腫瘍，眼科プラクティス24．文光堂，2008

眼病理学
1) Yanoff M, Sassani JW：Ocular Pathology：text with DVD-ROM, 6 th ed. Mosby Elsevier, 2009
2) Eagle RC：Eye Pathology, an atlas and text, 2nd ed. Lippincott Williams & Wilkins, Philadelphia, 2011
3) 石橋達郎(編)：いますぐ役立つ眼病理，眼科プラクティス8．文光堂，東京，2006

眼形成外科学
1) 野田実香(翻訳・編集)：眼形成手術カラーアトラス 原著第3版．エルゼビア・ジャパン，2010
2) Kohn R：Textbook of Ophthalmic Plastic and Reconstructive Surgery. Lea & Febiger, Philadelphia, 1988
3) Tenzel RR：Orbit and Oculoplastics. In Podos SM, Yanoff M(ed)：Textbook of Ophthalmology vol. 4. Gower Medical Publishing, New York, 1993

〔大島浩一〕

第2章

総論

I 眼瞼腫瘍総論

A 疫学的事項

　眼瞼腫瘍は日常診療でしばしば遭遇する疾患であるが，日頃から注意深く前眼部を観察しないと見落とすことが多い．眼瞼という局所にもかかわらず数多くの疾患があり，臨床診断と病理診断の一致率は眼腫瘍専門医の施設でも約 80% とも言われ，まずは頻度の高い疾患を中心に検眼鏡的所見を把握し臨床診断を進めていく必要がある．施設間によって差はあるが，一般的に良性と悪性の比はおよそ 3：1 とされている．

　本項では東京医科大学病院眼科（以下，当科）および国内外の既報の統計をもとに眼瞼腫瘍の疫学的事項について触れる．

I. 良性眼瞼腫瘍

　表 1 は 1977～2005 年までの本邦の眼瞼腫瘍の統計 12 文献に当科（1991～2012 年）の統計をまとめた 1,236 例の結果である．良性眼瞼腫瘍の三大疾患は母斑，霰粒腫，脂漏性角化症であり，これらで全体の半数近くを占めている．これら三疾患の当科における統計では，手術時の年齢が母斑で平均 54 歳（14～88 歳），霰粒腫で平均 52 歳（5～90 歳），脂漏性角化症で平均 66 歳（27～84 歳）と，脂漏性角化症でやや年齢が高い傾向にあった．また性比ではいずれにおいても女性が多く，これは整容面での変化に配慮するのが女性に多いことと関係があると考えられる．

II. 悪性眼瞼腫瘍

　表 2 は 1977～2005 年まで本邦の眼瞼腫瘍の統計 33 文献に当科（1991～2012 年）の統計をまとめた 956 例の結果である．悪性眼瞼腫瘍の三大疾患は基底細胞癌，脂腺癌，扁平上皮癌であり，これらで全体の 3/4 以上を占めている．これら三疾患の当科における統計

表1　本邦における良性眼瞼腫瘍の統計

1：	母斑	19.0%
2：	霰粒腫	16.1%
3：	脂漏性角化症	10.3%
4：	表皮様嚢腫	10.2%
5：	乳頭腫	7.7%
6：	類表皮嚢腫	4.1%
7：	血管腫	3.5%
8：	非特異的肉芽組織	3.3%
9：	黄色腫	2.2%
10：	尋常性疣贅	2.0%
	その他	21.6%

表2　本邦における悪性眼瞼腫瘍の統計

1：	基底細胞癌	38.0%
2：	脂腺癌	25.1%
3：	扁平上皮癌	23.1%
4：	悪性黒色腫	4.9%
5：	悪性リンパ腫	4.3%
6：	転移性眼瞼腫瘍	1.8%
7：	腺癌	0.4%
8：	Merkel 細胞癌	0.3%
9：	Bowen 病	0.2%
9：	未分化癌	0.2%
	その他	1.7%

表3　アジア諸国における悪性眼瞼腫瘍の統計

1：	基底細胞癌	49.5%
2：	脂腺癌	24.7%
3：	扁平上皮癌	15.6%
4：	悪性黒色腫	3.9%
5：	悪性リンパ腫	1.7%
6：	Merkel 細胞癌	0.7%
	その他	3.9%

表4　欧米諸国における悪性眼瞼腫瘍の統計

1：	基底細胞癌	80.3%
2：	扁平上皮癌	7.4%
3：	脂腺癌	6.2%
4：	悪性リンパ腫	1.3%
5：	悪性黒色腫	1.0%
6：	転移性眼瞼腫瘍	0.5%
	その他	3.3%

では，手術時の年齢が基底細胞癌で平均73歳(45～89歳)，脂腺癌で平均70歳(31～88歳)，扁平上皮癌で平均64歳(32～85歳)と，扁平上皮癌でやや若い傾向にあった．また60歳以上の占める割合は基底細胞癌87%，脂腺癌で85%，扁平上皮癌で59%と基底細胞癌，脂腺癌は高齢者の比率が高かった．**表3**は1977～2010年までのアジア諸国(インド，中国，シンガポール，タイ，ネパール)の悪性眼瞼腫瘍の統計20文献4,621例の結果であるが，本邦での統計とほぼ一致した結果となった．一方，**表4**は1947～2009年まで欧米諸国(米国，英国，ドイツ，ベルギー)の悪性眼瞼腫瘍の統計19文献6,406例の結果であるが，本邦を含めたアジアとは異なり，基底細胞癌が突出して多く，人種差が顕著であった．転移性眼瞼腫瘍の原発巣としては一般的に転移性脈絡膜腫瘍と同様で男性では肺癌が，女性では乳癌が多いとされているが，当科では乳癌に次いで舌癌が，過去の本邦の報告では胃癌が多くみられた．

▶一般眼科医へのアドバイス

　眼瞼腫瘍は良性，悪性とも三大疾患を押さえておくことにより，全体の約半数はカバーできるため，頻度の高い疾患の特徴を十分に把握し日常診療にあたることが重要である．

参考文献

1) 大島浩一：見た目の診断．眼科手術3：330-334, 2014
2) 髙村浩：眼科医の手引き　日本人における眼瞼腫瘍の特徴．日本の眼科74：730, 2003

（木村圭介）

B 初診時の外来診察
―どう診てどう考えるか

　筆者の経験では，眼瞼腫瘍患者129例のうち，「母斑とイボ」，霰粒腫などの炎症，その他の非悪性病変，悪性腫瘍がそれぞれ1/4ずつであった．したがって代表的な3つの良性病変（母斑，霰粒腫，脂漏性角化症）と，代表的な3つの悪性腫瘍（基底細胞癌，脂腺癌，扁平上皮癌）を押さえておくことにより，眼瞼腫瘍全体の3/4をカバーできる．頻度の高い疾患の特徴を十分に把握して日常診療にあたるべきである．

I. 主訴

　眼瞼腫瘍患者の訴えとしては，「まぶたにできものができた」あるいは「まぶたが腫れてきた」などが一般的であろう．痛みを伴うこともあるし，伴わないこともある．
　ここで注意しなければならないことは，眼瞼腫瘍とは関係ない症状を訴える患者がいることである．例えば「物がかすんで見える」，「目がショボショボする」などである．これらの患者は，眼瞼腫瘍を治療することにより腫瘍と関係のない症状まで改善するのではないかと誤解する可能性がある．患者には，「眼瞼腫瘍による自覚症状」と「腫瘍以外に起因する自覚症状」を明確に区別して説明しなければならない．そのうえで，眼瞼腫瘍の治療によりどの症状がどこまで改善するかを説明するべきである．

II. 病歴・既往歴

　眼瞼腫瘍の発症時期を推定することは，多くの場合困難である．また患者がいつ眼瞼腫瘍を自覚したか，正確に聞き出すことも難しい．眼瞼腫瘍患者の多くは高齢者であるため，瞼の変化を注意深く観察してはおらず，記憶が曖昧になりがちである．
　リンパ腫，肺癌，乳癌，Gardner症候群などの既往のある患者では，転移性眼瞼腫瘍の可能性も考慮するべきである．しかし実際には転移性眼瞼腫瘍の頻度は高くない．

III. 視診と触診

　視診と触診を行った時点で，「AかBか，あるいはそれ以外か」という具合に，臨床診断を下さなければならない．

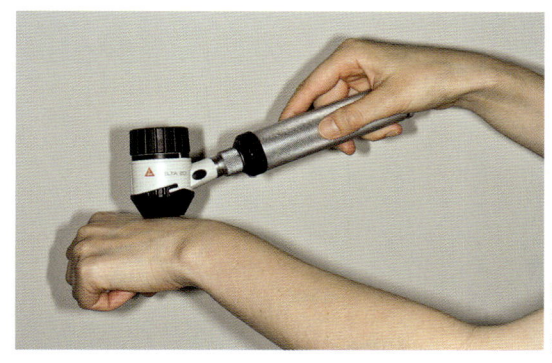

図1　デルマトスコープ
鏡筒の下端を皮膚に接触させ，上端から覗き込む．病変を拡大して観察できる．

　良性病変と悪性腫瘍の鑑別は重要である．悪性腫瘍は正常組織を破壊しつつ浸潤性に増殖する．ただし病変が比較的小さい段階では，浸潤性増殖所見が明らかでない症例もあるから，注意が必要である．また霰粒腫などの炎症性病変でも，疼痛，発赤を伴い，周囲組織を破壊しながら拡大することがある．腫瘍の表面的な広がりを把握し，深達度を推定することは，治療方針を決定するために必須である．

1. 視診・細隙灯顕微鏡検査・デルマトスコープ

　視診では，腫瘍の大きさと表面性状を観察する．まず肉眼でチラッと見て，大雑把に腫瘍の範囲と色調を把握する．その次に細隙灯顕微鏡を用いて，腫瘍表面の性状を詳しく観察する．原則として，必ず眼瞼を翻転して瞼結膜・円蓋部結膜まで観察しなければならない．

　皮膚科医は視診およびデルマトスコープ(図1)を使用して臨床診断する．しかし(筆者の個人的な経験をふまえて)眼科医にとっては，普段から使い慣れている細隙灯顕微鏡のほうが使いやすい．

2. 触診

　触診では，腫瘍の硬さ，皮膚および皮下組織と癒着の有無，腫瘍の深達度，圧痛の有無を把握することができる．

IV. 写真による記録

　「II 角結膜腫瘍，B 初診時の外来診察―どう診てどう考えるか」(⇒69頁)で述べるように，臨床所見をできるだけ正確に記録するべきである．ていねいに観察し，正確に記録できていれば，病変の経時的変化を追跡できる．また経験に富む眼科医に相談する際にも，大いに役立つ．

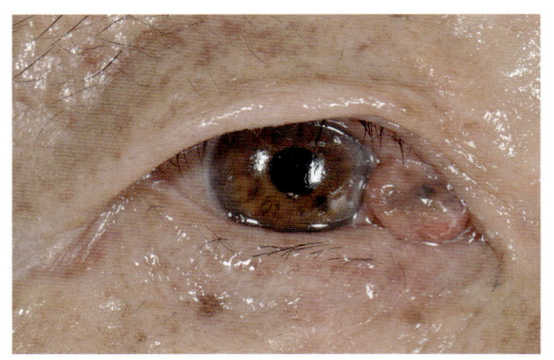

図2　母斑

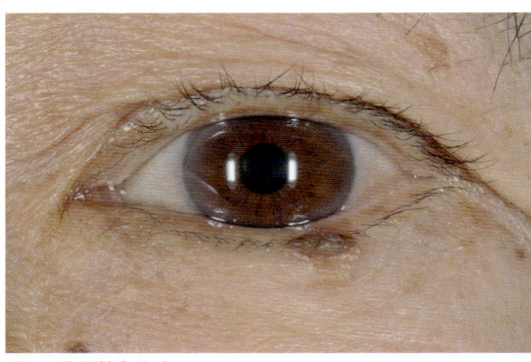

図3　脂漏性角化症

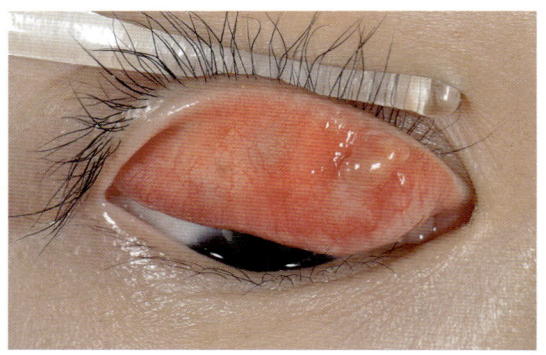

図4　霰粒腫

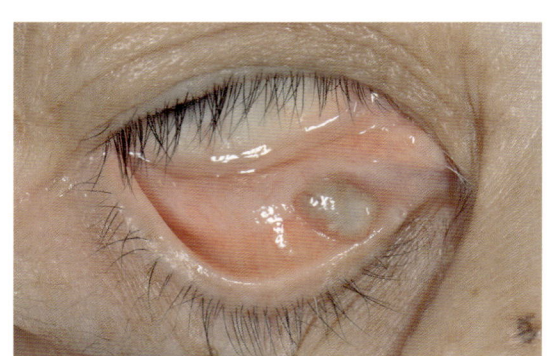

図5　瞼板内角質嚢胞

V. 眼瞼腫瘍の臨床的鑑別

　眼瞼腫瘍は，主たる発生部位に基づいて鑑別診断するのがよい．

1. 瞼縁

　瞼縁付近に生じる腫瘍は，母斑（図2）とイボ〔脂漏性角化症（図3）または尋常性疣贅〕である．両者の鑑別は，表面の性状による．母斑では表面がつるつるで，イボでは表面が粗造である．腫瘍の色調は，含有する色素の量に依存する．霰粒腫または脂腺癌が，瞼縁付近の脂腺（Zeis腺）から生じることもあるが，これらは黄色調を呈する．

2. 瞼板

　瞼板に発生する病変は，霰粒腫（図4），瞼板内角質嚢胞（図5）そして脂腺癌（図6）である．霰粒腫と瞼板内角質嚢胞に感染を生じると，肉芽腫性炎症となる．霰粒腫と脂腺癌はいずれも黄色調を呈するが，脂腺癌は周囲の正常組織を破壊しながら浸潤性に増殖する．ただし病変が小さい症例では，両者の鑑別に迷うこともある．

3. 皮膚

　眼瞼皮膚に生じる病変の代表は，稗粒腫（図7）と伝染性軟属腫（水イボ，図8）であろう．

図6 脂腺癌

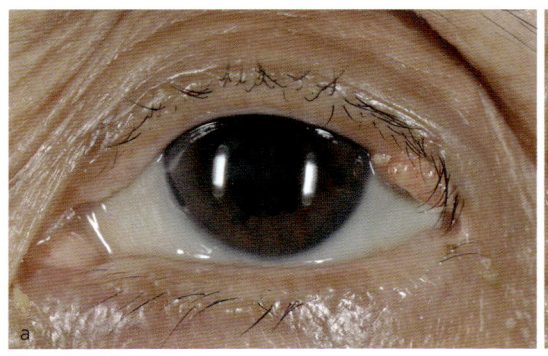

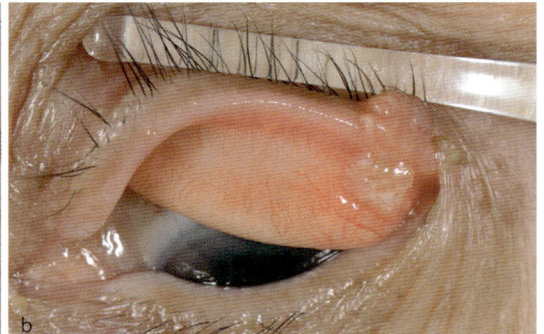

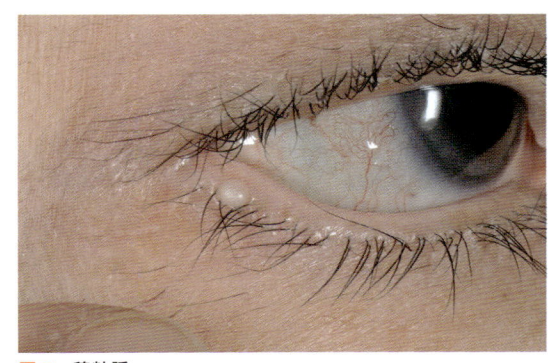

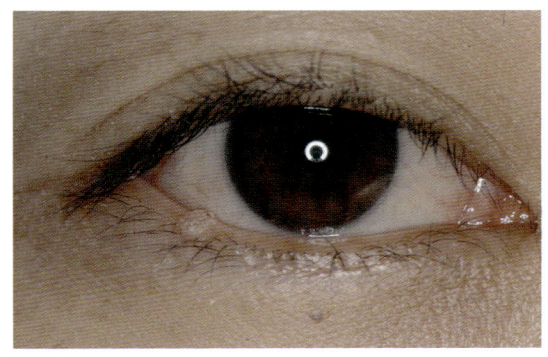

図7 稗粒腫

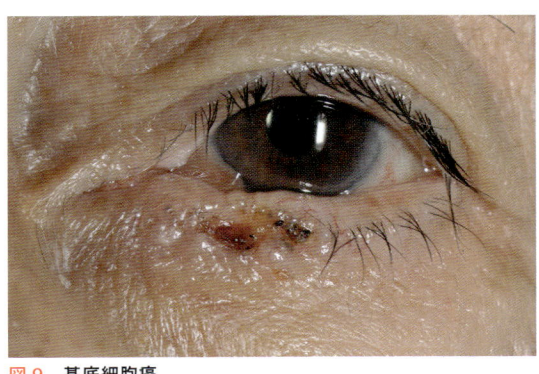

図8 伝染性軟属腫

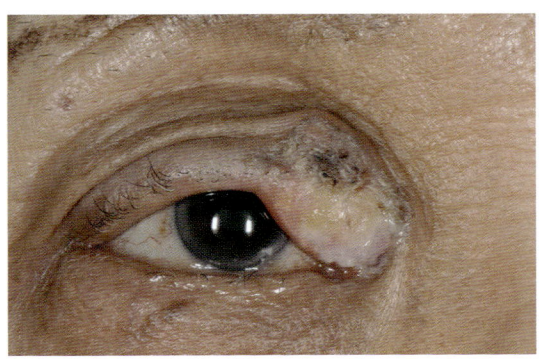

図9 基底細胞癌

図10 扁平上皮癌

　稗粒腫は，直径1〜2 mm以内の半球状に隆起した白色の粒状物である．毛包や，未発達な皮脂腺に角質が貯留した結果生じる．伝染性軟属腫は，白色からピンク色の光沢がある湿疹で，直径は2〜5 mm程度である．ポックス・ウイルスが皮膚に接触感染して生じる．いずれの病変も浸潤傾向はない．
　眼瞼皮膚の悪性腫瘍として，基底細胞癌(図9)と扁平上皮癌(図10)を忘れてはならない．いずれも周囲の正常組織を破壊しながら浸潤性に増殖する．両者の鑑別には病理診断が必要である．扁平上皮癌は，出現頻度は低いが，転移する可能性があるので注意を要する．

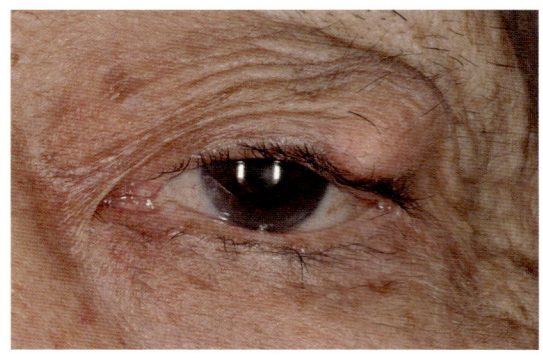

図11 類表皮嚢胞

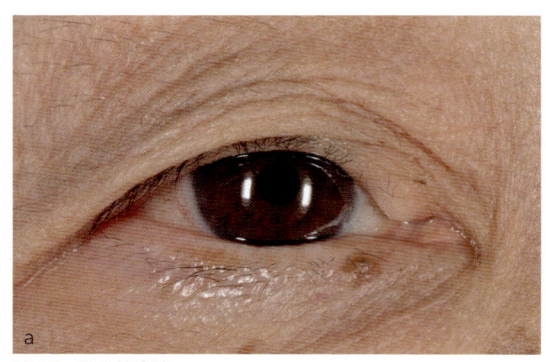

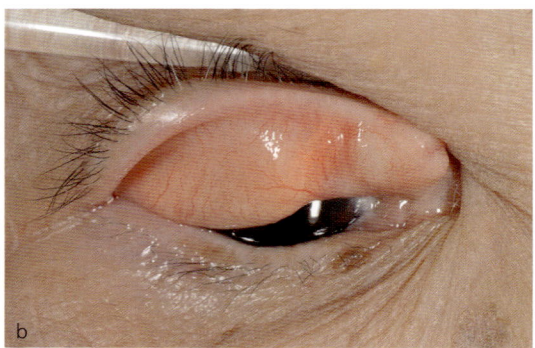

図12 涙小管嚢胞

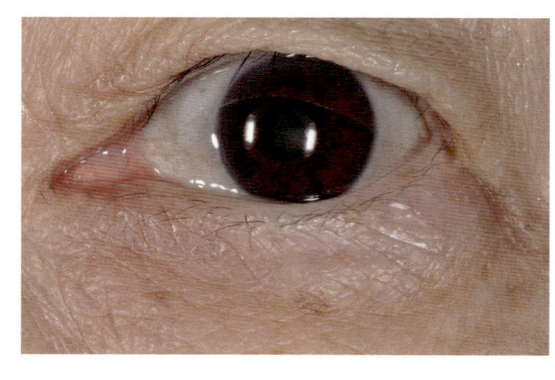

図13 濾胞性リンパ腫
左側下眼瞼耳側の皮下に転移した濾胞性リンパ腫．境界不明瞭でさほど隆起していないため肉眼所見ではわかりにくいが，触診により病変をはっきりと触知できる．

4. 皮下

　眼瞼皮下の病変は，直視できないこともあり，臨床診断に苦慮することが多い．触診で境界明瞭な非腫瘍性病変では，表皮嚢胞，類表皮嚢胞（図11），表皮封入嚢胞などが挙げられる．内容物が漏出したり，感染を併発した場合には，強い炎症を生じる可能性がある．涙小管嚢胞（図12）は，眼瞼鼻側で涙点・涙小管周囲に生じる．濾胞性リンパ腫などの悪性腫瘍が，眼瞼皮下に転移することがある（図13）．悪性腫瘍の病歴および触診で浸潤傾向を確認することにより臨床診断できる．触診により深達度が確認できない症例では，MRIなどを撮影して眼窩病変の有無を確認するべきである（図14）．

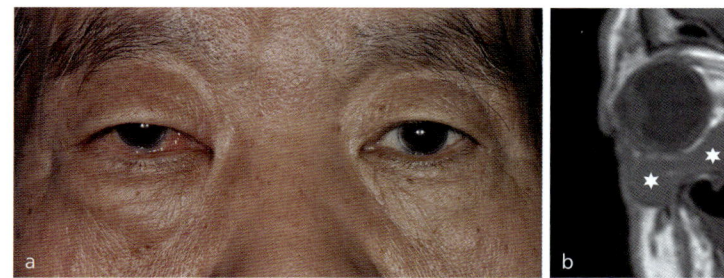

図 14 右眼瞼皮下に触知できた眼窩原発の MALT リンパ腫
MRI で，眼輪筋下から眼窩深部にかけて異常陰影（星印）を認める．

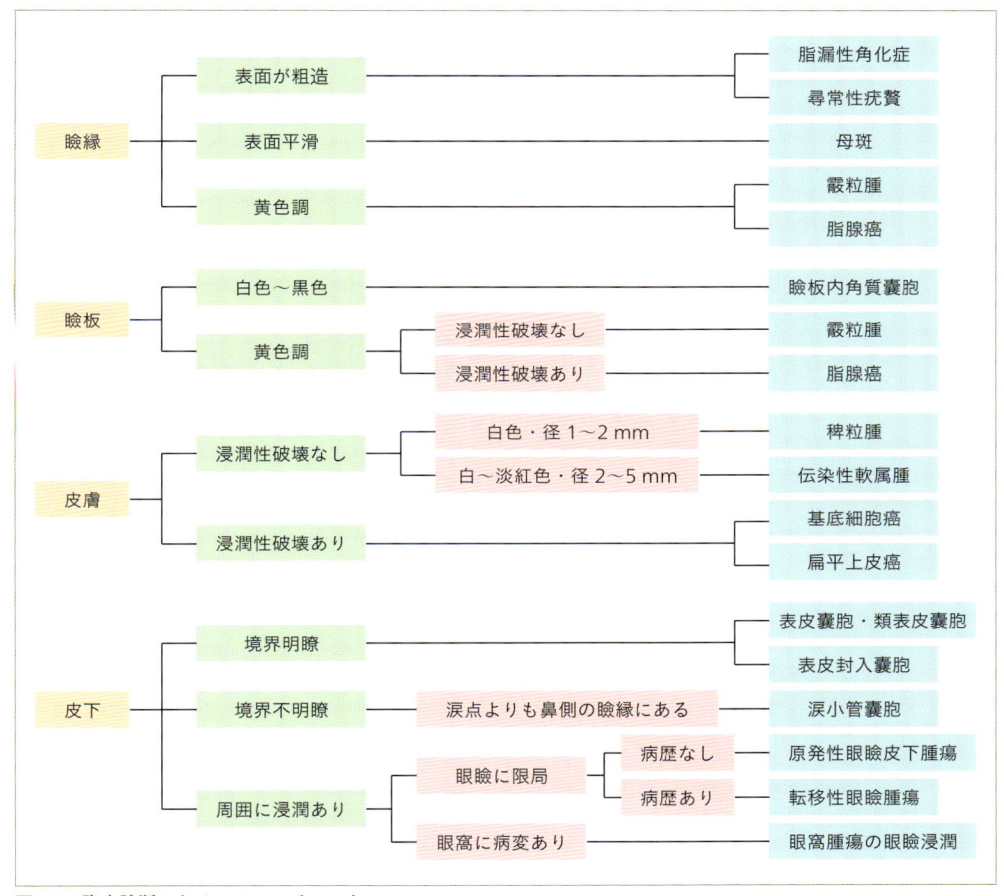

図 15 臨床診断のためのフローチャート

瞼縁
- 表面が粗造 ─ 脂漏性角化症 / 尋常性疣贅
- 表面平滑 ─ 母斑
- 黄色調 ─ 霰粒腫 / 脂腺癌

瞼板
- 白色～黒色 ─ 瞼板内角質囊胞
- 黄色調
  - 浸潤性破壊なし ─ 霰粒腫
  - 浸潤性破壊あり ─ 脂腺癌

皮膚
- 浸潤性破壊なし
  - 白色・径 1～2 mm ─ 稗粒腫
  - 白～淡紅色・径 2～5 mm ─ 伝染性軟属腫
- 浸潤性破壊あり ─ 基底細胞癌 / 扁平上皮癌

皮下
- 境界明瞭 ─ 表皮囊胞・類表皮囊胞 / 表皮封入囊胞
- 境界不明瞭 ─ 涙点よりも鼻側の瞼縁にある ─ 涙小管囊胞
- 周囲に浸潤あり
  - 眼瞼に限局
    - 病歴なし ─ 原発性眼瞼皮下腫瘍
    - 病歴あり ─ 転移性眼瞼腫瘍
  - 眼窩に病変あり ─ 眼窩腫瘍の眼瞼浸潤

　図 15 に臨床診断のためのフローチャートを示す．このチャートは，頻度が高いと思われる 18 種類の病変を想定して作成した．したがってこのチャートをすべての眼瞼腫瘍に適用できるわけではない．また例外もある．最終的には，病理診断が必要である．

参考文献
1) 大島浩一：眼瞼腫瘍の診断と手術・見た目の診断．眼科手術 27：330-334, 2014

（大島浩一）

C 診断・治療に必要な検査

眼瞼腫瘍を診断する，あるいは治療するに先立ち，必要と思われる検査の概要を述べる．以下の検査を行う前に，病歴聴取，視診，触診をていねいに行わなければならない．

I. 写真撮影

すでに別項で述べたが，眼瞼腫瘍の診断と治療に際して，写真撮影は必須である．

まず診断に際しては，腫瘍面積の経時的変化をとらえることができる．これにより腫瘍の増大速度を推定できるから，良性・悪性を判断する参考になる．

治療に際しては，合併症の評価に有用である．すなわち眼瞼腫瘍の治療を行う前から，眼瞼縁の変形，兎眼，睫毛乱生，内反症，外反症などの異常を伴う症例がある．これらの症例を治療することにより，上記の異常が改善することもあるが，既存の障害が悪化する，あるいは別の異常が新たに発生する可能性もありうる．必ず写真撮影を行い，治療前後の変化をできるだけ客観的に記録しておきたいものである．

II. マイボグラフ

マイボグラフを眼瞼腫瘍へ応用した報告は，現時点ではまだ少ないようである．しかし霰粒腫と脂腺癌の鑑別に有用ではないかと期待されている．原則として，脂腺癌では病変内部に脂肪が多いので，マイボグラフでは白っぽく写る(図1)．その一方で，霰粒腫は肉芽腫性炎症であり，脂腺癌ほど脂肪を含まないため，マイボグラフでは暗く写る(図2)．ただし肉眼所見で鑑別困難な症例に対して，マイボグラフが本当に有用であるか否かは，未だ結論が得られていない．

III. MRI または CT

皮下に存在する眼瞼腫瘍では，画像診断を行うべきである．まず眼瞼腫瘍と(皮下に浸潤した)眼窩腫瘍を鑑別することができる(図3)．皮様嚢腫(図4)と血管腫を区別できない場合には，造影検査(できれば dynamic study)を行えば，両者を鑑別できる．治療に際しては，画像診断により深達度を知ることも重要である．

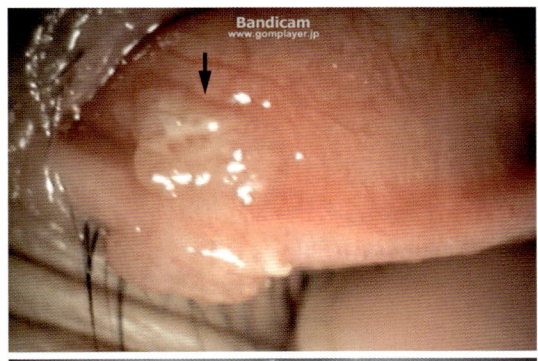

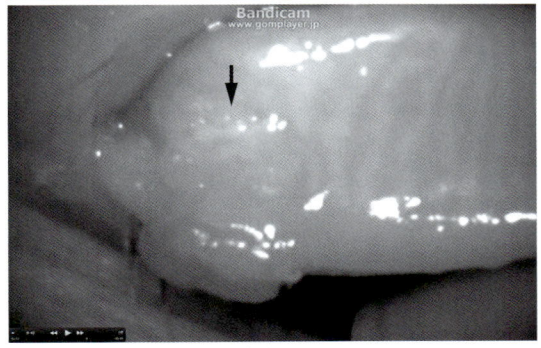

図1 脂腺癌(矢印)のマイボグラフ
腫瘍内部の輝度は,正常マイボーム腺の輝度に近い.

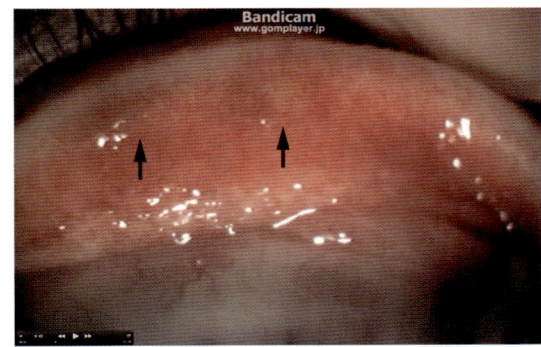

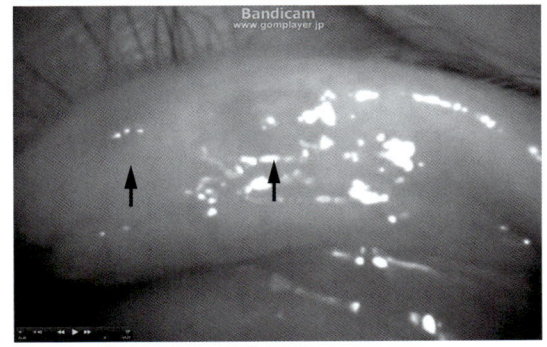

図2 霰粒腫(矢印)のマイボグラフ
病変内部の輝度は,正常マイボーム腺の輝度よりも暗い.

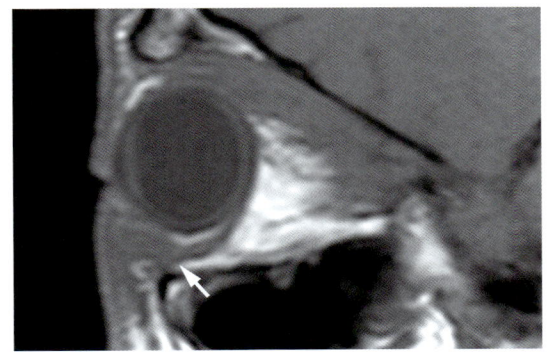

図3 画像による眼瞼腫瘍と眼窩腫瘍の鑑別
眼窩腫瘍(矢印)が眼輪筋下に及んでいるため,下眼瞼に腫瘤として触知できる.眼瞼腫瘍と間違えないよう注意が必要である.MRI,T1強調像,矢状断.

IV. 試験切除

　　眼瞼腫瘍の種類を,病歴と肉眼所見から正確に診断できるとは限らない.適切に試験切除を行い,あるいは腫瘍切除後に病理診断を確かめることが重要である.また根治手術に先立ち「試験切除するべきか否か判断すること」が大切である.試験切除するかしないかは,担当医の裁量で決まる.判断に影響する因子は,肉眼による臨床診断,腫瘍の大きさ,社会経済的理由などであろう.

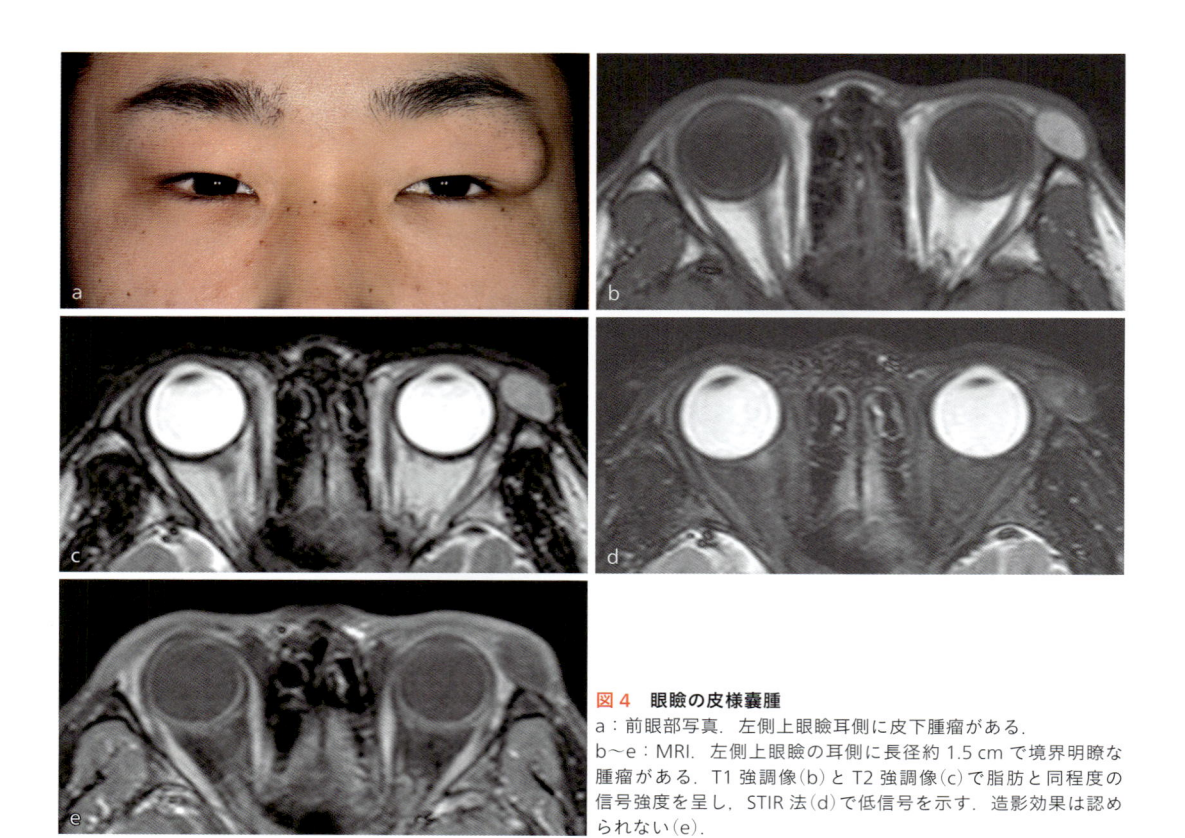

図4 眼瞼の皮様嚢腫
a：前眼部写真．左側上眼瞼耳側に皮下腫瘤がある．
b〜e：MRI．左側上眼瞼の耳側に長径約 1.5 cm で境界明瞭な腫瘤がある．T1 強調像（b）と T2 強調像（c）で脂肪と同程度の信号強度を呈し，STIR 法（d）で低信号を示す．造影効果は認められない（e）．

1. 切除生検と部分生検

　試験切除には切除生検（excisional biopsy）と部分生検（incisional biopsy）がある．小さすぎる腫瘍，例えば直径 3 mm 未満では，切除生検にならざるをえない（図1）．臨床診断に迷うが，境界明瞭な比較的小さい病変で，全切除しても合併症を生じないと判断すれば，切除生検を行う．

　部分生検では，病変の一部のみを切除する．臨床診断に迷い，もし全切除したら忌むべき術後合併症を生じそうな症例では，治療計画を立てるために試験切除を行う．部分生検は根治的治療の前段階である．根治的治療に支障をきたさないよう，①腫瘍細胞をできるだけ撒布させない，②本来の腫瘍境界を保全する，という点に注意して切除しなければならない．

2. くさび形切除とトレパンによる切除

　一般的にはカミソリ刃を用いて，腫瘍の一部をくさび形に切除する．側方または深部で，正常組織を少しだけ含みながら切除することもある．深く切りすぎて，合併症を生じないよう注意しなければならない．

　円形に切開するのが望ましい症例もある．カミソリ刃やメス刃で眼瞼を丸く切開するのは難しいので，トレパンを使うのがよい．生検トレパン®（図5）は，皮膚生検で頻用され

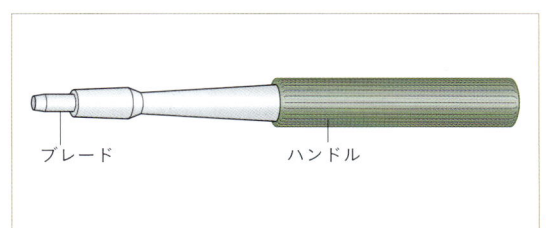

図5 生検トレパン®

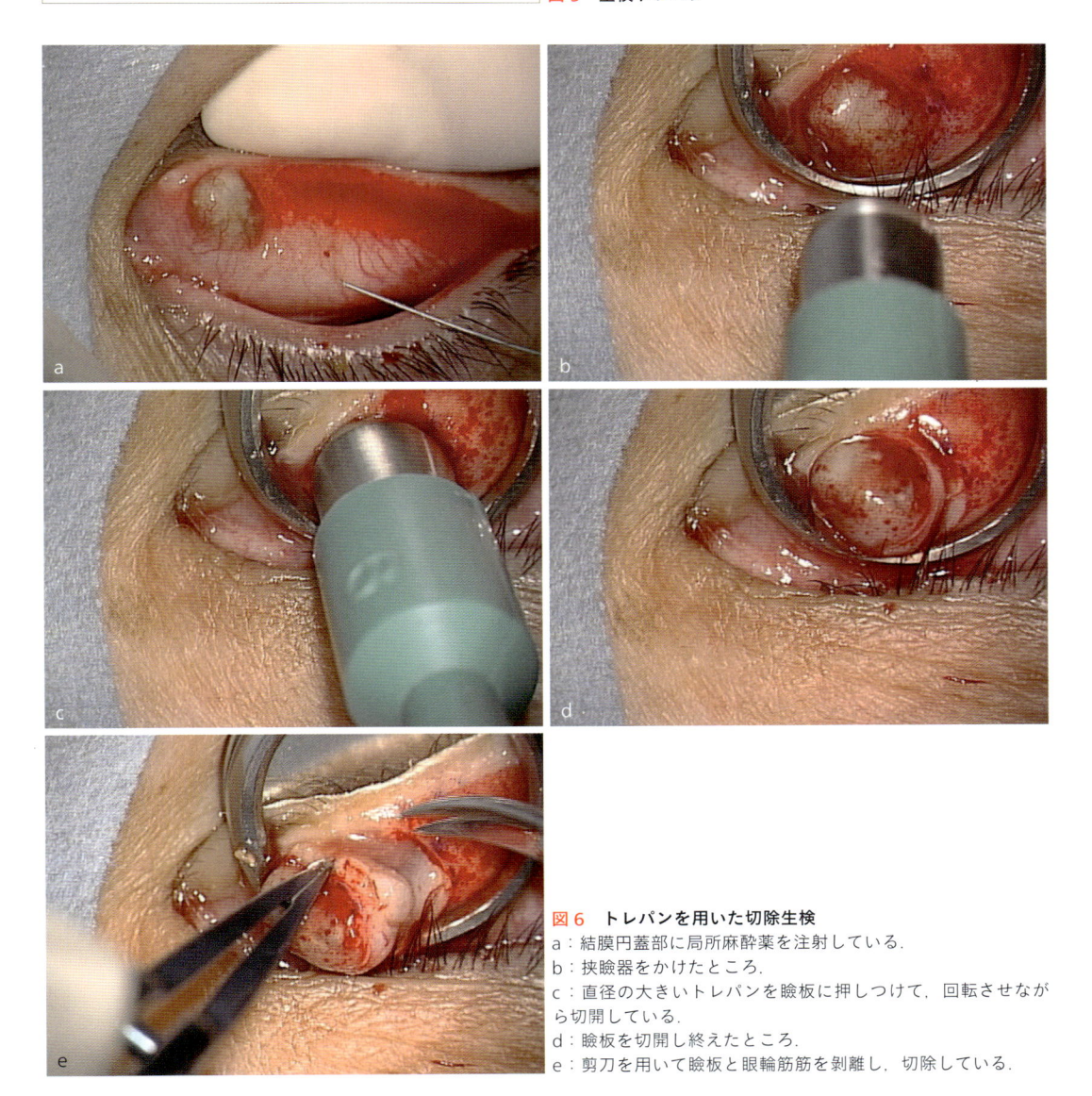

図6 トレパンを用いた切除生検
a：結膜円蓋部に局所麻酔薬を注射している．
b：挟瞼器をかけたところ．
c：直径の大きいトレパンを瞼板に押しつけて，回転させながら切開している．
d：瞼板を切開し終えたところ．
e：剪刀を用いて瞼板と眼輪筋筋を剥離し，切除している．

ている．先端にステンレス製のよく切れる刃がついているので，眼瞼皮膚や瞼板を切開することができる．刃の長さは7 mm，直径は2〜6 mmまで，1 mm間隔で用意されている．

眼瞼腫瘍を試験切除する際には，できるだけ挟瞼器を併用するべきである（図6）．眼瞼

I 眼瞼腫瘍総論 C 診断・治療に必要な検査 39

皮膚や瞼板にカミソリ刃やトレパンを押しつけたとき，皮膚・瞼板が動かないよう固定できる．また切開部位からの出血を制御できる．

眼瞼腫瘍の試験切除における注意事項を「第1章 総説，眼腫瘍の診療概論」(⇒2頁)にも記載しているので，併せて参照されたい．

参考文献

1) 高木健一，吉川洋，川原周平，他：霰粒腫の非接触型マイボグラフィー所見に影響を及ぼす因子の検討．第119回日本眼科学会総会，一般講演，2015

（大島浩一）

D 良性眼瞼腫瘍の治療

　眼瞼に発生する良性腫瘍は，母斑，脂漏性角化症，表皮囊胞，乳頭腫，血管腫など多彩である．しかし，京都府立医科大学眼科における過去5年間の眼瞼良性腫瘍の統計をみてみると（表1），母斑，脂漏性角化症，表皮囊胞，乳頭腫で半分以上を占める．また，発生部位の特徴として，母斑は瞼縁，脂漏性角化症は瞼縁から少し離れた皮膚，乳頭腫は眼瞼結膜に多いといった特徴がある．これら眼瞼良性腫瘍の治療においては，瞼縁や瞼結膜の腫瘍は開放療法，瞼縁から離れた腫瘍は局所皮弁を用いるなど，発生部位に応じた手術を施行するのが基本である．

I. 瞼縁にある腫瘍の治療

1. 開放療法

　瞼縁の良性腫瘍では母斑が多く，そのほとんどが1 cm未満の大きさであり，開放療法

表1　眼瞼良性腫瘍の頻度

	男性	女性	計
母斑	9	28	37
脂漏性角化症	14	13	27
表皮囊胞	5	9	14
乳頭腫	4	7	11
炎症性肉芽腫	4	2	6
霰粒腫	2	2	4
脂腺過形成・腺腫	4	0	4
異物	1	2	3
囊胞	2	1	3
海綿状血管腫	2	0	2
黄色腫	0	2	2
膿瘍	2	0	2
管状腺腫	0	1	1
毛包腫	1	0	1
涙腺の導管	1	0	1
その他	12	33	45

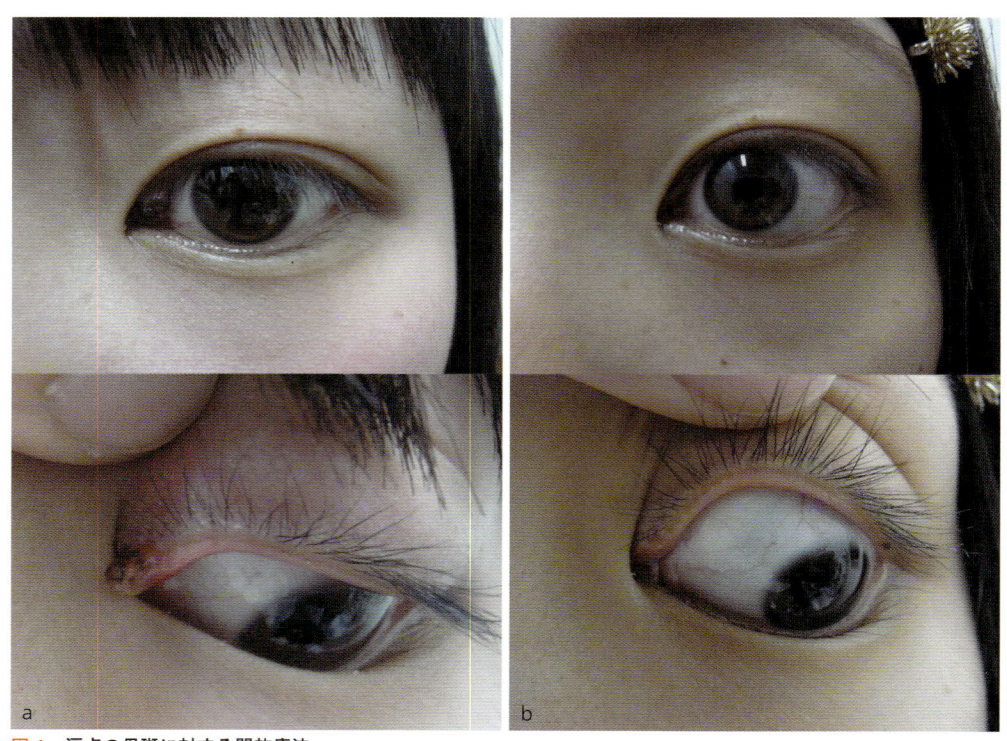

図1 涙点の母斑に対する開放療法
a：術前，b：術後．涙点閉塞予防のため，約1か月間シリコンチューブを留置した．

(open treatment)の適応になる．開放療法とは，腫瘍の切除後に皮膚縫合や皮弁などを用いず，組織を露出した状態のままで創の治癒を待つ方法である．瞼縁に沿って切除し，腫瘍は残存しても瞼縁の形を損なわないようにすることが重要である．図1のように，涙点を巻き込んだ母斑の場合は，涙点開口部を含んだ腫瘍を切除した後，涙点閉塞の予防のためにシリコンチューブを上下涙点から鼻腔へ挿入し，約1か月間留置しておく．術中の出血をバイポーラや凝固止血器具などで十分に止血したら，抗生物質の軟膏を塗布する．開放療法では，皮膚や粘膜は術後徐々に欠損部を覆ってくるが，より創の治癒を早めるため，1日数回の軟膏塗布を指示して創を湿潤環境にしておくことが望ましい．

開放療法は，外来で行うことができる手術である．有鉤攝子，スプリング剪刀，15番または11番メス，局所麻酔，電池式凝固止血器具を準備する(図2)．図3に瞼縁の母斑に対する切除の実際を示す．腫瘍のみを切除し創は止血後開放のままとした．一般的に術後2〜4週間で創はほぼきれいになる．

開放療法で切除した腫瘍は，必ず病理組織診断に提出することが重要である．一見良性と思われる腫瘍であっても，万一悪性腫瘍であった場合に見過ごさずに追加治療ができること，また良性であってもその組織結果をチェックし腫瘍切除前の自分の予測とフィードバックすることで，さらに腫瘍を診る目が養われるという利点からである．

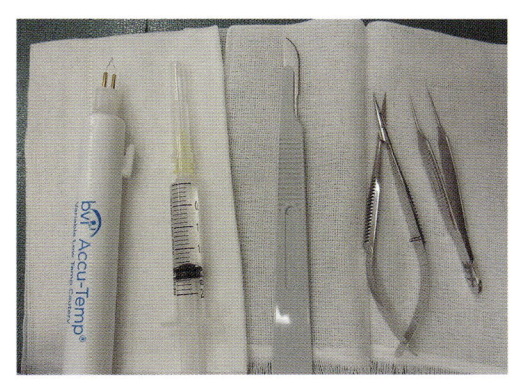

図2　腫瘍切除に必要な器具
右から有鉤攝子，スプリング剪刀，15番メス，局所麻酔，電池式凝固止血器具．

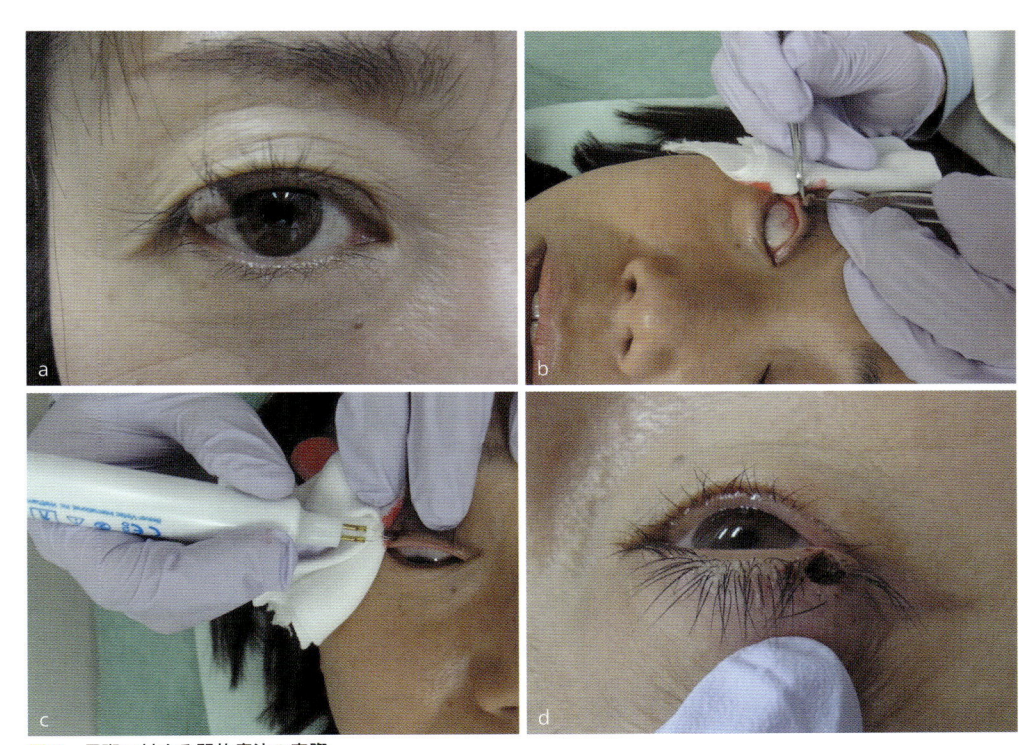

図3　母斑に対する開放療法の実際
a：右上眼瞼の母斑，b：腫瘍の切除，c：止血，d：手術終了時．

II. 瞼縁から離れた腫瘍の治療

1. 開放療法

　瞼縁から離れた腫瘍の場合も，1 cm未満の腫瘍であれば開放療法で十分きれいに治癒する（図4, 5）．

2. 紡錘形切除

　腫瘍を含めた皮膚を紡錘形にデザインし，切除・縫合する最も基本的な方法である．腫

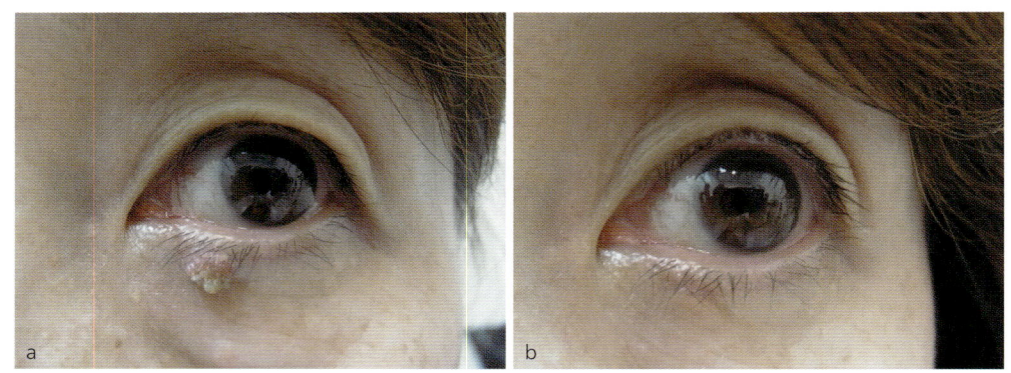

図4　脂漏性角化症に対する開放療法
a：術前，b：術後2週.

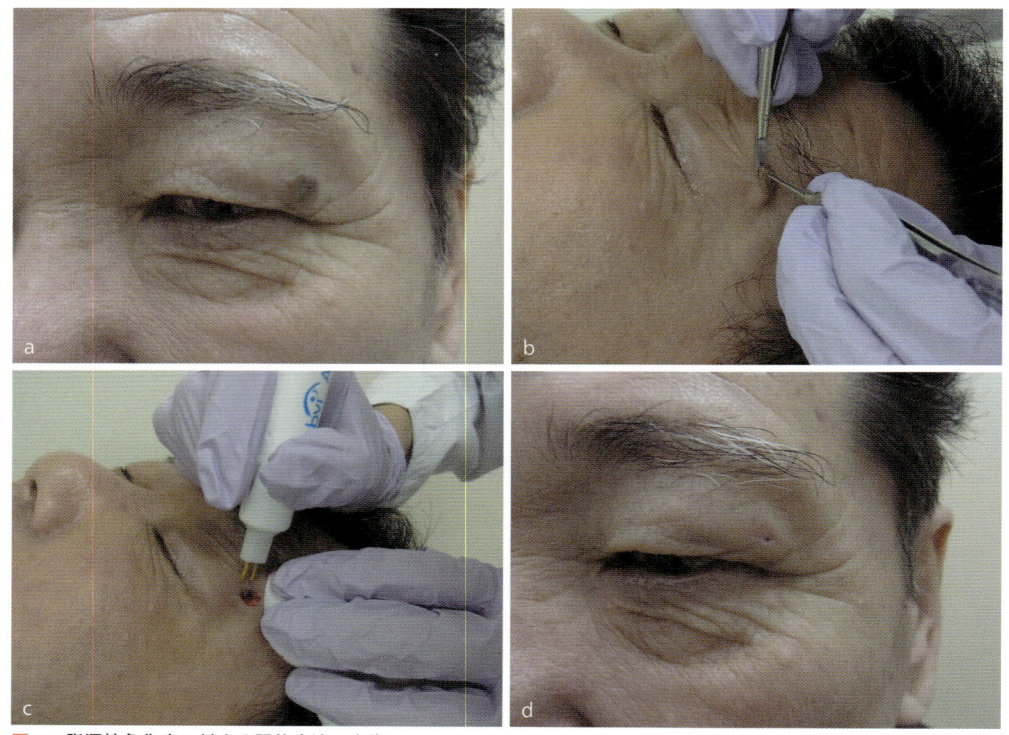

図5　脂漏性角化症に対する開放療法の実際
a：左上眼瞼脂漏性角化症，b：切除，c：止血，d：術後2週

　瘍周囲の皮膚に余裕がある場合は第一選択としてもよいが，比較的若年者では皮膚の緊張も高く，特に下眼瞼の腫瘍に適応した場合に術後外反を引き起こす可能性があるため，腫瘍周囲の状態，皮膚の余裕があるかどうかを考慮したうえで適応するべきである．紡錘形のデザインはできるだけ皮膚割線に一致もしくは平行なラインを心がける．比較的大きな黄色腫で皮膚弛緩があれば，黄色腫を含めて余剰皮膚切除を行うとよい(図6).

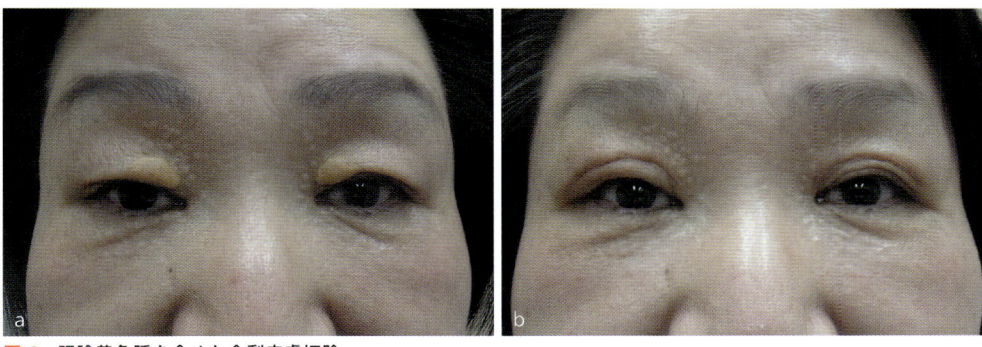

図6 眼瞼黄色腫を含めた余剰皮膚切除
a：術前．b：術後．

3. 局所皮弁

　腫瘍を含めた皮膚および眼輪筋の欠損部を，周囲からの皮弁で覆う治療法である．どの皮弁を用いるかは，腫瘍の大きさ，部位，周囲の皮膚のどこに余裕があるかどうかによって異なる．良性腫瘍であれば術中に大きな欠損になることはないので，実際の手術時にデザインする際に，周囲組織の余裕のある部位を確認しながらどの皮弁を用いるかを決定する．

1）菱形皮弁

　菱形皮弁（rhomboid flap，Limberg flap）（図7）は，腫瘍を含めた切除デザインを一辺60°，120°の菱形にとり，余裕のある方向に新たな同形同大の菱形をデザインし，欠損部に移動する方法である．皮弁の移動部の縫合は比較的楽であるが，採取部は比較的緊張が強い．図8に菱形皮弁を用いた脂漏性角化症の治療を示す．実際は次に述べるDufourmentel flapのほうが用いやすい．

2）Dufourmentel flap

　Dufourmentel flap（図9）は，菱形皮弁と比べてflapの基部が広いため血行が安定し，60°の菱形だけでなくどんな形の菱形皮膚欠損部にも用いられるうえ，皮弁を移動しやすい利点がある．皮弁のデザインは，皮膚に余裕のある部分でかつ縫合後の傷がなるべく自然の皺に沿うようにする．ただし，菱形皮弁と異なり，皮弁の移動に伴い最終的な縫合線ははじめのデザインとは異なる．

3）V-Y前進皮弁

　V-Y前進皮弁（V-Y advancement flap）（図10）は，欠損部の幅でV字の切開線をデザインし，頂点側からの縫合を皮弁の移動を伴って進めると，最終的に縫合線がY字になる皮弁である．皮弁の底部の皮下組織を茎とするもので，皮弁が前進できるように皮下組織を剥離するが，血流を保つ必要があるため，決して遊離になるほど剥離してはならない．

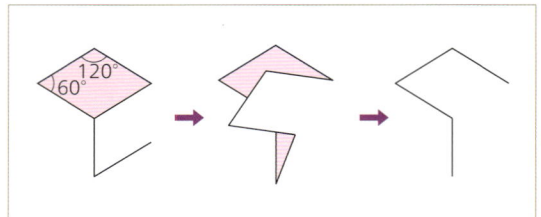

図7　局所皮弁①　菱形皮弁
腫瘍を含めた切除デザインを菱形にとり，四辺のうち皮膚に余裕のある方向に同形同大の菱形をデザインする．皮弁を起こす．欠損部に移動する．採取部の緊張が強くなる．

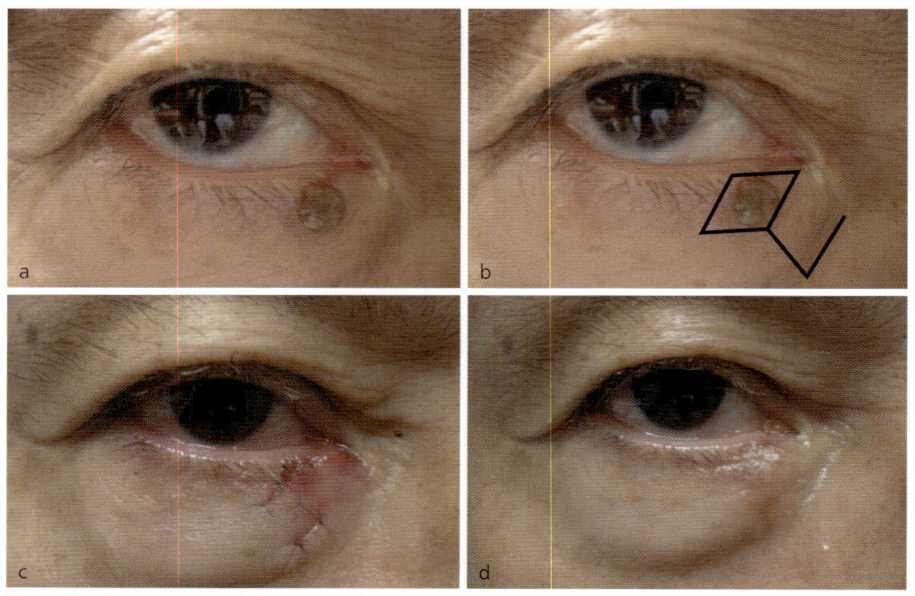

図8　菱形皮弁による脂漏性角化症の治療
a：術前，b：皮弁デザイン，c：術翌日，d：術後1か月．

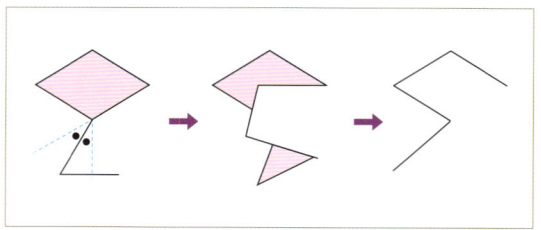

図9　局所皮弁②　Dufourmentel flap
切除デザインを菱形にとり，皮膚に余裕のある方向の一辺の延長線と菱形の対角線の延長線（点線）のなす角を2分する線をデザインする．どのような形の菱形にも対応でき用いやすい皮弁である．

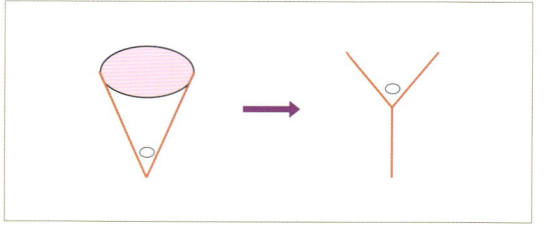

図10　局所皮弁③　V-Y前進皮弁
欠損部からV字にデザインした皮弁を起こし，頂点側からの縫合を皮弁の移動に伴って進めると，縫合線がY字になる．

4）その他

　局所皮弁には bilobed flap, rhomboid to W flap, rotation flap など，他にも多くの種類がある．眼瞼良性腫瘍の治療に局所皮弁を適応するときには，周囲の余裕のある部位はどこかを考え，最終的な縫合線が皮膚割線にできるだけ沿うような皮弁をデザインすることが重要である．

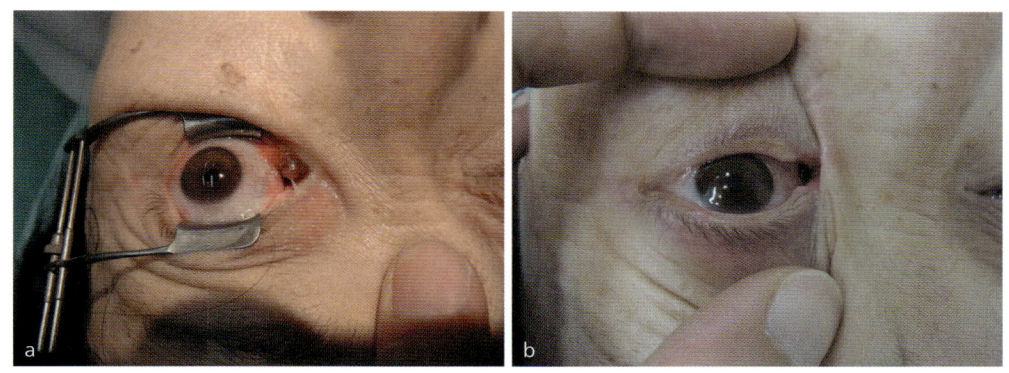

図11　眼瞼結膜腫瘍切除①　涙丘の腫瘍
a：涙丘部の母斑，b：切除，止血後．

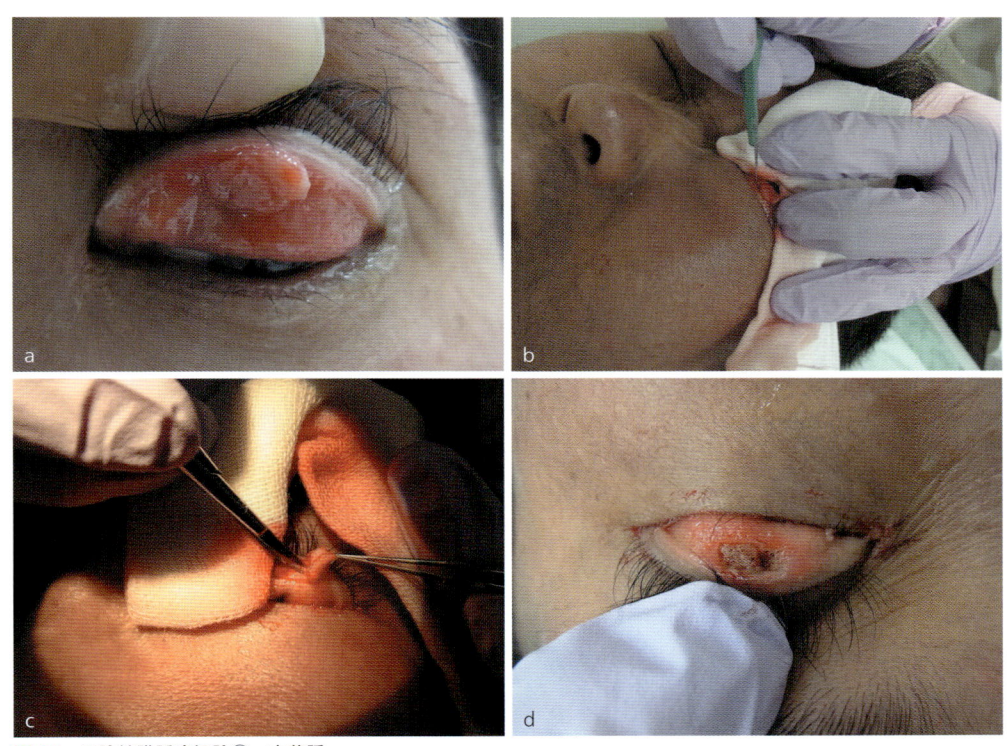

図12　眼瞼結膜腫瘍切除②　肉芽腫
a：左上眼瞼結膜肉芽腫，b：メスで肉芽腫周囲を切開，c：切除，d：止血後．

III. 眼瞼結膜腫瘍の治療

1. 開放療法

　涙丘の腫瘍（母斑，乳頭腫）や瞼結膜の肉芽腫など，眼瞼結膜には開放療法の適応となる良性腫瘍が多い．図11に涙丘の母斑切除症例，図12に眼瞼結膜の肉芽腫切除症例を示す．切除後の止血を行える器具があれば，外来で十分可能な手術である．

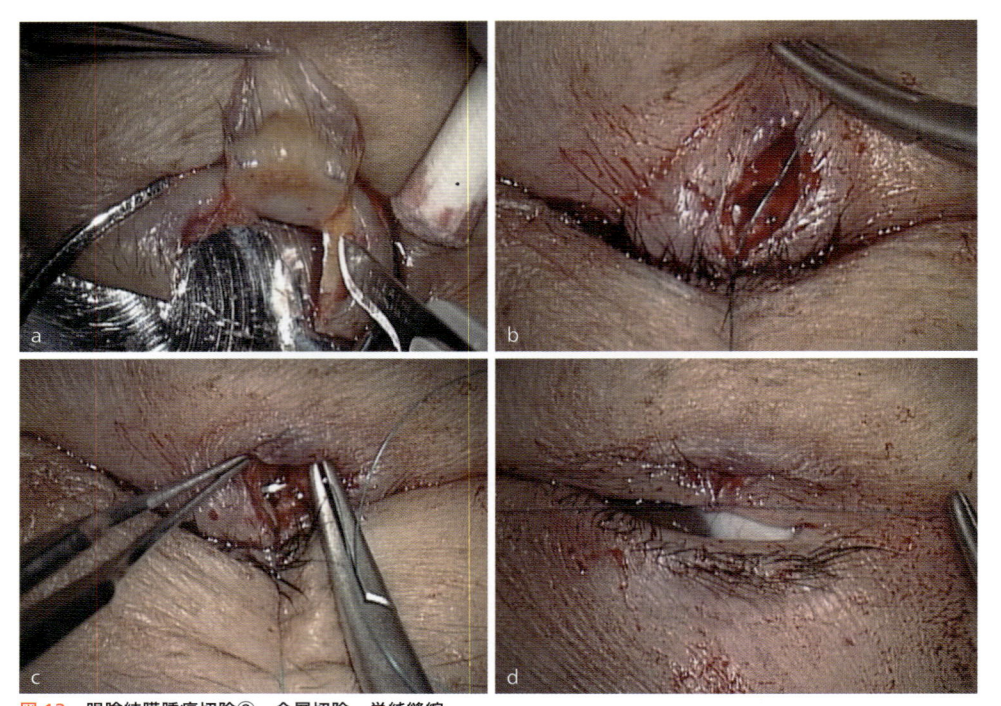

図13　眼瞼結膜腫瘍切除③　全層切除・単純縫縮
a：眼瞼結膜の腫瘍を眼瞼全層切除，b：瞼縁に糸をかけて上方へ引く，c：瞼板，眼輪筋，皮膚の順に縫合，d：瞼縁の糸をバイクリルで再縫合し終了．

2. 単純縫縮

　比較的小さな眼瞼結膜の良性腫瘍の場合，眼瞼全層切除後でも眼瞼を単純に縫縮できることがある．眼瞼全層欠損となった場合，上眼瞼では欠損部が1/3未満，下眼瞼では1/2未満であれば後葉の再建は必要とせず，直接縫合のみ，または外眥切開の追加で縫縮可能である．良性腫瘍であっても，瞼縁の変形をきたしているような場合は開放療法よりも全層切除・縫縮の適応となる．あらかじめ生検を施行し，腫瘍が良性であるとわかっている場合にはsafety marginをとる必要はないが，腫瘍が良性か悪性かわからない場合は，safety marginをとって眼瞼を全層切除する．単純縫縮の術式は，腫瘍を含めた五角形のデザインの後，挟瞼器をかけて結膜側も含めて全層切除する．挟瞼器を徐々に緩めながら出血点をバイポーラで止血する．まず瞼縁を6-0ナイロン糸などで一度仮縫合するが，縫縮困難な場合は，外眥部を切開して外眥靱帯を外すと縫縮可能となる．全層縫合におけるポイントは，眼瞼縁がnotchにならないようにモスキートなどで仮縫合の糸を引き，その状態で瞼板，眼輪筋，皮膚を順に縫合することである．眼瞼縁の糸は，眼表面に接触して角膜障害などを避けるため，軟らかい8-0バイクリルなどで行う(図13)．

参考文献

1) 渡辺彰英:良性眼瞼腫瘍の治療—瞼縁の場合.後藤浩(編):眼科プラクティス24,見た目が大事!眼腫瘍.pp21-23,文光堂,2008
2) 渡辺彰英:良性眼瞼腫瘍の治療—瞼縁から離れている場合.後藤浩(編):眼科プラクティス24,見た目が大事!眼腫瘍.pp35-37,文光堂,2008
3) 木下茂(監修),渡辺彰英,荒木美治(編著):顕微鏡下眼形成手術.メジカルビュー社,2013

(渡辺彰英)

E 悪性眼瞼腫瘍の治療

I. 手術

　眼瞼の悪性腫瘍が強く疑われる場合，あるいは一部生検して既に悪性と病理診断がついている場合，腫瘍の完全切除が原則であり，腫瘍に安全域を含めて切除する必要がある．眼瞼の悪性腫瘍は，その悪性度・大きさ・進展状態によって手術方法が異なるため，手術方針を決定する術前の診察と検査は重要である．視診だけでなく触診によって腫瘍の広がりを想定したうえで，必要があればMRIなどの画像検査によって腫瘍の及ぶ範囲を確認する必要がある．瞼縁から離れた小さな早期の基底細胞癌であれば，前葉のみ切除することで対応可能な場合もあるが，その他の大部分の悪性腫瘍では，基本的に眼瞼全層切除が必要となる．眼瞼全層切除で欠損部位が小さい場合は単純縫縮が可能であるが，悪性度の高い腫瘍や大きい腫瘍は必然的に切除範囲も広くなり，眼瞼の再建が必要となる．その場合，整容面および機能面を十分に考慮し，最適な再建方法を計画する．

1. 切除幅のデザインと治療方針

1）Safety margin の幅と切断時の注意

　悪性腫瘍切除時のsafety marginとして，筆者らは基底細胞癌で2～3 mm，脂腺癌・扁平上皮癌では4～5 mmとしている．ただし，必ず術中迅速病理診断で切除組織のすべての断端に腫瘍細胞が陰性であるか確認する．また，断端部の腫瘍細胞の有無を病理検査で診断する際の妨げとならないように，眼瞼全層切開する際には挟瞼器を使用して，皮膚から眼瞼結膜まで1面で切断するように留意する．なお，断端が陽性の場合，陰性になるまで切除を追加する．術中迅速で断端が陰性であっても，術後の永久標本で断端が陽性であった場合は再手術が必要である．上記の理由から，悪性腫瘍を疑う場合は術中迅速病理診断が可能な施設で切除することが望ましい．

2）欠損範囲による治療方針

　全層切除による欠損が眼瞼の1/4以下の場合は，単純縫縮（直接縫合）が可能である．さらに上眼瞼の場合は1/4～1/3，下眼瞼の場合は1/4～1/2であれば，外眥切開（lateral canthotomy）を追加し外眥靱帯の上脚あるいは下脚の切離（lateral cantholysis）を併用することで，

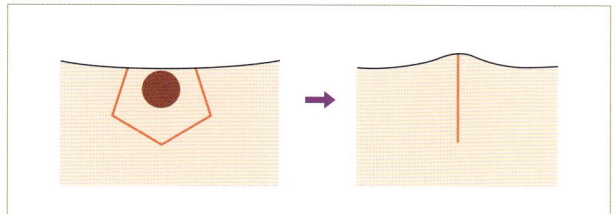

図1 単純縫縮のデザイン
腫瘍を含めてホームベース状にデザインして切除する．瞼縁が盛り上がるように縫合する．

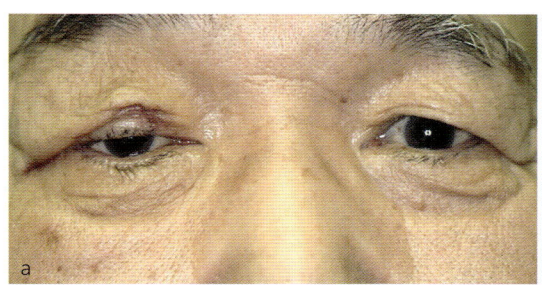

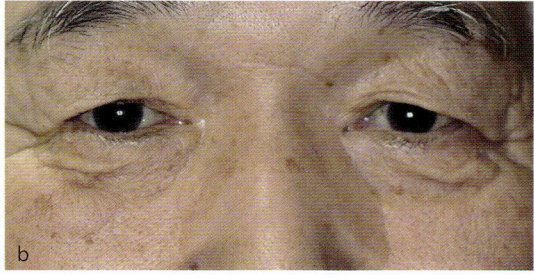

図2 右上眼瞼腫瘍に対して単純縫縮術後
a：術後1週間．水平方向の緊張により眼瞼下垂を認める．b：術後2か月．水平方向の緊張が緩み，眼瞼下垂が解消している．

単純縫縮が可能である．それ以上の欠損の場合，基本的に何らかの方法での再建を検討する必要がある．例えば，上眼瞼の瞼縁に5～6 mm大の基底細胞癌がある場合，safety marginを両端に2～3 mmとって切除した場合，上眼瞼の約1/3程度切除することになる．術中迅速病理検査で断端が陰性であれば，外眥切開を併施した単純縫縮が可能であるが，断端陽性で追加切除した場合，単純縫縮ではカバーできず，何らかの皮弁による再建が必要となる可能性がある．再建が必要となった場合を想定して，どのような皮弁で再建するのか，あらかじめ方針を決めておく必要がある．

2. 単純縫縮

前述のように，上眼瞼では欠損部が1/3未満，下眼瞼では1/2未満であれば縫縮可能である．

1) 手技

眼瞼を縫縮後，皮膚の瘢痕拘縮によって瞼縁に切痕が生じるため，ホームベース状に瞼縁から離れるにつれ広がるようにデザインしておき，皮膚を盛り上げて縫合するとこれを予防できる（図1）．

眼瞼を縫縮する際に，眼瞼縁がずれないようにまず，6-0ナイロン糸などを瞼板に通糸して眼瞼縁を合わせる．この時に縫縮できない場合は外眥切開を追加する．次に，瞼縁を合わせた糸をモスキートなどで牽引した状態で瞼板を6-0ナイロン糸などで縫合する．瞼板を縫合後，8-0などの吸収糸で結膜を縫合する．眼輪筋，皮膚を層ごとに7-0ナイロン糸などで縫合する．術終了時に水平方向の組織の緊張が強くても数か月経過すると弛緩してくる．そのため上眼瞼の場合，組織の緊張によって眼瞼下垂を生じることもあるが，数か月後に改善することが多い（図2）．

表1 皮弁の種類

局所皮弁	遠隔皮弁
rhomboid flap Dufourmentel flap bilobed flap V-Y flap cheek rotation flap	眼輪筋皮弁 lateral orbital flap switch flap

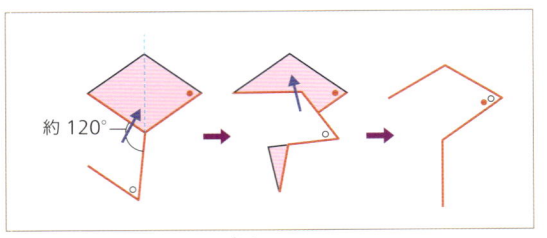

図3 rhomboid flap のデザイン

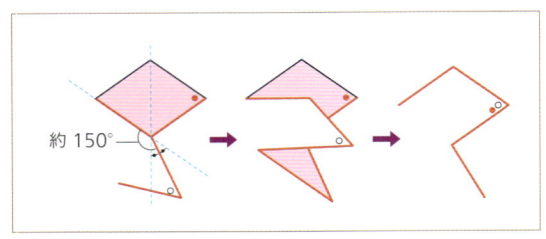

図4 Dofourmentel flap のデザイン

3. 再建

　欠損範囲が上眼瞼で 1/3 以上，下眼瞼で 1/2 以上の場合，何らかの再建方法を検討する．再建方法として大きく以下のように二分される．
- 前葉と後葉を別々の移植で再建する．つまり前葉を何らかの皮弁で再建し，後葉を何らかの支持組織と粘膜で再建する方法．
- 前葉と後葉の全層組織をそのまま利用して再建する．つまり他の部位の眼瞼を欠損部に移植する方法．

　眼瞼の再建に用いられる代表的な皮弁の分類を表1に示す．

1）前葉の再建

（1）rhomboid flap（菱形皮弁）

　腫瘍を含めた切除のデザインを一辺60°，120°の菱形にとり，同じ大きさの皮弁をデザインする（図3）．実際には，次に述べる Dufourmentel flap のほうが用いやすい．

（2）Dufourmentel flap

　腫瘍を含めた切除のデザインを菱形にとり，一辺の延長線と短径の延長線の間の角を二等分する線上に菱形の一辺と等長の線を描き，皮弁の一辺とする（図4）．菱形皮弁と比べ，皮弁先端の移動が容易である点，皮弁の基部が広いため血行が安定している点，周囲にできる変形が少ない点で優れている．

（3）bilobed flap（双葉皮弁）

　広範囲な欠損の場合，1つの Dufourmentel flap では歪みを生じる．それを補うためにさらに隣接する二次皮弁をデザインし，2段階で欠損部を再建する．腫瘍を含めた切除のデザインを一辺約60°，120°の菱形にとり，Dufourmentel flap の要領で隣接する皮弁を

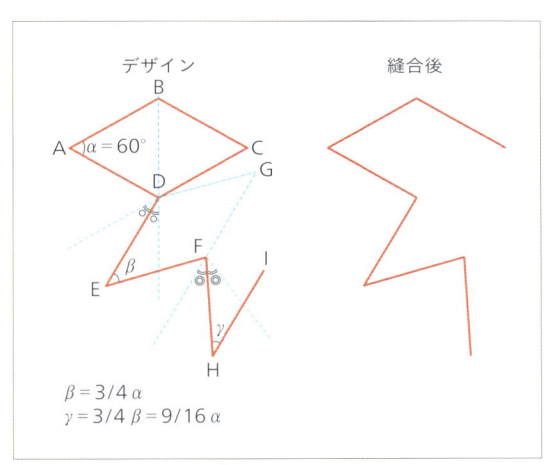

図5 bilobed flap のデザイン

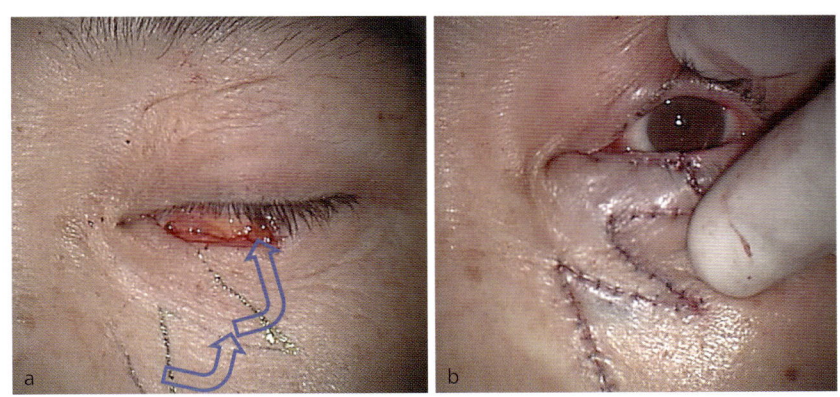

図6 bilobed flap の症例
a：腫瘍切除後，皮弁をデザイン．b：皮弁縫合後．

デザインする．その際，皮弁の先端なす角度を最初の切除した菱形の角度(約60°)の3/4程度(約45°)にする．隣接する二次皮弁は一次皮弁に対して同様に Dufourmentel flap の要領でデザインし，先端の角度を一次皮弁のさらに3/4程度(約30°)とする(図5)．二次皮弁採取部は一次閉鎖する(図6)．

(4) V-Y 前進皮弁

欠損部から V 字の切開を作製し，頂点側から縫合し，欠損部へ皮弁を前進させて覆う方法である．最終的に縫合創は Y 字となる(図7, 8)．血流は皮弁の皮下組織を茎として供給される．茎を斜めに作製することで皮弁の移動が容易となるが，皮下組織を遊離になるほど剝離すると皮弁への血流を阻害するため注意する．

(5) cheek rotation flap/malar flap (頰部回転皮弁)

主に下眼瞼の全層欠損の再建に用いられる．外眼角から後上方に凸のカーブを描きつつ頰骨部上方をあがっていくようにデザインする(図9)．全層で移動する場合，外眼角部の

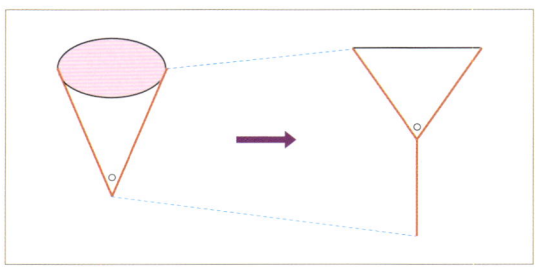

図7 V-Y flap のデザイン

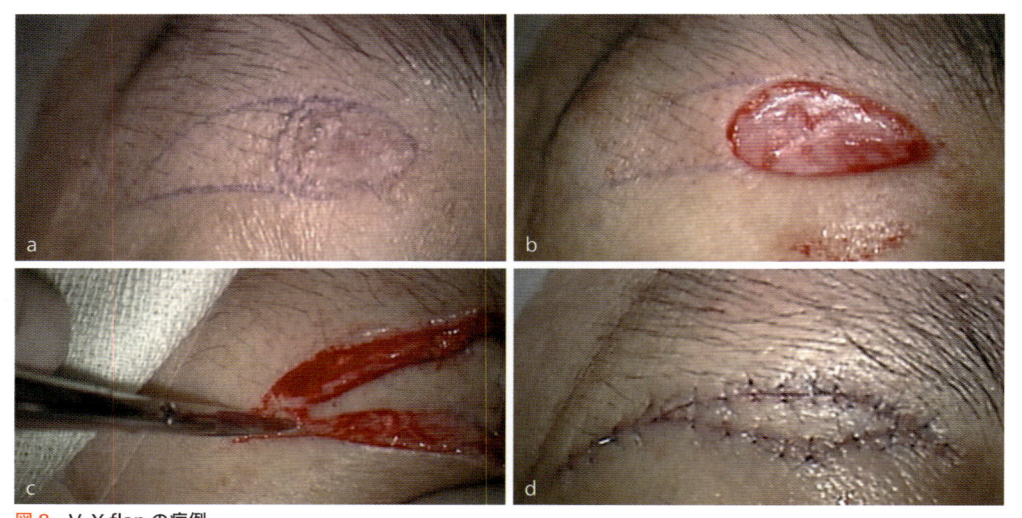

図8 V-Y flap の症例
a：腫瘍切除と皮弁デザイン，b：腫瘍切除（前葉のみ），c：皮弁挙上，d：皮弁縫合後．

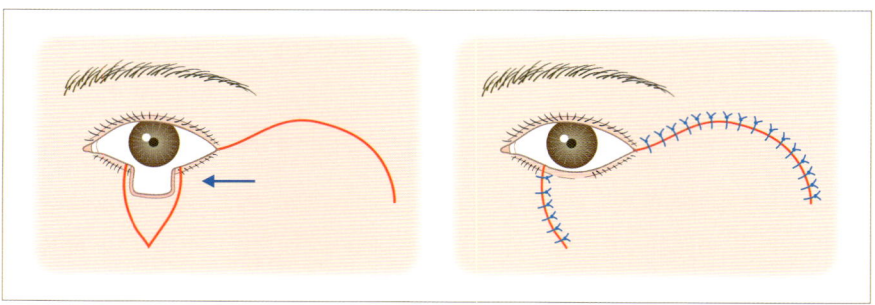

図9 cheek rotation flap のデザイン

外眥靭帯の下脚を切断（cantholysis）したうえで，外側の皮弁を下眼瞼の欠損部へ内方移動させる．頬部の皮膚のため下眼瞼に対する color match・texture match は良好であるが，頬部の広範囲に剝離が必要である．

(6) 眼輪筋皮弁

　眼輪筋を皮下茎とした回転皮弁で，皮下のトンネルを通して欠損部に移植する．下眼瞼の欠損の場合は眉毛下から，上眼瞼の欠損の場合は眉毛上もしくは眉毛外側からの皮弁が

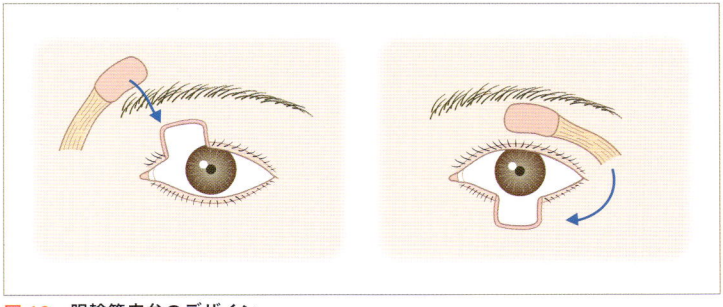

図10　眼輪筋皮弁のデザイン
上眼瞼の場合，眉毛上部から皮弁移植．下眼瞼の場合，上眼瞼から移植．

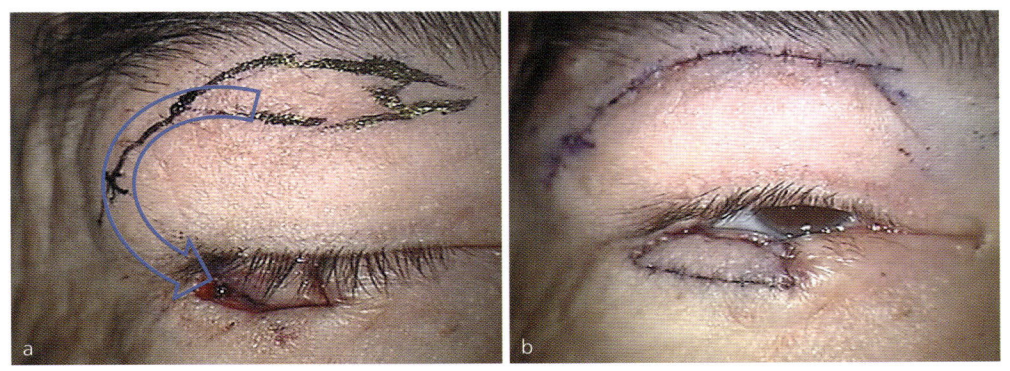

図11　眼輪筋皮弁の症例
a：下眼瞼の腫瘍切除後，眼輪筋皮弁を上眼瞼にデザイン．b：皮弁縫合後．

利用しやすい（図10）．眉毛上あるいは外側から皮弁を採取する際は，顔面神経側頭枝の位置をマークして損傷しないように注意する．血流を考慮し，皮弁の茎の幅1に対して皮弁の長さ（pivot pointから皮弁先端までの距離）が5未満になるようにデザインする（図11）．

（7）lateral orbital flap（外側眼窩皮弁）

眼瞼全欠損などの広範囲の再建に有用である．まず超音波ドップラーで眼窩外側の頬骨眼窩動脈の位置を確認しマークする．この血管茎を軸に180°皮弁を回転させるので，Pivot pointに対して欠損部に点対称の形に外眼角から眼窩外側にかけてデザインする（図12）．上眼瞼と下眼瞼に至る外眼角の欠損に対しては，桜の花弁状に横切開を入れることにより1つの皮弁で上下眼瞼を同時に再建できる．この皮弁は眼窩近傍であるためcolor match・texture matchが良好であり眼瞼の再建に非常に有用である．

2）後葉の再建

瞼板と眼瞼結膜が欠損するので，その代用となる支持組織と裏打ちが必要となる．結膜側を何らかの粘膜で再建することが望ましい．一般的に硬口蓋粘膜，鼻中隔粘膜軟骨，対側などからの遊離瞼板，耳介軟骨＋口唇粘膜などの自家組織が用いられる場合が多い．

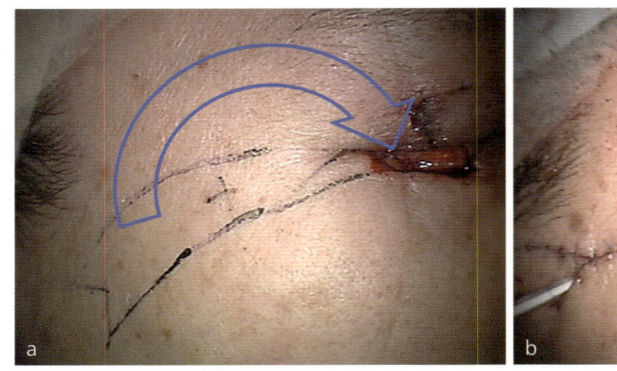

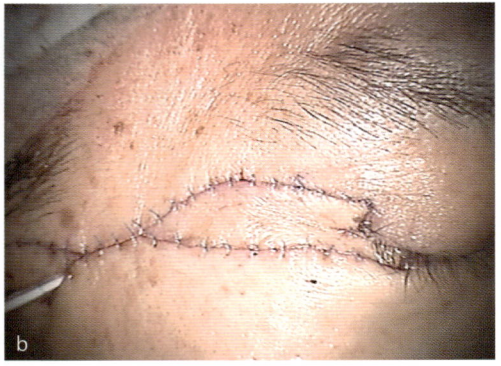

図 12 lateral orbital flap の症例
a：下眼瞼の欠損に対して皮弁デザイン．b：皮弁を回転して縫合後．

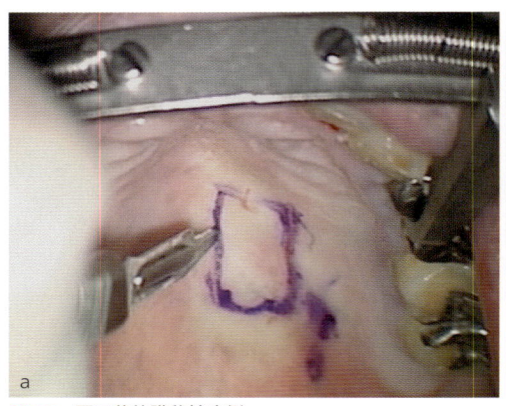

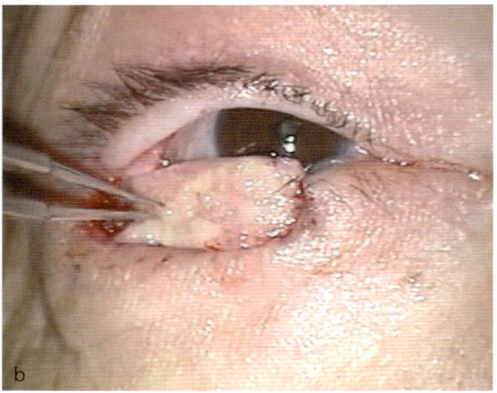

図 13 硬口蓋粘膜移植症例
a：硬口蓋の正中を避けて，片側で粘膜採取範囲をデザイン．
b：下眼瞼欠損部に対して，口蓋粘膜を眼瞼側に向けて移植する．移植後の収縮を考慮して，移植片の高さに余剰を付けて縫合する．

(1) 硬口蓋粘膜移植

　硬口蓋粘膜は瞼板に類似した硬度であり支持組織として有用あると同時に粘膜の裏打ちがある．メスでデザインを切開した後，剪刀を使用して深さは粘膜下の口蓋腺を含み，骨膜は母床に残すように採取する（図 13）．注意点として術後に移植粘膜が若干収縮することが挙げられる．収縮後も瞼縁が粘膜に覆われるように欠損部の高さより 2 割増し程度の大きさ（約 1.2 倍）で移植する．

3）全層組織（前葉・後葉）の再建

　前葉と後葉の全層組織をそのまま利用して再建する，つまり他の部位の眼瞼全層を欠損部に移植する方法である．switch flap や free composite graft などがある．

(1) switch flap（Mustarde 法の交叉皮弁）

　上眼瞼の広範囲な欠損部に下眼瞼を全層で 180°回転して移植する方法である．下眼瞼動脈弓（下瞼板動脈弓）を栄養動脈とする動脈皮弁で，マイボーム腺および睫毛を含む全層

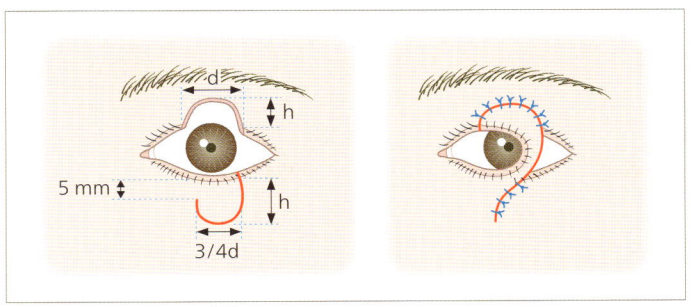

図14 switch flap のデザイン

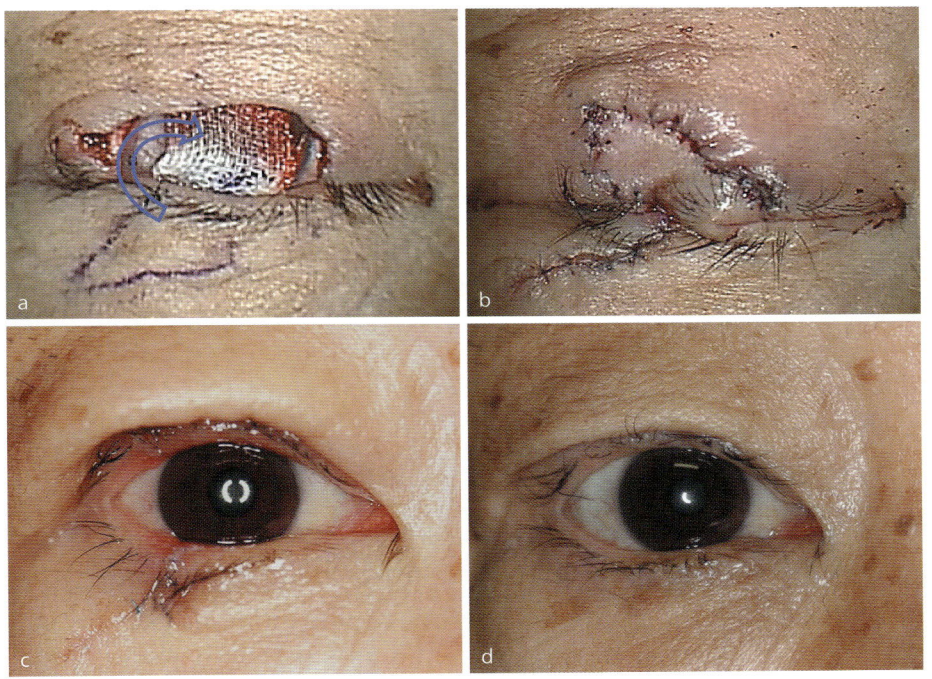

図15 switch flap の症例
a：上眼瞼切除後，広範囲な欠損に対して下眼瞼からの switch flap を内側を茎としてデザインする．
b：皮弁を上眼瞼へ縫合する．
c：数週間後に下眼瞼からの皮弁を切り離した直後の開瞼状態．
d：術後数か月，再建状態は良好である．

の皮弁であるため，上眼瞼を機能的にかつ整容的に再建できるという利点がある．瞼縁から約3mm尾側の瞼板上を走行する下眼瞼動脈弓を確実に含めるため，茎部（基部）は瞼縁より約5mmの幅を残す．眼瞼はある程度寄せ合わせることができるため，欠損範囲の全体を再建する必要はなく，欠損幅の3/4程度の長さの皮弁を下眼瞼にデザインする（図14）．挙上した下眼瞼の皮弁は上眼瞼へ結膜・瞼板・皮膚の3層を縫合する．数週間後に皮弁と下眼瞼との連続を切り離す二期的手術が必要である（図15）．

4. 術後管理・処置

眼瞼再建術後は眼瞼部をガーゼで軽く圧迫し，血腫を予防する．過度の圧迫は皮弁の血

流を阻害するので注意が必要である．術後，皮弁の色調に注目する．濃赤色から暗紫色の場合，うっ血性変化を疑う．白色から蒼白色の場合，虚血性変化を疑う．いずれもこのままの状態が続けば皮弁壊死となる徴候であるので見逃さないようにすることが大切である．それぞれの原因を究明しその対策を講じる必要がある．皮弁先端のうっ血が高度の場合には，部分的な抜糸を行い減圧処置が必要となることもある．広範囲な皮弁の微小血管の循環動態を改善のため PGE₁ 製剤含有軟膏であるアルプロスタジル（プロスタンディン®軟膏）が有用である場合もある．皮弁壊死を疑う徴候がある場合，可能な処置を迅速に行い，専門家へ紹介すべきである．

参考文献

1) Iida N, Ohsumi N, Tonegawa M, et al：Simple method of designing a bilobed flap. Plast Reconstr Surg 104：495-499, 1999
2) Yoshimura Y, Nakajima T, Yoneda K：Reconstruction of the entire upper eyelid area with a subcutaneous pedicle flap based on the orbicularis oculi muscle. Plast Reconstr Surg 88：136-139, 1991
3) Leibovitch I, Malhotra R, Selva D：Hard palate and free tarsal grafts as posterior lamella substitutes in upper lid surgery. Ophthalmology 113：489-496, 2006
4) Sullivan SA, Dailey RA：Graft contraction：a comparison of acellular dermis versus hard palate mucosa in lower eyelid surgery. Ophthal Plast Reconstr Surg 19：14-24, 2003
5) Mustarde JC：Eyelid reconstruction. In：Converse JM（ed）：Reconstructive Plastic Surgery（2nd ed）, Vol2. pp882-891, WB Saunders Co, Philadelphia, 1977

〈林　憲吾，嘉鳥信忠〉

II. 放射線治療

　放射線治療は，手術療法，抗癌剤療法とともに悪性腫瘍に対する治療の 3 本柱の 1 つで，近年その地位が上がりつつある．特に眼付属器に多い悪性リンパ腫，なかでも MALT リンパ腫に対しては第一選択となる治療である．
　放射線治療の大きなメリットは，組織を摘出しないで根治治療が可能なことである．治療効果のみならず，眼球をカバーし，容姿の要となる眼瞼を元のままの形に残すことによって機能と形態の両者を温存できるメリットは大きい．一方，副作用としては角膜障害，結膜炎，眼瞼炎，睫毛脱落，眼瞼皮膚の色素沈着などがある．
　以下，眼瞼を含めた眼部の放射線治療の総論について述べる．

1. 放射線治療の作用機序

　放射線は細胞の DNA に作用して細胞死を引き起こす．DNA の二重鎖を切断する際には，細胞内の水に作用してフリーラジカルを発生させて DNA を損傷する，いわゆる間接作用によるものと，X 線や粒子線によって引き起こされる二次電子が DNA を電離・励起して損傷を引き起こす直接作用によるものとの，2 つの作用機序がある．
　細胞の放射線感受性は，未分化なものほど，細胞分裂頻度が高ければ高いほど，また将来の細胞分裂数が多いであろうものほど，高くなる（Bergonie-Tribondeau の法則）．そのため同一照射野においては，悪性細胞のみならず正常細胞にも同様に作用するが，悪性細胞に比べて正常細胞のほうが回復しやすいので，放射線治療ではその差を利用して効果を発揮し

ていると言える．通常の放射線治療において数回以上に分割照射とするのは，正常細胞では障害から回復する力が強いことを利用し，複数回照射することによって可能な限り回復の遅い悪性腫瘍にのみ細胞障害を起こしたいためである．正常細胞と腫瘍細胞とでは放射線による細胞DNA障害に対する修復力は異なり，正常細胞では低線量照射時に生じるDNA障害を修復することは可能であるが，腫瘍細胞では修復しきれないことが多く，細胞は死滅する．

2. 放射線治療の種類

1）外部照射

　電子を加速することによりX線を発生させるか，もしくは電子を用いる装置を直線加速器と呼ぶ．最も一般的なのは，リニアックである．名の通り，電子を直線状に加速して高エネルギーのX線と電子線を得て，放射線治療として用いる装置である．治療効果を上げながら周囲の正常組織へのダメージを軽減させる方法である強度変調放射線治療（IMRT）や定位放射線治療（SRSもしくはSRT），またガンマナイフやサイバーナイフなども外部照射の範疇に入る．

（1）強度変調放射線治療（IMRT）

　IMRT（intensity modulated radiotherapy）はコンピューターによる治療計画に基づいた，コンピューター制御による照射法で，3次元治療計画装置を用いた放射線外照射治療（three-dimensional conformal radiotherapy：3D-CRT）もこの範疇で，正常組織の照射線量を抑えつつ，腫瘍に放射線を集中させる照射が可能となる．この方法では，最大の抗腫瘍効果が得られる線量を腫瘍に投与しながらも，周囲の正常組織には最小の照射量となるようにすることができる．ただし照射時の位置決めには高い精度が必要で，身体が動かないように何らかの方法で固定したりすることが時に必要である．そのため治療に通常よりも時間がかかるのみならず，綿密な治療計画と患者個別の線量測定を必要とするため，治療開始までに通常の放射線外照射よりも若干長い準備期間が必要となる．

（2）定位放射線治療

i）SRSもしくはSRT

　体幹部定位放射線治療は，既存の外部照射装置を用いて，多方向から高精度に放射線を腫瘍に集中して照射する方法で，手術に匹敵する効果を期待できる．一回照射で手術と同等の効果を狙うSRS（stereotactic radiosurgery）と，複数回に分けて照射を行うSRT（stereotactic radiotherapy）とがある．SRTでは複数回の治療において毎回の照射位置にズレが生じないための患部の固定方法に工夫が必要となる．

ii）ガンマナイフ

　ガンマナイフはコバルト60から放出されるガンマ線を用いる脳定位照射専用の放射線治療装置で，多くのガンマ線束を一点の病変に集中しての照射が可能である．主に頭部の疾患に対して行われ，正確な照射には，頭蓋固定フレームにて頭部を固定した後に，照射

を行う．

iii）サイバーナイフ

　サイバーナイフは，超小型リニアックをロボットアームに設置したもので，ガンマナイフと異なり，脳疾患のみならず，全身の癌が治療対象となりうる．またわずかな体動をとらえて照射角度を微調整する追尾機能を備えているため，ガンマナイフのように頭部固定の必要はない．分割照射が可能であり，重要な神経および脳幹近傍の腫瘍にも治療が可能となっている．

2）小線源治療

　体内に放射線を放出する線源を入れ，そこからの照射を利用する方法で，密封小線源治療では，小さな密封された容器に線源である放射性同位元素を体内に一時的もしくは永久に挿入・留置する．眼科領域では網膜芽細胞腫や脈絡膜悪性黒色腫などの眼内腫瘍に対して，ルテニウムなどの一時的装着線源が用いられる．詳細については「Ⅳ眼内腫瘍，D眼内腫瘍の治療，V. 放射線治療」（⇒ 177 頁）を参照されたい．

3. 放射線治療の方針

1）根治的放射線治療

　手術療法の代わりに行うもので，根治を目指すものである．必要に応じて放射線防護の鉛コンタクトレンズや涙腺ブロックなどを併用し，可能な限り正常組織には影響がないように行う．例えば眼瞼の脂腺癌などでは，眼部においては通常，50〜66 Gy/25〜33 回/4〜5 週間の照射が行われる．図 16, 17 に上眼瞼結膜の扁平上皮癌に対して電子線治療を行った症例を呈示する．

2）集学的治療の中の放射線治療

　一般に，術前・術中・術後照射があるが，眼科領域では術後照射が多く用いられる．主に，脂腺癌の手術後に，例えば術中迅速断端では OK でも，永久病理標本で pagetoid spread（上皮内浸潤）が著明にみられたり，切除断端にやや怪しいと思われる部分があった場合などに用いられ，50〜60 Gy/25〜30 回/5 週間前後の照射が行われる．

3）緩和照射

　他臓器の癌からの眼部転移が最も多い適応となる．QOV になるべく影響を生じない様にすることが目的となる．他部位転移の有無や全身状態にもよるが，通常，30〜40 Gy/15〜20 回/3〜5 週間の照射が行われる．なお眼部転移に対する治療とはいえ，乳癌などの緩徐な進行の癌では，眼に関しては放射線網膜症や視神経症などの遅発性不可逆性毒性が起こりうるので，照射後の副作用についてはあらかじめ十分なインフォームド・コンセントを行い，施行後も経過観察を行う必要がある．

　昨今の放射線治療においては，個々の症例に対応させて様々に方法を変えることによっ

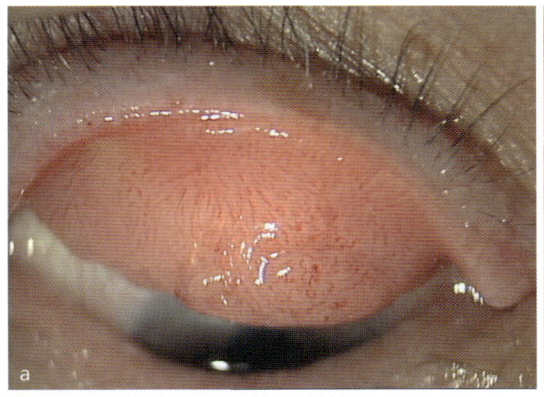

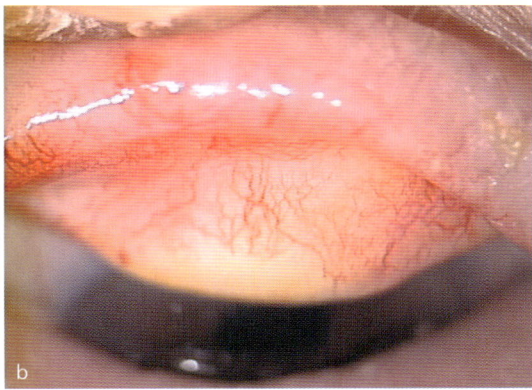

図16　上眼瞼全体のSCCに対する放射線治療
a：放射線治療前，b：治療後．
79歳，男性．手術は望まず，放射線治療を希望．電子線治療（60 Gy/30 fr）を施行．8年間，無再発，無転移．

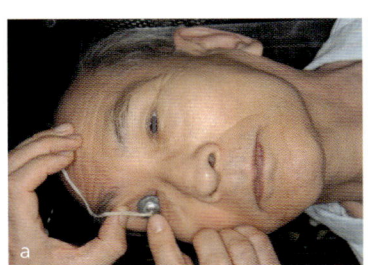

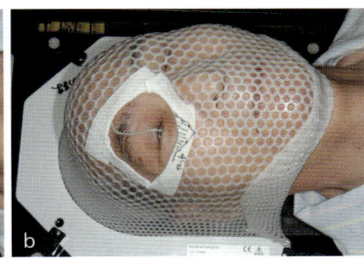

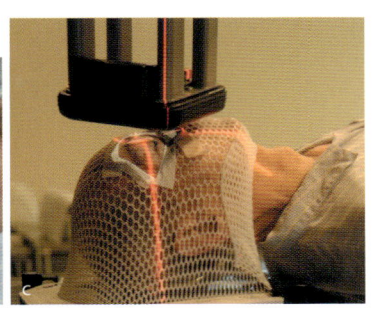

図17　電子線治療（図1と同症例）
a：鉛コンタクト使用し，眼球を保護．b：オーダーメードのマスクで頭部を固定．c：電子線照射

て，治癒率の向上と副作用の軽減が実現されつつある．コンピュータ技術の進歩に伴い，オーダーメード治療が最も進んだ分野が放射線治療であるかもしれない．今後の鍵は徹底した位置合わせとなるが，直線加速器（リニアック）に位置合わせ専用装置OBI（on board imager）を搭載しているIGRT（image guided radiotherapy，画像誘導放射線治療）の進歩が昨今は著しい．患者の正面と側面のX線撮影のみならずCT撮影も可能（3D照合）であり，撮影後に治療寝台を動かして患者の寝ている位置を理想の場所へと移動して治療を行う．既に行われている呼吸同期や追尾など，今後もさらなる技術発展により，治療精度を上げることによって外科手術に迫ってくることが予想される．悪性腫瘍を治癒し，かつ副作用の少ない方法が今後も模索されて続けることであろう．

参考文献

1) Bergonie J, Tribondeau L：Interpretation of some results of radiotherapy and an attempt at determining a logical technique of treatment. Radiat Res 11：587-588, 1959
2) 阿部光幸（編）：放射線腫瘍学．国際医書出版，1997
3) 久保敦司（編）：放射線治療グリーンマニュアル．金原出版，2005
4) 日本放射線腫瘍学会（編）：放射線治療計画ガイドライン2012年版．金原出版，2012
5) Halperin EC, Wazer DE（eds）：Perez and Brady's Principles and Practice of Radiation Oncology. Lippincott Williams & Wilkins, Philadelphia, 2013

〔辻　英貴〕

III. 薬物療法

　前眼部領域の腫瘍に対する薬物療法としては，フルオロウラシル(5-fluorouracil：5-FU)やマイトマイシン C(mitomycin C：MMC)，インターフェロン(interferon：IFN)などの抗腫瘍薬が多く用いられている．投与方法は，点眼や局所注射など眼科医が通常用いている方法であり，簡便に使用可能である．また使用目的には，単独での使用，術前投与，術後投与などがある．眼部の悪性腫瘍として最も頻度の高い悪性リンパ腫などに用いられつつある分子標的治療薬も含め，眼瞼腫瘍に対する薬物療法について総括していく．

1. 薬物療法の作用機序

1) フルオロウラシル(5-FU)

　5-FU はウラシルの代わりに DNA に取り込まれてその合成を阻害することによって抗腫瘍効果を発揮する．S 期の細胞に感受性が高いため，癌細胞のような増殖能の高いものにより強く作用し，増殖速度の遅いものには効果は低い．大分以前に行われていた緑内障濾過手術後の結膜下注射などで SPK などの角膜上皮障害が多くみられたのも，薬剤の角膜表面曝露もあろうが，輪部の角膜幹細胞への細胞障害による可能性もある．一般に抗癌剤の副作用は，癌細胞と正常細胞の感受性の差が大きいほど，強くなる．またこの差が，癌細胞への選択的細胞障害効果となる．

2) マイトマイシン C(MMC)

　MMC は細胞周期にかかわらず使用が可能であるため，5-FU と較べてより正常細胞への影響が強いものとなる．そのため塗布使用時などには正常部位にはなるべく及ばないようにし，塗布後は流水で十分に洗い流すなどの配慮が大切である．MMC は，抗腫瘍性抗生物質であり，1955 年に北里研究所の秦藤樹らによって発見された一群の抗腫瘍作用を有する抗生物質のなかで，安定性が高くかつ強力な抗腫瘍活性を有するものとして抽出された．主な作用機序はアルキル化剤による架橋反応で，二本鎖 DNA のうちグアニン同士を結びつけて架橋反応を起こし，DNA の二本鎖を一本鎖にしてほどけなくさせて DNA 複製を不可能とし，細胞増殖を妨げる．

3) インターフェロン(IFN)

　IFN はサイトカインであり，抗ウイルス作用，免疫賦活作用，腫瘍細胞増殖抑制作用などを合わせ持った，白血球などの細胞から産生される蛋白である．インターフェロンには，α，β，γ，ω，ε，κ などがあるが，主に眼部領域で使用されるものは α で，時に眼瞼皮膚腫瘍では β も用いられ，リンパ球(T および B 細胞)，マクロファージ，線維芽細胞，血管内皮細胞などの細胞から産生され，抗ウイルス反応を中心に免疫に重要な役割を果たし，マクロファージと NK 細胞に働いて腫瘍細胞増殖抑制作用を有する．IFN-γ は白血球を感染局所に集めて免疫・炎症反応を高める作用と，マクロファージを刺激して細菌を貪食させる作用を持つ．また IFN-ω はウイルス感染や腫瘍の存在する局所において白血

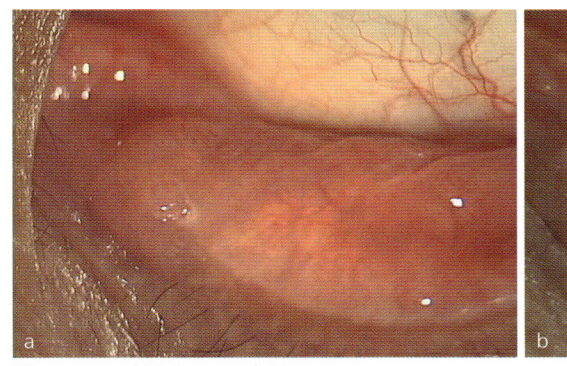

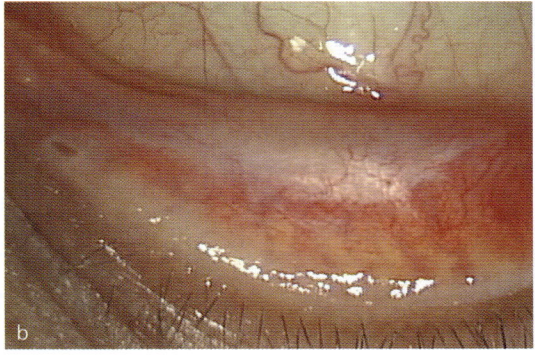

図18 CIS に対する MMC 点眼
a：48歳，男性．点眼前．b：点眼後．MMC 点眼 3 クールを施行．施行後，3 年間，再発はみられていない．

球から産生される．

2. 各薬物療法

1）適応疾患

　眼瞼悪性腫瘍に対する局所の薬物療法では，眼瞼結膜の眼表面扁平上皮新生物(ocular surface squamous neoplasia：OSSN)や，悪性黒色腫(malignant melanoma)，また pagetoid spread を伴う脂腺癌などが主な対象となる．また眼付属器領域のなかで最も頻度の高い悪性腫瘍である悪性リンパ腫には，近年急速に広まっている分子標的治療薬や，R-CHOP(リツキシマブ，シクロホスファミド，ドキソルビシン，ビンクリスチン，プレドニゾロン)などの全身療法を施行する症例もある．

2）使用方法

　報告では結膜の悪性腫瘍に対するものが多く，眼瞼に特化した報告はほとんどないので，主に結膜の悪性腫瘍に対するものを述べる．

(1) MMC

　MMC 点眼では，0.04％の 4 回/日を 1 週間点眼して翌週は休薬，これを 1 クールとし，2 クールを行い，効き目がなかった場合にはさらに順次クールを追加していく方法など，施設によって様々であり，未だ確立された使用方法はない．筆者は副作用で中止にならなければ通常，上記を 3 クール施行している．図18 に上皮内癌(carcinoma in situ：CIS)に対する MMC 点眼治療の症例を示す．

(2) 5-FU

　1％ 5-FU を 4 回/日の点眼として用いることが多いが，CIS に対しては 1％ 5-FU 点眼の投与期間が 2〜3 週間でも 2〜4 日間に短縮しても同等の治療結果の報告もあり，現在は短期間の使用が多い．1 クールを 2〜4 日投与およびその後 1 か月休薬として，2〜6

クール施行する「パルス点眼療法」などの方法があるが，未だ確立された使用方法はない．5-FU の無効例において MMC では効果がみられたり，またその逆もあり，症例によって効き方は様々という印象がある．

(3) IFN

　IFN は 5-FU や MMC と比較して，組織刺激性が低く，重篤な副作用も少なく，結膜下注射や長期投与が可能である．点眼の場合には IFN-α 2b を 100 万単位/mL として 4 回/日を数週〜半年間行うことが多い．結膜下注射の場合は，IFN-α 2b の 300 万単位/mL を 0.5 mL 注入する方法が一般的である．複数回を投与する場合は初回注入後の病変の改善度に応じて注射のプランを立てているのが現状で，報告によってはウイルス性肝炎治療に従って週に 3 回施行したものや，合計 20 回以上行ったものもある．

　いずれの薬剤も，基底膜を破った浸潤癌に対しては，抗腫瘍薬単独の治療では根治は厳しいことを念頭におくべきである．腫瘍切除後の周囲の上皮内癌 CIS や脂腺癌の上皮内浸潤(pagetoid spread)などに対する後療法(アジュバント)としての治療効果を期待することとなる．

　抗腫瘍薬の点眼投与の際，涙点プラグなどで涙点閉鎖を行うか否かは議論のあるところであるが，筆者は症例ごとに決めている．涙点プラグを使用するのは，上眼瞼結膜などの薬剤が停留しにくい部位，涙点，涙道にも腫瘍細胞が進展している可能性がない場合，悪性黒色腫などの悪性度が高い場合などである．眼局所における抗腫瘍薬濃度の維持，涙道経由の抗腫瘍薬の全身移行防止という観点では，涙点プラグの使用は非常に有効である．

(4) 分子標的治療薬

　細胞増殖の過程において特異的な役割を果たす分子や，腫瘍細胞に発現している分子などを標的として作用する薬剤で，なるべく正常細胞には影響を与えない治療を可能とする．上皮増殖因子受容体(epidermal growth factor receptor：EGFR)によるシグナル伝達系などを阻害するものとしてゲフィチニブ(イレッサ®)やエルロチニブ(タルセバ®)などが肺癌その他に用いられているが，将来，例えば点眼薬などとして使用可能となれば，眼科の腫瘍においてもより治療の選択肢が広がっていくこととなる．

　分子標的治療薬と非密封線源治療の併用した放射性免疫療法(radioimmunotherapy)が臨床使用されており，これは分子標的治療薬に内用放射線治療を併用したもので，放射性物質を伴う分子標的治療薬を注射するもので，眼科領域では，B 細胞性リンパ腫に対するイットリウム(^{90}Y)イブリツモマブ(ゼヴァリン®)などが用いられている．CD20 を細胞表面に持つリンパ球(B 細胞)を選択的に狙ってイットリウムから放出される β 線による B 細胞性リンパ腫治療が可能となる．図 19 に濾胞性リンパ腫に対してイットリウム(90Y)イブリツモマブ(ゼヴァリン®)にて治療した症例を示す．

3) 治療効果

　眼瞼の悪性腫瘍に対する薬物療法のデータはほとんどなく，詳細については「II 角結膜

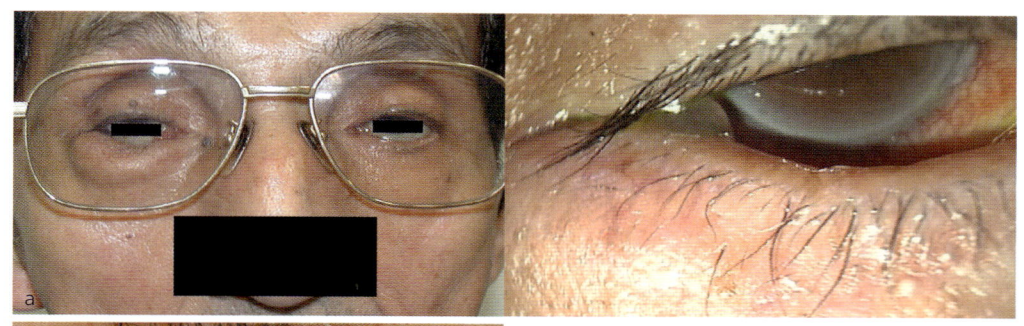

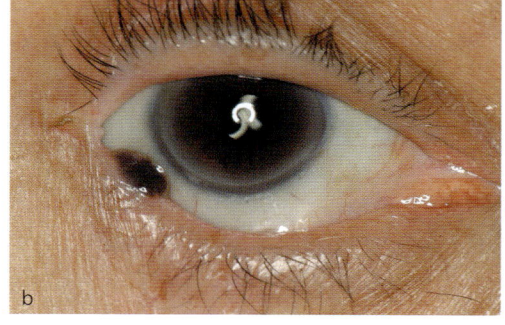

図19 右下眼瞼の濾胞性リンパ腫に対する分子標的治療薬療法
a：79歳，男性．治療前．
b：ゼヴァリン®治療後．下眼瞼縁外側のものは元々の母斑である．

腫瘍，D 角結膜腫瘍の治療」（⇒ 80 頁）を参照されたい．結膜腫瘍に対するものは OSSN のうち，特に上皮内癌に対しては術前や術後使用ではなく，単独での使用にてある程度の効果が確認されている．眼瞼結膜を含めた眼瞼悪性腫瘍にも適応可能であるが，局所注射に関しては，特に分子の大きいものを用いる際には，網膜中心動脈の閉鎖の可能性もあることを念頭におかなくてはならない．

　また瞼結膜の場合には瞼板があるため結膜下への注入はできず，円蓋部瞼板側の結膜下への注入となる．また上眼瞼の場合で点眼治療を施行する際には，しばらく仰臥位とするなど，点眼液の滞留に心がける留意などが必要となる．

4）副作用

　抗腫瘍薬の点眼，局所注射では，充血，結膜および眼瞼皮膚の炎症，角膜びらん，角膜幹細胞障害，涙点・涙小管閉塞をはじめとする涙道障害などがみられることがある．副作用頻度は報告によって幅があるが，主に結膜腫瘍に対するものでは，充血は 14〜100％ に，アレルギー性の炎症は 17〜34％ に，角膜びらんは 10〜100％ に副作用として生じる．また自験例では点眼 2 クールまでは何ともなかったが，3 クール目から充血，炎症が急に強くなった例などもあり，個々の症例によって異なる印象がある．MMC では強膜の菲薄や穿孔がみられることがあるが，多くの場合，切除後早期の使用時，特に結膜が再生して強膜を覆わない状態からの使用した場合に多い．筆者は，術後 2 週間以上経過し，結膜上皮に覆われることを確認してからの投与開始としている．角膜幹細胞障害は MMC 点眼の長期投与時に多くみられ，0.04％ MMC の長期点眼患者では，limbal stem cell deficiency が 25％，涙点閉塞が 14％ にみられたという報告がある．IFN の局所注射の場合に

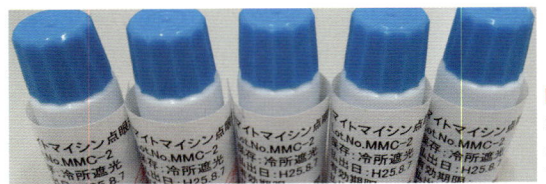

図20 自家製剤の MMC 点眼液
がん研有明病院眼科では不潔になったり落としてもよいように一度に 5 本を手渡し，未使用分を含めてすべてを回収し，実際の使用状況を把握している．

は，投与後の感冒様症状を生じることもあり，必要に応じてロキソプロフェン（ロキソニン®）などを処方することがある．

　抗腫瘍薬の副作用については将来起こりうる可能性も含めて，十分にインフォームド・コンセントを行ったうえで用いる必要がある．

5）その他

　通常，抗腫瘍薬の眼部への局所投与は保険適応外使用となるため，病院における自家製剤（図20）となり，調剤や点眼薬作製を行う．また各医療施設における倫理委員会の承認を得ておく必要がある．

　抗腫瘍薬の点眼は自己点眼となるため，使用前にコンプライアンス遵守と，抗癌剤の取り扱い方法などに対する指導が必要となる．がん研有明病院眼科では，専用の説明用紙を用いて，使用上の注意や点眼瓶の保管や返却などについて看護師より十分な説明後に使用開始としている．

　昨今は分子標的治療薬の花盛りの感があり，今後は眼科においても局所投与を用いることによってかなりの効果もたらす可能性がある．しかしながら眼部腫瘍の頻度を考えると，保険適応にならずに自家製剤などの従来通りの使用方法のままとなるかもしれない．眼科側からの要望を出しながら，同時に自家製剤となっても患者が安全かつ有効に治療を行えるような整備を整えていく必要がある．

参考文献

1) Shields CL, Shields JA：Tumors of the conjunctiva and cornea. Surv Ophthalmol 49：3-24, 2004
2) Karp CL, Galor A, Chhabra S, et al：Subconjunctival/perilesional recombinant interferon α 2b for ocular surface squamous neoplasia：a 10-year review. Ophthalmology 117：2241-2246, 2010
3) 辻英貴：眼表面悪性腫瘍に対する局所化学療法．あたらしい眼科 28：1371-1376, 2011
4) DeVita VT, Lawrence TS, Rosenberg SA(eds)：DeVita, Hellman, and Rosenberg's Cancer：Principles & Practice of Oncology, 9 th Edition. Lippincott Williams & Wilkins, Philadelphia, 2011
5) 兒玉達夫：眼表面悪性腫瘍に対する局所化学療法の現状と課題．日眼会誌 116：463-465, 2012

〔辻　英貴〕

II 角結膜腫瘍総論

A 疫学的事項

　眼表面にできる腫瘍には多くの種類がある．頻度の高い腫瘍について知っておくことは鑑別するうえで有益である．本項では，筆者の施設で1990〜2004年の間に病理診断がついた結膜腫瘍の既報告のデータに，2012年までのデータを付け加えた計174眼についてまとめた．

I. 良性腫瘍と悪性腫瘍の割合

　174眼中，良性は139眼(80%)，悪性は35眼(20%)で，結膜腫瘍の8割は良性である．

II. 年齢

　結膜の良性腫瘍の平均年齢は46歳，結膜の悪性腫瘍の平均年齢は62歳であり，悪性腫瘍は良性腫瘍に比較し有意に高齢者に多い．しかし，悪性リンパ腫は，20〜80歳代までの各年代にわたってみられた．

III. 結膜良性腫瘍の頻度

　結膜良性腫瘍の病理診断別頻度を表1に示す．139眼中，乳頭腫が30眼(22%)と最も多く，母斑24眼(17%)，結膜囊胞22眼(16%)が続き，これら3種で55%と過半数を占めた．続いて，肉芽組織12眼(9%)，リンパ管拡張症・リンパ管腫7眼(5%)，反応性リンパ過形成6眼(4%)，原発性後天性メラノーシス5眼(4%)，化膿性肉芽腫3眼(2%)などであった．その他はすべて1眼であり，角結膜上皮内異形成，霰粒腫，粘液腫，アミロイドーシス，血管腫，黄色肉芽腫，脂腺腺腫，actinic granuloma，骨性分離腫などであった．

結膜嚢胞や肉芽組織は厳密には腫瘍ではないが，臨床的に腫瘍か否かの鑑別がつかないこともあり，今回は統計に含めた．

IV. 結膜悪性腫瘍の頻度

結膜悪性腫瘍の病理診断別頻度を**表2**に示す．35眼中，悪性リンパ腫が19眼(54%)と過半数を占め，続いて，上皮内癌・扁平上皮癌が7眼(20%)，浸潤癌4眼(11%)，脂腺癌3眼(9%)であった．悪性黒色腫は本邦では稀であるが，2眼(6%)であった．他臓器の癌が結膜へ転移したという報告があるが，自験例はなかった．悪性リンパ腫19眼の組織型は，MALTリンパ腫が18眼(95%)で，びまん性大細胞型が1眼であった．

浸潤癌とは，眼窩や副鼻腔など結膜周囲の癌が結膜に浸潤してきたものである(**図1**)．脂腺癌はマイボーム腺由来であり眼瞼腫瘍に分類されるが，時に眼瞼結膜に隆起を伴うことがある(**図2**)．

参考文献

1) 小幡博人，青木由紀，久保田俊介，他：眼瞼・結膜の良性腫瘍と悪性腫瘍の発生頻度．日眼会誌109：573-579, 2005

(小幡博人)

表1 結膜良性腫瘍139眼の内訳

病理診断	眼数(%)
乳頭腫	30(22)
母斑	24(17)
結膜嚢胞	22(16)
肉芽組織	12(9)
リンパ管拡張症・リンパ管腫	7(5)
反応性リンパ過形成	6(4)
原発性後天性メラノーシス	5(3.5)
化膿性肉芽腫	3(2)
その他	30(21.5)

表2 結膜悪性腫瘍35眼の内訳

病理診断	眼数(%)
悪性リンパ腫	19(54)
上皮内癌・扁平上皮癌	7(20)
浸潤癌	4(11)
脂腺癌	3(9)
悪性黒色腫	2(6)
転移性腫瘍	0(0)

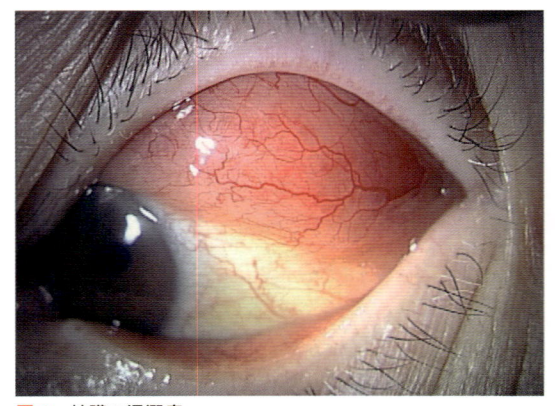

図1 結膜の浸潤癌
69歳女性．眼窩MALTリンパ腫の結膜浸潤．

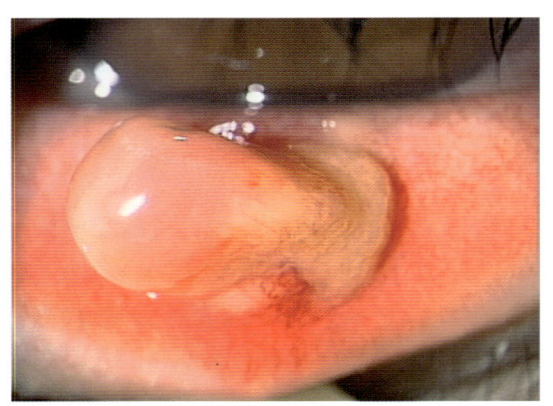

図2 結膜に隆起が目立つ脂腺癌
63歳女性．結膜腫瘍に見えるが眼瞼の脂腺癌であった．

B　初診時の外来診察
―どう診てどう考えるか

　角結膜腫瘍は症例数が少なく，しかも種類が多い．したがって，一般眼科医が診断も治療もできるというものではない．一般眼科医にとっては，まず「この病変は腫瘍ではないか」と疑問をもつことが大切である．そのあとは専門家に紹介すればよいであろう．

　角結膜病変は，細隙灯顕微鏡で観察できるから，疾患をよく知っていれば診断しやすいであろう．しかし悪性腫瘍は頻度が低いので，運悪く見逃してしまうかもしれない．ちなみに図1は強膜炎のように見えるかもしれないが，実はリンパ腫である．肉眼所見は大切である．しかし肉眼による診断には限界がある．腫瘍診断には病理検査が必要である．

I. 角結膜腫瘍診断の4つのポイント

　腫瘍診断においては，以下の4つのポイントが重要である．
　① よくわからない角結膜病変をみたら腫瘍ではないかと疑う
　② 所見を正確に観察し記録する
　③ 経験に富む眼科医に相談する
　④ 病理診断を確かめる

1. 疑問をもつ

　まず「疑う」ことからすべてが始まる．いままで診たことがない，あるいは典型的でな

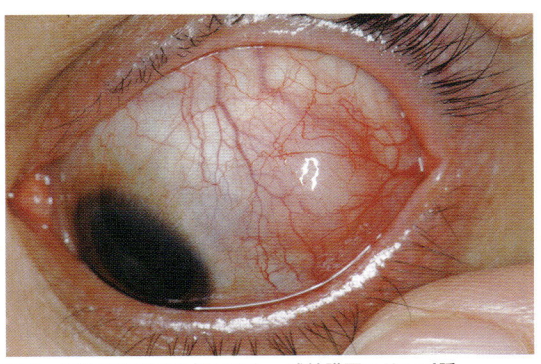

図1　結節性強膜炎を疑われた，球結膜下のリンパ腫

II　角結膜腫瘍総論　69

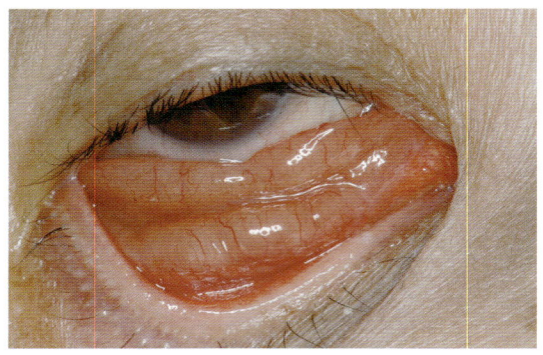

図2 結膜リンパ腫
病変の境界が明らかでないため，大きさの測定は困難である．

い病変を診たら，いちおう腫瘍を疑っていただきたい．しかしある程度の知識がなければ疑いをもつことすらできないであろう．学術講演会に出席する，写真の豊富なアトラスなどを参照するなどして，比較的頻度の高い腫瘍と類似疾患について知識を蓄えるようお勧めする．

2. 記録

角結膜病変を観察し記録するうえで大切なポイントは6つある．① 病変の存在部位，② 大きさ，③ 色調，④ 触診，⑤ 角化の有無，⑥ 破壊を伴う浸潤性増殖である．悪性腫瘍を見逃さないためには，比較的急速に病変が拡大していないか，角化を伴っていないか，周囲組織を破壊しながら拡大していないか，という点に着目することが重要である．また，強い充血もある程度参考になる．

1) 存在部位

臨床診断を行ううえで，病変の存在部位が重要である．例えば異形成症や上皮内癌は輪部から生じる．リンパ腫は円蓋部に生じる．乳頭腫は発生部位を選ばない．

2) 大きさ

病変が拡大しているか否かを判断するために，大きさの測定は必須である．しかし大きさを容易に測定できる病変ばかりではない．図2では，病変の境界が明らかでないなどの理由により，大きさの測定は困難である．このような場合には写真撮影が役立つ．

3) 色調

色の記録も重要である．腫瘍の色を白・赤・黄・黒・透明などに分類することは間違いではない．しかし現実は必ずしも単純でない．色調を言葉で表現するには主観が入るうえ，訓練(慣れ)が必要である．色の記録にも写真撮影が役立つ．

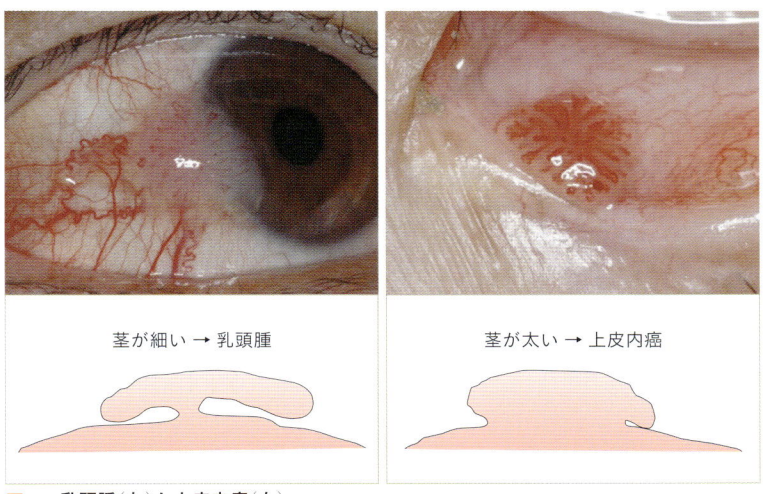

図3 乳頭腫（左）と上皮内癌（右）
触診して茎の太さを確かめると，両者の鑑別に役立つ．乳頭腫は茎が細く，上皮内癌は茎が太い．

4）触診

　点眼麻酔下に細隙灯で観察しながら，硝子棒や綿棒で触れてみるとよい．硬さを知ることができる．また触診して茎の太さを確かめると，乳頭腫と上皮内癌の鑑別に役立つ（図3）．

5）角化の有無

　上皮性病変が角質を産生し，表層が角化することがある．肉眼では病巣表面が白くざらついており，フルオレスチンで染色されると上皮内癌，扁平上皮癌を考慮しなければならない．hereditary benign intraepithelial dyskeratosis など良性病変の可能性も否定できないが，稀である．

6）周囲組織の破壊

　悪性腫瘍は正常組織を破壊しつつ浸潤性に増殖する．図4 は鼻側輪部から生じた扁平上皮癌である．隣接する角膜と強膜に浸潤していた．

3. 相談・紹介

　ていねいに観察し，正確に記録できていれば，病変の変化を追跡できる．経験に富む眼科医に相談または紹介する際にも，大変役に立つ．

4. 病理診断

　病理診断を行うことで診断がより確実になる．そして治療方針を適切に計画し，予後推定を行うことができるであろう．さらに眼科医にとって，病理診断には教育的意義があ

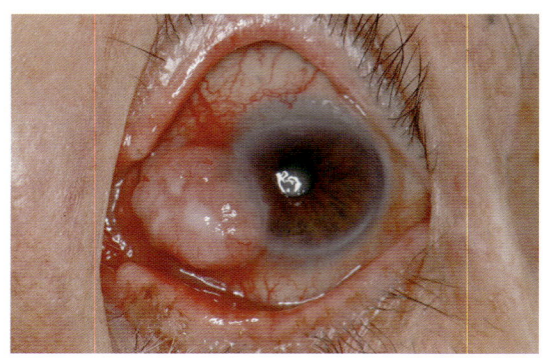

図4　鼻側輪部から生じた扁平上皮癌
隣接する角膜と強膜に浸潤していた．

る．すなわち臨床所見と病理診断を比較することで，臨床診断能力が向上する．また手術を行う中級者にとっては，手術を反省し，手術手技を改善する契機をつかむことができる．

II. 写真撮影

忙しい外来の途中で写真を撮ることは面倒であるが，後になって大いに役立つことがある．

1. よいカメラの条件

撮影器具はいろいろとあるが，よい写真を撮るには，よいカメラが必要である．よいカメラの条件は，以下のとおりである．
① 撮像素子（CCD または CMOS）のサイズが大きいほど色に深みがあり，ノイズが少なくなる．
② 画素数は400万画素もあれば十分で，大型モニターの表示に堪えることができる．画素数が大きいことを好む人もいるが，いくら画素数が増えても，ピントがぼけた写真を撮影したのでは意味がない．
③ 眼部を拡大して記録できるよう，接写できるカメラが必要である．
④ レンズは標準レンズを推奨する．広角レンズでは，画面中央が拡大されるため，歪んだ写真になる．

2. 撮影器具の比較

マクロレンズをつけた一眼レフカメラ（図5）は，撮影範囲の自由度も高く，解像度，色調など画質も最高である．ピントは自動でなくマニュアルでしっかりと合わせて撮るべきである．ただし角膜の微細な所見を，細隙光の照明下に撮影することはできない．また比較的高価である．

眼底カメラは，眼科外来に必ず備えてあるので，わざわざ購入しなくてもすむ．しかし眼底カメラで角結膜病変を撮影した場合，色調が不自然で，画像が歪む．また狭い範囲を

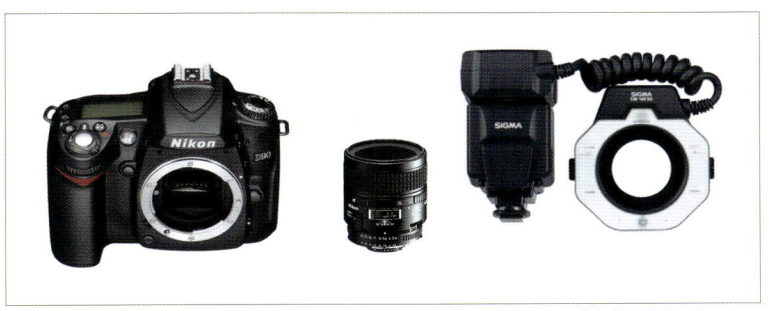

図5 一眼レフカメラ（Nikon D90），マクロレンズ（Micro Nikkor）と接写用フラッシュ照明（SIGMA EM-140 DG）

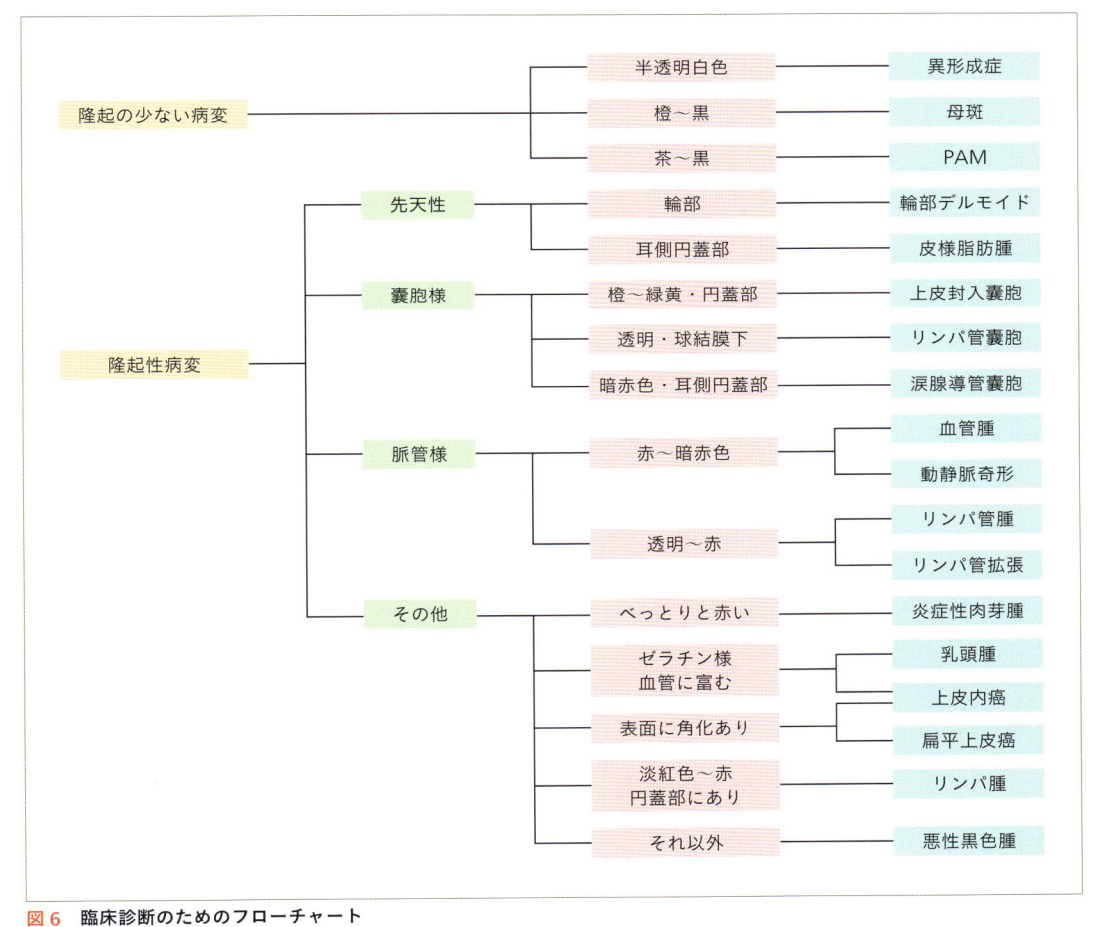

図6 臨床診断のためのフローチャート
PAM：primary acquired melanosis.

撮ることはできるが，両眼を同時に撮ることはできない．
　コンパクト・デジタルカメラ，タブレットPC，スマートフォンは携帯性に優れている．比較的安価で，よく流通しており，以前に比べて画質が改善されている．しかし依然として一眼レフカメラよりも画質は劣り，広角レンズであるために画像が歪む．接近したらピントが合いにくいという欠点があるので，視力検査用の凸レンズを加えるなど，工夫が必

II　角結膜腫瘍総論　B　初診時の外来診察―どう診てどう考えるか　73

要である．

　結論として，診察室ではマクロレンズをつけた一眼レフカメラを推奨したい．

3. 写真撮影のコツ

　写真撮影にはいくつかのコツがある．まず病変の大きさがわかるように，何らかのスケールを入れるのがよい．角膜径はスケールとして参考になるであろう．また必要に応じて助手に開瞼させたり，開瞼器を使用するとよい写真が撮影できる．

III.　臨床診断のためのフローチャート

　図6に臨床診断のためのフローチャートを示す．このチャートは，頻度が高いと思われる18種類の病変を想定して作成した．しかしこのチャートをすべての角結膜腫瘍に適用できるわけではない．また18種類の病変のなかでも，チャートの分類に合致しない例外がありうる．最終的に，病理診断が必要であることを忘れないでいただきたい．

〈大島浩一〉

C 診断・治療に必要な検査

腫瘍の確定診断は病理検査である．病理検査は必須であるが，悪性リンパ腫などのリンパ増殖性疾患では，病理検査のみでは確定診断を得ることが難しいことがあり，遺伝子再構成，フローサイトメトリーなどの検査を併用し，結果を総合的に判断する．

I. 病理検査

1. 生検とは

診断のために試験的に病変の一部あるいは全部を切除することを生検（biopsy）という．生検は切除生検（excisional biopsy）と切開生検（incisional biopsy）に大別される（図1）．前者は，病変部全体を切除するものであり，後者は病変部の一部をくさび形などに切除するものである．結膜病変が小さい場合は切除生検ですべてを取り切り，大きい場合は切開生検で病変の一部のみを切除する．

検体の大きさは最低でも3 mm大以上はあったほうがよい．なぜなら，大きいほど病理組織所見の情報が多くなるからである．検体が小さい場合，正確な病理診断がつかないことがある．

2. 結膜は濾紙の上に伸展

切除した結膜は軟らかく，鑷子で持ち上げると丸まってしまい，オリエンテーションがわからなくなる．オリエンテーションが不明のまま固定されるのを防ぐため，結膜は濾紙

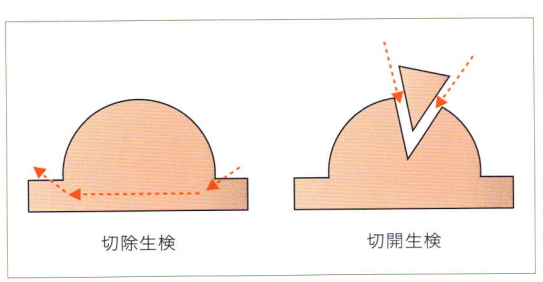

図1 切除生検と切開生検
切除生検は病変部全体を切除することであり，切開生検は病変部に切開を入れて病変の一部を切除することである．

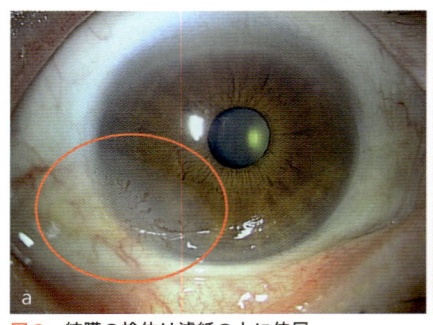

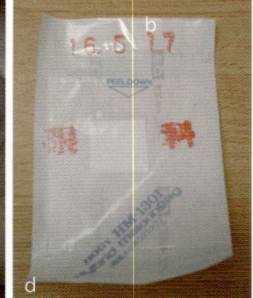

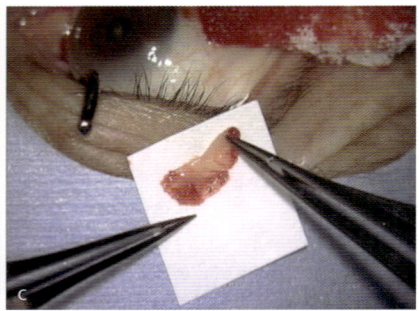

図2　結膜の検体は濾紙の上に伸展
a：輪部に丈の低い腫瘍がみられる．b：滅菌した濾紙を術野に出しておく．c：切除した腫瘍を濾紙の上に伸展する．この後，固定液に入れる．

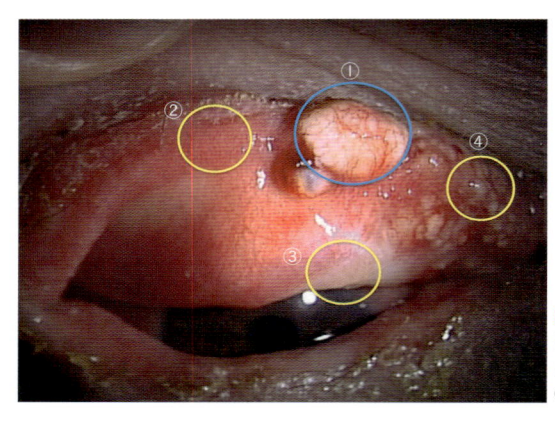

図3　map biopsy
脂腺癌の pagetoid spread の例であるが，このように結膜全体にびまん性に病変が存在する場合，病変の広がりをみるために①～④のように複数か所から生検を行う．

の上に伸展してからホルマリンの入った固定びんに入れる（図2）．濾紙ではなく M.Q.A.® の上にのせてもよいが，M.Q.A.® は固定液に入れるとスポンジ状に膨張し，検体が剝がれることがある．

3. map biopsy

　脂腺癌の pagetoid spread など結膜全体にびまん性に病変が存在する場合は複数か所から切開生検を行う（図3）．病変の広がりをみることが目的であり，これを map biopsy と言う．採取した部位をカルテおよび申込用紙に図示し，番号をつける．複数の固定びんにも番号つけ，それぞれの検体を入れ，固定する．

II.　遺伝子再構成

　免疫機能を担っているリンパ球は，多種多様な抗原に対応するため，分化・成熟過程で免疫グロブリン遺伝子やT細胞受容体（TCR）遺伝子の再構成を行うことが知られている．これを遺伝子再構成（gene rearrangement）という．この特性を生かし悪性リンパ腫における単クローン性の有無を判定する．サザンブロット法と PCR（polymerase chain reaction）法があるが，十分な検体量（0.2 g 以上）を採取し，サザンブロット法を行うことが望ましい．

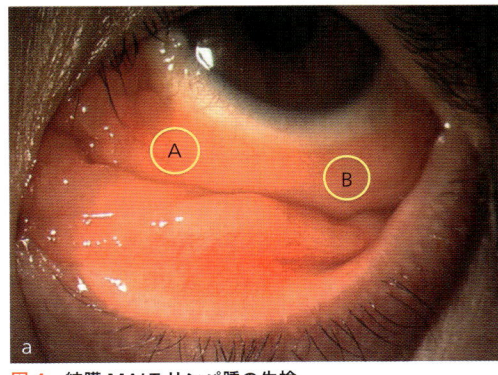

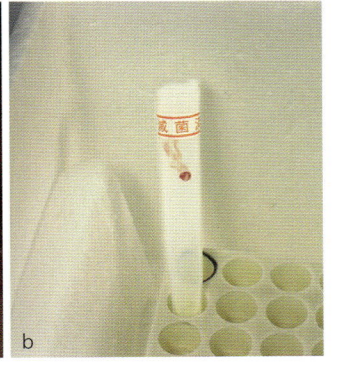

図 4 結膜 MALT リンパ腫の生検
a：通常，2 か所の切開生検を行う．A は病理検査用，B は遺伝子再構成検査用とする．
b：遺伝子再構成を調べるために，組織はスピッツに入れドライアイスで急速凍結させる．

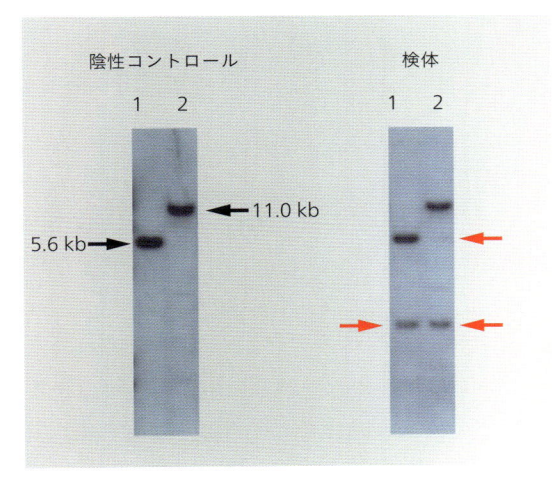

図 5 遺伝子再構成の例
検体のレーンにおいて，陰性コントロールにはないバンド（赤矢印）が観察された場合，遺伝子再構成があると判断し，モノクローナルな増殖があると判断する．

　具体例を示す．MALT リンパ腫が疑われるケースでは 2 つの部位から切開生検し，1 つは病理検査，もう 1 つは急速凍結し，遺伝子再構成の検査に提出する（図 4）．さらにもう 1 か所生検し，フローサイトメトリーを行うこともある．B 細胞性リンパ腫が疑われる場合，主に重鎖 J 領域（IgH-J_H）の再構成が検索される．サザンブロットの結果，悪性リンパ腫であれば単一のバンドが検出されるが，良性（反応性リンパ増殖）の場合，DNA が断片化されて特定のバンドして観察されない（図 5）．

III. フローサイトメトリー

　フローサイトメトリーとは，細胞浮遊液を高速で流し，レーザー光をあて，細胞から出る光の強さを分析し，個々の細胞を解析する手法のことである．この技術と 10 種類以上のモノクローナル抗体を用いて，細胞表面の抗原の解析を短時間で定量的に行う．CD45（白血球共通抗原）ゲーティングを行うと，白血球の細胞系統と分化段階がわかる（図 6a）．B 細胞の単クローン性をみるには細胞表面の免疫グロブリン（sIg）の κ/λ 比を求める．κ/λ 比

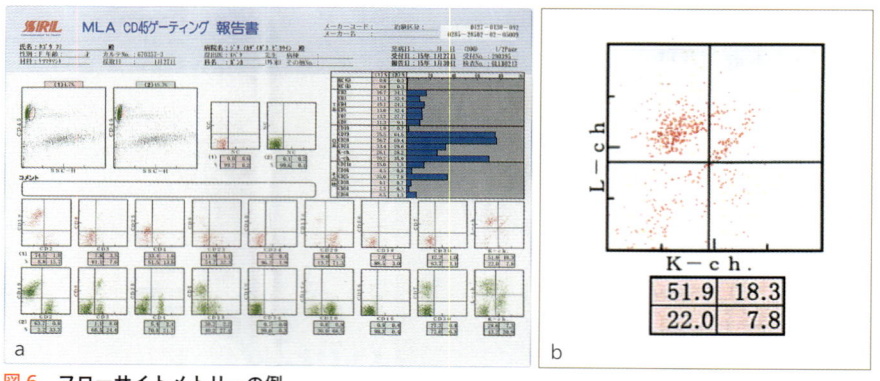

図6 フローサイトメトリーの例
a：CD45（白血球共通抗原）ゲーティングの報告書．
b：この報告書の中で，κ鎖（K-ch）とλ鎖（L-ch）の比をみると，7.8/51.9＝0.15で，偏りが大きく，モノクローナルな増殖が推測される．

が3.0以上，あるいは0.5以下の場合は偏りが大きいと判断し，腫瘍細胞の存在を考える（**図6b**）．

フローサイトメトリーでは，正常ではほとんど存在しないCD5陽性B細胞やCD10陽性B細胞の細胞集団の存在の有無もわかりやすい．ただし，フローサイトメトリーの結果は百分率であり，絶対値ではないことに注意する．フローサイトメトリーはあくまでも異常細胞の集団の有無を判断するものである．

生検した組織（3〜4mm四方）を生のまま生理食塩水を浸した滅菌ガーゼに包んで乾燥を防ぎ，冷蔵し，検査室に運ぶ．このとき，生理食塩水中につけてしまうと細胞が膨化するのでよくない．

IV. 染色体検査

悪性リンパ腫では染色体異常（主に転座）が知られている．FISH(fluorescence in situ hybridization)法で解析する．生検した組織（5mm四方）を生のまま生理食塩水を浸した滅菌ガーゼに包んで乾燥を防ぎ，冷蔵し，検査室に運ぶ．

V. 血液検査

悪性黒色腫では，5-S-システィニールドーパ（5-S-CD）という物質が上昇すること，悪性リンパ腫ではLDHや可溶性インターロイキン2受容体（sIL2-R）が上昇することが知られている．これらの値が血清中で高値を示すのは，全身に腫瘍が広がった段階であることが多く，眼局所にとどまっている場合は有用でないことが多い．

VI. その他の検査

　角結膜腫瘍が広範に及ぶ場合や眼瞼腫脹を伴う場合では，眼窩への広がりを見るために眼窩のCTやMRIを行う．

　悪性腫瘍であることがわかった場合，全身の転移がないかどうか，病気の広がりを調べるため，PET検査，MRI検査，ガリウムシンチグラフィ，超音波検査，消化管内視鏡検査，骨髄穿刺などを行う．

　眼瞼結膜腫瘍の転移は，耳下腺や顎下部のリンパ節であることが多い．リンパ管に入った癌細胞が最初にたどりつくリンパ節のことをセンチネルリンパ節という．これを切除し，転移の有無を正確に調べようとすることをセンチネルリンパ節生検という．センチネルリンパ節を見つけるためには，色素や放射性アイソトープを使う．センチネルリンパ節生検は，眼科領域ではまだ一般的になっているとは言いがたい．

　生検によって得られた検体が，不適切な扱いにより診断が困難となる事態を避けるため，不明な点は事前に検査室と連絡をとっておくことが大切である．

参考文献

1) 小幡博人：病理組織検査の原則．臨眼 66（増刊号）：93-97, 2012
2) Putterman AM：Conjunctival map biopsy to determine pagetoid spread. Am J Ophthalmol 102：87-90, 1986

（小幡博人）

D 角結膜腫瘍の治療

I. 病理診断

　経験を積めば，肉眼所見および細隙灯顕微鏡所見に基づいて，大部分の症例を正しく診断することができるかもしれない．しかし熟練者にとっても，臨床診断に迷う症例が存在する．したがって正しく診断するためには，病理診断が必要である．特に放射線照射や抗癌剤点眼などの侵襲的な治療を計画する際には，病理診断を行うべきである．

II. 試験切除または治療生検

　試験切除（incisional biopsy）（図1）では，病変の一部のみを切除する．臨床診断に迷い，もし全切除したら忌むべき術後合併症を生じそうな症例では，治療計画を立てるために試験切除を行う．

　一方，臨床診断に迷うが，境界明瞭な比較的小さい病変で，全切除しても合併症を生じないと判断すれば，治療生検（excisional biopsy）（図2）を行う．

III. 経過観察

1. 治療前の経過観察

　病変の増大速度を知るために，写真などで記録しながら定期的に経過観察することがある．

2. 治療後の経過観察

　腫瘍再発の有無を確かめるため，そして治療に伴う合併症をコントロールするため経過観察が必要である．

IV. 手術

　臨床診断または病理診断に基づき，患者の予後をある程度見通したうえで手術するべき

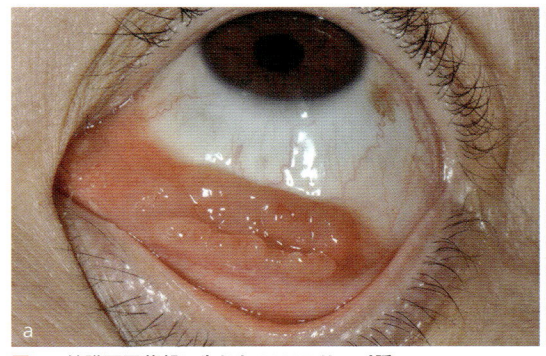

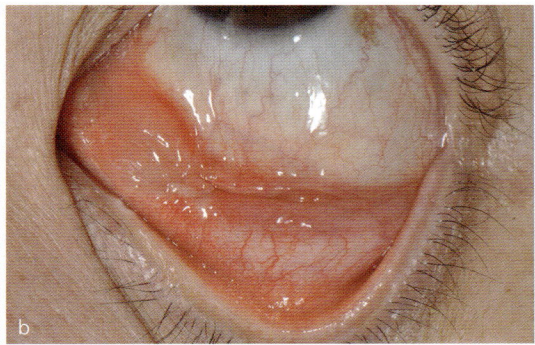

図 1　結膜下円蓋部に生じた MALT リンパ腫
試験切除の術前(a)と術後(b).

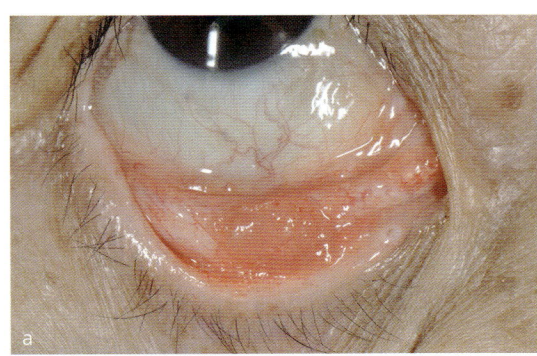

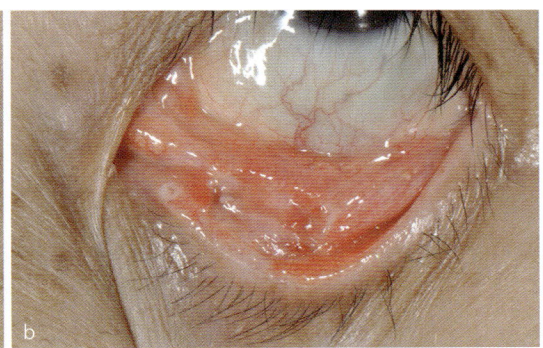

図 2　結膜下円蓋部に生じた乳頭腫
治療生検の術前(a)と術後(b).

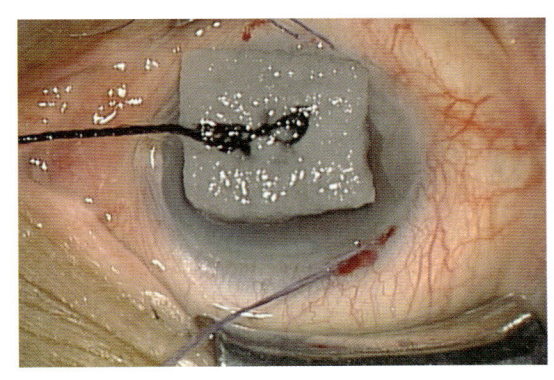

図 3　眼球の動きを制御
輪部に制御糸をかけて眼球の動きを制御している.

である．短時間で簡単に手術を済ませようなどと，無理をしないほうがよい．
　眼球の動きを制御し(図3)，出血を制御し(図4)，ていねいな手術を行うべきである．落ち着いて手術しなければならないし，それなりに時間がかかる．眼球運動・体動を抑制できない小児，神経疾患の成人などでは全身麻酔が必要である．
　悪性腫瘍を疑う症例では，術中に腫瘍を撒き散らさないためアルコール脱水を併用することがある．あるいは取り残しを防ぐため，切除断端に表層冷凍凝固術を併用することもある(図5)．

II　角結膜腫瘍総論　D　角結膜腫瘍の治療　　81

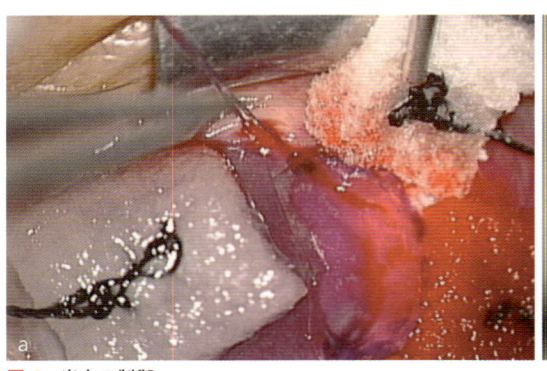

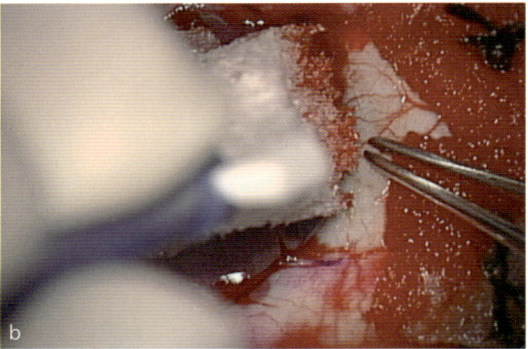

図4　出血の制御
a：糸付き綿（ベンシーツ®）を介して出血を吸引している．b：バイポーラ凝固装置で，小血管を焼灼している．

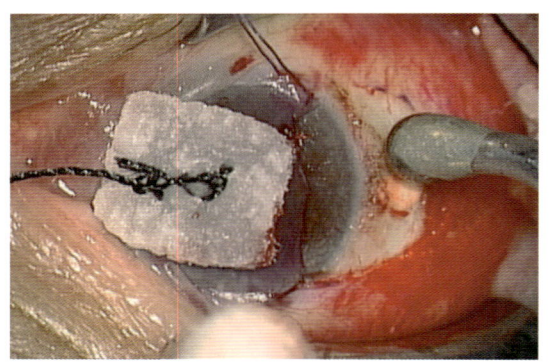

図5　表層冷凍凝固

V.　悪性腫瘍に対する薬物療法

　原則として手術と組み合わせて使用する．使用するタイミングによって，術前点眼，術中に塗布，あるいは術後に追加治療として用いる場合がある．薬物としては，マイトマイシン（MMC），5-FU，インターフェロンα，インターフェロンβなどである．

VI.　悪性腫瘍に対する放射線治療

　結膜悪性リンパ腫で転移のない症例（Ann-Arbor分類でⅠe）では，放射線治療が第一選択である．ただし低悪性度リンパ腫では積極的に治療せず経過観察のみを行うこともある．角結膜悪性黒色腫は放射線感受性が低いので，放射線治療の適応はない．
　角結膜に限局する腫瘍に対しては，深達度が浅く表面付近に線量が集まる電子線を用いる．腫瘍が角膜に浸潤していない症例では，鉛で角膜と水晶体を保護するのがよい．

参考文献
1) Shields JA, Shields CL：Surgical management of conjunctival tumors：Eyelid, conjunctival, and orbital tumors：atlas and textbook 2nd ed. p437-445, Lippincott Williams & Wilkins, a Wolters Kluwer business, Philadelphia, 2008

（大島浩一）

III 眼窩腫瘍総論

A 疫学的事項

　一般眼科医にとって聞きなれない多種類の眼窩腫瘍をできるだけ臆せずに診断するうえで欠かせない事項が，眼窩腫瘍の統計である．視診，触診，眼科的検査，画像撮影方法，画像撮影結果を検討するうえでも，眼窩腫瘍の頻度を知ることで正しい診断にたどりつく手助けとなる．

　統計学的事項もただ漫然と覚えるわけではない．原発性眼窩腫瘍であれば，良性腫瘍および悪性腫瘍のそれぞれに年齢による発生腫瘍の違いや眼窩内の部位の違いにより発生しやすい腫瘍があり，さらに続発性および転移性眼窩腫瘍もある程度の傾向がある．

　本邦の原発性眼窩腫瘍の統計を数種類列挙する(表1)．良性，悪性眼窩腫瘍と転移性眼窩腫瘍の数編の統計があり，病理組織学的診断が行われたものとないものもあるがほぼ同様の傾向である．

　しかし，眼窩という部位による特殊性もあり，すべてが手術加療の対象となっているわけではない．すなわち，症状のない良性眼窩腫瘍や現時点で影響のない腫瘍などのように，画像検査により定期的に経過観察されているだけの病理組織診断すべてが施行されていない画像臨床診断の症例が常に存在している点に注意が必要である．さらに，眼窩腫瘍ではないが，眼窩リンパ増殖性疾患の1つである特発性眼窩炎症など，病理組織診断前にステロイド加療により軽快している症例もある．また，頭部外傷や頭痛などの精査の際に救急外来や一般外来で撮影された頭部CTにより偶然発見された無症状の眼窩腫瘍もある．これらを含めた正確な統計は事実上不可能であるが，治療や外来診療上で必要な眼窩腫瘍は現時点の統計で十分理解できると思われる．

　本邦の平均寿命の延長および高齢社会に加え，近年の分子標的治療薬や定位放射線治療など化学放射線治療法の大きな進歩により平均寿命も延び，担癌患者が増加傾向にある．このため，転移性および続発性眼窩腫瘍に関しては今後ますます増えると予想され注意が必要である．

表1 各施設における原発性眼窩腫瘍の統計データ

東京医科大学（1997〜2007年）			新潟大学（1988〜2014年）			札幌医科大学（1981〜2002年）		
IOI	107(例)	35(%)	悪性リンパ腫	90(例)	30(%)	悪性リンパ腫	59(例)	28(%)
悪性リンパ腫	43	14	IOI＋RLH＋IgG4ROD	53	18	RLH	45	21
RLH	25	8	皮様嚢腫	27	9	涙腺多形腺腫	21	10
海綿状血管腫	24	8	海綿状血管腫	22	7	海綿状血管腫	18	9
涙腺多形腺腫	19	6	涙腺多形腺腫	20	7	皮様嚢腫	13	6
皮様嚢腫	13	4	髄膜腫	14	5	神経鞘腫	7	3
髄膜腫	13	4	毛細血管腫	12	4	腺癌	6	3
腺様嚢胞癌	9	3	表皮様嚢胞	8	3	髄膜腫	5	2
リンパ管腫	8	3	腺様嚢胞癌	8	3	神経膠腫	5	2
神経鞘腫	8	3	腺癌	6	2	静脈瘤	4	2
毛細血管腫	7	2	リンパ管腫	5	2	血腫	4	2
表皮様嚢腫	7	2	動静脈奇形	5	2	毛細血管腫	3	1
腺癌	6	2	アミロイドーシス	4	1	リンパ管腫	3	1
木村病	4	1	神経鞘腫	4	1	表皮様嚢胞	2	1
神経線維腫	3	1	血腫	3	1	神経線維腫	2	1
横紋筋肉腫	2	※	骨腫	3	1	骨腫	2	1
軟骨肉腫	2	※	Wegener肉芽腫症	3	1	横紋筋肉腫	2	1
緑色腫	2	※	血管周皮腫	2	※	その他	12	6
アミロイドーシス	2	※	木村病	2	※			
神経膠腫	2	※	その他	8	3			
静脈瘤	2	※						
合計	308例	100%	合計	299例	100%	合計	213例	100%

※は1%以下なので表記しない．
IOI：idiopathic orbital inflammatory 特発性眼窩炎症
RLH：reactive lymphoid hyperplasia 反応性リンパ過形成
IgG4ROD：IgG4 related ophthalmic disease IgG4関連眼疾患

　腫瘍は，どの領域でも成人と小児では発生しやすいものが異なる．眼窩腫瘍も同様に異なるため注意が必要である．

I. 原発性眼窩腫瘍

　本邦の報告や最近の海外の報告においても明らかなように，成人における眼窩腫瘍全体のなかでは，悪性リンパ腫，反応性リンパ過形成，IgG4関連眼疾患，特発性眼窩炎症などのリンパ増殖性疾患の比率が約50〜60％と高い．言い換えれば，眼窩腫瘍に遭遇した場合に半分以上はリンパ増殖性疾患ということである（表1）．小児〜若年者に多いものが，皮様嚢腫や毛細血管腫（乳児血管腫）や表皮様嚢胞，動静脈奇形，リンパ管腫であり血管系腫瘍や嚢胞状の腫瘍が約60〜75％と多い．その次に，視神経膠腫が続く．

1. 眼窩良性腫瘍

　成人ではリンパ増殖性疾患である特発性眼窩炎症（特発性眼窩炎症を眼窩腫瘍の範疇に含めるのは厳密には間違っているが，そのなかに現在でも悪性リンパ腫や反応性リンパ過形成，IgG4関連眼疾患が含まれている可能性があるからである）や反応性リンパ過形成，IgG4関連眼疾患が約20〜40％と多い．最近ではIgG4関連眼疾患の診断基準ができたことにより，過去には特発性眼窩炎症や反応性リンパ過形成と診断されていた症例がIgG4関連眼疾患と診断

確定することができるようになった．そのため，原因不明であった特発性という診断名を減少させることができた．最近の本邦の多施設研究にて，1,000例以上のリンパ増殖性疾患の内訳は，約55％が悪性リンパ腫であり，約20％がIgG4関連眼疾患，約20％は反応性リンパ過形成や特発性眼窩炎症であった．しかし，IgG4関連眼疾患と悪性リンパ腫の合併例も約5％と報告されており，必ずしもクリアカットではない．

リンパ増殖性疾患に次いで多いものは，海綿状血管腫，涙腺多形腺腫，表皮様嚢胞である．涙腺部の腫瘍を除けば血管系腫瘍や嚢胞状の腫瘍が多いのである．また，髄膜腫は眼窩周囲に頭蓋が分布しており，また眼窩内視神経があるため上位に入り，神経鞘腫も眼窩内に神経が多く分布しているため多くみられる．

小児では，皮様嚢腫や毛細血管腫，表皮様嚢胞，動静脈奇形，リンパ管腫が多い．小児では，血管系腫瘍や嚢胞状の腫瘍が多い．

2. 眼窩悪性腫瘍

最多は約70〜80％を占める悪性リンパ腫である．欧米の疫学的報告とこの点が以前は異なっていたが，最近では欧米でも悪性リンパ腫が高い比率を占めているようである．過去に反応性リンパ過形成や特発性眼窩炎症と診断されていたものが，病理組織学的検査の向上および遺伝子再構成の外注検査の保険適応など，悪性リンパ腫と診断できることが多くなっている．本邦の各施設から症例を集めた報告では，約70％強が粘膜関連リンパ組織節外性濾胞辺縁帯B細胞リンパ腫（extranodal marginal zone B-cell lymphoma of mucosa-associated lymphoid tissue：MALT lymphoma）であり，その他は濾胞細胞リンパ腫，マントル細胞リンパ腫，中悪性度リンパ腫のびまん性大細胞型B細胞性リンパ腫が約20％弱である．

その他は，涙腺部に生じる腺様嚢胞癌や多形腺腫源癌などの上皮系腫瘍，乳癌やアポクリン腺，エクリン腺，唾液腺などに対する抗体であるgross cystic disease protein-15（GCDFP-15）抗体陽性の涙嚢周囲や眼窩内に生じる腺癌がある．さらに，病理組織学的には良性および悪性の中間的腫瘍の位置づけではあるが，遠隔転移を起こす臨床的悪性腫瘍である血管周皮腫（hemangiopericytoma，孤立性線維性腫瘍：solitary fibrous tumor）や，滑膜肉腫，軟骨肉腫などの間葉系腫瘍も稀ではあるが発生する．

小児眼窩腫瘍においては，眼窩悪性腫瘍は約20％程度と多くはないが，視神経膠腫や横紋筋肉腫，Ewing肉腫，悪性リンパ腫がある．

II. 転移性眼窩腫瘍

悪性腫瘍は本邦の死因第1位であり，さらに分子標的治療薬や定位放射線治療など悪性腫瘍の治療は近年進歩が目覚ましい．そのうえ，画像診断も進歩し，医療従事者の転移性眼窩腫瘍の認知度も上がってきている．結果として，世界的に担癌患者が多くなり，長期生存も可能となった現在では，転移性悪性腫瘍も増加傾向にある．転移性眼窩腫瘍の約20％の患者は既往歴がなく，眼窩腫瘍発見後の全身検索で原発巣の悪性腫瘍が発見される場合もあるため，眼科医の役割は大きい．一方で，約10％は全身検索で原発巣が発見できない場合もある．

表2 転移性眼窩悪性腫瘍の原発巣

転移性眼窩悪性腫瘍（成人）		
肺癌	21（例）	19（％）
乳癌	20	18
肝細胞癌	18	16
胃癌	11	10
骨肉腫	6	6
子宮・卵巣癌	5	5
腎細胞癌	4	4
前立腺癌	4	4
精上皮腫	4	4
直腸・大腸癌	3	4
膵臓癌	2	1
甲状腺癌	2	1
膀胱癌	2	1
悪性黒色腫	2	1
その他	7	6
合計	111例	100％

〔Amemiya T, Hayashida H, Dake Y : Metastatic orbital tumors in japan : a review of the literature. Ophthalmic Epidemiol 9 : 35-47, 2002 より〕

　転移性眼窩腫瘍は，全眼窩腫瘍の1～13％と報告されており，担癌患者の2～5％と報告されている．海外では乳癌（53％），前立腺癌（12％），肺癌（8％）と報告があり，本邦では肺癌（17％），乳癌（16％），肝癌（14％）と続く．性差では女性は乳癌，男性は肺癌が多く，眼窩内腫瘍の発見を契機に原発巣を認めることもある．他に消化管，前立腺，腎臓，肝臓，甲状腺，子宮，卵巣などからの転移もある（**表2**）．片眼窩症例が約90％であり，両眼窩症例は約10％以下である．左右眼窩のどちらに多いかは，解剖学的に左眼窩に大動脈から総頸動脈経由で直接血流が供給されるため，左に多いという報告もあるが，左右差はないという報告もある．

　たとえ原発巣のコントロールが良好であっても，眼窩内転移を認めることは多々ある．また造血器腫瘍の完全寛解の患者であっても，眼窩内腫瘍や視神経浸潤にて再発を認めることもあり注意が必要である．

　各原発巣の特徴としては，乳癌は眼窩脂肪組織や外眼筋に転移しやすく，硬化性腫瘍では眼球陥凹をきたすことがあり，腎臓や甲状腺腫瘍の転移は限局的で孤立した球形をとることが多く，腎細胞癌は原発巣切除後10年以上経過しても転移することもある．前立腺癌は，造骨性変化を認めることが多く，頰骨や蝶形骨に転移することが多い．この点では，原発性眼窩良性腫瘍の髄膜腫との鑑別も必要である．肝細胞癌転移は，非常に血流が豊富であり手術は慎重を期すべきである．欧米・欧州に比べ本邦では少ない悪性黒色腫は外眼筋に転移しやすい．

　小児例は稀であるが，肉腫や神経芽細胞腫，胚芽腫，白血病などの腫瘍が転移しやすい．

III. 続発性眼窩腫瘍

　最多は，眼窩周囲を取り囲む副鼻腔(前頭洞，篩骨洞，蝶形骨洞，上顎洞)からの扁平上皮癌の浸潤癌である．扁平上皮癌が約9割であり，副鼻腔経由では他に，腺癌が1割弱，小細胞癌，NK/T細胞リンパ腫も存在する．さらに，成人の眼瞼部悪性腫瘍(脂腺癌，基底細胞癌，扁平上皮癌)や結膜扁平上皮癌，結膜悪性黒色腫の眼窩内進展，眼内腫瘍(網膜芽細胞腫や悪性黒色腫など)の眼窩内進展などもある．

参考文献

1) 後藤浩：眼腫瘍の疾患別頻度．後藤浩(編)：眼科プラクティス24，見た目が大事！眼腫瘍．pp2-9，文光堂，2008
2) Japanese study group of IgG4-related ophthalmic disease：A prevalence study of IgG4-related disease in Japan. Jpn J Ophthalmol 57：573-579, 2013
3) Ahmad SM, Esmaeli B：Metastatic tumors of the orbit and ocular adnexa. Curr Opin Ophthalmol 18：405-413, 2007
4) Garrity JA, Henderson JW, Cameron JD：The tumor survey. Henderson's orbital tumors 4th. pp23-32, Lippincott Williams and Wilkins, Philadelphia, 2007
5) Amemiya T, Hayashida H, Dake Y：Metastatic orbital tumors in japan：a review of the literature. Ophthalmic Epidemiol 9：35-47, 2002

〈尾山徳秀〉

B 初診時の外来診療
—どう診てどう考えるか

　眼窩腫瘍は症例数が少ないだけでなく，直接眼で診ることができない．すなわち視診では診断することが困難な疾患であり，そのことが細隙灯顕微鏡や倒像鏡などで直接診断を下すことに慣れた眼科医にとって苦手な領域なのである．また，約 30 mL しかない眼窩部であるにもかかわらず発生学，解剖学上の観点から眼球も含め，主に神経外胚葉，表皮外胚葉，神経堤細胞，間葉系細胞が混在するため，眼窩腫瘍も様々な種類が存在することが，馴染みにくく理解しにくい原因ともなっている．眼窩周囲は骨に囲まれているが，耳鼻咽喉科や脳神経外科領域とも緊密な関係もあるため多種多様の腫瘍発生原因ともなる．最終的には画像診断や病理組織診断にて診断が確定することが必要であるが，その段階にたどりつくまでに必要な診療の手助けとなれば幸いである．「目は口ほどに物を言う」という諺のごとく眼周囲は顔面のなかで最も目立ち，異常に気づきやすい部位であり，耳鼻咽喉科や脳神経外科領域の患者であっても，患者自身が眼周囲の異常に早く気づくことで眼科外来を受診することが多いので，ぜひ配慮していただきたい．また当たり前ではあるが，暗い眼科診療室の電灯を付け，部屋を明るくしてから診療をしていただきたい．本項では，顔写真を主に紹介し，実際の外来のように見ていただければ幸いである．図1に診療のフローチャートを示す．

I. 眼窩腫瘍診断の7つのポイント

　眼窩腫瘍診断においては，以下の7つのポイントが重要となる．
① 発症からの持続期間や主訴の問診
② 年齢
③ 片側か両側であるか
④ 眼科的検査でわかること
⑤ 腫瘍存在部位は眼窩部のどこであるか
⑥ 触診と視診でわかること
⑦ 既往歴(悪性腫瘍，副鼻腔疾患，頭蓋内疾患，膠原病，アレルギー，喘息，など)の有無

1. 発症からの期間と主訴

　いつからどのような症状があるかを具体的に患者に問診することは極めて重要である．

A　眼窩腫瘍（小児）

経過が数か月単位でゆっくり

- 耳上側腫脹
  - 皮下に触知，疼痛なし，境界明瞭（球状） → 皮様囊腫
  - 涙腺部腫脹，疼痛なし → サルコイドーシス，Sjögren症候群，涙腺悪性リンパ腫，涙腺リンパ増殖性疾患
  - 涙腺部腫脹，発赤，疼痛 → 特発性眼窩炎症（涙腺炎型）
- 眼周囲皮下腫脹 — 境界明瞭（球状），疼痛なし → 表皮様囊腫
- 眼球突出，眼瞼腫脹
  - 境界不明瞭〜明瞭，疼痛なし → 毛細血管腫，動静脈奇形，皮様囊腫（眼窩隔膜後方），髄膜脳瘤
  - 側頭窩（蝶形骨溶解）病変あり → Langerhans組織球症
- 視力障害 → 視神経膠腫

経過が数日から数週間と急速

- 耳上側腫脹 — びまん性腫脹，発赤，疼痛，球結膜充血 → 特発性眼窩炎症（涙腺炎型），化膿性涙腺炎
- 眼瞼皮膚の斑状出血や眼瞼腫脹，眼球突出 → リンパ管腫，横紋筋肉腫やEwing肉腫，悪性リンパ腫，白血病などの悪性腫瘍
- 視力障害 → 視神経膠腫，視神経白血病浸潤，特発性眼窩炎症（視神経周囲型，Tenon囊炎型），リンパ管腫
- 眼瞼腫脹，眼球突出，疼痛あり → 眼窩蜂巣炎，特発性眼窩炎症（びまん性）
- 副鼻腔炎既往あり → 骨膜下膿瘍

B　眼窩腫瘍（成人）

経過が数か月単位でゆっくり

- 耳上側腫脹
  - 疼痛なし，あっても弱い → 涙腺多形腺腫，涙腺腺様囊胞癌，涙腺多形腺腫源癌，転移性涙腺腫瘍，涙腺悪性リンパ腫，涙腺リンパ増殖性疾患，サルコイドーシス，Sjögren症候群
  - 疼痛強い → 涙腺腺様囊胞癌，涙腺多形腺腫源癌，転移性涙腺腫瘍
- 眼球突出
  - 頭部外傷後より発症，眼周囲逆流音あり → 内頸動脈海綿静脈洞瘻
  - 外傷など既往なし → 内頸動脈海綿静脈洞瘻（特発性），腺癌，悪性リンパ腫，リンパ増殖性疾患，海綿状血管腫，神経鞘腫，転移性腫瘍
  - 副鼻腔炎手術既往あり → 術後性貯留粘液囊胞
- 眼周囲皮下腫脹 — 境界明瞭（球状），圧痛なし → 表皮様囊腫
- 涙囊部〜内眼角部腫脹，流涙 → 涙囊腫瘍，副鼻腔腫瘍
- 複視，球結膜鬱血，浮腫 → 転移性腫瘍（外眼筋），特発性眼窩炎症（外眼筋炎型）
- 視力障害 → 視神経鞘髄膜腫，海綿状血管腫（先端部），静脈瘤（先端部），特発性眼窩炎症（視神経周囲型，Tenon囊炎型）

経過が数日から数週間と急速

- 耳上側腫脹
  - 疼痛，皮膚発赤 → 特発性眼窩炎症（涙腺炎型）
  - 皮膚発赤なし → 転移性涙腺腫瘍，涙腺悪性リンパ腫（中高悪性度）
- 眼球突出
  - 複視，球球運動時痛あり → 特発性眼窩炎症（外眼筋炎型）
  - 視力障害 → 特発性眼窩炎症（視神経周囲型，Tenon囊炎型），静脈瘤（破裂）

※リンパ増殖性疾患：特発性眼窩炎症，反応性リンパ過形成，IgG4関連眼疾患

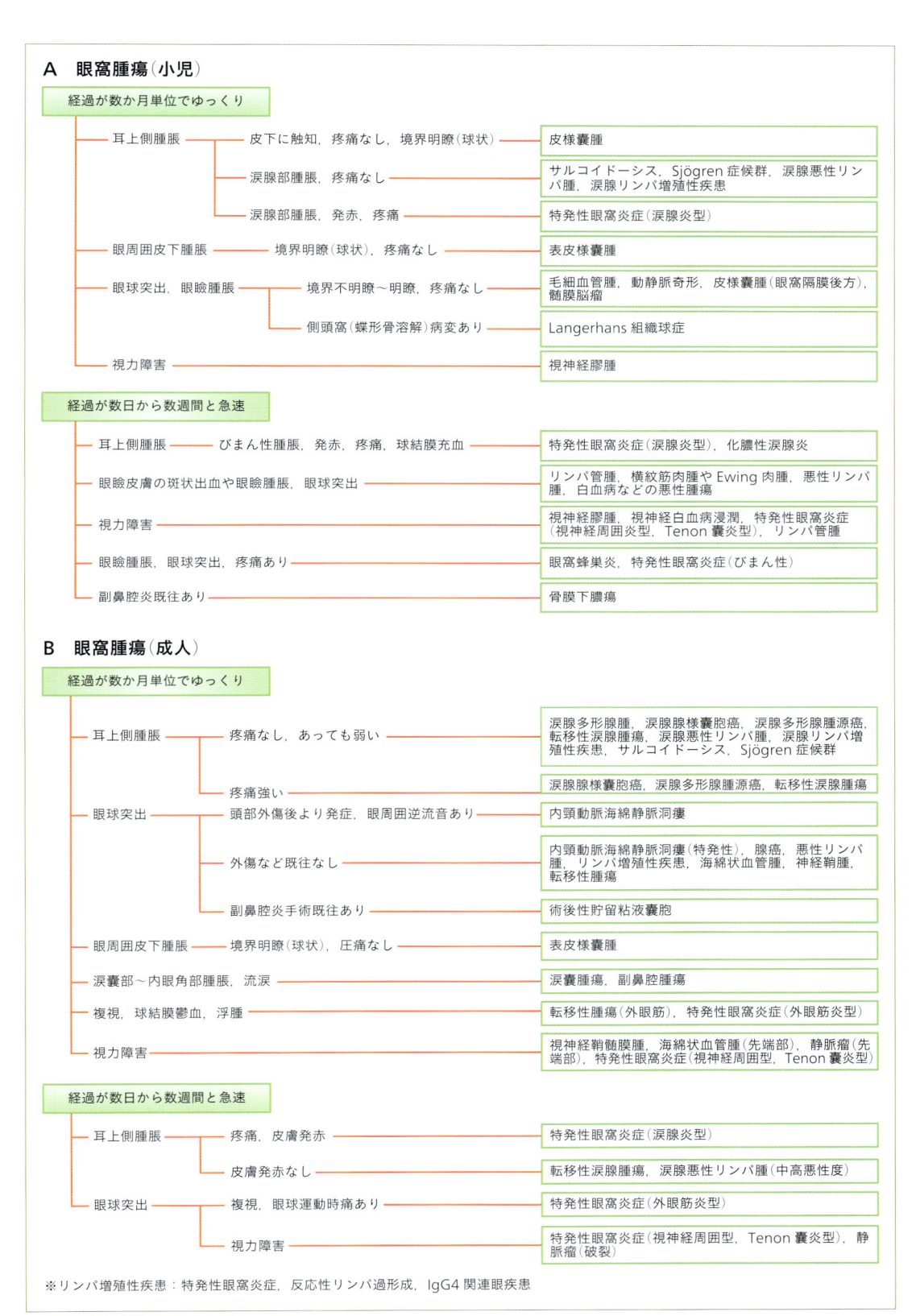

図1　眼窩腫瘍診療のフローチャート

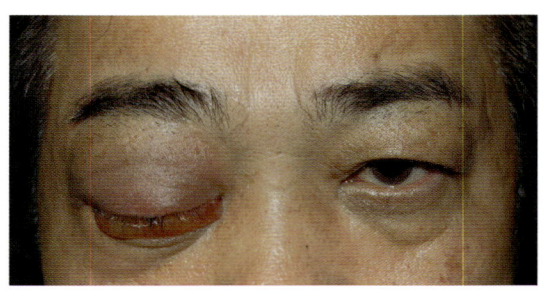

図2 **67 歳男性**
右眼球突出と眼瞼腫脹のため開瞼不可. 疼痛, 発赤を認め, 結膜浮腫も著明である. 特発性眼窩炎症の診断でステロイド加療を行い, 軽快した.

　患者からの最初の訴えは, その患者にとって一番重要な症状や所見を含んでいることが多い. 問診の内容が同じことの繰り返しとなることもあるが, 前医の紹介状を鵜呑みにしてはならない.

　大前提として, 良性腫瘍やおとなしい性格の腫瘍であれば, 経過が数か月や数年と長いことや症状発症から著しく悪化がないことが多い. 経過が長く, 変化がゆっくりなほど, 複視などの訴えがないことが多い. 逆に, 悪性腫瘍や炎症性疾患などは経過が数週間から数か月と短く, 症状発症から悪化の一途をたどり, 複視などの訴えも多い. 成人のびまん性大細胞型 B 細胞性リンパ腫など中悪性度のものは経過が早く, 眼科領域で頻度の高い低悪性度の粘膜関連リンパ組織節外性濾胞辺縁帯 B 細胞リンパ腫(extranodal marginal zone B-cell lymphoma of mucosa-associated lymphoid tissue：MALT lymphoma)は経過が長い. 小児の悪性腫瘍は典型的に進行が早く, 横紋筋肉腫などは 1～2 週間程度で急速に増大する. 例外もあり, 成人では数十年経過した良性の涙腺多形腺腫が悪性転化することはよく知られている. しかし, 良性眼窩疾患でも特発性眼窩炎症(過去には炎症性偽腫瘍と呼ばれていたこともある)は, 比較的急速な進行が多い(図2).

　患者の一番困った症状を問診することができれば, それを解決することがその患者の一番の喜びとなる. 視力低下や視野障害が主訴であればそれを解決するために, 例えば圧迫している腫瘍を取り除くことで改善できれば最良の治療となるであろう. 眼球突出が主訴であれば, 腫瘍全摘出することで眼球突出が改善されるのであればそれが最良であろう. しかし, そのために視力障害や眼球運動障害, 視野障害が合併症として起こっては患者だけでなく医療者側も不幸である. そのような障害が起こりうるという可能性があるとお互いが話し合うことで, 治療に時間がかかったとしても患者は納得できるであろう. そのためには患者の意見に耳を傾けることが, 治療方針を計画することの手助けとなる.

　問診だけで診断に近づけるものとして, 小児では, 幼少時から次第に増大した耳上側皮下腫瘤は皮様嚢腫の可能性が高い. 何の前触れもないか, 感冒後の皮下出血を伴う急激な痛みを伴う眼球突出は, リンパ管腫の可能性が高い(図3). 逆に生後から 1 歳までの緩徐な進行の眼球突出は毛細血管腫の可能性が高い(図4). 毛細血管腫を疑った場合は全身をくまなく診察してみると他の部位にも認めることがある. フローチャートを図1に示したが, あくまでも画像診断をしていない予測診断であることに留意してほしい.

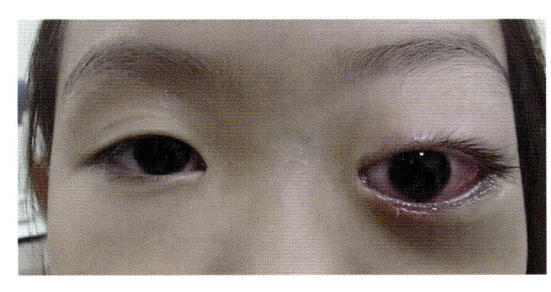

図3　5歳女児
急激に悪化する左眼球突出と流涙，疼痛で受診した．リンパ管腫であった．

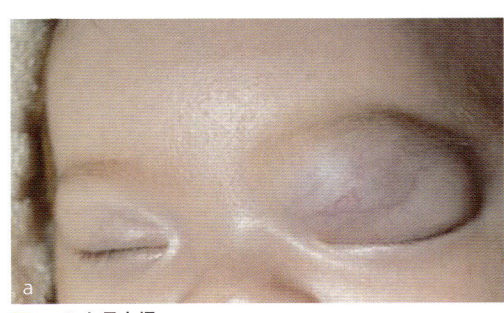

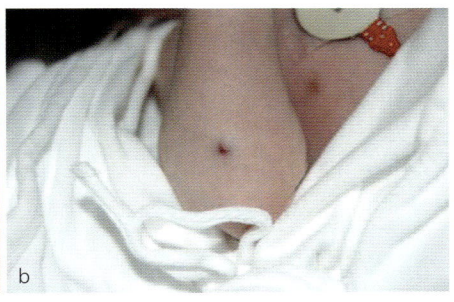

図4　2か月女児
生後より次第に悪化する左上眼瞼腫脹を認める．発赤を認めるが疼痛はない．毛細血管腫であり，右上腕にも小さな血管腫を認めた．

2. 年齢による腫瘍の違い

　疫学の項目にも示したが，年齢によって好発する腫瘍が異なる．もちろん例外はあるがこれだけ知っているだけでも，画像診断前に数種類に絞り込め，予想することが可能となる．

　原発性眼窩良性腫瘍は，小児から若年者の場合は，皮様嚢腫，毛細血管腫，動静脈奇形（図5），リンパ管腫，表皮様嚢腫などの血管系や嚢胞状腫瘍の可能性が高く，成人の場合は，リンパ増殖性疾患である特発性眼窩炎症や反応性リンパ過形成，IgG4関連眼疾患が多く，涙腺多形腺腫，海綿状血管腫，皮様嚢腫，表皮様嚢腫，神経鞘腫，頭蓋内からの進展した髄膜腫が多くなる（図6）．

　原発性眼窩悪性腫瘍は，小児から若年者の場合は，横紋筋肉腫などの肉腫（図7），悪性リンパ腫（図8），白血病などの可能性が高く，成人の場合は，悪性リンパ腫，腺癌，涙腺腺様嚢胞癌が多くなる．

3. 片側性か両側性か

　眼窩という部位は左右対称に存在しているが，同時期に両側性に腫瘍が存在することは稀である．両側性の場合にまず考えるべき疾患は，リンパ増殖性疾患のなかでも悪性リンパ腫やIgG4関連眼疾患，反応性リンパ過形成の可能性が高く，その次に全身性疾患の可能性を疑い，膠原病ではサルコイドーシス，Sjögren症候群なども可能性がある．既往の悪性腫瘍では血液疾患（悪性リンパ腫や白血病など）や転移性腫瘍も鑑別に入れるべきである．片側性であっても上記の疾患はもちろん存在するが，両側性では上皮系・間葉系悪性腫瘍

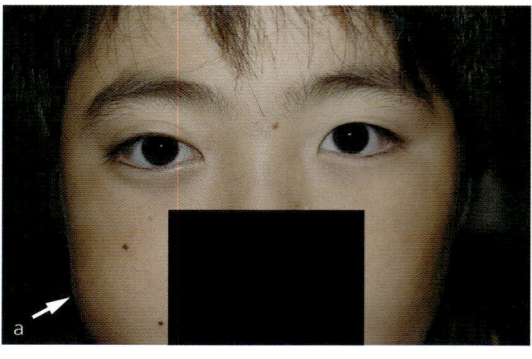

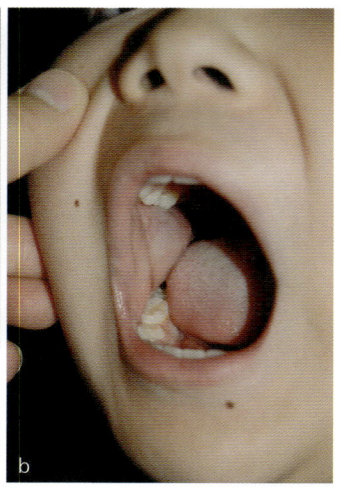

図5　10歳男児
数年前から右眼球突出および眼球下方偏位，右頬部の腫脹も認める（矢印）．複視や疼痛などは認めない．右眼窩部および頬部とも動静脈奇形であった．

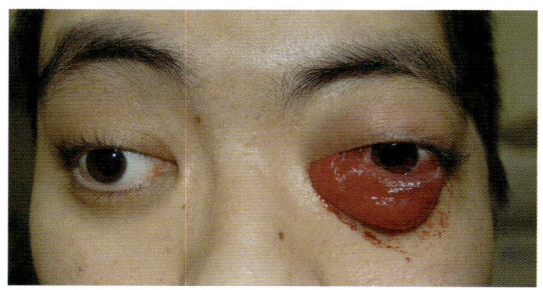

図6　18歳男性
左眼球突出と左眼窩内脂肪脱出を認める．両側蝶形骨・海綿静脈洞に浸潤する髄膜腫で，左眼窩内を充満していた．すでに光覚なく，疼痛もない．

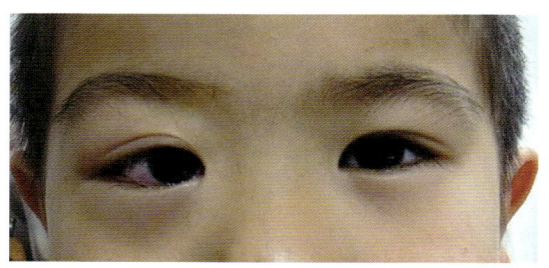

図7　5歳男児
1か月前から次第に悪化する右上下眼瞼腫脹と結膜充血，眼球突出にて受診した．右頬骨骨膜由来と思われる Ewing 肉腫であった．

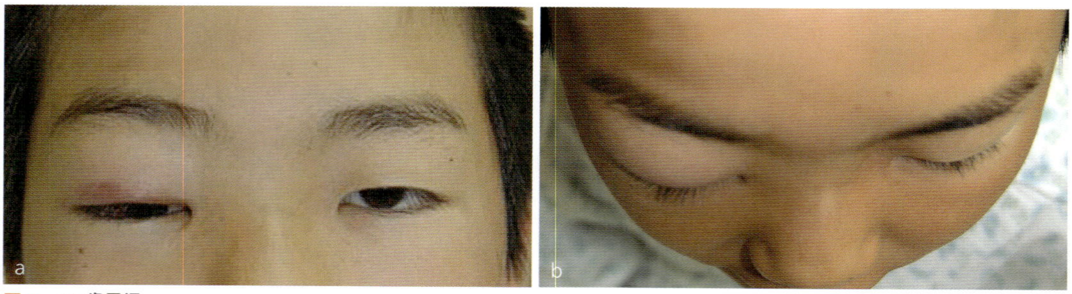

図8　12歳男児
3週間前から次第に悪化する右上眼瞼腫脹にて受診した．右上眼瞼に斑状出血を認め，明らかな右眼球突出があった．未分化大細胞リンパ腫であった．

（涙腺多形腺腫，血管腫，囊胞性病変など）は比較的稀である．

4. 眼科的検査の重要性

　眼窩腫瘍は直接眼で診ることができない．しかし通常の眼科外来検査は，早急な対応が必要かどうか，その後の経過が悪化しているかの重要な視標となる．最低限チェックするべき項目はそれほど多いものではないので以下に列挙する．

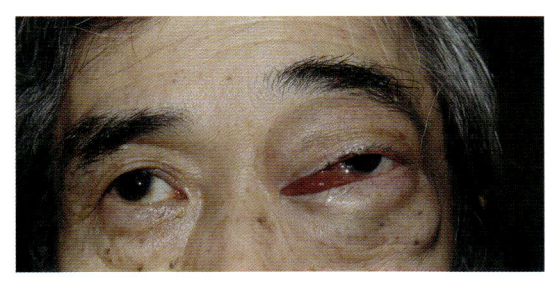

図9　64歳男性
左眼球偏位および眼球突出，眼周囲の硬結を認める．眼球運動は全方向に制限あり，ほぼ固定している．発症から17年経過している．病理診断にてアミロイドーシスの診断となり全身検査では眼窩限局性であった．この5年間に著変はない．

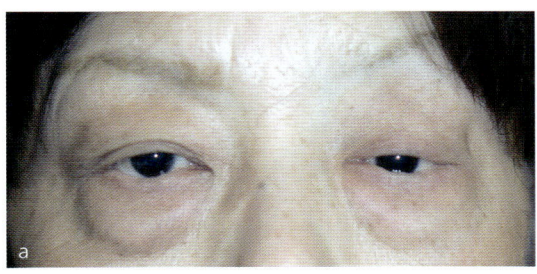

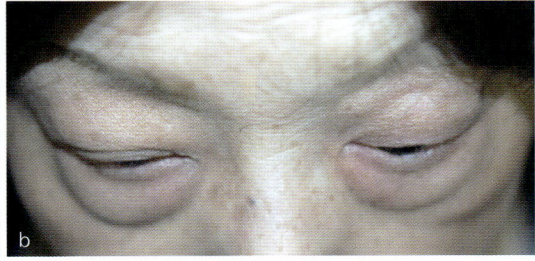

図10　53歳女性
1.5か月前からの左上眼瞼下垂および眼球陥凹，複視を認める．乳癌の既往があり，生検結果は乳癌による左転移性眼窩腫瘍であった．

1）眼球運動障害

　Hess赤緑試験や9方向眼位を写真で記録し，どの方向に眼球運動障害があるかをチェックする．例えば，外転運動障害があれば，眼窩外側に病変が存在し，腫瘍による外直筋の収縮障害や腫瘍圧迫による外転神経麻痺，腫瘍体積による眼球の外転障害かもしれない．もしくは，眼窩内側に病変が存在している可能性もあり，腫瘍による内直筋の伸展障害かもしれない．さらに，アミロイドーシス（図9）や乳癌，胃癌などの組織型が硬化性腫瘍（スキルス性）（図10）の場合は眼窩内硬化性変化をきたし，収縮および伸展障害をきたすことがある．

　ある方向を注視することによる，いわゆる眼球運動に起因する視力障害をきたす場合がある．これは，視神経圧迫による視力障害が起こりやすい眼窩内側や眼窩先端部に腫瘍がある可能性を示している．

　眼位異常のチェックも重要である．正面視での眼位でどの部位に腫瘍があるのか見当をつける．眼位が内側に偏位していれば，外側に病変がある可能性が高いし，上方偏位していれば下方に病変がある可能性が高い．

2）眼球突出

　Hertel眼球突出計にて左右差を比較する．この検査は同じ患者では基底（base）を毎回そろえることが重要である．突出度が大きいほど視覚障害や眼球運動障害の出現する可能性が高くなる．ここで注意しておきたいのが，眼窩腫瘍はどんなものでも眼球突出をきたすのではないということである．胃癌や乳癌などの組織型が硬化型の転移性眼窩腫瘍の場合やWegener肉芽腫症（現在では多発性血管炎性肉芽腫症）は，びまん性に腫瘍が浸潤し，牽引

と硬化性変化のために逆に眼球陥凹を認めることがある．また，長期間存在している海綿状血管腫や静脈瘤，神経線維腫などは眼窩脂肪が萎縮し，眼球陥凹をきたしうる．

腫瘍ではないが，外傷後の疼痛を伴う拍動性眼球突出は内頸動脈海綿動静脈瘻もありうる．これは聴診器を閉瞼した眼球上もしくは上眼窩静脈付近に当てることにより，逆流音を聞くこともできるし，動脈拍動に応じて眼球拍動や眼球突出が起きる．

以前から紹介されている眼窩静脈瘤に対してのValsalva法検査による眼球突出の確認は，施行することによって静脈瘤が破裂し，視力喪失する可能性があるためしないほうがよい．現在では施行しなくても画像診断で十分診断可能である．

眼球突出は，眼腫瘍専門医であれば左右差が1mmでもあれば異常に気づくことが多いが，通常であれば2mmあればわかる．小児など測定が困難な場合は，頭上方から覗き込むようにすれば左右差がわかる(図8, 10)．甲状腺眼症の上眼瞼後退や眼球突出を眼窩腫瘍と間違わないようにするべきである．上眼瞼後退のみの症例でも眼球突出があるようにみえる．上眼瞼後退は，上眼瞼溝と眼瞼縁の間隔が短くなる．

3）結膜充血

充血の違いによって炎症なのかうっ血なのか判断することが可能となる．眼窩疾患のなかで腫瘍と混乱しやすいものは特発性眼窩炎症や眼窩蜂巣炎がある．特発性眼窩炎症や眼窩蜂巣炎は，眼球突出や結膜充血(図11)，眼瞼腫脹，疼痛が出現する．稀に急激に増大する眼窩腫瘍にも認める．緩徐な進行の眼窩腫瘍であれば，眼窩内静脈還流障害により球結膜浮腫や球結膜血管の蛇行・拡張・うっ血を引き起こすことがある(図12)．内頸動脈海綿静脈洞瘻による結膜充血と注意しなくてはならない(図13)．

4）流涙の有無

流涙は鼻涙管閉塞によって引き起こされることが多いが，その鼻涙管閉塞が上顎洞など副鼻腔腫瘍によって引き起こされていれば，通常みられる流涙の所見と大差はないため見過ごすことや，画像診断をしていなければ涙嚢鼻腔吻合術時に初めて腫瘍を発見することもある．通常は高齢者で起こりうる鼻涙管閉塞や涙嚢炎を若年例で認めた場合は，涙道腫瘍や副鼻腔腫瘍に注意が必要である(図14)．以前からいわれている血性流涙や内眥腱より上方につながる腫脹にも注意するべきである．

5）脈絡膜皺襞，眼圧上昇

眼底検査にて，腫瘍が眼球壁を圧排しているため，脈絡膜皺襞を認めることがある．これは，眼窩内に大きな腫瘤が存在している可能性があることを示している．

眼圧も上昇することがあり，基本的に静脈圧の上昇によって起こり，内頸動脈海綿静脈洞瘻や動静脈奇形にて起こりやすい．画像では眼窩上静脈の拡張に注意が必要である．

6）視神経乳頭腫脹

視神経乳頭に腫脹や視力障害を認めた場合は，相対性求心性瞳孔反応欠損(relative afferent pupillary defect：RAPD)の有無もチェックし，視神経障害の有無を判定するべきである．

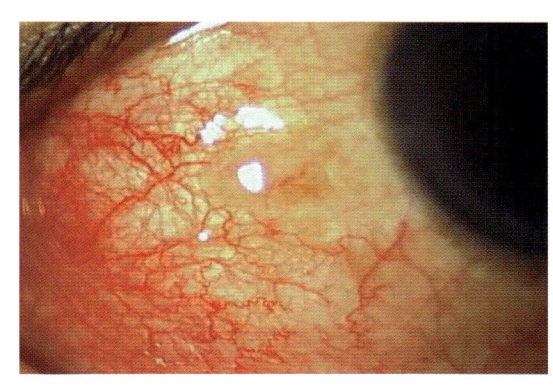

図 11　32 歳男性
右結膜浮腫や充血を認める．2 日前から，右眼周囲疼痛および充血，眼脂があり受診した．右涙腺炎から波及した眼窩蜂窩織炎の診断で，抗生物質および消炎剤治療を行い軽快した．

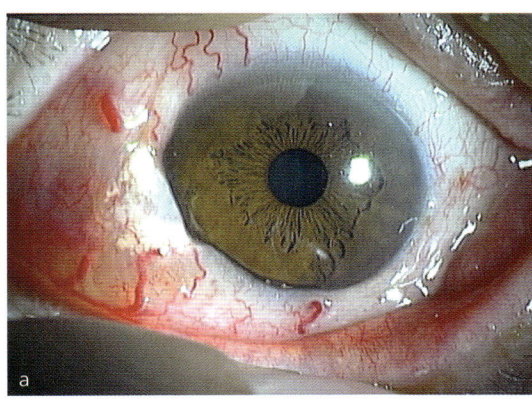

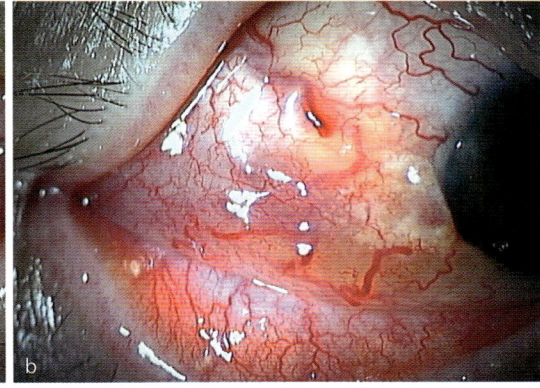

図 12　65 歳男性
右眼の耳側に限局した結膜血管怒張および浮腫があり，画像検査にて右外直筋の腫脹を認めた．左腎細胞癌の既往があり，手術切除結果は，右腎細胞癌の外直筋転移であった．

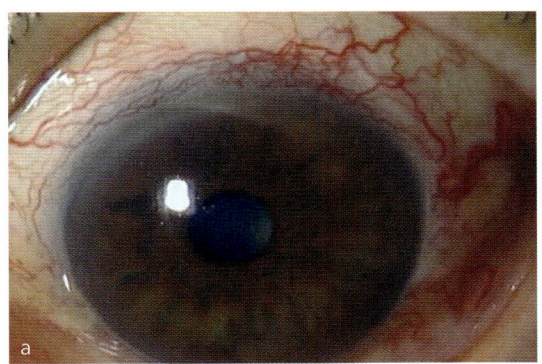

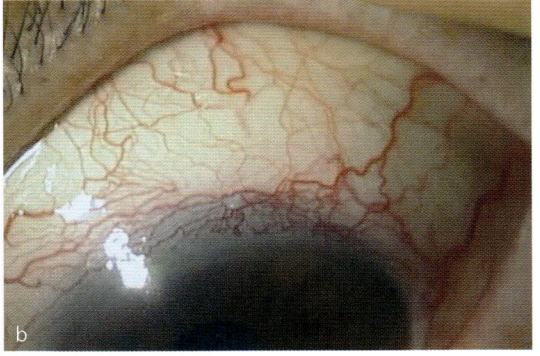

図 13　77 歳男性
数か月前からの左眼の血管隆起や怒張を認める．画像検査にて内頸動脈海綿静脈洞瘻と診断できた．

　急激に視神経を伸展させるほどの腫瘤増大があれば，循環障害により視神経乳頭が腫脹することがある．これは視力障害が重度になる可能性があり早急な対応が必要であることを示しており，globe tenting という（図 15）．蝶形骨洞や海綿静脈洞周囲から眼窩先端部に腫瘍が浸潤した場合は，視神経圧迫や視神経直接浸潤による視力障害，また動眼神経や滑車神経，外転神経障害による眼瞼下垂や眼球運動障害をきたす場合もある．

III　眼窩腫瘍総論　B　初診時の外来診療—どう診てどう考えるか　　95

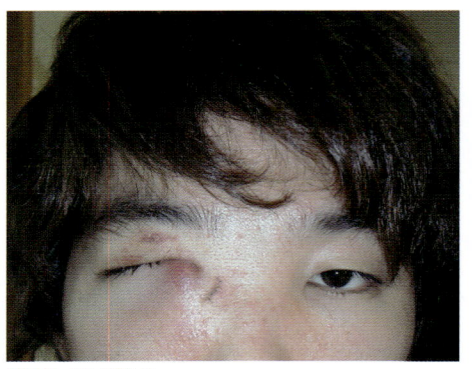

図14 27歳男性
3か月前からの右流涙と眼瞼腫脹にて近医を受診し，涙嚢炎の診断で紹介受診された．画像検査および生検にて，上顎洞の未分化細胞癌による眼窩内浸潤と診断された．

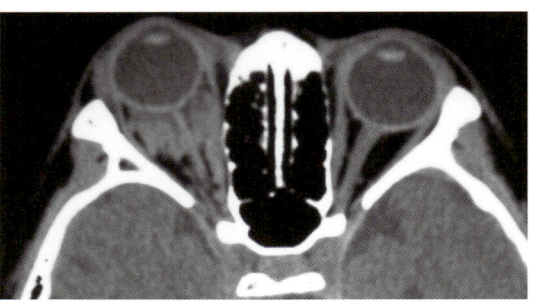

図15 11歳女児
感冒後に急激な右眼眼球突出と充血，吐き気を訴え受診した．著明な右眼球突出を認め RAPD 陽性で，画像検査にて出血性眼窩リンパ管腫により，視神経が引き伸ばされた globe tenting を認め，緊急手術となった．

5. 眼窩内における腫瘍の存在部位

　眼窩内の腫瘍存在部位でわかりやすい部位は涙腺である．涙腺部であれば，眼窩耳上側に弾性硬の辺縁明瞭な腫瘤が触診できることが多い．

　涙腺では，腫瘍も数種類に推測でき，本邦の多施設データが報告されている．上皮系腫瘍では多形腺腫が約30％と最も多く，次いで腺様嚢胞癌は6％である．非上皮系腫瘍では悪性リンパ腫が約20％と多く，反応性リンパ過形成が10％であった．

　筋円錐外では，リンパ増殖性疾患，皮様嚢腫，動静脈奇形，骨腫，神経鞘腫が多いが，皮様嚢腫は頭蓋骨の骨縫合線に沿って発生するので，眼窩外側の前頭頬骨縫合や前頭蝶形骨縫合に多く生じる．眼窩内側に存在する腫瘤は注意が必要であり，リンパ増殖性疾患の悪性リンパ腫であればびまん性大細胞型B細胞性リンパ腫の頻度も多くなる．

　筋円錐内は触診ではわからないため画像所見で存在部位を確認するが，神経鞘腫，海綿状血管腫，動静脈奇形，リンパ増殖性疾患が多い．視神経鞘髄膜腫や視神経膠腫もある．眼窩内にびまん性に生じるものは，リンパ管腫や動静脈奇形，リンパ増殖性疾患が多く，画像検査にて診断できるものが多い．

　外眼筋に生じるものは，リンパ増殖性疾患や転移性腫瘍，腫瘍と間違えられることもある甲状腺眼症による外眼筋肥大も注意が必要である．

　以上のことからわかるのは，リンパ増殖性疾患がどの部位にでもできる可能性があるということである．また，転移性腫瘍も眼窩内のどの部位にも生じる．

6. 触診や視診でわかること

1）触診

　腫瘍が硬い・軟らかい，動く・動かない，疼痛・発赤・腫脹の有無などを見る触診でわかることは限られている．びまん性で硬い腫瘍は，転移性腫瘍や腺癌，高悪性度の急速増

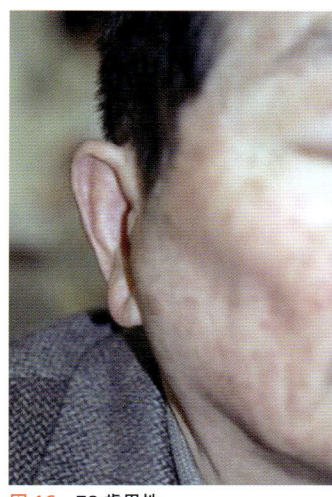

図16　78歳男性
右球結膜扁平上皮癌の眼窩内浸潤症例である．右耳下腺腫脹を認め，このほかに頸部リンパ節転移も認めた．

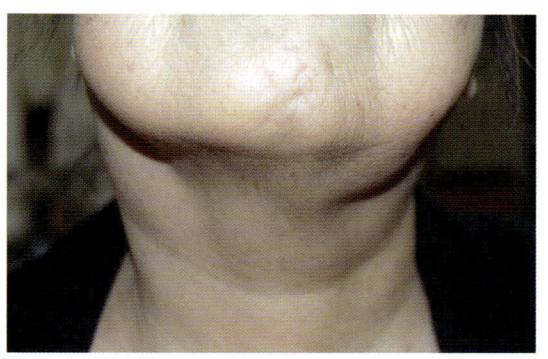

図17　65歳女性
両側涙丘部の濾胞性リンパ腫であった．触診にて左顎下腺の腫脹を認めた．

大する悪性リンパ腫などに注意が必要である．また，眼窩内は周囲が骨に囲まれており眼窩内圧の逃げ場がないため，硬い腫瘍は眼球を偏位させ，眼球突出が高度に出現するなど臨床所見が重度になりやすい．逆にびまん性で軟らかい腫瘍は，毛細血管腫やリンパ増殖性疾患でもびまん性に広がった進行の遅いものなどが疑わしい．軟らかい腫瘍はmoldingと呼ばれる周囲の組織の鋳型をとるような進展形式をとるため眼窩内圧の変化が出にくく，眼症状が出現しにくい特徴がある．

　リンパ節・耳下腺・顎下腺の触診について記す．頸部より上方の耳下腺および顎下腺，リンパ節のチェックは，個人差はあるが診断精度は約60～70％といわれている．主要なリンパ節部分は，耳前および耳介前（図16），顎下（図17），頤下，頸部，鎖骨上・下リンパ節のチェックである．炎症によるものは疼痛や熱感があることが多く，腫瘍によるものはほとんどないことが多い．触診によって，眼瞼および眼窩腫瘍の耳下腺・顎下腺，リンパ節転移を発見することもできるし，悪性リンパ腫の場合はリンパ節チェックにより明らかな腫脹があれば，眼窩内生検ではなく侵襲の少ないリンパ節生検で診断が確定する可能性もある．第2，3指の2横指や第4指も使った3横指で行う．

2）視診

　視診で確認できることは，眼球突出の有無や，眼球運動障害の有無，炎症所見の有無，眼瞼や球結膜の状態の把握であろう．上眼瞼耳側が特に腫脹している場合は，涙腺に腫瘍がある可能性がある．睡眠中に頭部に静脈還流がいっているため，眼窩腫瘍患者は，朝方は腫脹が強いこともある．両上下眼瞼が腫脹している場合は，片眼性か両眼性かの項目でも述べたが，悪性リンパ腫などリンパ増殖性疾患の可能性がある．

　発赤と斑状出血を間違うべきではない．発赤は炎症の三徴の1つで，他の2つは疼痛・腫脹である．発赤は特発性眼窩炎症など炎症の徴候であり，眼瞼の発赤，腫脹が視診で把

III　眼窩腫瘍総論　B　初診時の外来診療—どう診てどう考えるか　97

握できる(図2).斑状出血は腫瘍などの増大による急激な眼窩内圧の変化によって出血するものである(図8).

球結膜の観察については,悪性リンパ腫はサーモンピンクと呼ばれる腫瘤塊がよく述べられるが,結膜円蓋部に存在する大型の腫瘤塊は眼窩内に浸潤する可能性がある.充血については既に前述した.

触診にて圧痛も確認できる.圧痛が出現するのは,涙腺悪性腫瘍(腺様嚢胞癌の神経周囲浸潤や多形腺腫瘍源癌の眼窩骨膜浸潤など)でも起こりうるが,涙腺の良性腫瘍や特発性眼窩炎症の涙腺炎型でも起こるため良悪性の診断には適さない.

7. 既往歴の有無

本邦の平均寿命の延長および高齢社会を向かえている現在は担癌患者が増えており,さらに,近年の分子標的治療薬や定位放射線治療など治療法の大きな進歩も患者の生存期間の延長に貢献している.そのうえ,画像診断も進歩し,医療従事者の転移性眼窩腫瘍の認知度も上がってきている.結果として,世界的に転移性腫瘍の患者がますます増え,注意が必要であると思われる.

女性であれば,乳癌・婦人科系癌・肺癌,男性であれば,肺癌・前立腺癌・消化器系癌などに注意が必要である.高齢者の患者で癌既往があれば,転移の可能性を常に念頭においておくべきである.以前は,肺癌や消化器系癌などは眼窩転移が見つかった時点で予後が6か月程度といわれていたが,現在では長期生存も可能になってきておりQOLのためにも積極的な治療も必要となってきている.

転移性眼窩腫瘍の初発症状は,複視や眼球突出,眼瞼下垂,眼瞼下の腫瘤触知,視力低下,疼痛が多いとされている.また,副鼻腔(前頭洞・篩骨洞・蝶形骨洞・上顎洞),頭蓋内・海綿静脈洞などが近接しているため,この領域の疾患からの浸潤についても考慮するべきである.副鼻腔炎手術後には,長期間経過して術後貯留嚢胞が発症することもある.

アレルギー,喘息,糖尿病,腎不全などの有無は,画像オーダーの際に造影剤を使えるかどうかの重要な問診事項となるし,アレルギー性鼻炎や副鼻腔炎,喘息などはIgG4関連眼疾患の合併例が多い.

参考文献

1) Shields JA, Shields CL : Tumor of the orbit. Eyelid, conjunctival, and orbital tumors. pp449-790. Lippincott Williams and Wilkins, Philadelphia. 2007
2) Lacrimal gland tumor study group : An epidemiological survey of lacrimal fossa lesions in Japan : number of patients and their sex ratio by pathological diagnosis. Jpn J Ophthalmol 49 : 343-348, 2005
3) Günalp I, Gündüz K : Metastatic orbital tumors. Jpn J Ophthalmol 39 : 65-70, 1995
4) Garrity JA, Henderson JW, Cameron JD : The tumor survey. Henderson's orbital tumors 4th. pp23-32. Lippincott Williams and Wilkins, Philadelphia. 2007
5) Shields JA, Shields CL, Brotman HK, et al : Cancer metastatic to the orbit. Ophthal Plast Reconstr Surg 17 : 346-354, 2001

〔尾山徳秀〕

C 診断・治療に必要な検査

　眼窩は約 30 mL しかない容積ではあるが，非常に特殊な領域である．重要な組織・器官が密に詰まっており，さらに周囲には副鼻腔という空気が詰まった領域や周囲を骨，大脳，神経など多様な組織が囲んでいる．目で直接見ることができない眼窩腫瘍の診断および治療方針，術式を決定するためには画像診断が重要なことは言うまでもないが，適切な条件で撮影を行わないと良い結果が得られず，正確な診断や適切な治療に結びつかない．

　CT や MRI，シンチグラフィ，ポジトロン断層撮影法(PET)，SPECT，血管造影，単純 X 線，超音波検査などがある．古くは，^{67}Ga-citrate(ガリウム)シンチグラフィ，^{99m}Tc-diphosphonate(テクネシウム)骨シンチグラフィ，また血管造影検査も腫瘍の種類によっては重要な検査であり，眼内腫瘍では近年では I^{123}-IMP シンチグラフィもあり，画像検査も進歩している．本項では，特に重要な CT や MRI を中心に解説する．

　さらには血液や尿検査，血液系腫瘍(悪性リンパ腫や白血病など)や小児腫瘍では骨髄検査や染色体検査も必要となる．

I. CT

　CT の長所といえば，短時間で撮影が可能であり，高空間・時間分解能であることである．また，空気や脂肪が背景となり，骨や石灰化病変に優れており，骨と病変の位置関係，骨変化(骨折，圧排，びらん，破壊)の把握がしやすいことである．この長所がそのまま所見の読影および診断への手掛かりとなる．磁気を使用しないので金属(心臓ペースメーカーなど)使用者にも施行可能であるが，CT 撮影中のペースメーカー誤作動の可能性もあり，臨床工学技士の立会いが必要な場合がある．

　短所は放射線被曝(20〜30 mSv)である．ちなみに，胸部 X 線撮影の被曝線量は 0.06 mSv でありかなり差がある．小児は成人と比較して放射線の影響は数倍である．撮影するメリットとデメリットを検討して施行するべきであるが，CT 撮影時の被曝による発がん率や危険度については，現時点では統一見解は出ていない．

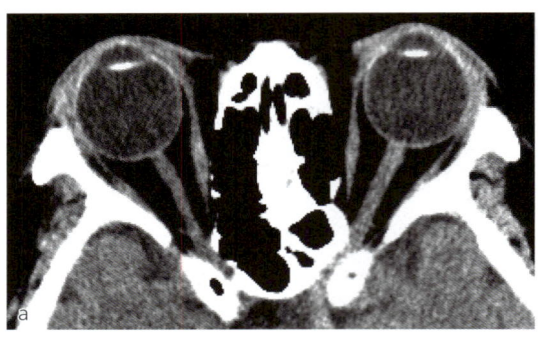

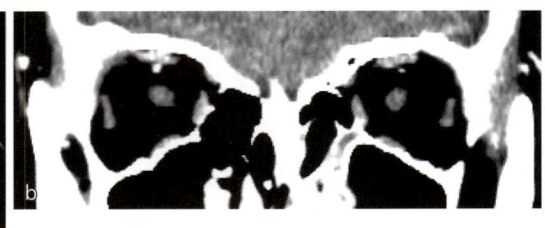

図1　頭部条件で撮影された眼窩部CT
a：軸位断，b：冠状断．
眼窩内は黒く抜けており，眼窩内の詳細は不明瞭である．

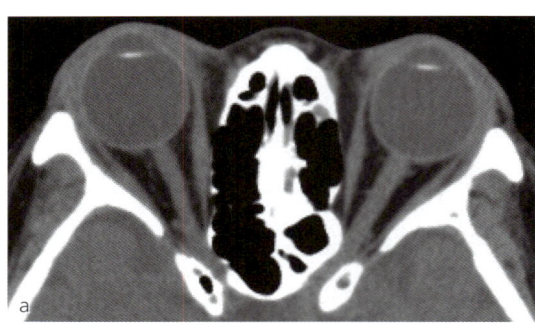

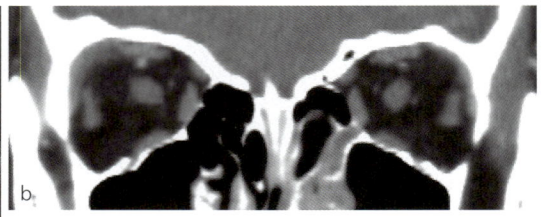

図2　腹部条件で撮影された眼窩部CT写真
a：軸位断，b：冠状断．
眼窩内の脂肪や骨，視神経，外眼筋の状態が把握しやすい．

1. 画像オーダーの仕方

　それでは画像技術が進歩したからといって，ただ単純に画像をオーダーすれば眼窩腫瘍の診断および治療方針，術式を決定することができるのであろうか．答えは否である．頭部CTの条件でさらに，頭部の厚いスライス厚5 mmで撮影してはいけない．眼窩内脂肪は黒く抜け，視神経も斜めに撮影され，2枚程度で写らなくなってしまう．これでは病変や眼窩内での他の組織との関係が不明瞭である（図1）．眼窩部撮影に好適な条件で撮影することによって，必要十分な情報が得られるのである．

　撮影条件は，腹部条件でオーダーする．なぜかといえば，眼窩内組織は，脂肪や筋肉，血管，神経が多く，周囲を骨に囲まれ，空気を多量に含んだ副鼻腔も周囲に存在している．この分布は腹部に非常に似ているため，腹部条件で撮影すれば眼窩内組織の状態を把握しやすいからである（図2）．さらに外傷がある場合は骨条件もオーダーすることで骨折などよく把握することができる．しかし，近年ではパソコン上で条件を任意に変更することができるため，何度も撮影する必要性はない．

　次に，断面の再構成方法であるが，軸位断（視神経に平行），冠状断（視神経に垂直），傍矢状断（視神経に平行）の断面が必要となる（図2～4）．ヘリカルCTで検出器が多いものでは1回のスキャンで，これらの断面も三次元画像もすぐに再構成することができる．これらの断面をそれぞれ検討し，自分の頭の中で立体構築することにより，腫瘍の存在位置が把握でき，腫瘍性状もあらゆる角度から検討することができる．

　撮影範囲に関しては，歯冠などの影響が出ない範囲で，前頭洞から上顎洞上部もしくは下部までが望ましい．この範囲を撮影することによって，頭蓋内および副鼻腔からの続発

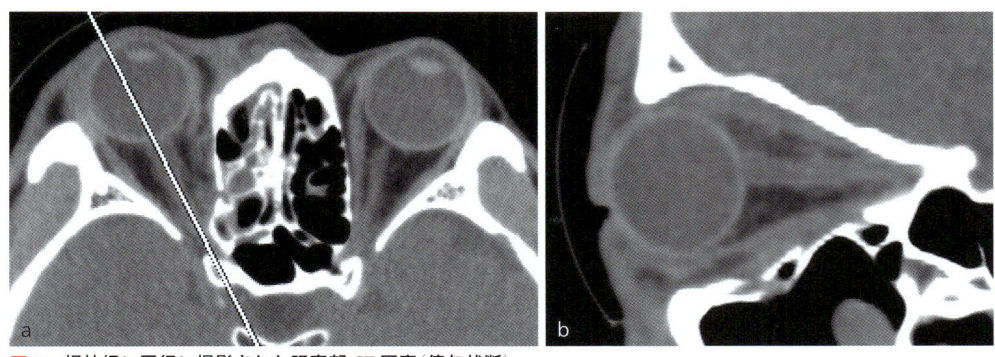

図3 視神経に平行に撮影された眼窩部 CT 写真（傍矢状断）
a は撮影した断面である．b では，眼窩内の視神経，外眼筋の状態が把握しやすい．

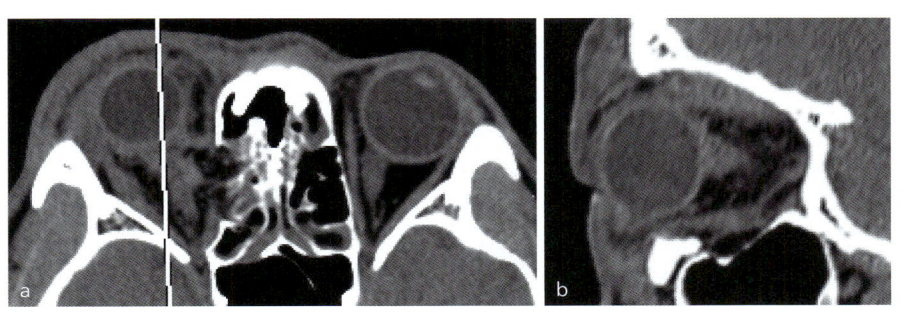

図4 正面から直線に撮影された眼窩部 CT 写真（傍矢状断）
a は撮影した断面である．図3 と比較して，視神経も斜めに撮影されているため，b では眼窩内の神経，外眼筋の状態が把握しにくい．

性眼窩腫瘍も把握することができる．

撮影スライス厚に関しては，1 mm 程度のデータが望ましい．ちなみに，3D 再構成用画像は，0.5～0.65 mm である．

2. 造影剤

腫瘍や炎症性疾患を疑っている場合は，造影することで病態を把握しやすい．非イオン性ヨード系薬剤が多く用いられている．造影剤副作用の頻度が約 3％ と高いので注意が必要である．MRI 検査を行うことにより X 線 CT 検査での造影剤使用の必要性は乏しくなる．しかしながら MRI 検査ができないペースメーカー，人工内耳使用者などの金属性異物が体内にあるような患者側が原因の場合や，すぐに MRI が撮影できないなどの撮影者側が原因の理由もあるので，造影 CT 検査の必要性は十分にある．

造影 X 線 CT 検査前に注意点がある．第一に腎機能検査のために血清クレアチニンを測定することである．造影剤により造影剤腎症を誘発することがあるためである．第二に甲状腺異常やペースメーカー，喘息，アレルギーのチェックをすることである．ヨード系造影剤を使用しているからである．第三にビグアナイド系糖尿病薬を内服している患者であれば，造影剤により腎機能が低下した場合は乳酸アシドーシスを誘発する可能性がある．ビグアナイド系糖尿病薬は，メトホルミン（メトグルコ®，グリコラン®，メトホルミン®，ネルビス®，メデット®）やブホルミン（ジベトス®，ジベトン S®），ピオグリタゾン・メトホル

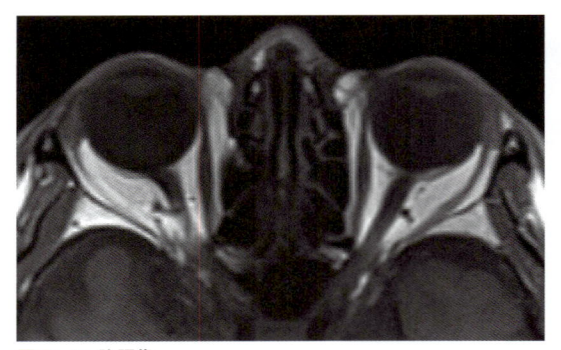

図5 T1強調像
眼窩内の脂肪や視神経，外眼筋の状態が把握しやすい．

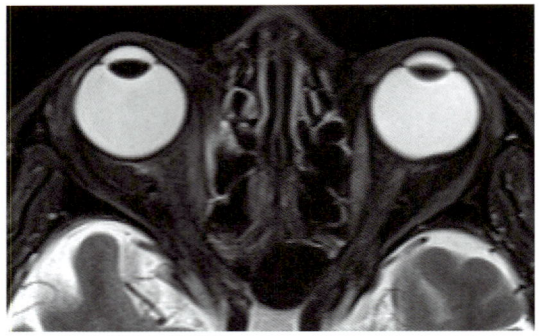

図6 脂肪抑制T2強調像
眼窩内の脂肪や視神経，外眼筋の状態が把握しやすく，炎症や水分貯留なども理解しやすい．

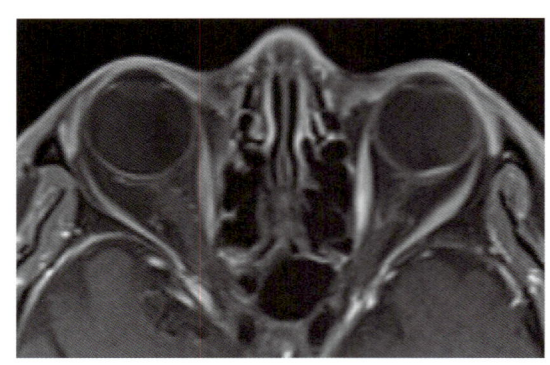

図7 脂肪抑制ガドリニウム造影T1強調像
眼窩内の脂肪や視神経，外眼筋の状態もコントラストがよく把握しやすい．

ミン合剤であるメタルト®などである．このため，造影2日前と撮影当日，造影2日後(合計5日間)は内服を中止するべきである．これは糖尿病内科医とも連絡を取り合い，可能かどうかを確認する．ただし通常は，ビグアナイド系糖尿病薬は腎機能低下患者には投薬されていないことが多い．

II. MRI

　MRIの長所は，放射線被曝がなく，高コントラスト分解能であり，軟部組織コントラストが良いことである．また，腫瘍や炎症などの性状もわかりやすい．短所は約15～20分撮影時間がかかり，閉瞼や静止が必要なことである．また，ペースメーカー，人工内耳使用者などの金属性異物が体内にある場合は撮影できない．カラーコンタクトやアイラインなども金属製粉末が入っている場合がありアーチファクトとなる可能性があるので注意が必要である．

　断面の再構成方法であるが，CTと同じように軸位断(視神経に平行)，冠状断(視神経に垂直)，傍矢状断(視神経に平行)の断面があったほうが病変を把握しやすいが，撮影時間の関係もあるため，傍矢状断は適宜でもよい．

　撮影条件は，T1強調像(図5)，T2強調像(図6)，造影T1強調像(図7)が必須であるが，

脂肪抑制で撮影する．通常の脂肪抑制していない T1 強調像では，高信号を示すものは脂肪や骨髄で，中等度信号は外眼筋や視神経，軽度のものは涙腺，低信号のものは硝子体である．逆に T2 強調像では，高信号を示すものは脂肪や硝子体で，中等度信号は外眼筋や視神経，軽度のものは涙腺である．造影 MRI で使用する Gadolinium-DTPA（ガドリニウム）は，CT で用いられる非イオン性ヨード剤と比較してアレルギーやショックなどの副作用が少ない．

III. 優先順位

　時間的な優先順位では，撮影までにそれほど時間がかからないのであれば，まず MRI が優先される．その次にすぐ撮影できることが多い単純 X 線 CT，最終的には造影 CT 検査である．しかし，病態によって優先順位は異なる．眼窩周囲の外傷や眼球外傷，眼窩および眼内異物，網膜芽細胞腫は石灰化の検出が重要であるため CT が重要である．眼窩炎症や甲状腺眼症など炎症の把握や，内頸動脈海綿静脈洞瘻，腫瘍性病変，視路の精査であれば MRI が優先される．

IV. MRI の撮影方法

　上記で述べた脂肪抑制で施行する T1 強調像，T2 強調像，造影 T1 強調像が基本であるが，その他にも眼窩内疾患で有用な撮影方法がある．

1. 造影 dynamic MRI

　ガドリニウム静注後に，経時的に撮影することで血管系腫瘍である乳児血管腫や海綿状血管腫（図8），孤立性線維性腫瘍，神経鞘腫など特徴的な所見を見出すことができる．

2. 動態機能画像（cine mode MRI）

　パラパラ漫画のように画像を連続で組み合わせることで，外眼筋，眼瞼，視神経など動きを見ることによって癒着，拘縮，瘢痕の程度を把握することができる．点眼麻酔および，ガントリー内に固視表を用いて撮影を行う．

3. short T1 inversion recovery（STIR）法

　視神経疾患（炎症・脱髄・萎縮），甲状腺眼症の活動性の有無などに有用であり，脂肪抑制法の1つである．

4. fast imaging employed steady state（FIESTA）法

　髄液と脳神経とのコントラストが良好であり，スライス厚が 0.4 mm 程度と非常に細かく画像が撮影でき，神経や血管の走行もよくわかる（図9）．ただし，画像は荒くなる．

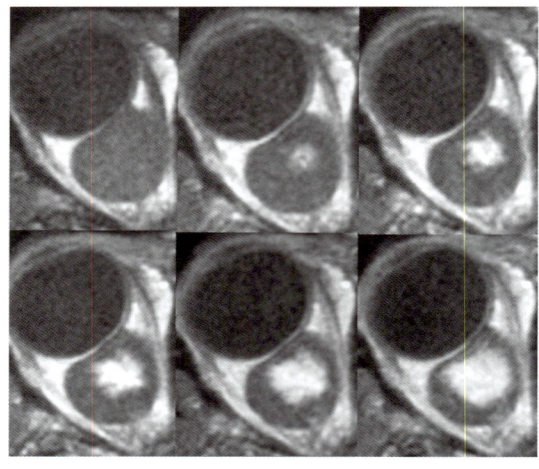

図8 海綿状血管腫の脂肪抑制ガドリニウム造影 dynamic MRI
左上から右下にかけて経時的に撮影されている．腫瘍中央部から次第に造影剤が充填されている．

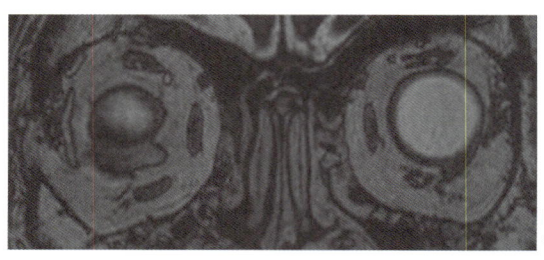

図9 FIESTA法で撮影した眼窩内画像
神経や血管などの走行もわかりやすい．

V. その他の画像検査

1. ガリウムシンチグラフィ

^{67}Ga-citrate を使用し，薬剤注入後の2〜3日後に撮影を行う．撮影前日に下剤も必要である．悪性リンパ腫の他病変や悪性腫瘍の他部位への転移などを網羅的に検査できるが，炎症性疾患でも集積するので結果を鵜呑みにすることできない（図10）．また生理的集積もあり，涙腺，鼻腔，唾液腺，肺門部，胸骨，肝臓，腸内の便，骨髄，男性は外陰部，女性は乳腺に集積する．原発巣が不明な場合にも使用されることがある．最近では，感度・特異度の点からFDG-PETには及ばない．

2. テクネシウム骨シンチグラフィ

^{99m}Tc-diphosphonate を使用し，薬剤注入後の約3時間後に撮影を行う．代謝が盛んな部位や炎症がある部位に集積するため，骨転移，骨折，骨炎症の有無を判定するのに用いられる（図11）．

3. 血管造影検査

眼窩領域で使用することは稀ではあるが，髄膜腫（図12）や孤立性線維性腫瘍など血流が豊富な腫瘍の術前検査と同時に塞栓術を行うことで安全に手術を遂行できる．

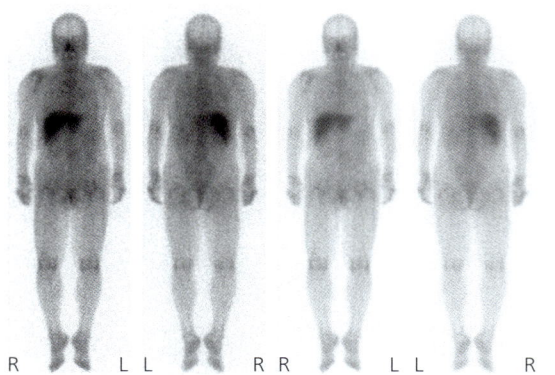

図10 ガリウムシンチグラフィ像
全身を撮影し大まかに病変部位を確認できるが，詳細に検討するためにはCTやMRIで行う．

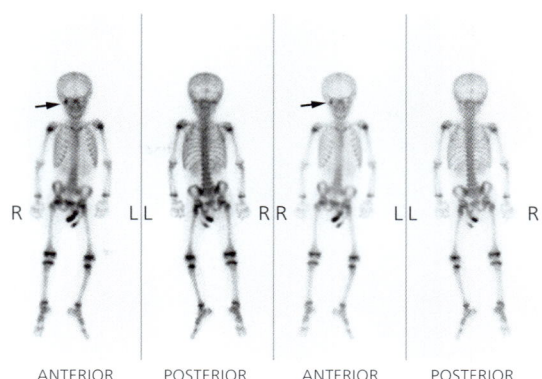

図11 テクネシウム骨シンチグラフィ
全身を撮影し大まかに病変部位を確認できる．ホットスポット部（矢印）に病変を認める．長管骨などの成長部位は正常でも集積する．

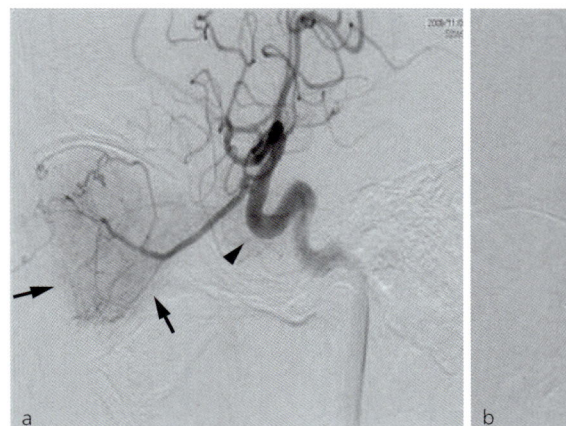

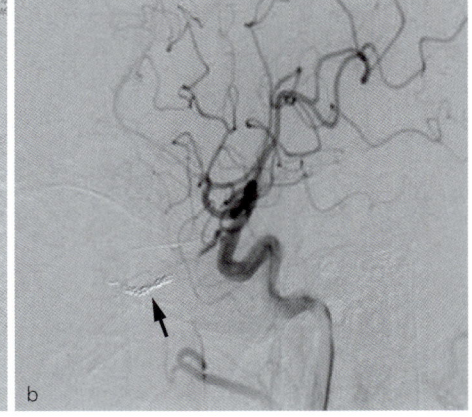

図12 セルジンガー法による血管造影
a：右眼窩髄膜腫に対して血管造影を行い，血流が豊富であることがわかる（矢印）．矢頭は内頸動脈を示す．
b：摘出術前に，コイルにより血流を遮断させた（矢印）．

4. PET

　一般的には ^{18}F-fluorodeoxyglucose（FDG）を使用して，原発巣の評価や転移巣の有無，悪性リンパ腫の病期診断，原発巣不明癌の原発検索，良・悪性の鑑別，がん検診，治療効果判定など様々な目的に使用されている．身体の広範囲を容易に評価でき，機能評価も可能で，放射線被曝も少ない画期的な検査であるが過大評価してはならない．腫瘍の糖代謝や細胞密度，細胞分裂速度，腫瘍のサイズがFDGの取り込みに影響するため，偽陰性や偽陽性もある．サルコイドーシスや炎症性疾患は偽陽性となりやすく，1cm以下の腫瘍は偽陰性になりやすい．例えば，眼窩領域で多い粘膜関連リンパ組織節外性濾胞辺縁帯B細胞リンパ腫（MALT lymphoma）は集積が弱い．PET単独では解剖学的情報に乏しいため，最近ではPET-CTが用いられることが多く，放射線被曝量は増加している（図13）．

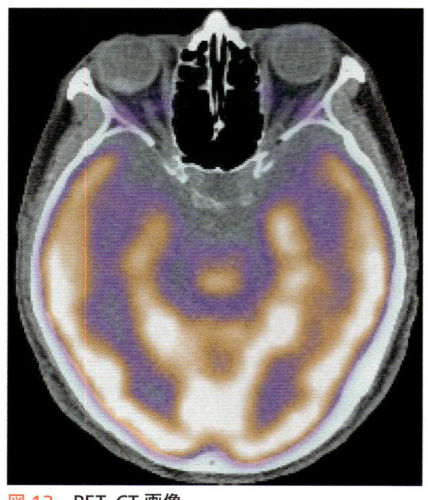

図13　PET-CT画像
健常者であっても，ブドウ糖を代謝している脳および眼窩内の外眼筋に集積しているのがわかる．

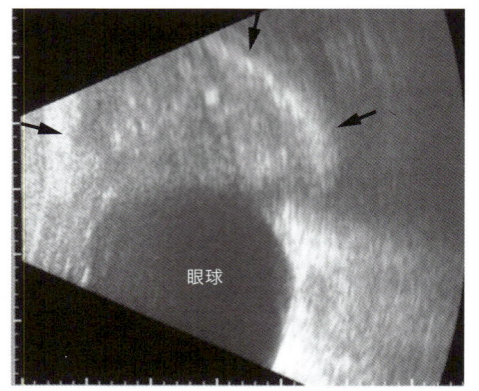

図14　超音波検査
眼球上方に点状の高輝度反射を伴う腫瘤像を認める（矢印）．毛細血管腫である．

表1　検査すべき採血，尿検査項目

① 血液一般，白血球5分類
② 尿一般定性
③ 血漿総蛋白，アルブミン，尿素窒素，クレアチニン，Na，K，Cl，Ca，P，AST（GOT），ALT（GPT），LDH，ALP，γ-GTP，コリンエステラーゼ，アミラーゼ，CK，総ビリルビン，直接ビリルビン，総コレステロール，リン脂質，中性脂肪，CRP，$β_2$ミクログロブリン，リウマトイド因子，IgA，IgM，IgG，C3，C4，HBs抗原，STS検査（定性），TPLA（定性），HCV抗体，HIV抗体，HTLV-1抗体
④ ヘパトプラスチンテスト，活性部分トロンボプラスチン
⑤ 空腹時血糖
⑥ 血清補体価（CH50）
⑦ 抗核抗体，抗DNA抗体，抗SS-A抗体，抗SS-B抗体
⑧ インターロイキン2-レセプター，血清免疫電気泳動，M-蛋白同定，ACE，PR3-ANCA，MPO-ANCA
⑨ EBV抗体一式：EBV抗VCA-IgG，EBV抗VCA-IgM，EBV抗VCA-IgA，EBV抗EBNA，EBV抗EADR-IgG，EBV抗EADR-IgA
⑩ 非特異的IgE
⑪ IgG4
⑫ 尿中Bence Jones蛋白

5. 超音波検査

　いわゆる眼内病変に用いることが多いBモード超音波検査であるが，眼窩腫瘍であれば侵襲なく眼球直後の病変や眼瞼・眼窩前部病変に使うことができる．毛細血管腫（乳児血管腫）は点状の高輝度反射を伴う像が得られる（図14）．

VI. 採血や尿検査，染色体，遺伝子検査

　眼窩腫瘍を疑った場合の採血，尿検査であるが，手術や画像検査のための腎機能チェックも兼ねていることが多い．眼窩腫瘍が疑われた場合は，表1のような採血，尿検査のなかから必要に応じて項目を選択し，施行する．悪性リンパ腫の場合の染色体検査や遺伝

子検査は,病理組織が採取された際に行うべきものである.続発性および転移性眼窩腫瘍が疑われた場合は,既往歴にあるような腫瘍マーカーを測定することで予測を立てることもできる.

参考文献

1) 尾山徳秀:眼窩 4 CT. 野田実香(編):専門医のための眼科診療クオリファイ 10. 眼付属器疾患とその病理. pp200-204, 中山書店, 2012.
2) Garrity JA, Henderson JW, Cameron JD:Orbital imaging and radiography. Henderson's orbital tumors 4th. pp15-19, Lippincott Williams and Wilkins, philadelphia, 2007
3) 笠井健一郎, 嘉鳥信忠, 後藤浩:眼窩腫瘍. 最先端画像診断による手術の評価. 眼科手術 23:35-45, 2010
4) 後藤浩:眼科 CT・MRI 診断実践マニュアル. 後藤浩(編):Monthly Book OCULISTA 1. 全日本病院出版社, 2013

(尾山徳秀)

D 良性眼窩腫瘍の治療

I. 良性眼窩腫瘍の治療

　良性眼窩腫瘍の治療は，放射線治療や乳児血管腫に対する β 遮断薬投与などの薬物療法を除けば，手術が基本である．眼窩腫瘍摘出術には部分切除と全摘出があるが，良性眼窩腫瘍の治療は全摘出が好ましい．腫瘍の種類によっては，残存腫瘍が後に悪性転化するものもあるので，初回手術で確実に全摘出を行うことが重要である．

II. 良性眼窩腫瘍の手術適応

　問診および眼科検査所見，画像検査所見から総合的に判断する．筋円錐内の良性眼窩腫瘍は手術手技の難易度から，腫瘍の圧迫による視力障害や視野障害，眼球運動障害，眼球突出などの眼症状をきたしてもなお保存的にみられている症例もある．しかし，不可逆的な視機能障害を生じてから手術を行っても，良好な手術成績は得られにくいため，手術により症状の改善が期待できる症例は，積極的に早期手術を施行することが望ましい．

III. 眼窩解剖と眼窩腫瘍摘出術の手術合併症 (表1)

　眼窩は眼窩骨および眼窩骨膜，眼窩隔膜に囲まれ，眼球，外眼筋，脳神経，血管などが密集し，眼窩脂肪，connective tissue septa で保護されている．
　眼窩腫瘍の手術に際しては，狭い術野にこれらの重要な組織が密集しているため，眼窩解剖を習熟したうえで，術野で正常組織を見極め，損傷しないように注意しなければならない．やみくもに眼窩内を操作すれば，これらを損傷し，重篤な手術合併症を引き起こすため，決して盲目的な手術操作を行ってはならない．

IV. 良性眼窩腫瘍摘出術におけるアプローチ法の選択 (表2)

　良性眼窩腫瘍摘出術のアプローチ法には大きく分けると，① 経眼窩アプローチおよび ② 経頭蓋アプローチ，③ 経副鼻腔アプローチなどがある．また，経眼窩アプローチには，a) 前方アプローチおよび b) 骨切りアプローチ，c) 涙嚢切断アプローチなどがある．

広い視野で，より安全，確実に眼窩腫瘍を摘出するためには，適切なアプローチ法を選択することが大切である．そのためには，術前の画像検査で，眼窩腫瘍と視神経の位置関係を確認する．まずは，腫瘍の眼窩内での局在および腫瘍により圧排された視神経の方向を十分に把握しなければならない．次に，視神経にストレスがかかりにくいと考えられる視神経から最も遠く離れた対側で，かつ腫瘍が眼窩骨膜下に存在し，腫瘍への距離が最短である進入方向を選択する．

表1 主な障害部位と手術合併症

障害部位	手術合併症
動静脈（眼動脈，上下眼静脈，内眼角動静脈，頬骨顔面動静脈，眼窩上動静脈，前後篩骨動静脈，涙腺動静脈など）	出血（眼窩内血腫，頭蓋内出血），網膜動脈閉塞
静脈，リンパ管	腫脹
視神経（II）	視力障害，視野障害
動眼神経（III）	眼球運動障害，斜視，眼瞼下垂，瞳孔異常
三叉神経（V）〔眼神経（V1）の枝である眼窩上神経，上顎神経（V2）の枝である眼窩下神経〕	知覚障害，眼神経反射
滑車神経（IV），外転神経（VI）	眼球運動障害，斜視
顔面神経（VII）（側頭枝）	片側顔面神経麻痺
毛様体神経節	瞳孔異常（散瞳）
外眼筋（内直筋，下直筋，外直筋，上直筋，上斜筋，下斜筋）	眼球運動障害，斜視，眼神経反射
上眼瞼挙筋群（上眼瞼挙筋，上眼瞼挙筋腱膜，Müller筋）	眼瞼下垂
眼球	眼球穿孔
涙腺	ドライアイ
涙道	涙道閉塞，涙道狭窄
眼窩骨（前頭骨，頬骨，涙骨，鼻骨，篩骨，蝶形骨，側頭骨，上顎骨，口蓋骨）	頭蓋底骨折，髄液漏

表2 眼窩腫瘍摘出術におけるアプローチ法の選択

アプローチ	①経眼窩					②経頭蓋	③経副鼻腔
	a)前方	b)骨切り			c)涙嚢切断		
		側方(外上方)	外下方	内側			
眼窩への進入方向	前方	外上方	外下方	内側	内下方	上方	内側または下方，上方など
腫瘍の眼窩内での局在	眼球赤道部より前方	眼球赤道部より後方かつ外上方	眼球赤道部より後方かつ外下方	眼球赤道部より後方かつ内側	眼球赤道部より後方かつ内下方	眼窩先端部	内側（篩骨洞）または下方（上顎洞），上方（前頭洞）など
腫瘍により圧排された視神経の方向	なしまたは様々	内側または下方	上方	外側	外側または上方	下方	外側または上方，下方など
デザイン・切開	重瞼線切開または睫毛下切開，眉毛下切開，Wright切開，Lynch切開など	Wright切開	睫毛下切開	Lynch切開	睫毛下切開およびLynch切開	冠状切開	鼻粘膜切開
骨切り	なし	前頭骨および頬骨	頬骨	上顎骨および涙骨，篩骨	なし	前頭骨および側頭骨	なし

V. 経眼窩アプローチ

1. 前方アプローチ（図1）

1）適応

腫瘍が皮膚から触知され眼球赤道部よりも前方（眼窩の比較的浅い部位）にある場合や眼球赤道部より後方（眼窩の深い部位）でも海綿状血管腫など術中に脱血して腫瘍の容積を減量しながら摘出できる場合などに用いる．

2）デザイン・切開・眼窩への進入方向

① 重瞼線切開，② 睫毛下切開，③ 眉毛下切開，④ Wright 切開，⑤ Lynch 切開など腫瘍の局在に合わせて選択する（図2）．

前方より眼窩内へ進入する．

2. 骨切り経眼窩アプローチ

1）適応

腫瘍が眼球赤道部より後方（眼窩の深い部位）に存在する場合や筋円錐内に存在する場合，腫瘍が大きい場合などに用いられる．

これらの場合には，腫瘍摘出の際に眼窩縁の骨がひさしとなり邪魔になるため，一時的に眼窩骨を骨切りし，術野を広くする必要がある．

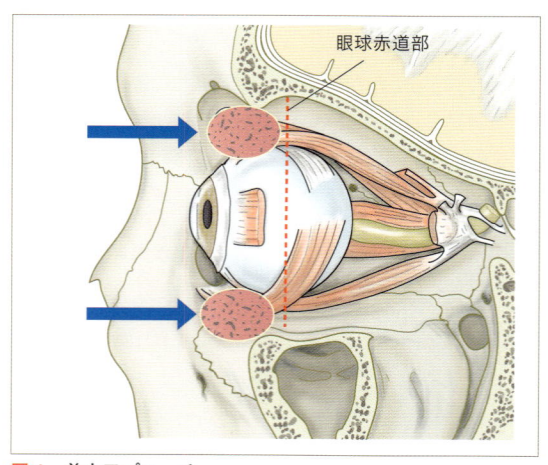

図1 前方アプローチ
適応・眼窩への進入方向．腫瘍が皮膚から触知され眼球赤道部（赤色の点線）よりも前方（眼窩の比較的浅い部位）にある場合や眼球赤道部より後方（眼窩の深い部位）でも海綿状血管腫など術中に脱血して腫瘍の容積を減量しながら摘出できる場合などに用いる．前方（青色の矢印）より眼窩内へ進入する．

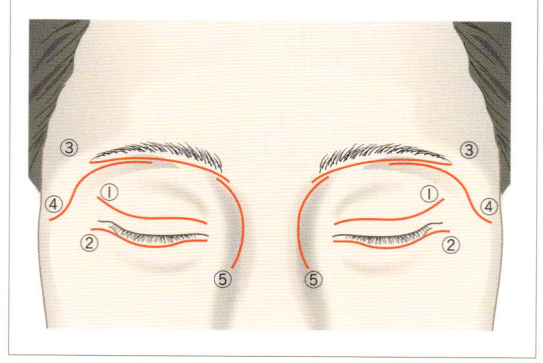

図2 眼窩腫瘍摘出術のデザイン・切開
① 重瞼線切開，② 睫毛下切開，③ 眉毛下切開，④ Wright 切開，⑤ Lynch 切開などアプローチに合わせて選択する．

2）骨切り経眼窩アプローチの種類

　腫瘍が視神経の内側に存在する症例では，一般に広く行われている側方アプローチでは対応が困難な場合がある．そこで筆者らは，① 側方（外上方）アプローチ，② 外下方アプローチ，③ 内側アプローチの 3 種類の骨切り経眼窩アプローチから症例ごとに適した方法を選択している．

3）骨切りした骨片の再固定

　骨膜を骨からていねいに剝離しておけば，骨切りした骨片を元に戻して，骨膜縫合を行うだけで固定性は十分であり，経過とともに骨は癒合する．

4）骨切り経眼窩アプローチ各論

（1）側方（外上方）アプローチ（図 3）

a）適応

　腫瘍が眼球赤道部より後方（眼窩の深い部位）かつ外上方に局在し，腫瘍により視神経が内側または下方へ圧排されている場合に用いる（図 3a）．

b）デザイン・切開

　Wright 切開で行う（図 2 の④）．顔面神経側頭枝は耳珠の下縁と眉毛外側端の 1 横指上方を結ぶライン上の脂肪層の下を走行する．眼窩上切痕（稀に眼窩上孔）には眼窩上動脈や眼窩上神経が走行している．それぞれ損傷しないように注意する．

c）骨切り・眼窩への進入方向

　従来のクレーンライン法よりもさらに上方へ延長したデザインで行うほうが，術野が広く，眼窩内操作が容易になるため，筆者らは好んで用いている．上方は前頭骨の眼窩上切痕（稀に眼窩上孔）の外側から，下方は頰骨の頰骨弓上縁まで，腫瘍の局在や大きさに応じて骨切りする（図 3a）．外上方より眼窩内へ進入する．

d）症例 1

　78 歳女性．2 か月前より左眼の眼球突出と複視を自覚．近医で左眼窩腫瘍と診断され，当科へ紹介され受診となった．眼窩 MRI では左眼窩筋円錐内の外上方に造影早期より内部が不均一に造影される腫瘤が描出され，腫瘍により視神経は内上方に圧排されていた（図 3b）．側方（外上方）アプローチを選択し，前頭骨および頰骨を骨切りし，腫瘍を摘出後，骨片を戻した（図 3c〜e）．病理組織学的診断は，神経鞘腫であった．

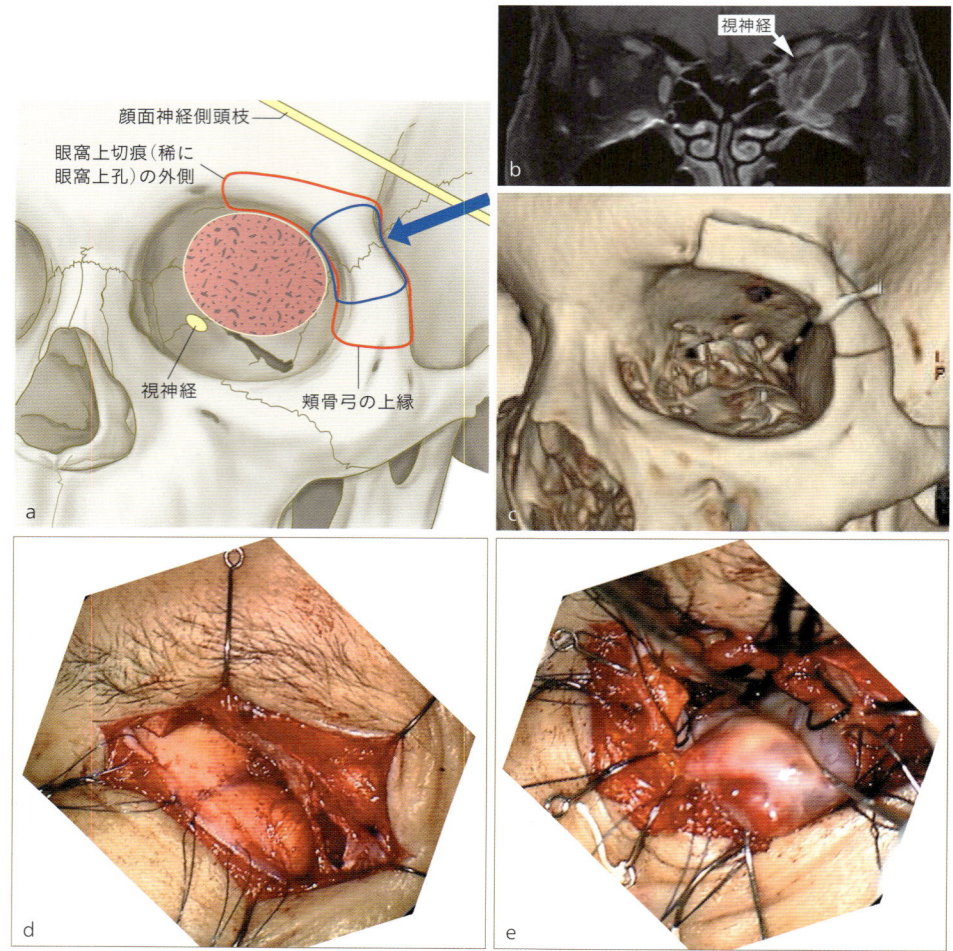

図3 側方(外上方)アプローチ

a：適応・骨切り・眼窩への進入方向．腫瘍が眼球赤道部より後方(眼窩の深い部位)かつ外上方に局在し，腫瘍により視神経が内側または下方へ圧排されている場合に用いる．従来のクレーンライン法(青色の実線)よりもさらに上方へ延長したデザインで行う．上方は前頭骨の眼窩上切痕(稀に眼窩上孔)の外側から，下方は頬骨の頬骨弓上縁まで(赤色の実線)，腫瘍の局在や大きさに応じて骨切りする．外上方(青色の矢印)より眼窩内へ進入する．
b：眼窩造影 MRI(冠状断)(術前)．症例1：78歳女性，神経鞘腫．左眼窩筋円錐内の外上方に造影早期より内部が不均一に造影される腫瘤が描出され，腫瘍により視神経は内上方に圧排されていた．
c：眼窩 3D CT(術後1日目)．側方(外上方)アプローチを選択し，前頭骨および頬骨を骨切りし，骨片を戻した．
d：術中所見．前頭骨および頬骨を骨切りしたところ．
e：術中所見．眼窩腫瘍を摘出しているところ．

（2）外下方アプローチ（図4）

a）適応

腫瘍が眼球赤道部より後方（眼窩の深い部位）かつ外下方に局在し，腫瘍により視神経が上方へ圧排されている場合に用いる（図4a）．

b）デザイン・切開

睫毛下切開で行う（図2の②）．

c）骨切り・眼窩への進入方向

外側は下眼窩裂の外側縁から，内側は眼窩下（神経）溝の内側までの頬骨を骨切りする（図4a）．外下方より眼窩内へ進入する．

d）症例2

50歳女性．6か月前より左眼の眼球突出を自覚．近医で左眼窩腫瘍と診断され，当科へ紹介され受診となった．眼窩MRIでは左眼窩筋円錐内の下方に一部囊胞成分を伴う腫瘤が描出され，腫瘍により視神経は上方へ圧排されていた（図4b）．外下方アプローチを選択し，頬骨を骨切りし，腫瘍を摘出後，骨片を戻した（図4c～e）．病理組織学的診断は，神経鞘腫であった．

（3）内側アプローチ（図5）

a）適応

腫瘍が眼球赤道部より後方（眼窩の深い部位）かつ内側に局在し，腫瘍により視神経が外側へ圧排されている場合に用いる（図5a）．

b）デザイン・切開

Lynch切開で行う（図2の⑤）．

c）骨切り・眼窩への進入方向

上方は前篩骨動脈下方から，下方は涙囊窩下方までの上顎骨および涙骨，篩骨を骨切りする（図5a）．内側より眼窩内へ進入する．

d）症例3

34歳女性．4か月前より右眼の眼球突出を自覚．近医で右眼窩腫瘍と診断され当科へ紹介され受診となった．眼窩MRIでは右眼窩筋円錐内の内上方に経時的に造影される分葉状の腫瘤が描出され，腫瘍により視神経は外下方へ圧排されていた（図5b）．内側アプローチを選択し，上顎骨および涙骨，篩骨を骨切りし，腫瘍を摘出後，骨片を戻した（図5c～e）．病理組織学的診断は，静脈奇形（海綿状血管腫）であった．

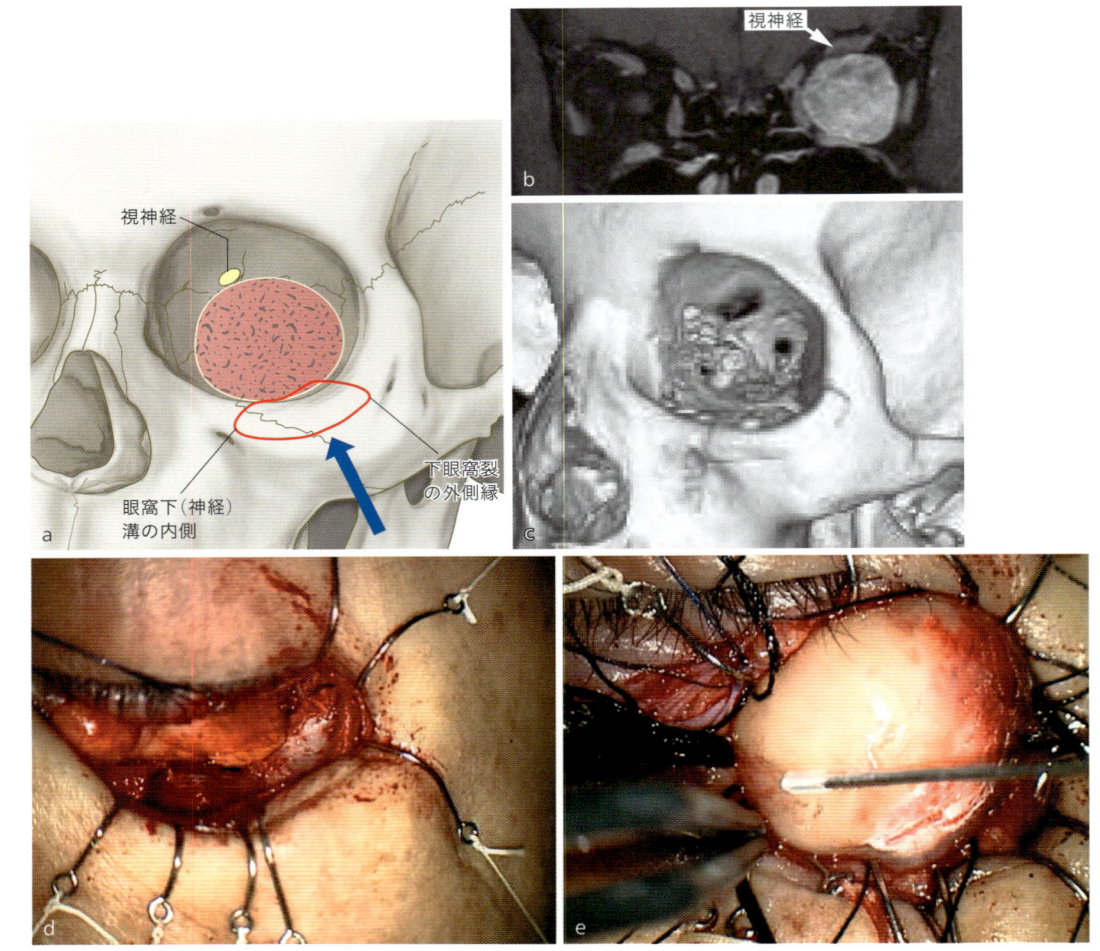

図4 外下方アプローチ
a：適応・骨切り・眼窩への進入方向．腫瘍が眼球赤道部より後方（眼窩の深い部位）かつ外下方に局在し，腫瘍により視神経が上方へ圧排されている場合に用いる．外側は下眼窩裂の外側縁から，内側は眼窩下（神経）溝の内側までの頬骨（赤色の実線）を骨切りする．外下方（青色の矢印）より眼窩内へ進入する．
b：眼窩造影MRI（冠状断）（術前）．症例2：50歳女性．神経鞘腫．左眼窩筋円錐内の下方に一部囊胞成分を伴う腫瘤が描出され，腫瘍により視神経は上方へ圧排されていた．
c：眼窩3D CT（術後1日目）．外下方アプローチを選択し，頬骨を骨切りし，骨片を戻した．
d：術中所見．頬骨を骨切りしたところ．
e：術中所見．眼窩腫瘍を摘出しているところ．

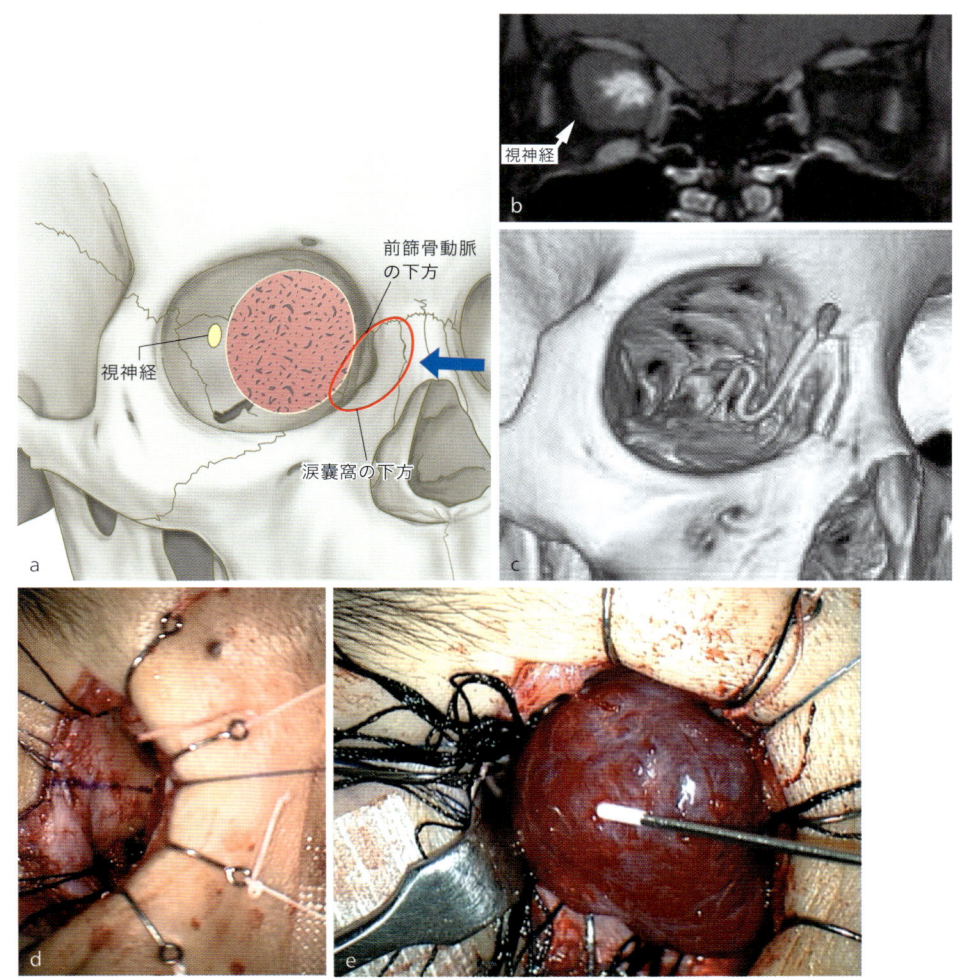

図5 内側アプローチ
a：適応・骨切り・眼窩への進入方向．腫瘍が眼球赤道部より後方（眼窩の深い部位）かつ内側に局在し，腫瘍により視神経が外側へ圧排されている場合に用いる．上方は前篩骨動脈下方から，下方は涙嚢窩下方までの上顎骨および涙骨，篩骨（赤色の実線）を骨切りする．内側（青色の矢印）より眼窩内へ進入する．
b：眼窩造影 MRI（冠状断）（術前）．症例3：34歳女性，静脈奇形（海綿状血管腫）．右眼窩筋円錐内の内上方に経時的に造影される分葉状の腫瘤が描出され，視神経を外下方に圧排していた．
c：眼窩 3D CT（術後1日目）．内側アプローチを選択し，上顎骨および涙骨，篩骨を骨切りし，骨片を戻した．
d：術中所見．上顎骨および涙骨，篩骨を骨切りしたところ．
e：術中所見．眼窩腫瘍を摘出しているところ．

3. 涙嚢切断アプローチ（図6）

1）適応

腫瘍が眼球赤道部より後方（眼窩の深い部位）かつ内下方に局在し，腫瘍により視神経が外上方へ圧排されている場合に用いる（図6a）．

2）デザイン・切開

睫毛下切開およびLynch切開で行う（図2の②および⑤，図6d）．

3）涙嚢切断・涙嚢吻合・眼窩への進入方向

涙嚢を切断した場合，術後の涙道閉塞が懸念される．そのため，涙嚢を切断する際は，涙嚢壁に対し垂直ではなく斜めに切断する（図6b）．これは，斜めに切断し管腔の断面積を広くすることで，術後の涙道閉塞を予防している．また，眼窩縁の角度に合わせて切断しておくと，吻合時に眼窩縁が邪魔にならず縫合しやすい．さらに，閉塞予防として涙道チューブを留置し，9-0 ナイロン糸などの非吸収糸で涙嚢壁を縫合し，涙嚢を吻合する．
　内下方より眼窩内へ進入する．

4）症例4

61歳女性．3年前に右眼窩腫瘍と診断されたが，手術を希望せず，経過観察されていた．1年前より右視力低下が出現したため，当科へ紹介され受診となった．眼窩MRIでは右眼窩内下方に腫瘤が描出され，腫瘍により視神経は上方へ圧排されていた（図6c）．涙嚢切断アプローチを選択し，涙嚢を切断し，腫瘍を摘出後，涙嚢壁を縫合し，涙嚢を吻合した（図6e〜g）．病理組織学的診断は，静脈奇形（海綿状血管腫）であった．

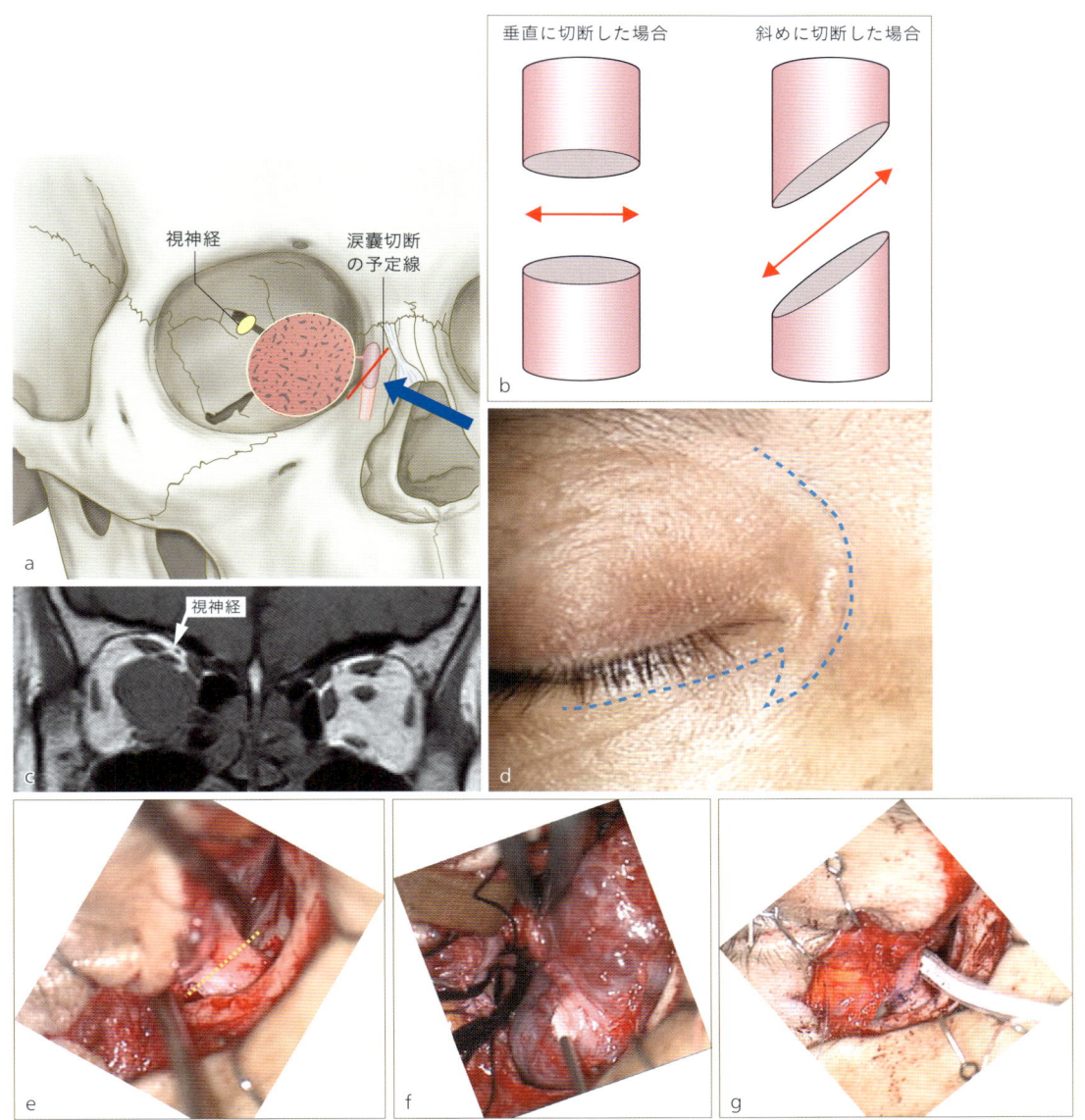

図6 涙嚢切断アプローチ
a：適応・眼窩への進入方向．腫瘍が眼球赤道部より後方（眼窩の深い部位）かつ内下方に局在し，腫瘍により視神経が外上方へ圧排されている場合に用いる．内下方（青色の矢印）より眼窩内へ進入する．
b：涙嚢切断の角度．涙嚢を切断する際は，涙嚢壁に対し垂直ではなく斜めに切断する．これは，斜めに切断し管腔の断面積を広くすることで，術後の涙道閉塞を予防している．
c：眼窩MRI T1強調像（冠状断）（術前）．症例4：61歳女性，静脈奇形（海綿状血管腫）．右眼窩内下方に腫瘤が描出され，腫瘍により視神経は上方へ圧排されていた．
d：デザイン・切開．睫毛下切開およびLynch切開で行う．
e：術中所見．涙嚢切断の予定線（点線）．
f：術中所見．眼窩腫瘍を摘出しているところ．
g：術中所見．涙嚢壁を縫合し，涙嚢を吻合したところ．

VI. 経頭蓋アプローチ（図7）

1）適応

腫瘍が眼窩先端部に局在し，腫瘍により視神経が下方へ圧排されている場合や経眼窩アプローチでは摘出が困難な場合に用いる（図7a）．脳神経外科医の協力の下で行う．

2）デザイン・切開

冠状切開で行う（図7b）．

3）骨切り・眼窩への進入方向

前頭骨および側頭骨を骨切りし，開頭する（前頭側頭開頭）（図7b）．上方より眼窩内へ進入する（図7a, b）．

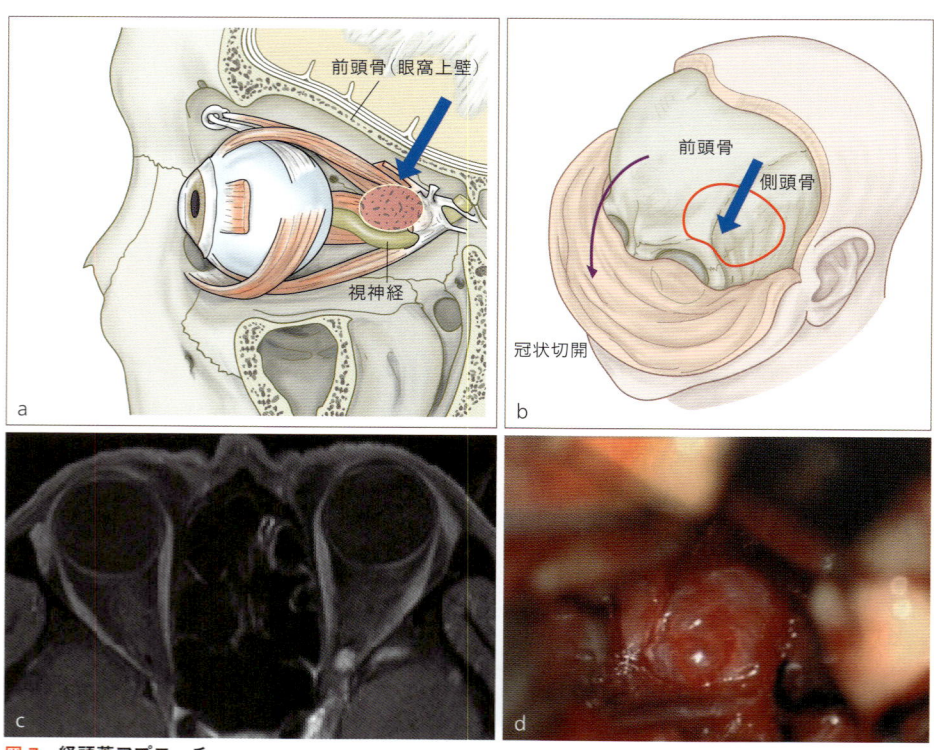

図7　経頭蓋アプローチ
a：適応・眼窩への進入方向．腫瘍が眼窩先端部に局在し，腫瘍により視神経が下方へ圧排されている場合や経眼窩アプローチでは摘出が困難な場合に用いる．上方（青色の矢印）より眼窩内へ進入する．
b：デザイン・切開・骨切り・眼窩への進入方向．冠状切開（紫色の矢印）し，前頭骨および側頭骨（赤色の実線）を骨切りし，開頭する（前頭側頭開頭）．上方（青色の矢印）より眼窩内へ進入する．
c：眼窩造影 MRI（軸位断）（術前）．症例5：61歳男性，静脈奇形（海綿状血管腫）．左眼窩先端部に腫瘤が描出された．
d：術中所見．眼窩腫瘍を摘出しているところ．

4）症例5

61歳男性．6か月前より左眼の視力低下，視野狭窄を自覚．近医で左眼窩腫瘍と診断され当科へ紹介され受診となった．眼窩MRIでは左眼窩先端部に腫瘤が描出され，腫瘤により視神経は内側へ圧排されていた（図7c）．経頭蓋アプローチを選択し，前頭骨および側頭骨を骨切りし，腫瘍を摘出後，骨片を戻した（図7d）．病理組織学的診断は，静脈奇形（海綿状血管腫）であった．

VII. 経副鼻腔アプローチ（図8）

1）適応

腫瘍が内側（篩骨洞）または下方（上顎洞），上方（前頭洞）など副鼻腔付近に存在する場合に用いる（図8a）．多くは副鼻腔発生の続発性眼窩腫瘍に該当する．耳鼻咽喉科医の協力の下で行う．

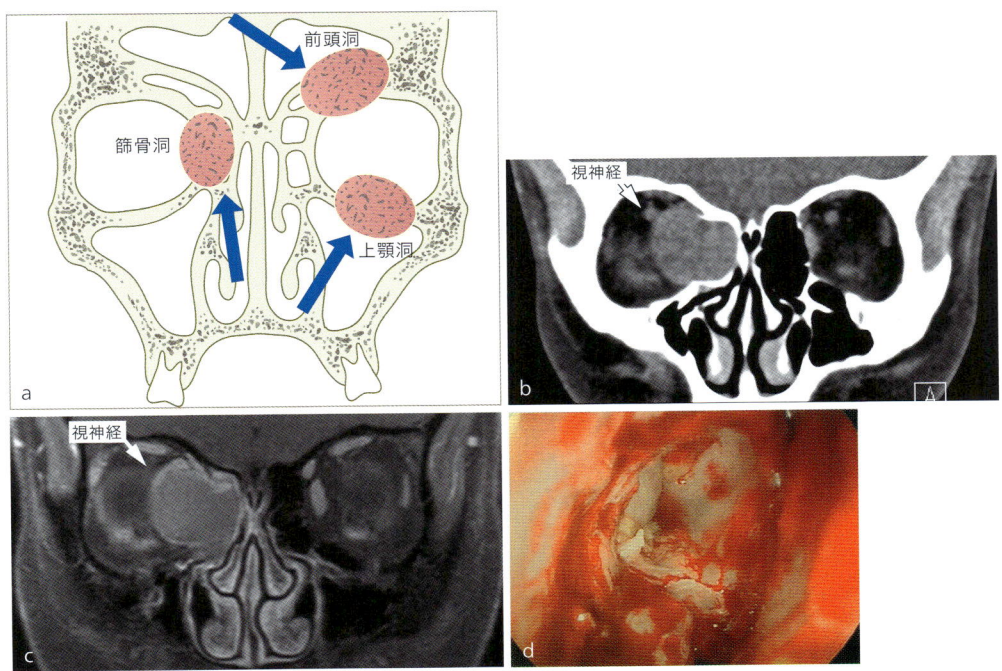

図8 経副鼻腔アプローチ
a：適応・眼窩への進入方向．腫瘍が内側（篩骨洞）または下方（上顎洞），上方（前頭洞）など副鼻腔付近に存在する場合に用いる．内側または下方，上方など（青色の矢印）より眼窩内へ進入する．
b：眼窩CT（冠状断）（術前）．症例6：39歳女性，篩骨洞粘液嚢胞．眼窩内側から篩骨洞にかけて腫瘤が描出され，腫瘤により視神経は外側に圧排されていた．また，眼窩内壁の骨欠損が描出された．
c：眼窩造影MRI（冠状断）（術前）．腫瘤の辺縁は増強効果を示し，嚢胞状の腫瘤が描出された．
d：鼻内視鏡術中所見．嚢胞を開窓し，貯留液を排液したところ．嚢胞内の状態が観察できる．

2）デザイン・切開・眼窩への進入方向

鼻粘膜切開で行う．

内側または下方，上方などより眼窩内へ進入する．

3）症例6

39歳女性．3か月前より右眼の眼球突出，眼球の外方偏位，複視を自覚．近医で右眼窩腫瘍と診断され，当科へ紹介され受診となった．眼窩CTでは眼窩内側から篩骨洞にかけて腫瘍が描出され，腫瘍により視神経は外側に圧排されていた．また，眼窩内壁の骨欠損が描出された（図8b）．眼窩MRIでは腫瘍の辺縁は増強効果を示し，囊胞状の腫瘍が描出された（図8c）．経副鼻腔アプローチを選択し，囊胞を開窓し，囊胞内の貯留液を排液した（図8d）．貯留液は黄色泥状で，篩骨洞粘液囊胞と診断した．

参考文献

1）渡辺彰英，嘉鳥信忠：眼窩腫瘍摘出術．神眼 25：483-495, 2008
2）山田貴之：部位に応じた眼窩腫瘍の摘出方法．眼科 53：1372-1380, 2011
3）田邉美香，嘉鳥信忠，板倉秀記：経涙囊アプローチで摘出した眼窩筋円錐内腫瘍の1例．臨眼 65：439-443, 2011

（笠井健一郎，嘉鳥信忠）

E 悪性眼窩腫瘍の治療

I. 手術

　眼窩悪性腫瘍を外科的に摘出する方法には，腫瘍のみを一塊として切除する方法（単純切除術）と腫瘍を含めて眼窩内容をすべて切除する方法（眼窩内容除去術）がある．ただし，腫瘍のみを切除する方法は小さな涙腺癌などの限られた症例だけが適応になり，基本的には眼窩悪性腫瘍を確実に切除するためには眼窩内容除去術が必要になる．腫瘍のみを切除する方法は眼窩良性腫瘍の手術手技と同様であるため，本項では眼窩内容除去術の実際について解説する．

1. 手術適応

　眼窩内容除去術が必要になる主な病態には，眼窩原発の上皮性悪性腫瘍，眼瞼および結膜悪性腫瘍の眼窩内浸潤，眼内悪性黒色腫の眼外進展などが挙げられる．ただし既に根治を期待できない遠隔転移を認める症例は，腫瘍の減量を目的として施行することはあっても基本的には適応外となる．また悪性眼窩腫瘍として最も頻度の高い悪性リンパ腫は，放射線治療や化学療法の適応であり原則として手術治療を行うことはない．

2. 眼窩内容除去術の分類

　眼窩内容除去術は，切除範囲によって以下のように分類されている．

1) 完全眼窩内容除去術

　眼瞼，眼球を含めたすべての眼窩内組織を骨膜ごと切除する方法．古典的に行われてきた，いわゆる眼窩内容除去術．

2) 不完全眼窩内容除去術

　腫瘍の局在から十分な安全域を確保できると予想される場合に，眼瞼の一部または全部を残したり，眼窩内組織の一部を残して眼窩内容を除去する方法．手術侵襲を軽減できるため近年その有用性が報告されているが，予後については十分に比較検討されていない．

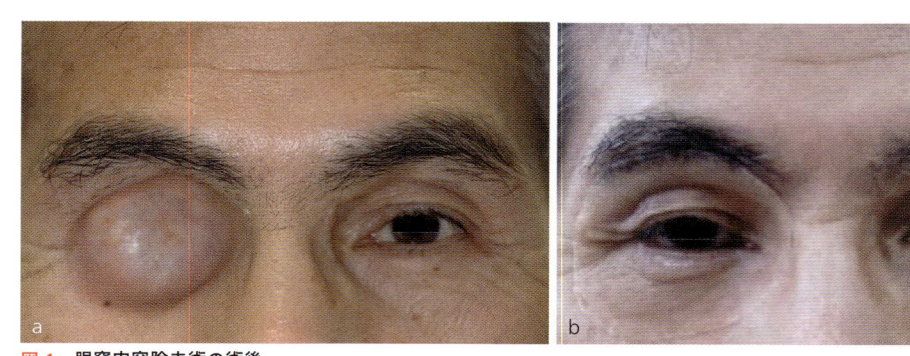

図1 眼窩内容除去術の術後
a：エピテーゼ装用前，b：エピテーゼ装用後．

3）拡大眼窩内容除去術

　完全眼窩内容除去と同時に眼窩骨あるいは眼窩周囲組織を切除する方法．腫瘍が眼窩骨へ浸潤している場合や，眼窩外浸潤をきたしている場合に必要になる．

3. 術前の準備

　眼窩内容除去術が必要な患者をマネージメントする際に最も重要なことは，術前のカウンセリングを十分に行うことである．術後の顔貌の変化は患者の想像以上であることも多く，たとえ治療経過がよくても醜形によって生きる気力を失ってしまう可能性もある．カウンセリングでは術後の写真や術後に装用するエピテーゼの写真を供覧し（図1），手術内容と必要性について十分に理解させる必要がある．そのうえで放射線治療などの眼窩内容除去術以外の選択肢についても説明し，最終的には患者とその家族に治療方針を選択してもらうことで，難しい病気に直面した患者が納得して治療を受けることができると考えている．

4. 実際の手術

　完全眼窩内容除去術では眼窩縁に沿うように切開範囲をデザインし（図2），皮膚と眼輪筋を切開して眼窩縁の骨膜まで到達する．腫瘍が眼輪筋または皮下に浸潤している場合には，確実に腫瘍を切除するために眼瞼を切除することは言うまでもないが，上下の眼瞼を温存できれば大半の欠損部を被覆することができるため，眼瞼を残せる場合はできるだけ残すほうがよい．眼瞼の皮膚を残す場合は睫毛列から1 mmほど離してデザインし，皮膚切開後に眼輪筋下を眼窩縁へ向かって剥離して骨膜まで到達する．眼窩縁の骨膜を十分露出できれば全周の骨膜を切開し，眼窩先端部に向かって眼窩壁と骨膜の剥離を進める（図3）．骨膜剥離時に最も注意すべきポイントは，眼窩内壁および涙嚢窩から骨膜を剥離する際に骨折させないことである．これらの骨は非常に薄いため乱暴に操作すると容易に骨折し，骨折させると術後感染や副鼻腔との瘻孔形成の原因になるためである．また，眼窩先端部まで到達するためには前・後篩骨動脈，頬骨顔面動脈などの血管を処理し，鼻涙

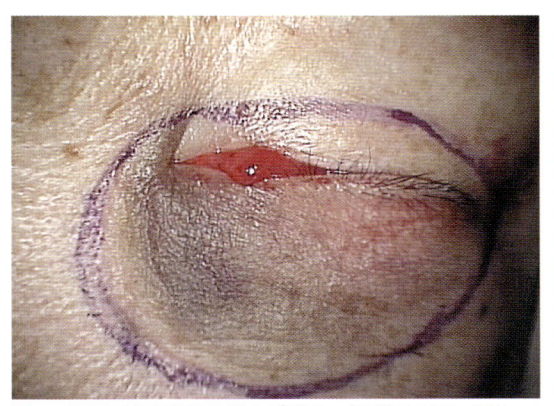

図2 完全眼窩内容除去術のデザイン（症例は右眼．図2〜4 は surgeon's view）
眼窩縁に沿うように切開範囲をデザインする．

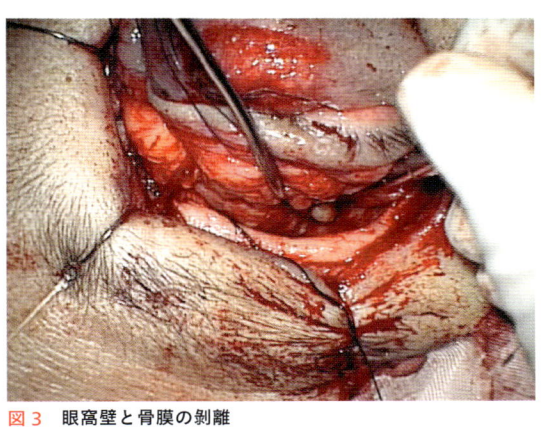

図3 眼窩壁と骨膜の剥離
骨膜を切開し眼窩先端部に向かって眼窩壁と骨膜の剥離を進める．

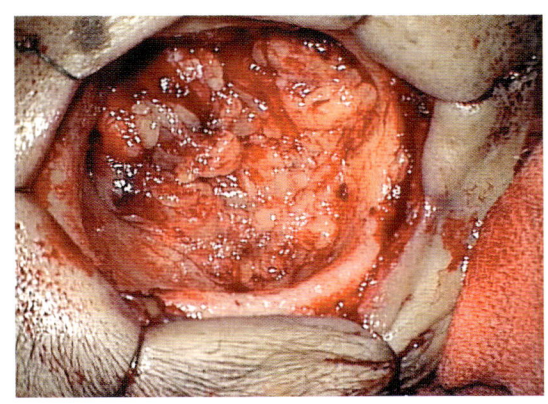

図4 眼窩内組織を切断した状態
浅部に骨膜を剥離した眼窩壁，深部に眼窩脂肪を中心とした先端部側の断面が確認できる．

管と下眼窩裂を切断する必要があるため，それらの解剖は正確に理解しておかなければならない．骨膜を十分深部まで剥離できれば，視神経剪刀などを用いて眼窩内組織をできる限り深部で切断する（図4）．切断後は先端部の断端から出血するが，数分間ガーゼで圧迫止血した後に眼動脈の断端を確実に凝固すれば止血に困ることはない．創を被覆する手段は腹部や大腿前面から採取した皮膚を分層植皮する方法が一般的であるが，その他にも軟膏を塗布して自然治癒させる方法（いわゆる open treatment）や，側頭筋などを用いた局所皮弁を用いる方法，腹直筋などを用いた遊離皮弁を用いる方法など，様々な方法が報告されている．参考までにそれぞれの特徴を表1にまとめた．分層植皮で被覆する場合はまず耳側の皮膚断端を縫縮して欠損範囲を小さくし，植皮片を適宜トリミングした後に皮膚断端と植皮片をナイロン糸で縫合する（図5）．縫合糸は切糸せずに残しておき，植皮片が浮かないように眼窩内に十分なガーゼを詰めた後に，残しておいた糸を対角同士できつく結んで圧迫固定し手術を終了する（図6）．

　もちろんすべての眼科医が眼窩内容除去術を施行できる必要はないが，どのような病態に眼窩内容除去術が必要で実際にどのような手術を行うのか，また術後の外観はどのよう

表1　代表的な創を被覆する手段とその特徴

被覆する手段	長所	短所
分層植皮	・術後の創処置が簡便で治癒が早い ・再発しても早期に発見できる	・採皮の技術が必要 ・形成される眼窩の窪みが深い
open treatment	・手術時間が短く手技が簡便 ・形成される眼窩の窪みが浅い	・上皮化までに3か月程度要する ・術後頻回の創処置が必要
局所/遊離皮弁	・眼窩にボリュームを作れるため，眼瞼を再建すれば義眼を装用可能 ・術後早期から放射線照射が可能	・手技が難しく手術時間が長い ・皮弁に隠れるため再発すると発見が遅れる

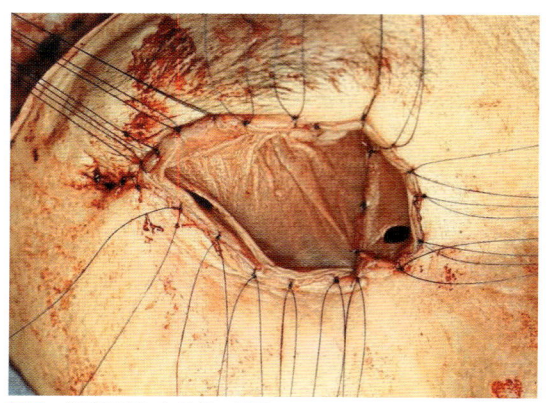

図5　分層植皮による創の被覆
耳側の皮膚断端を縫縮した後に，皮膚断端と植皮片をナイロン糸で縫合する．

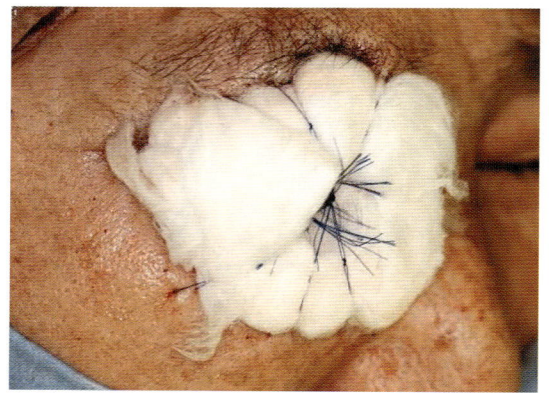

図6　植皮片の圧迫固定
眼窩内に詰めたガーゼをナイロン糸で縛って圧迫固定する．

に変化してそれにはどのような対策があるのかについては，専門家でなくても説明できるようになっておきたい．

参考文献

1) Goldberg RA, Kim JW, Shorr N：Orbital exenteration：results of an individualized approach. Ophthal Plast Reconstr Surg 19：229-236, 2003
2) Tyers AG：Orbital exenteration for invasive skin tumors. Eye 20：1165-1170, 2006
3) Shields JA, Shields CL, Suvarnamani C, et al：Orbital exenteration with eyelid sparing：indications, technique, and results. Ophthal Surg 22：292-297, 1991
4) Putterman AM：Orbital exenteration with spontaneous granulation. Arch Ophthalmol 104：139-140, 1986
5) McLaren LR：Primary skin grafting after exenteration of the orbit. Br J Plast Surg 11：57-61, 1958-1959

（今川幸宏，嘉鳥信忠）

II. 重粒子線治療

　重粒子線治療は，従来のX線治療に比較して優れた線量集中性と高い抗腫瘍効果を特徴とする放射線治療である．眼窩悪性腫瘍のように重要臓器に近接した放射線抵抗性腫瘍を治療する際には，その優位性が発揮されると考えられる．しかし，本邦においては眼窩腫瘍の発生頻度が少なく，重粒子線治療実施施設数も少ないことから，眼科領域ではこの治療法自体が広く浸透しているとは言い難い．放射線医学総合研究所(以下，放医研)において眼科領域疾患では2001年に脈絡膜悪性黒色腫，続いて涙腺悪性腫瘍に対する重粒子線治療の第Ⅰ・Ⅱ相臨床試験が開始された．これはそれ以前より頭頸部腫瘍の一部として適応としていた疾患のなかから眼科領域腫瘍として独立した臨床試験を開始したものである．本項では，重粒子線について紹介するとともに，眼窩・眼内悪性腫瘍に対する臨床試験の適応や治療方法ならびに治療成績の現況，今後の課題について概説する．

1. 重粒子線とは

　粒子線とは電子・中性子・原子核など粒子を加速した放射線の総称で，原子番号2以上の原子核を加速した放射線を重粒子線と呼ぶ．現在治療に用いられているものとしては放医研で使用されている炭素線があり，国内では事実上重粒子線治療＝炭素線治療のことを指す．重粒子線治療の特徴の1つは，X線や電子線など通常治療に用いられている放射線よりも生物学的効果が強いことである．その理由は，加速された重い粒子が照射されるため，組織内ではX線を照射した場合よりも高密度に電離が起こり，より効率的に細胞の遺伝子に損傷を負わせるためである．その作用の強さは加速される粒子の質量や照射される際の速度(粒子のエネルギー)に依存する．作用の強い放射線を治療に用いることにより，通常の放射線治療では十分な効果が期待できないような悪性腫瘍でも高い効果が期待できる．一方，効果が強い分，治療の際には正常組織への損傷に対する注意深い配慮も必要とされる．

　重粒子線のもう1つの特性は線量集中性である．高い生物学的効果を持つ粒子線を周辺組織の線量を抑えつつ，病巣部に集中させて照射することができれば，最大限の効果が期待できる．粒子線のなかでも，放医研で用いられている炭素線は線量集中性の点で最も有利と考えられる．炭素線は他の多くの粒子線と同様に荷電粒子線であり，その飛程に沿ってBraggピークと呼ばれる付与線量のピークを形成するが，このピークの深さは照射されるビームのエネルギーに依存するため，エネルギーを調整することにより病巣部に集中した線量分布を容易に形成できる．特にピークより遠方では付与線量が急激にほぼゼロまで減少するので，眼窩腫瘍のように脳・脳幹・視交叉など重要臓器に近接している腫瘍を治療するうえでは，深部への透過線量が少ない性質は大きなメリットとなる．加えて炭素線は比較的重いイオンを用いているため，ビームの直進性が高く，側方散乱による線量のばらつきが少ないので，腫瘍周囲の正常組織の照射体積を極めて狭い範囲にとどめることが可能である．

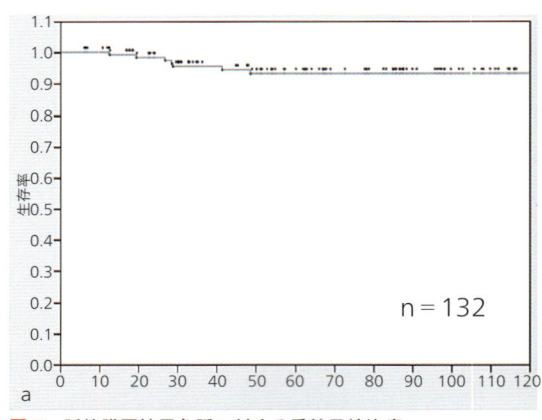

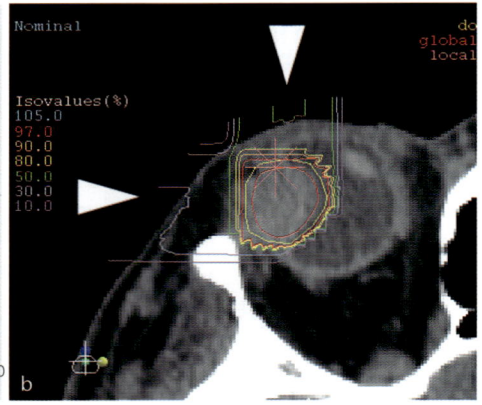

図7 脈絡膜悪性黒色腫に対する重粒子線治療
a：局所制御率（単位：月），b：線量分布図．

2. 眼科領域腫瘍における炭素線治療

1）脈絡膜悪性黒色腫

（1）適応

　眼科領域の悪性腫瘍で現在までに炭素線治療の適応としているのは，主に脈絡膜悪性黒色腫と涙腺悪性腫瘍である．脈絡膜悪性黒色腫に対しては2001年から臨床試験を開始し，2004年2月までに42症例の治療を行った．その結果，安全な治療法と適正な線量を確立できたため同年4月からは先進医療の適用を開始して治療を継続している．臨床試験の実施に際しては，陽子線治療によって眼球温存が期待できる症例をあえて除外し，主に腫瘍サイズの大きな症例を対象として，炭素線の有効性を検証するとともに，より高い確率で眼球を温存できる照射方法を模索してきた．一定数の症例集積の結果，安全性，有効性が確認されたので，先進医療では比較的小さな腫瘍に対しても炭素線治療を適用している．

（2）治療成績

　2014年3月までで通算147例の脈絡膜悪性黒色腫症例に対して炭素線治療を行った．そのうち治療後6か月以上が経過した132例の5年原病生存率は81％であった．照射した腫瘍がその後再度増大した症例は1例のみで，眼球内の他の部位に再発した2例を含めても5年局所制御率は93％（図7a）であった．眼球内再発5例と高度緑内障で眼球摘出が必要となった3例が治療後眼球を失ったが，5年眼球温存率は94％で，対象症例の基底径中央値11 mm（4.7〜19 mm），腫瘍の高さ中央値7.6 mm（2〜16 mm）と大きな腫瘍が多いことを考慮すると非常に良好な結果と言える．陽子線治療の成績と比べると3年生存率は同程度であるが，大きい腫瘍の局所制御率は炭素線のほうがやや良好で，眼球温存率は明らかに良好であった．これは，炭素線では腫瘍のサイズに無関係に十分な効果が得られることと，より散乱の少ない線量分布によって眼球摘出に至るような高度の有害事象を

回避できることを示す結果と考えられる．局所再発に関しては前述のように良好な成績が得られているが，長期生存者では遠隔転移が問題となる．5年，10年無転移生存率は73％，62％となっており，初回治療から局所制御されていても7，8年後に転移が出現することもしばしばあるため，10年間は経過観察することが勧められる．脈絡膜悪性黒色腫の転移先臓器は肝臓が半数以上を占める．少数であればラジオ波焼灼術や定位放射線治療・肝部分切除などが選択肢として挙げられるが，多発の場合は化学療法・肝動注療法などが行われることもある．

(3) 実際の症例

図7b に当施設における典型的な重粒子線治療症例を提示する．線量分布図に示されている通り，ほぼ腫瘍の周囲1～2 mmに限局した照射野が設定され，周囲への線量は極力低減されている．眼球内腫瘍の治療における注意点は，眼球は容易に動くことである．水晶体が上下左右に可動域が広いのと同様に眼内腫瘍も同じ範囲だけ可動する．照射範囲を限局すると容易に腫瘍が照射範囲から逸脱する危険がある．この症例では眼球が対側を向いているが，1/100 mm 精度で固定された光源を毎回注視することで位置を固定している．それと同時に水晶体や毛様体などをビーム軸上から外す目的も兼ねている．

また，当施設ではある時期から2門照射を標準的に使用している．これにより前眼房への線量を低減することが可能であり，緑内障発生率が大幅に減少した(1門対2門：40％対15％，p＝0.001)．これも基本的に1門照射で行われる海外の陽子線治療に対して有利な点と考えられる．近年ではシェルで頭部を覆う以外にマウスピースで上顎も固定し，さらに位置精度の向上が図られている．

2) 涙腺癌

(1) 適応

涙腺癌は脈絡膜悪性黒色腫と同様に低頻度であるが，組織型としては腺様囊胞癌や腺癌などの放射線抵抗性腫瘍が主体を占める．2001年4月に涙腺癌に対する炭素線治療の第I/II相臨床試験が開始された．対象は① 未治療または保存的手術後の残存あるいは再発例，② 転移を有しない症例，③ 病理学的な診断の得られている症例である．この試験は副作用を主要観察項目とする線量増加試験であり，眼球の温存と腫瘍の局所制御を両立する至適照射線量を明らかにすることを主な目的としている．臨床試験における治療法は3週間12回照射法による炭素線単独治療で，総線量は48.0 GyE を開始線量として，1回線量を10％ずつ増加する線量増加試験が行われている．

(2) 治療成績

2014年3月までに26例が登録され治療が完遂された．組織型別では腺様囊胞癌17例，腺癌3例，悪性混合腫瘍1例，未分化癌1例であった．炭素線の線量は初期の5例では48.0 GyE を照射し，2003年10月以降は52.8 GyE に増加して16例，2013年2月からさらに線量増加が行われ55.2 GyE で現在まで5例が治療されている．治療後6か月以上経過して予後解析対象可能な22例のうち，局所再発は8例であり，4例が照射野内再発，

4例が照射野辺縁再発であった．1つ目の問題は照射野の設定と考えられた．試験開始当初は安全性も保証されていないため極力照射範囲を最小限に絞った照射野が設定されていた．しかし，照射野辺縁再発の経験により，2005年7月より眼瞼皮膚から患側視神経までほぼ全眼窩を含む照射野を用いるようになってから照射野辺縁再発が減少した．もう1つの問題は線量である．開始線量の48.0 GyEから52.8 GyEに増加されたが，この線量でも3/16例で照射野内再発が確認されているため，十分な局所制御を得るために現在55.2 GyEまで線量増加が行われている．現時点でGrade 3以上の重篤な障害が確認されていないため線量増加の余地はあると考えられるが，同線量における長期予後成績が待たれる．

しかし一方で，照射領域から離れた部位での皮下転移や，リンパ節転移，肺転移，骨転移を認めた症例もあり，局所再発のみでなく遠隔転移も予後不良な原因の1つとなっている．頭蓋内浸潤など眼窩外への明らかな進展を伴う症例は除外しているものの，骨浸潤を伴っている高度進行例や術後の再発例を対象としているため，転移のリスクが高いのはやむをえない．転移に対して効果のある抗癌剤・分子標的治療薬などの登場が待たれる．しかしながら，眼球を温存したまま良好なQOLで局所を制御できるという点は重粒子線治療の長所と考えられる．少数例ではあるが5年局所制御率76％，原病生存率80％と非侵襲的な治療としては比較的良好な成績が得られていると考えられる．副作用としては，Grade 2の視神経症が11/26例で生じた．また網膜症やドライアイなどの副作用もそれぞれ5例，10例で生じているがいずれもGrade 2以下である．これらの副作用は視神経や眼球，涙腺組織が比較的広く照射されることによるものであるが，それぞれ腫瘍が近接しているため腫瘍制御のためには避けられない領域である．52.8 GyEの線量で照射野内再発も発生しているためまだ線量増加の余地があると考えられるが，この領域を照射して対側眼窩や脳幹などへの影響をほとんど考慮せずに線量増加を進めていけるのは重粒子線治療の有利な特性と考えられる．

(3) 実際の症例

図8aは涙腺悪性腫瘍に対する重粒子線治療の線量分布図である．眼窩深部・眼窩外側（頬骨上方外側）・眼窩内側・眼瞼皮膚を十分に含めている．網膜や視神経も十分に照射されるため，眼球自体は温存されても視力の温存は考慮せず，局所制御を最優先している．図8bは各線量と局所再発の有無を示している．一部の観察期間はまだ不十分であるが，線量増加と拡大照射野の採用により局所制御率が改善していることが示されている．本疾患ではまだ至適線量と十分な副作用の評価が完了していないため，引き続き症例を集積している段階である．

重粒子線（炭素線）治療は線量集中性に優れ同時に高い抗腫瘍効果をもつ特殊な放射線を用いた治療である．放医研では1994年から炭素線治療の臨床試験が開始され，その結果広く人体各部位の悪性腫瘍に対して安全で有効な治療を実施することができることが示されてきた．眼科領域の腫瘍では眼球脈絡膜悪性黒色腫と涙腺癌に対する臨床試験が進められており，安定した治療法が確立されつつある．これらの腫瘍は本邦での発生頻度が低い

再発様式		
	局所再発	
	(+)	(-)
48.0 GyE	2*	3
52.8 GyE	6*	10
55.2 GyE	0	5

*各1例は眼窩内側部再発

a

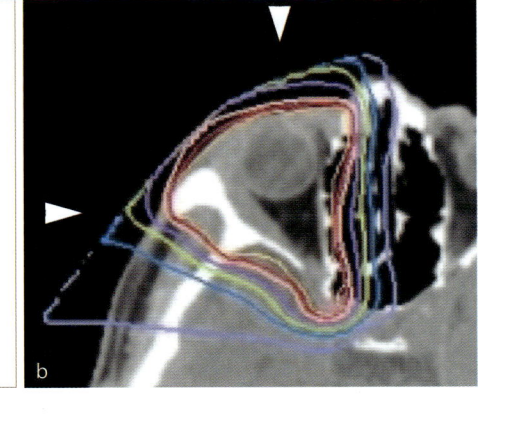

b

図8 涙腺悪性腫瘍に対する重粒子線治療
a：各線量と局所再発の有無，b：線量分布図．

ため，炭素線治療の実績のなかでは占める割合は少ない．しかしながら，通常のX線治療で制御困難な腫瘍を保存的に高率に制御できる治療が存在することは，専門眼科医や治療を受ける患者にとって選択の幅が広がると考えられる．涙腺癌に対しては臨床試験が継続中であり，十分な線量の照射と改良された拡大照射野によって治療効果の改善が確認されている．眼窩を広範に照射する必要があるため患側の眼球や視神経が照射領域に含まざるをえないが，副作用による眼球摘出例は現時点ではない．拡大照射野を用いても対側眼窩や頭蓋内への影響を最小限に抑えられるのは炭素線の高い線量集中性が活かされていると考えられる．

脈絡膜悪性黒色腫・涙腺悪性腫瘍いずれに対しても治療線量・照射範囲・治療精度の改善を行いながら，10年以上の経験とともに安定した治療成績が示されてきた．発生頻度が少ない割には正確な技術・照射精度を要する疾患であるため均てん化が困難な治療ではあるが，今後も着実に実績を重ねてより良い治療法を確立していくことが当施設の役割であると考える．

(野宮琢磨，辻比呂志)

III. 放射線治療

放射線治療は，手術療法，抗癌剤療法とともに悪性腫瘍に対する治療の3本柱の1つで，特に眼窩に多く生じる悪性リンパ腫に対してはよく用いられる治療方法である．眼窩の悪性腫瘍の多くは，手術の場合には，眼窩内容除去などの侵襲が大きく，容貌が一変してしまう方法が必要とされるが，放射線治療では大きな侵襲なしで機能と形態の両者を温存でき，そのメリットは大きい．なお悪性眼窩腫瘍に対する放射線治療については，そのほとんどが「I 眼瞼腫瘍，E 悪性眼瞼腫瘍の治療，II. 放射線治療」(⇒58頁)と重複しており，本項では，主に涙腺癌などの悪性眼窩腫瘍における重要な治療の柱となっている重粒子線治療について述べる．

1. 重粒子線治療の特徴

　重粒子とは，電子より重い粒子（原子核）の総称で，重粒子線は，ヘリウムよりも大きな元素をイオン化し，加速器を用いて高速に加速して作られる放射線の一種で，本邦では炭素イオンを用いた重粒子線による放射線治療（carbon-ion radiotherapy）が行われている．

　γ線，X線，電子線などを照射した際には，体表面近くで線量が最大となり，深さとともに減少する．そのため腫瘍の位置より浅いところにある正常細胞に腫瘍にかかるよりも多くの線量がかかり，不必要なダメージを与えてしまう．これに対して粒子線は，自身の持つエネルギーによって体内に入る深さが決まり，その終端付近でエネルギーを急激に放出して停止（Braggピーク）するため，腫瘍のところで粒子が止まるように設定すれば，他の正常部分にはダメージを与えずに，腫瘍細胞だけを殺傷することができることになる．

　放射線の殺細胞効果は生物学的効果比（relative biological effectiveness：RBE）にて表現され，RBEが大きいほど，放射線の悪性腫瘍に対する治療効果が高いことを意味する．RBE値は，陽子線およびγ線では1.0であるが，炭素線ではBraggカーブのプラトー領域においては2.5，さらにピーク近傍では3.0を超えており，重粒子線治療の高い殺細胞能力を示している．また幹細胞レベルにおいてもX線との比較にて，大腸癌における研究で，細胞レベルにおいて2.1～2.3倍もの大腸癌幹細胞を殺傷し，また動物に移植された癌幹細胞を含んだ大腸癌細胞に対してもX線の3.1～3.3倍の高い増殖抑制能力を有し，癌幹細胞マーカーの発現を抑制していた．

　以上のように重粒子線治療は，他の方法と較べて著しい癌殺傷効果および癌幹細胞増殖抑制効果を有し，かつ正常細胞には優しい治療といえる．

2. 重粒子線治療の成績

　最新の報告では，21例の涙腺癌に対しての炭素線治療では，治療3年後における全生存率は82.2％，局所制御率は79.0％，無病生存率は48.0％であり，追加治療として眼窩内容除去を必要としたのは2例で眼球温存率は90.5％であった．また放射線量を48.0 GyEから52.8 GyEへと増量し，かつ照射野として眼窩全体を含めたより広範囲に設定することによりさらに予後は改善され，治療3年後の全生存率は100％となっている．21例中16例（76％）が治療に難渋する腺様嚢胞癌であることを鑑みると，良好な成績である．

3. 重粒子線治療の問題点

　腫瘍部のみに線量を集中させる治療なので，例えば転移などのびまん性に病変が存在する場合には，重粒子線治療の適応には通常はならず，照射野の広いリニアック外照射などが適応になる．これは根治治療と緩和治療との差でもある．

　眼部に放射線を照射した場合には，放射線による角膜症，白内障，網膜症，視神経症，血管新生緑内障などが生じるが，涙腺悪性腫瘍に対する炭素線治療において，視神経症による視力低下あるいは消失が4/12例（33％），網膜症が5/12例（42％）にみられた．治療効果と副作用という観点からみると，炭素線治療の優れた線量集中性によって，副作用は少

ないと判断してよいであろう．

　眼窩腫瘍，なかでも涙腺腫瘍は眼窩上壁の骨1つを隔てて脳が存在するため，治療効果を求めるとどうしても近接する脳にもある程度の線量がかかってしまうことにより，重粒子照射後に脳浮腫や壊死などが生じる症例の報告があるが，行動異常や人格変化などの重篤な事例は生じていない．

参考文献

1) Cui X, Oonishi K, Tsuji H, et al：Effects of Carbon Ion Beam on Putative Colon Cancer Stem Cells and Its Comparison with X-rays. Cancer Res 71：3676-3687, 2011
2) Mizoguchi N, Tsuji H, Toyama S, et al：Carbon-ion radiotherapy for locally advanced primary or postoperative recurrent epithelial carcinoma of the lacrimal gland. Radiotherapy and Oncology 114：373-377, 2015
3) 相原由季子，他：重粒子治療を施行した涙腺腫瘍．第67回日本臨床眼科学会，2013年
4) 辻比呂志，鎌田正，辻井博彦：涙腺腫瘍に対する重粒子線治療．眼窩腫瘍アップデート．眼科 51：51-57, 2009

〈辻　英貴〉

IV.　薬物療法

　薬物療法は，単独では固形癌を完治することはできないが，術前・術後に用いたり，放射線治療と同時に用いて治療効果を高めたりなど，として用いられている治療方法である．なお悪性眼窩腫瘍に対する薬物療法の詳細については，そのほとんどが「I 眼瞼腫瘍，E 悪性眼瞼腫瘍の治療，III. 薬物療法」(⇒62頁)と重複しており，そちらを参照していただきたい．本項では，近年急速に発展し，臨床応用されてきている重要な薬物療法である分子標的治療薬について述べる．

1. 分子標的治療薬の特徴

　分子標的治療薬とは，悪性細胞に特徴的な分子（細胞増殖の過程において特異的な役割を果たすものや，細胞表面に発現しているもの）を狙い撃ちすることによって癌細胞を制御するものである．特定の分子を持たない正常細胞に対する影響はほとんどないために副作用を減らすことが可能である．

2. 分子標的治療薬の種類

　分子標的治療薬には以下のような種類がある．これらが将来点眼薬などとして使用可能となれば，眼科領域の腫瘍性病変に対しても，より治療の選択肢が広がっていくこととなる．

1) 増殖因子およびシグナル伝達阻害系

　細胞分裂や増殖，遊走，血管新生，細胞死などの過程を調節する細胞表面の受容体からのシグナルをブロックするもので，例えば，上皮増殖因子受容体(epidermal growth factor receptor：EGFR)によるシグナル伝達系などを阻害するものとしてゲフィチニブ(イレッサ®)や

エルロチニブ(タルセバ®)などがある．これらはEGFRの阻害薬で，チロシンキナーゼ型の受容体をシャットアウトする．細胞膜上に存在するEGFRが活性化されると細胞の分化・増殖が起こり，またその変異によって癌化や浸潤・転移を生じる．様々な癌細胞EGFRが過剰発現して細胞増殖が活発となっており，また過剰発現した悪性細胞は高い転移性を持つ．EGFRチロシンキナーゼのリン酸化を阻害することによって悪性細胞の増殖に必要なシグナル伝達を遮断し，悪性細胞の増殖を抑制することが可能となる．EGFR2型(human EGFR2：HER2)阻害薬として，トラスツズマブ(ハーセプチン®)がある．

2) 血管新生阻害系

腫瘍の成長・転移を促進する血管新生の過程のなかで中心的な役割を果たす血管内皮増殖因子(vascular endothelial growth factor：VEGF)受容体の活性化などを阻害する．悪性腫瘍の急速な増殖に必要な酸素，栄養を送る血管を増殖させないことにより兵糧攻めを行い，悪性細胞の増殖速度を低下させる．薬剤としてはベバシズマブ(アバスチン®)やラニビズマブ(ルセンティス®)などがあるが，既に眼科ではAMD(age-related muscular degeneration，加齢黄斑変性)などで硝子体注射として用いられている．OSSN(ocular surface squamous neoplasia)に対するラニビズマブの結膜下投与なども試されているが，まだ効果の評価は定まっておらず，今後の動向に注目したい．

3) 細胞表面抗原系

悪性細胞が発現している表面抗原を標的とする抗体によるもので，補体を介した細胞融解〔CDC(complement-dependent cytotoxicity)作用〕やマクロファージやナチュラルキラー細胞を介した細胞破壊〔ADCC(antibody-dependent cell-mediated cytotoxicity)作用〕によって細胞死を起こさせる．眼部の悪性腫瘍としては最も頻度が高いB細胞性リンパ腫はCD20が発現しており，抗CD20モノクローナル抗体であるリツキシマブ(リツキサン®)が治療に用いられている．

最近では分子標的治療薬と非密封線源治療を併用した放射性免疫療法(radioimmunotherapy)が臨床使用されている．これは分子標的治療薬に内照射もしくは内用療法を併用したもので，粉末・コロイド・液体の放射性物質を伴う分子標的治療薬を内服・注射により効果を発揮する．眼科領域では，B細胞性リンパ腫に対するイットリウム(^{90}Y)イブリツモマブ(ゼヴァリン®)などが用いられている．これによりCD20を細胞表面に持つリンパ球(B細胞)を選択的に狙うことができ，イットリウムから放出されるβ線によるB細胞性リンパ腫治療が可能となる．「I 眼瞼腫瘍，E 悪性眼瞼腫瘍の治療，III. 薬物療法」の**図19**(⇒65頁を参照)に，濾胞性リンパ腫に対してイットリウム(^{90}Y)イブリツモマブ(ゼヴァリン®)にて治療した症例を示す．

その他の分子標的治療薬としてmTOR(mammalian Target Of Rapamycin：哺乳類ラパマイシン標的タンパク質)阻害薬，ヒストン脱アセチル化酵素(histone deacetylase：HDAC)阻害薬，プロテアソーム阻害薬などがある．mTORは蛋白質の翻訳・合成にかかわるのみならず，細胞増殖制御シグナルのPI3K/AKT経路に関連した悪性細胞の生存・増殖の重要な因子であり，テムシロリムス(トーリセル®)やエベロリムス(アフィニトール®)などが保険適用と

なっている．また HDAC はクロマチン構造に対する弛緩作用などにより遺伝子発現を抑制するエピジェネティックな転写抑制分子であり，ボリノスタット（ゾリンザ®）が保険適用となっている．プロテアソームは，細胞内で不要な蛋白を分解するため，その阻害によって蛋白の異常蓄積を生じさせて細胞死に導かせることが可能であり，臨床応用に向けて開発されている．これらの薬剤は，血液腫瘍科などにおいて有効性が確立されており，将来，眼科用剤への応用も考えられる．

3. 分子標的治療薬の問題点

最も問題となるのは，薬剤料金が高額であることである．薬剤によっては一連の治療において 10 万円単位から 100 万円単位ほど自己負担がかかり，従来の薬代とは桁違いに経済的負担が大きくなる．現状でも AMD に用いられて保険適用されているベバシズマブやラニビズマブの硝子体注射では，患者負担は少ないが，保険料の負担割合があまりに大きく，問題となっている．また患者の遺伝子タイプによっては効かない場合もあること，眼科領域においては黄斑浮腫などの重篤な合併症がみられることも問題である．さらに同一薬剤を使い続けた場合，効果が落ちてしまう「耐性」の問題，また限界投与量が不明なものが多いなど，未知な部分が少なくないというのが現状である．

薬物療法は日進月歩であり，さらなる革新的な治療方法が今後も展開されるであろう．しかしながら固形癌の治療における基本は手術であること，また治療方法の決定については，個々の症例について院内の Tumor Board などで徹底した議論のうえで決められるべきものであることは心に留めておきたい．

参考文献

1) 日本臨床腫瘍学会（編）：新臨床腫瘍学　改訂第 3 版．南江堂，2012
2) Tannock I, Hill R, Bristow R, et al：Basic Science of Oncology Fifth Edition. McGraw-Hill, New York, 2013

（辻　英貴）

IV 眼内腫瘍総論

A 疫学的事項

　眼内は狭い空間にもかかわらず，数多くの種類の組織から成り立っており，生じる腫瘍の種類も他の領域に比して多彩である．眼病理の教科書に精通するのは困難であり，実行可能で効率のよい診療は，頻度の高い腫瘍を重点的に知っておくことであろう．眼内腫瘍のうち，網膜芽細胞腫だけは全国登録が1970年代から行われており，最近10年間の新規登録数は年間70～80例でほぼ一定である(表1)．総計からみると，片眼性：両眼性発症＝2：1の割合であることがわかる．眼内腫瘍の頻度は，施設や地域によって大きく異なる可能性があり，東京医科大学と福島県立医科大学(表2)の例を示した．

　本邦における脈絡膜悪性黒色腫は年間200例前後で増加傾向はなく，非公式ながら専門家の間で認識は一致している．しかし，近年眼内悪性リンパ腫と転移性眼腫瘍が世界的に増加傾向にあることが知られており，特に眼内リンパ腫は本邦における全ぶどう膜炎の2.5％(第8位)を占めるに至っているので，もはや稀な疾患であるとの認識は払拭すべきである．眼内転移性腫瘍は，遠隔転移のある症例の約10％にみられることが知られているが，近年の癌治療薬や治療目標のパラダイムシフトにより診療の機会が増加し，短期間であっても視機能の維持を期待される．眼内良性腫瘍は，網膜硝子体の専門家により診断されることが多いと思われ，症例が蓄積されないのが現状である．視機能に重大な影響を与える病態も数多くあり，発症頻度の調査が必要な領域である．全身的には眼部腫瘍自体，希少癌として認識されているが，がん診療連携拠点病院で行われている院内がん登録などから，全国統計などが割り出せるようになることが望まれる．

表1 網膜芽細胞腫全国登録の結果（年次別発症例数）

登録年次	片眼性	両眼性	計	散発性	家族性	家族歴不明
2002	47	28	75	67	6	2
2003	39	23	62	59	3	0
2004	60	23	83	74	5	4
2005	50	33	83	72	10	1
2006	58	17	75	69	4	2
2007	51	20	71	66	5	0
2008	65	25	90	75	6	9
2009	47	21	68	59	7	2
2010	46	27	73	65	7	1
2011	47	24	71	59	9	3
2012	57	23	80	72	4	4
1974年からの総計	2,274	1,135	3,409	3,042	230	137

表2 福島県立医科大学と東京医科大学における眼内腫瘍の頻度

眼内腫瘍	福島県立医科大学 2003〜2013 分類	例数	比率(%)	東京医科大学 1991〜2007 分類	例数
悪性腫瘍	悪性リンパ腫	26	13	悪性黒色腫	43
	転移性癌	26	13	悪性リンパ腫	42
	網膜芽細胞腫	19	10	転移性腫瘍	36
	悪性黒色腫	16	8	網膜芽細胞腫	11
	悪性網膜色素上皮腫	1	<1	白血病の眼内浸潤	7
	小計	88	44	小計	139
良性腫瘍	ぶどう膜母斑	30	15	視神経乳頭黒色細胞腫	23
	脈絡膜血管性腫瘤	27	14	脈絡膜血管腫	21
	網膜血管性腫瘤	13	7	網膜血管腫	21
	脈絡膜神経線維腫	13	7	脈絡膜骨腫	6
	脈絡膜骨腫	10	5		
	網膜膠細胞腫	8	4		
	視神経乳頭黒色細胞腫	6	3		
	網膜色素上皮腫	3	<2		
	虹彩嚢腫	1	<1		
	小計	111	56	小計	71
	総計	199	100	総計	210

〔後藤浩：眼腫瘍の疾患別頻度―解釈と注意点. 後藤浩（編）：眼科プラクティス24，見た目が大事！眼腫瘍. p8, 文光堂，2008より一部改変〕

（古田　実）

B 初診時の外来診察
―どう診てどう考えるか

　眼内腫瘍を持つ成人患者の主訴は，主に飛蚊症，視野異常と霧視や視力低下など，特殊ではないことがほとんどである．ありふれた眼症状から眼内腫瘍を診断する最も重要な検査は当然，眼底検査である．様々な眼底画像診断装置や放射線学的検査法が全盛期であるなか，一見診断技術は向上したように思われる．しかし，最後に眼底を見ながら確定診断

表 1　色調別・部位別主な悪性腫瘍と鑑別疾患

色調	組織	悪性腫瘍	良性腫瘍	非腫瘍性病変
黒-褐色調	脈絡膜/毛様体/虹彩	メラノーマ	母斑，実質囊胞(I)，Lisch結節(I)，黒色細胞腫	血腫(C)，剥離(C)，眼窩腫瘍による眼球変形，渦静脈の拡張
	網膜色素上皮/毛様体色素上皮/虹彩色素上皮	悪性色素上皮腫(腺癌)	色素上皮腫(腺腫)，色素上皮囊胞(I)，過誤腫(RPE)	先天性肥大(RPE)，反応性過形成(RPE)，剥離(RPE)
	神経網膜/毛様体無色素上皮/視神経乳頭	稀	黒色細胞腫(OD)	稀
灰白-黄色調	脈絡膜/毛様体/虹彩	転移性腫瘍(肺・乳房・前立腺・消化管・リンパ腫など)	骨腫(C)，神経鞘腫(C，CB)	肉芽腫，石灰化(C)
		無色素性メラノーマ	無色素性母斑，平滑筋腫(CB)	陳旧血腫(C)
	網膜色素上皮/毛様体色素上皮	リンパ腫(RPE)	稀	ドルーゼン(RPE)，線維血管性剥離(RPE)
	神経網膜/毛様体無色素上皮/視神経乳頭	網膜芽細胞腫(RET)	星状膠細胞過誤腫(RET)，網膜細胞腫(RET)	硬性白斑(RET)，反応性グリオーシス(RET)
		リンパ腫(RET)	Fuchs腺腫(CB)，髄上皮腫(CB)	剥離(RET)，有髄神経線維(RET)，感染性網膜炎(RET：ウイルス性，トキソプラズマ，真菌など)，ドルーゼン(OD)
橙-赤色調	脈絡膜/毛様体/虹彩	転移性腫瘍(甲状腺・腎など)	限局性血管腫(C)，びまん性血管腫(Sturge-Weber症候群)(C)，血管周皮腫(C)，黄色肉芽腫	血腫(C)，剥離(C)
	神経網膜/毛様体無色素上皮/視神経乳頭	稀	毛細血管腫(血管芽腫)(RET)，血管増殖性腫瘍(RET)，蔓状血管腫(RET)，海綿状血管腫(RET)	細動脈瘤破裂(RET)，新生血管(RET)

C：脈絡膜，CB：毛様体，I：虹彩，RPE：網膜色素上皮，RET：神経網膜，OD：視神経乳頭，メラノーマ：悪性黒色腫，リンパ腫：悪性リンパ腫，血管増殖性腫瘍：vasoproliferative tumor of ocular fundus(VPT) = 後天性網膜毛細血管腫，網膜細胞腫＝自然消退した網膜芽細胞腫，Fuchs腺腫＝毛様体無色素上皮過形成．
特に生じやすい部位を括弧内に記載した．記載のないものはすべての部位に生じうる．

表2　虹彩の黒褐色調病変の鑑別

虹彩の黒褐色調病変			
充実性	緑内障/白内障あり	悪性黒色腫	平均年齢50歳，平均腫瘍厚3.0mm以内で径6.5mm，結節性発育とびまん性発育，腫瘍血管・虹彩外反・続発緑内障・続発白内障・腫瘍の増大
		黒色細胞腫	母斑の特殊系でメラニン産生多い，緩徐な発育，びまん性病変や色素撒布あり，色素性緑内障，びまん性悪性黒色腫との鑑別困難
	緑内障/白内障なし	母斑	経時的変化なし，瞳孔変形ありうる，隅角への色素撒布なし
囊胞性		虹彩色素上皮囊胞	虹彩裏面の囊胞，瞳孔縁病変は多発両眼性ありうる，表面平滑，自然破裂と再発
		虹彩実質囊胞	先天性/外傷性，薄い隔壁，角膜との癒着，自然破裂と再発，緑内障
腫瘤なし		シミ（freckle）	虹彩紋理の消失なし
		虹彩色素沈着	先天性眼球色素沈着（太田母斑など），強膜や眼底色素沈着合併，脈絡膜悪性黒色腫のリスクあり

表3　後眼部黒褐色調病変の鑑別診断

後眼部黒褐色調病変					
脈絡膜	隆起腫瘤あり	腫瘍厚3.1mm以上	超音波断層で内部低反射，オレンジ色素，網膜剝離あり		悪性黒色腫
		腫瘍厚2.0〜3.0mm			悪性黒色腫疑い
		腫瘍厚2.0mm以下	色素散布なし	虹彩Lisch結節なし	母斑
				虹彩Lisch結節あり	神経線維腫
			色素散布あり		黒色細胞腫
		ドルーゼン，網膜下出血，硬性白斑あり			RPE剝離（出血性，漿液性），PEHCR
	隆起腫瘤なし	低眼圧，眼内炎症，硝子体混濁あり			脈絡膜剝離
		下方渦静脈部限局隆起あり	下転しない診察で消失		渦静脈の膨隆
		強膜の変形あり			眼窩内腫瘍，後部強膜炎，強膜バックルなど
網膜色素上皮	隆起腫瘤あり	網膜剝離/滲出性変化あり	拡張した網膜栄養血管あり		腺腫/腺癌
			拡張した網膜栄養血管なし	脈絡膜新生血管あり	加齢黄斑変性
			顕著な網膜増殖性変化（白色）あり		網膜RPE過誤腫
		周囲組織への影響なし			RPE過誤腫
	隆起腫瘤なし	類円形，境界鮮明，滲出なし，網膜菲薄化	単発性		先天性RPE肥大
			多発性		多発性RPE肥大（家族性大腸腺腫症など）疑い
		不整形，古い滲出の形跡	既往に陳旧性網膜剝離や手術・外傷の疑い		RPE過形成

PEHCR：周辺部滲出性出血性脈絡膜網膜症．

表4　後眼部黄白色調病変の鑑別診断

後眼部黄白色調病変					
脈絡膜	エコーで腫瘤内低反射	ICG造影で初期過蛍光・腫瘍内異常血管あり		腫瘍厚3.1 mm以上	無色素性悪性黒色腫
				腫瘍厚2.0〜3.0 mm	無色素性悪性黒色腫疑い
	エコーで腫瘤内高反射	音響陰影（石灰化）なし	ICG造影で初期過蛍光・腫瘍内異常血管なし	腫瘍厚2.0 mm以下	無色素性母斑
			ICG造影で初期過蛍光・腫瘍内異常血管あり	ドーム状病変・境界明瞭	限局性脈絡膜血管腫（RPE変性あり）
				びまん性病変・境界不明瞭	びまん性脈絡膜血管腫（Sturge-Weber症候群）（RPE変性あり）
			ICG造影で初期低蛍光・腫瘍内異常血管なし	多発癒合性病変	転移性腫瘍（癌，肉腫，リンパ腫，白血病）
				網膜血管炎　虹彩毛様体炎　硝子体混濁	肉芽腫，後部強膜炎
		音響陰影（石灰化）あり	ICG造影で初期低蛍光・腫瘍内異常血管あり	皿状病変，黄斑部病変あり	脈絡膜骨腫
			ICG造影で初期低蛍光・腫瘍内異常血管なし	結節状病変，中間周辺部	脈絡膜強膜石灰化
網膜色素上皮	滲出あり	ICGで蛍光漏出あり			加齢黄斑変性　線維血管性RPE剝離
		ICGで蛍光漏出なし			RPE萎縮
	滲出なし	硝子体内炎症細胞あり	眼内液細胞診/IL-10/IgH遺伝子再構成/フローサイトメトリ		眼内悪性リンパ腫
	長期の網膜剝離，眼球癆				RPE石灰化生
網膜	網膜血管拡張蛇行あり	硬性白斑なし	小児，病変内石灰化，栄養血管		網膜芽細胞腫
		硬性白斑あり	小児，周辺部毛細血管拡張		Coats病
		増殖性網膜症	小児，牽引性網膜剝離		網膜剝離（FEVR，PHPV/PFVなど），肉芽腫（イヌ回虫症など）
	網膜血管拡張蛇行なし	炎症/滲出なし			星状膠細胞過誤腫，網膜有髄神経線維
		炎症/滲出あり			網膜グリオーシス
		病変周囲RPE変性			網膜芽細胞腫治療後/網膜細胞腫（自然吸収された網膜芽細胞腫）
	網膜血管白線化/白鞘化	動脈病変＞静脈病変	眼内液からのウイルスDNA検出/抗体価検査		ウイルス性網膜炎
			口内炎・陰部潰瘍・前房蓄膿など		Behçet病
		動脈病変＜静脈病変	散在性病変/血管に沿わない病変	眼内液細胞診/IL-10/IgH遺伝子再構成/フローサイトメトリ	眼内悪性リンパ腫
			汎発性病変/血管に沿った病変		結核性ぶどう膜炎，樹枝状血管炎など

ICG：インドシアニングリーン，RPE：網膜色素上皮，FEVR：家族性滲出性硝子体網膜症，PHPV/PFV：第1次硝子体過形成遺残/胎生期血管遺残，PEHCR：周辺部滲出性出血性脈絡膜網膜症．

を下し，治療方針を考えるのはわれわれ眼科医であり，その緊張感は10年前と何ら変わりない．特に眼内悪性腫瘍は病変が大きく，乳幼児であったり，網膜剥離や硝子体混濁を伴うこともあり，OCTや眼底自発蛍光を活用できない場面が多い．最新の眼底画像検査での情報が少ないときでも，他の疾患と同様に，病態を裏づける種々の検査所見を理解することで眼底検査の精度が増す．

　頻度の高い眼内悪性腫瘍の種類は少ないので，本項では悪性腫瘍とその代表的鑑別疾患を組み合わせとして覚えておき，種々の検査で鑑別診断するのが最も簡便である．もちろん，悪性腫瘍と鑑別すべき疾患は，腫瘍性疾患だけでなく変性疾患や炎症性疾患も含まれ，稀なものや特殊な病態もありうるので各自鑑別疾患の幅を広げる努力や経験が必要である．鑑別診断の第一歩は，病変の ① 位置と大きさと形態，② 原発組織，③ 色を見ることである．これには眼底検査に続いて，後眼部であれば超音波検査(エコー)やOCT，前眼部であれば超音波生体顕微鏡(ultrasound biomicroscope：UBM)や前眼部OCTなどを用いる．表1に代表的な眼内悪性腫瘍と，鑑別が必要な良性腫瘍や非腫瘍性病変をまとめた．原則として腫瘍自体の色で分類したが，腫瘍上の網膜や網膜色素上皮の変化により実際観察される色合いには非常に多くのバリエーションが生じることを念頭におく必要がある．例えば，毛様体平滑筋腫は白色であるが，腫瘍上の毛様体色素上皮に破綻や変性が生じない限り色素性腫瘍に見える．限局性脈絡膜血管腫でも，腫瘍上の網膜色素上皮変性と網膜剥離を伴っている場合には，灰白色調を呈する．また，すべての(メラニン)色素性病変は，バリエーションとして乏〜無色素性病変を形成しうる．眼内腫瘍の診断学が混沌としてわかりにくい理由がここにあると思われるが，本項では頻度の高い腫瘍の典型例が示す所見を表2〜4にまとめた．

　後極部隆起性病変で透見性がよければ，眼内腫瘍の診断にはあまり時間を要さないことが多い．表1に挙げた「腫瘍との鑑別が必要な良性病変」も，想定範囲内の大きさであれば，いちいち腫瘍を鑑別診断に加えることはナンセンスと感じることがある．しかし，その自信も単なる確率論から来ているだけかもしれない．また，予想外の大きさや中間透光体混濁などがあれば，とたんに最新の画像検査が困難となり，無駄に診断を先送りしてしまう場面もありうる．網膜芽細胞腫以外の眼内悪性腫瘍では，中間透光体混濁のために診断が不可能な場合に，積極的手術で診断を優先するのが望ましい．本項では，あえて最も単純な検査を主体に鑑別を試みた趣旨をご理解いただき，「ひょっとして腫瘍？」という気持ちをどこかに持ちながら日常診療に励んでいただければ幸いである．

（古田　実）

C 診断・治療に必要な検査

　この項目では，前項の「B 初診時の外来診察―どう診てどう考えるか」の**表 2〜4**に示した眼科的検査を主体に説明し，個々の疾患における特異的な画像診断所見は各論に譲る．

I. 眼底検査

　広角眼底写真撮影が普及してきている現代において，昔ながらの眼底チャートに色鉛筆で所見を記載する重要性を説いても，現実味がないことは承知である．しかし，写真のみでの記録になると，専門家以外には所見の要点が理解できない場合や後日振り返って症例を検討する場合にも余計な時間を要することになる．研修医の教育にも影響が出る可能性

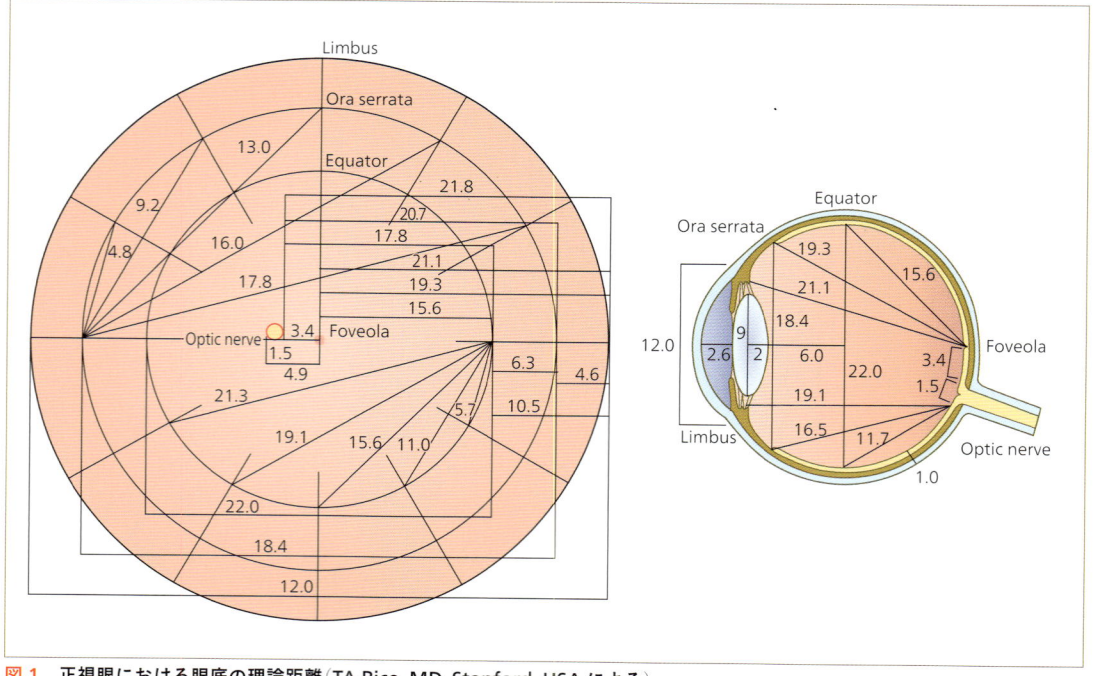

図1 正視眼における眼底の理論距離（TA Rice, MD, Stanford, USA による）

もある．せめて電子カルテに眼底チャートのテンプレートを用意し，大きさや位置，形に配慮した記載を心がけたい．図1に眼底チャートからみる大きさの目安を示す．＋20Dの倒像鏡レンズで，画面いっぱいに病変があれば直径約12mmであることも大きさの感覚を養うのに役立つ．

II. 原発組織の同定

　腫瘍がどの組織から生じているのか，どのような広がりを持っているのか，判断を間違えば診断や重症度を誤る可能性も出てくる．常に難しいわけではないので，紛らわしいものの例を挙げて説明する（図2〜5）．周辺部病変で直接観察をしにくい場合，OCT計測光が透過しない色素病変で計測深度を超える病変であった場合には，超音波検査や腫瘍栄養血管の観察が役立つ．

III. 色調の評価

　多くの場合，メラニンを含む腫瘍かどうかが，鑑別診断の最初のプロセスとなる．直接観察にて黒褐色の隆起がある病変であっても，単に病変上の色素上皮が健丈で腫瘍自体は白色である可能性もある．このような病変は，筋原性や神経原性の毛様体病変にみられるときがあり，鑑別を慎重に行う必要がある．欧米では古くから，腫瘍内のメラニン量を推

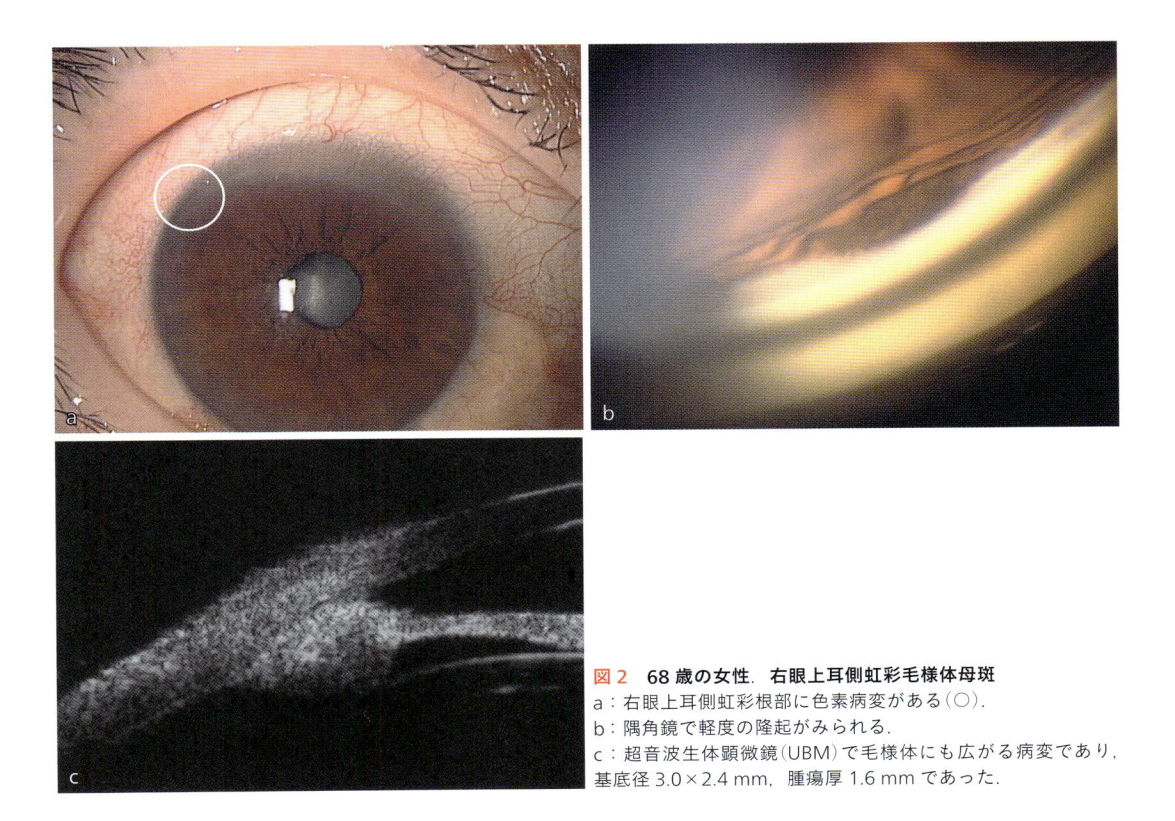

図2　68歳の女性．右眼上耳側虹彩毛様体母斑
a：右眼上耳側虹彩根部に色素病変がある（○）．
b：隅角鏡で軽度の隆起がみられる．
c：超音波生体顕微鏡（UBM）で毛様体にも広がる病変であり，基底径 3.0×2.4 mm，腫瘍厚 1.6 mm であった．

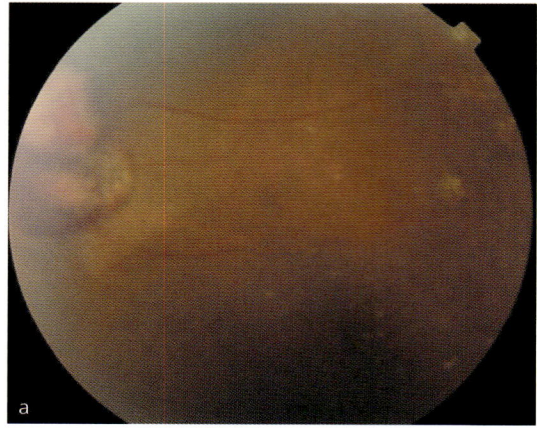

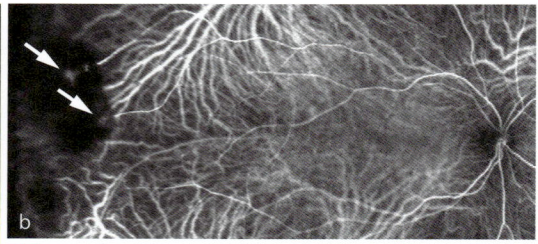

図3 41歳の女性．右眼耳側眼底周辺部の網膜血管増殖性腫瘍（VPT）
a：右眼耳側周辺部に網膜出血を伴った腫瘤と，周囲の軽度の滲出がある．
b：広角ICG蛍光眼底造影中期．網膜および脈絡膜血管の走行が明瞭に観察できる．腫瘤には網膜血管が入っており（矢印），蛍光漏出がある．網膜血管の拡張蛇行はないが，網膜血管で栄養される病変であることがわかる．

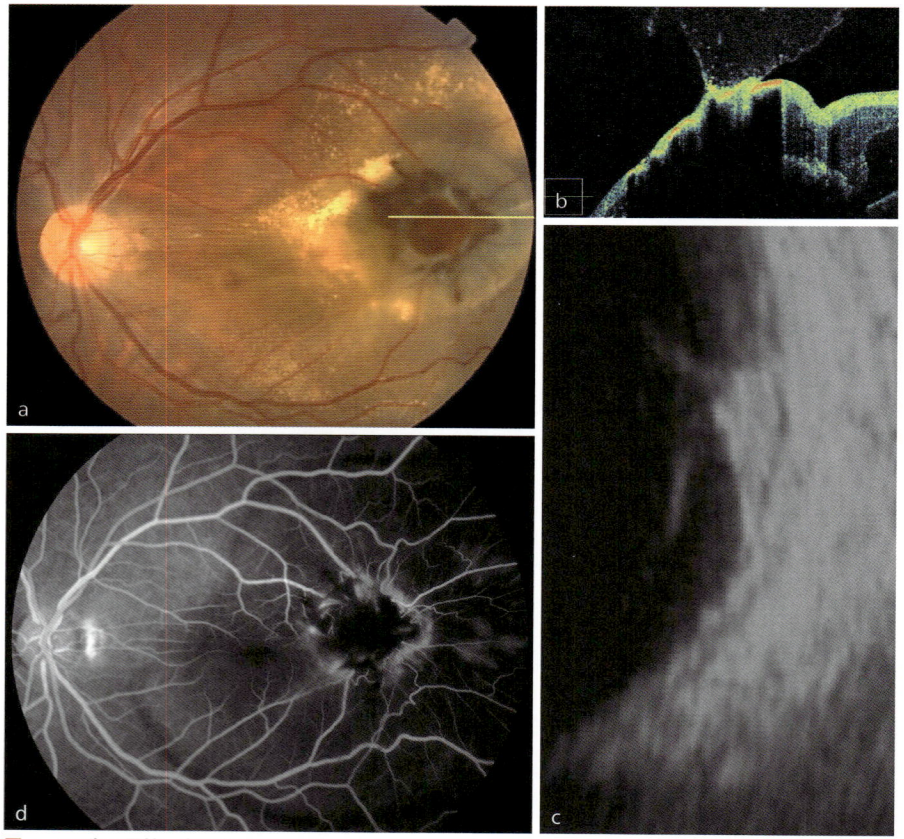

図4 20歳の男性．左眼黄斑耳側網膜色素上皮腫（腺腫）
a：左眼黄斑耳側に色素性腫瘤があり，中央は網膜面に露出している．周囲は滲出性網膜剥離と網膜皺襞がある．
b：OCTでは，病変内部の観察と病変全体の描出が不可能であり，原発組織の特定が困難である．硝子体中に色素の散布がみられる．
c：Bモード超音波検査では高反射を呈する網膜病変と硝子体癒着がみられ，脈絡膜とは明瞭に区別できる．原発組織はRPEである．
d：フルオレセイン蛍光眼底造影中期．網膜血管が腫瘍内に侵入しており，黄斑前膜などにみられる網膜の屈曲とは所見が異なる．腫瘤は網膜血管が栄養血管と考えられ，メラニンを豊富に持つ腫瘍の原発組織として脈絡膜メラノサイトよりも網膜色素上皮病変が疑われる．

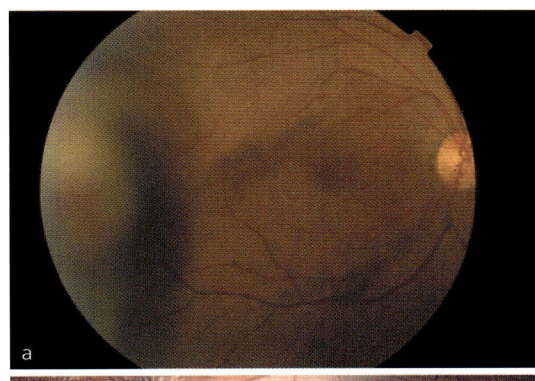

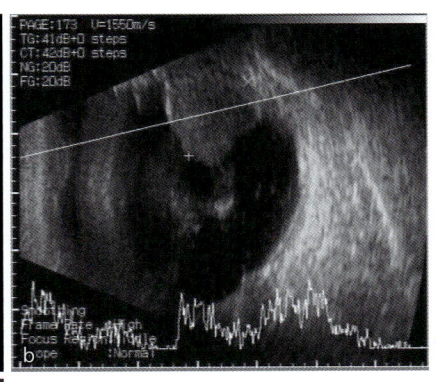

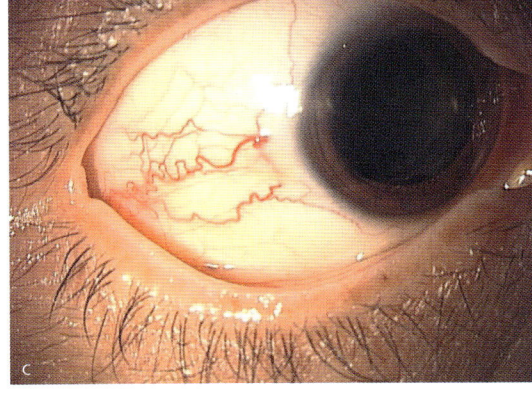

図5 58歳の女性．右眼耳側周辺部脈絡膜–毛様体悪性黒色腫

a：右眼耳側周辺部色素性腫瘍からの出血と色素散布により，詳細を観察しにくい．
b：Bモード超音波検査では，腫瘍内エコーは低反射でchoroidal excavationを示し，脈絡膜悪性黒色腫に見合う所見である．
c：腫瘍がぶどう膜，特に毛様体病変を伴う場合には，強膜血管からの血流を受けることがあり，強膜穿通枝の拡張(センチネル血管)が観察される．

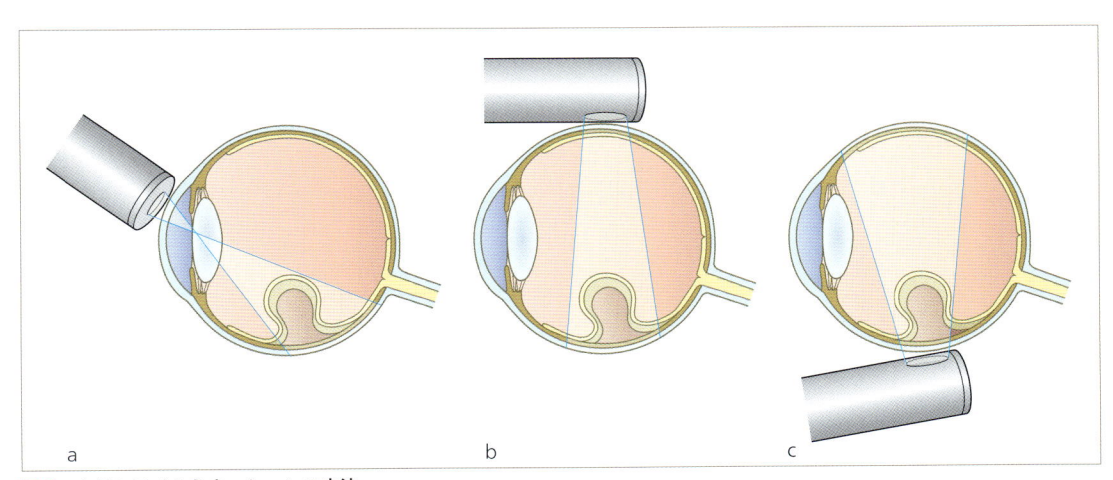

図6 トランスイルミネーションの方法
a：経瞳孔的照明，b：病変の対側強膜からの照明，c：病変と同側強膜からの照明．

定する目的で，日常的にトランスイルミネーション試験を行っている(図6)．無色素性病変では腫瘍境界は鮮明ではなく，嚢胞性病変であれば周囲より明るく描出される．有色人種においてはより強力な光源が必要であり，本邦においても検査自体の認知度は低い．特別な器具を使わない検査法として，前置レンズを用いた細隙灯顕微鏡検査，もしくは倒像鏡眼底検査により徹照を得る方法が考えられる．お勧めの方法として，今ではあまり使わ

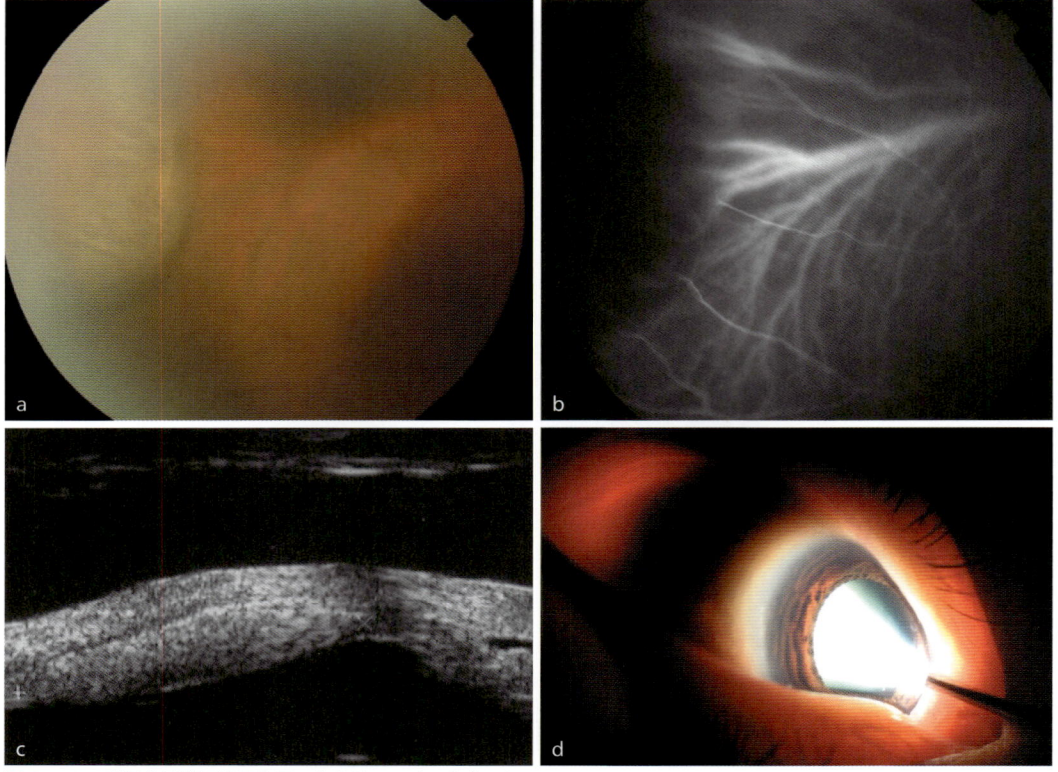

図7 20G 硝子体手術用光源を用いたトランスイルミネーション
a：右眼耳側鋸状縁付近に隆起性病変があり周辺部網膜には滲出や RPE の変性はなく，病変の大きさは 6×6×1.3 mm であった．
b：ICG 造影で病変は早期から後期まで蛍光ブロックを示した．
c：UBM で腫瘍は脈絡膜−毛様体にある．
d：経瞳孔的トランスイルミネーションでは，病変全体が陰影となって強膜に投影された．ICG 造影所見とトランスイルミネーション所見からメラニン色素性病変であると判断できる．

なくなった 20 G 硝子体用手術用光源を用いた外来でのトランスイルミネーション試験を示す（図7）．毛様体腫瘍の経強膜的局所切除時の切除範囲決定にも有用な検査である．

IV. 超音波検査

　正常眼の超音波検査（B モード超音波検査）は正常眼では網脈絡膜は一層に見えるが，撮影条件によっては各層が判別可能となる（図8）．B モード超音波検査は，腫瘍の局在，大きさ，形，および内部構造を評価するために用いる．しかし，腫瘍内部の輝度が高いのか低いのかを客観的に評価するためには，眼軸長計測に用いる A モード超音波検査が適している．多くの B モード超音波診断装置には，フリーズした B モード画像を見ながら任意の放線上の A モード波形を簡易的に表示する機能が備わっている．腫瘍表面に対して内部エコーはどのようなパターンを取るかを図9に示す．典型的脈絡膜悪性黒色腫は，腫瘍内に低反射領域があり，大きな腫瘍では choroidal excavation や淡い音響陰影の存在などが特徴とされている（図10）．類似した超音波所見を呈する疾患は網膜過誤腫，結

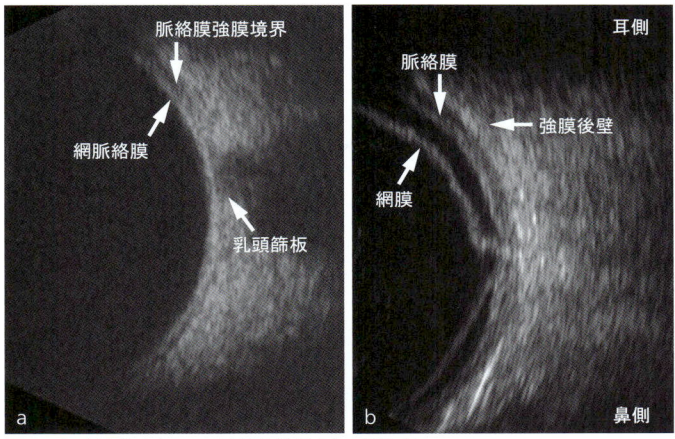

図8 超音波検査（Bモード超音波検査）の解像度
a：正常眼の後極．網脈絡膜は一層に描出され，後極部強膜の後壁は判別できないことが多い．
b：網膜剝離眼の後極．網膜，脈絡膜は明瞭に判別され，強膜の判別は部分的に可能である．

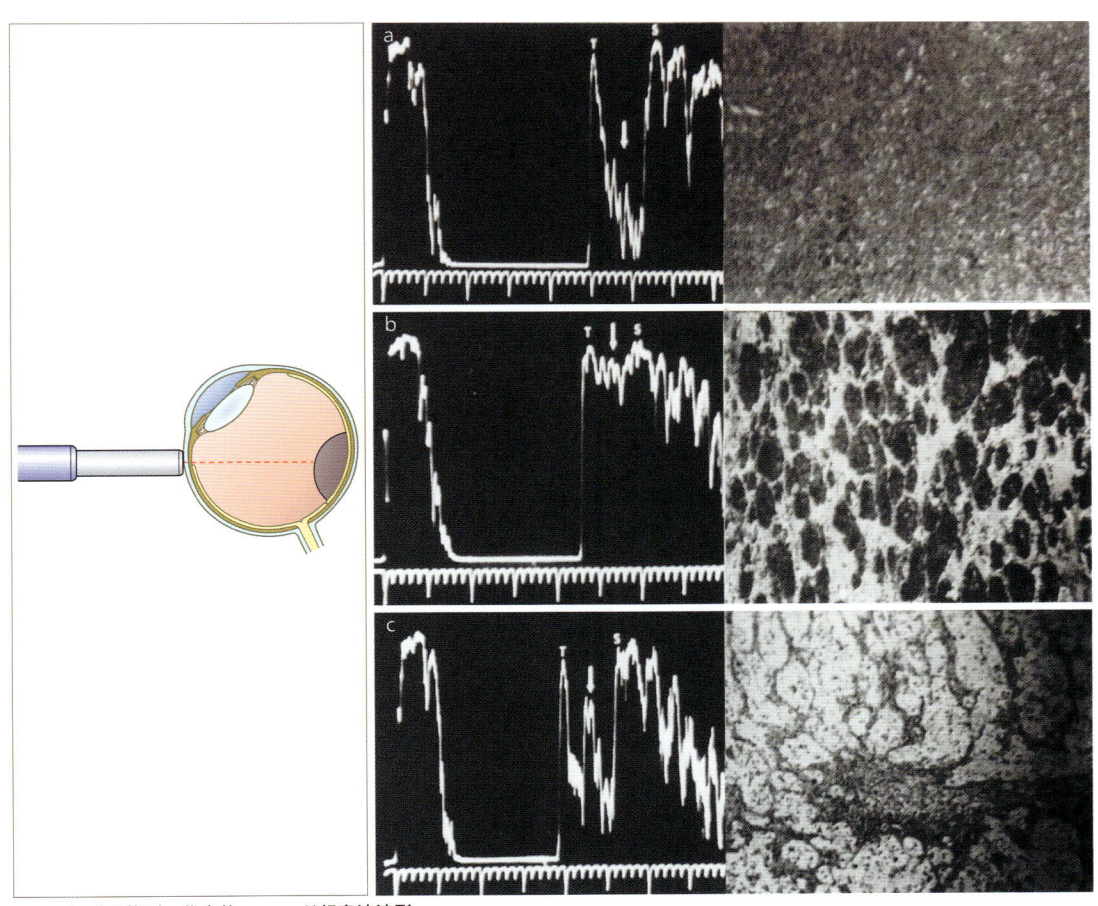

図9 組織形態別の代表的Aモード超音波波形
a：脈絡膜悪性黒色腫．均質な腫瘍細胞の配列では，腫瘍内部はスパイクの少ない低反射を示す．
b：脈絡膜血管腫．小さな血管腔に富んだ構造では，腫瘍内部は高反射を示す．
c：転移性脈絡膜腫瘍．不規則な発育や胞巣構造では，腫瘍内部は不規則なスパイクが生じる．
〔Green RL, Byrne SF：Diagnostic ophthalmic ultrasound. In Ryan SJ（ed）：Retina 3rd ed. p240 St Louis, Mosby, 2001 より〕

IV 眼内腫瘍総論 C 診断・治療に必要な検査 145

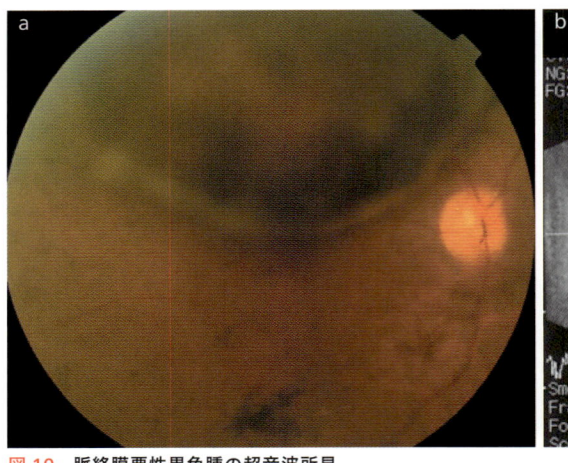

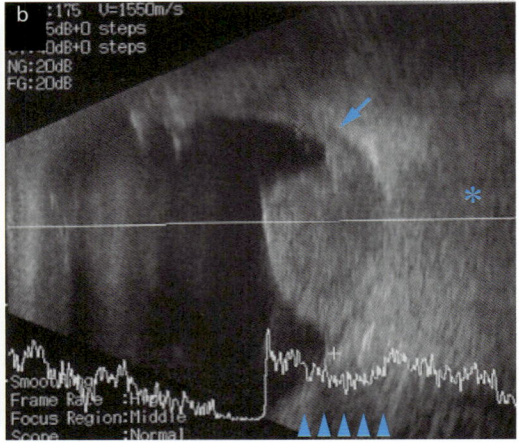

図10　脈絡膜悪性黒色腫の超音波所見
a：右眼上方の脈絡膜悪性黒色腫で，メラニン色素の散布が著明である．
b：Bモード超音波ではマッシュルーム型腫瘍が脈絡膜から生じ，腫瘍の後方には，＊で示す淡い音響陰影がみられる．Aモード超音波では内部に，矢頭で示す低反射領域があり，比較的スパイクがみられない．矢印で示す正常脈絡膜との境界部で，脈絡膜に食い込む形に浸潤している低反射領域がみられ，choroidal excavation と呼ばれている．

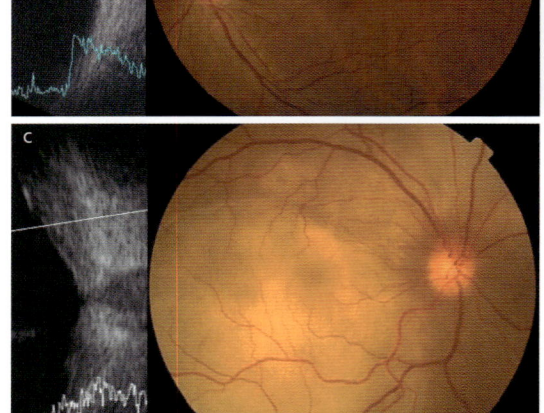

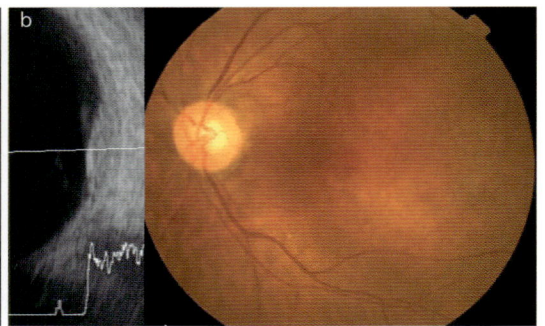

図11　成人にみられる代表的腫瘍の超音波所見
a：脈絡膜母斑．内部エコーは高反射で均一である．母斑では高反射を示すことが多く，小さな悪性黒色腫を鑑別する因子の1つである．
b：限局性脈絡膜血管腫．内部エコーは高反射で，多少の不均一さがある．
c：転移性脈絡膜腫瘍（乳癌）．内部エコーは不均一であり，Aモード波形は多数のスパイクで構成されている．転移性腫瘍は，原発組織の違いや発症からの期間などにより，様々な超音波所見を呈することに注意を要する．

核性肉芽腫，脈絡膜神経鞘腫，脈絡膜剝離などである．鑑別疾患である網膜下血腫は内部反射が高めを呈し，転移性脈絡膜腫瘍では内部反射はやや高めで choroidal excavation や音響陰影は呈さない．図11に成人にみられる代表的腫瘍を示す．

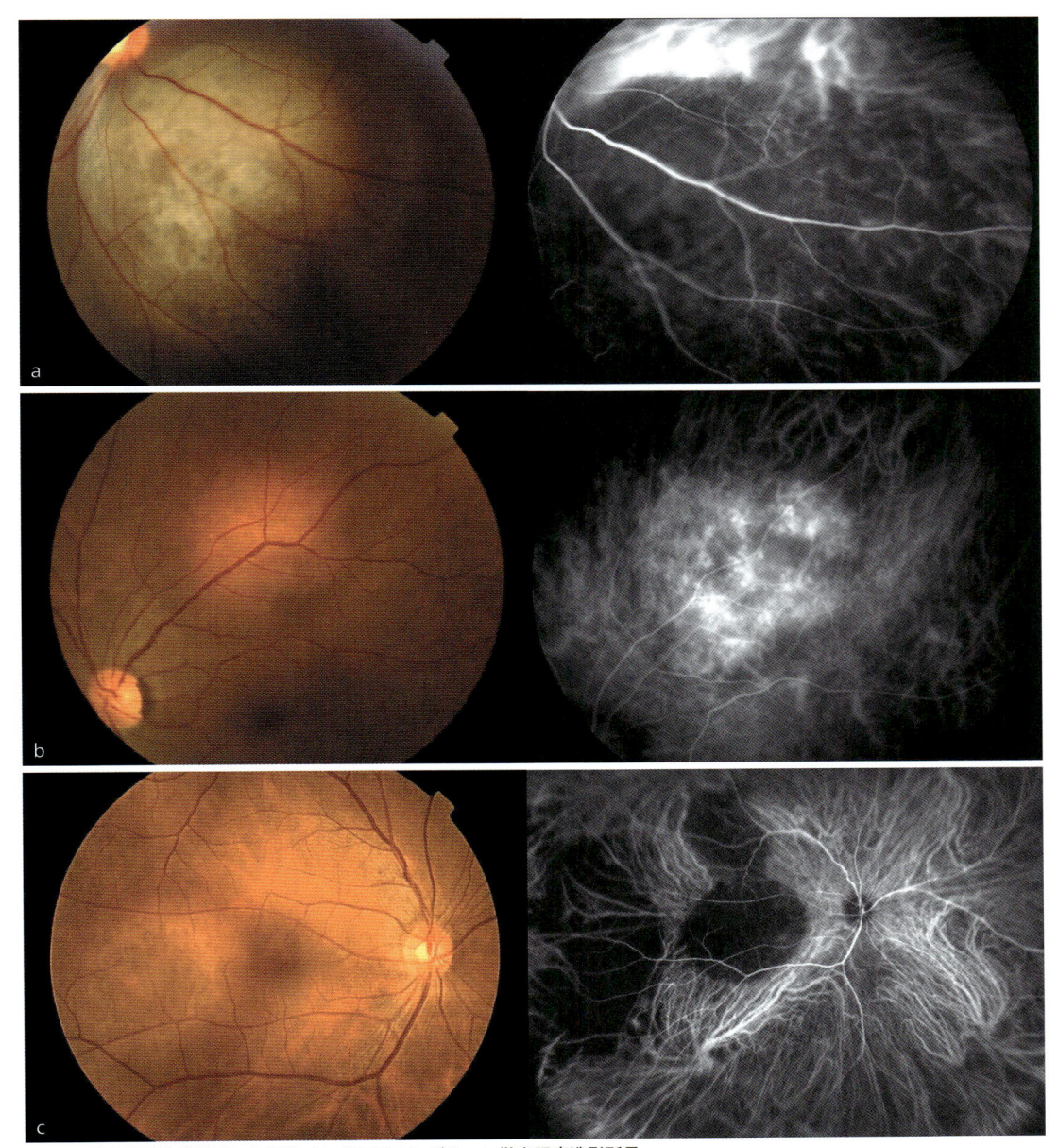

図12 代表的脈絡膜腫瘍におけるインドシアニングリーン蛍光眼底造影所見
a：脈絡膜悪性黒色腫．メラニン色素が比較的少ない場合には，腫瘍内の異常血管が多数観察される．
b：限局性脈絡膜血管腫．造影早期から腫瘍内血管が強い蛍光を示す．30分以上経過後には造影剤がwash-outされて周囲よりも低蛍光となることがあり，診断価値がある．
c：転移性脈絡膜腫瘍（肺癌）．転移性腫瘍では造影早期には蛍光ブロックによる低蛍光を示す．眼底検査だけではわかりにくかった腫瘍の広がりが，鮮明に描出される．

V. 蛍光眼底造影

　フルオレセイン蛍光眼底造影（FA）とインドシアニングリーン蛍光眼底造影（IA）があるが，活動性の高い腫瘍である場合のFAは早期から蛍光漏出が強く，診断価値の高い画像を得にくいときがある．この点，IAは，栄養血管の同定や腫瘍内血管の検出，および周

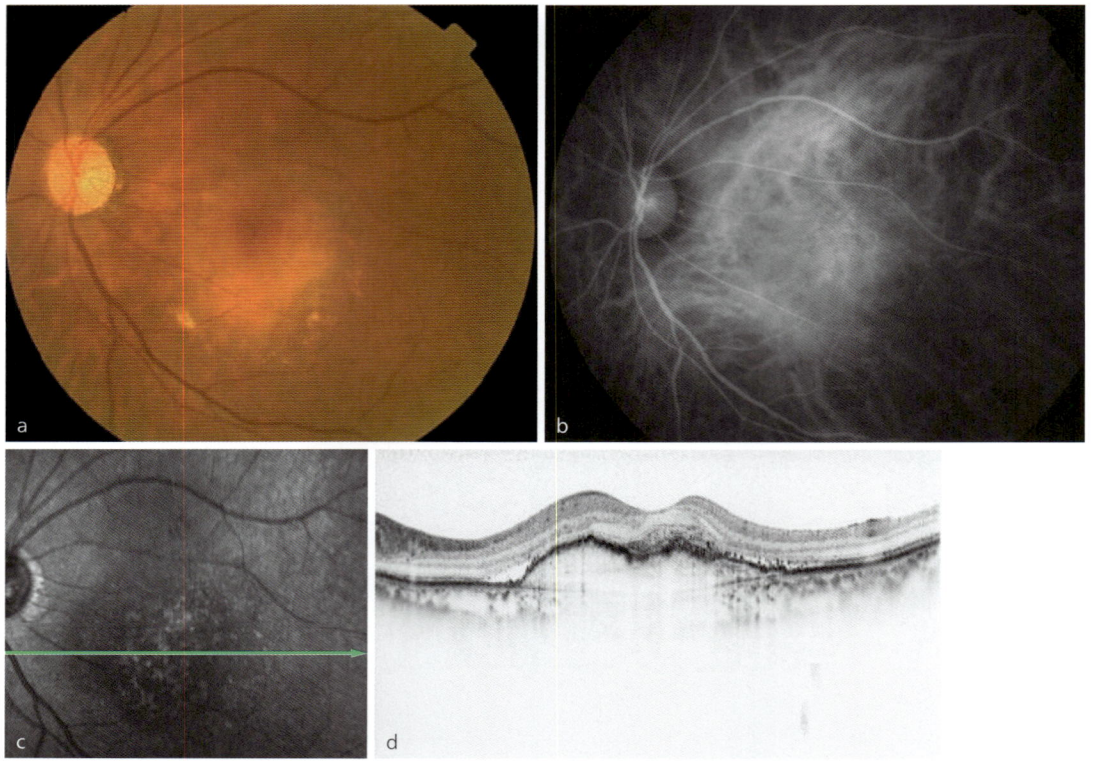

図 13　線維血管性網膜色素上皮剥離
a：左眼黄斑に橙色隆起病変がある．
b：ICG 造影．軽度の蛍光ブロックを示すのみで明らかな漏出はない．
c：赤外光写真．病変の輪郭は不明瞭で網膜色素上皮の障害が強い．
d：OCT．Bruch 膜上に不整形に隆起した内部に線維化を伴う病変があり，周辺に網膜剥離がある．

囲組織との差異（腫瘍境界）を検出しやすいことが多く，また，中間透光体の混濁にも有利であることから鑑別診断に寄与する場面が多い（図 12）．特に無色素性病変の鑑別にとても有用であり，造影初期からのとても強い過蛍光は，脈絡膜血管腫の診断には欠かせない所見である．無色素性脈絡膜メラノーマは，腫瘍内血管がループ状やコイル状を呈し，毛細血管の発育も旺盛である．転移性腫瘍や肉芽腫には太い血管系は見られないのが通常である．加齢黄斑変性で生じる線維血管性網膜色素上皮剥離では，古くなるとドルーゼン，出血や硬性白斑などの加齢黄斑変性を示唆する所見が消失していることがあるが，IA では脈絡膜中大血管の拡張はあっても，病変の迂回や血管増生することはなく，OCT で容易に鑑別可能である（図 13）．

VI. 放射線学的検査

眼内腫瘍の放射線学的検査（表 1）には 2 つの意味がある．一方は眼局所病変の広がりの確認で，これには視神経浸潤や眼球外進展の有無も含まれる．他方はリンパ節や諸臓器への転移もしくは原発巣の検索である．これらを知ることは，病期を特定し治療方針を検討するうえで必要になる．保険診療で可能な検査をすべて行うのではなく，患者の被曝とコ

表1 主な放射線学的検査と腫瘍別用途の適応

		腹部超音波	胸部単純X線	単純CT	造影CT	単純MRI	造影MRI	¹²³I-IMPシンチ	FDG-PET/CT・MRI
ぶどう膜メラノーマ	眼局所病変	―	―	△	○	◎*1	◎	―	○*2
	全身検索	◎	○	△	◎	×*3	×*3	×*4,5	○*2,5
	全身経過観察	◎	○	△	○	×*3	×*3	×*4	○*6,7
眼内リンパ腫	眼局所病変	―	―	△	△	○	◎	―	◎*5
	全身検索	△*8	△*8	△頭頸 △全身	○頭頸 ◎全身	◎頭頸 ×全身	◎頭頸 ×全身		◎
	全身経過観察	△*8	△*8	△頭頸 △全身	○頭頸 ○全身	○頭頸 ×全身	◎頭頸 ×全身		○*7
転移性腫瘍	眼局所病変	―	―	△	◎	○	◎	―	◎*5
	全身検索	◎*9	○*9	△	◎	×*3	×*3		◎
	全身経過観察	◎*9	○*9	△	◎	×*3	×*3		○*7
網膜芽細胞腫	眼局所病変	―	―	◎	◎	○	◎	―	―
	全身検索	△*8	△*8	△	◎	×*3	×*3		―
	全身経過観察	△*8	△*8	△	◎*7	×*3	×*3		―

*1：病変のコントラストは良好．*2：FDG-PETの陽性率はあまり高くない．*3：全身MRIは一般化されていない．*4：全身撮影に1時間以上かかり，現実的ではない．*5：眼球温存療法を行った後の，腫瘍活性評価に有用な時がある．*6：治療前に眼内病変が陽性であった時のみ，遠隔転移の早期発見に有用である．*7：被曝量に注意．*8：特異性なし．*9：原発巣による．

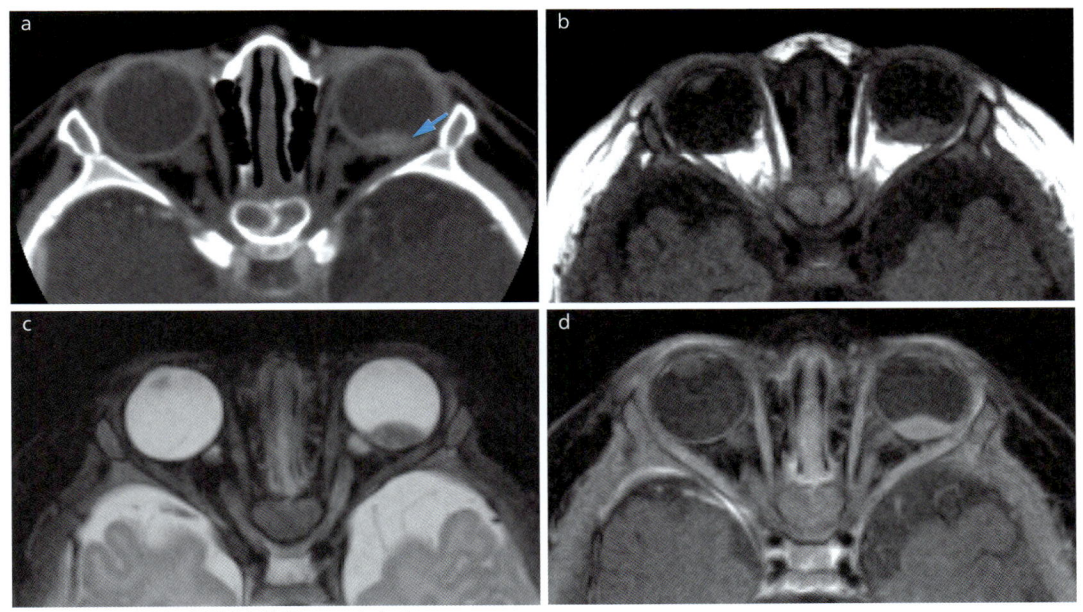

図14 5か月男児の網膜芽細胞腫のCTおよびMRI
a：造影CT．左眼底後極に造影効果のあるドーム状腫瘤があり内部には矢印で示す石灰化像もある．
b：MRIのT1強調像．腫瘤は等信号に描出されるが，眼内ではコントラスト良好である．
c：MRIのT2強調像（脂肪抑制）．腫瘤は等信号に描出されるが，眼内ではコントラスト良好である．
d：造影MRI．腫瘤は強く造影される．

ストも考えながら，最も敏感に検出する組み合わせを選択する必要がある．近年CTやMRIの造影検査の際の腎機能検査が必須であるが，単純撮影で済ますと病変発見の精度も低下するので，特に診断時には留意して検査計画を立てる．網膜芽細胞腫と脈絡膜メラノーマ例のCTとMRI像を図に示す（図14, 15）．眼内リンパ腫例の頭蓋内検索は，単純

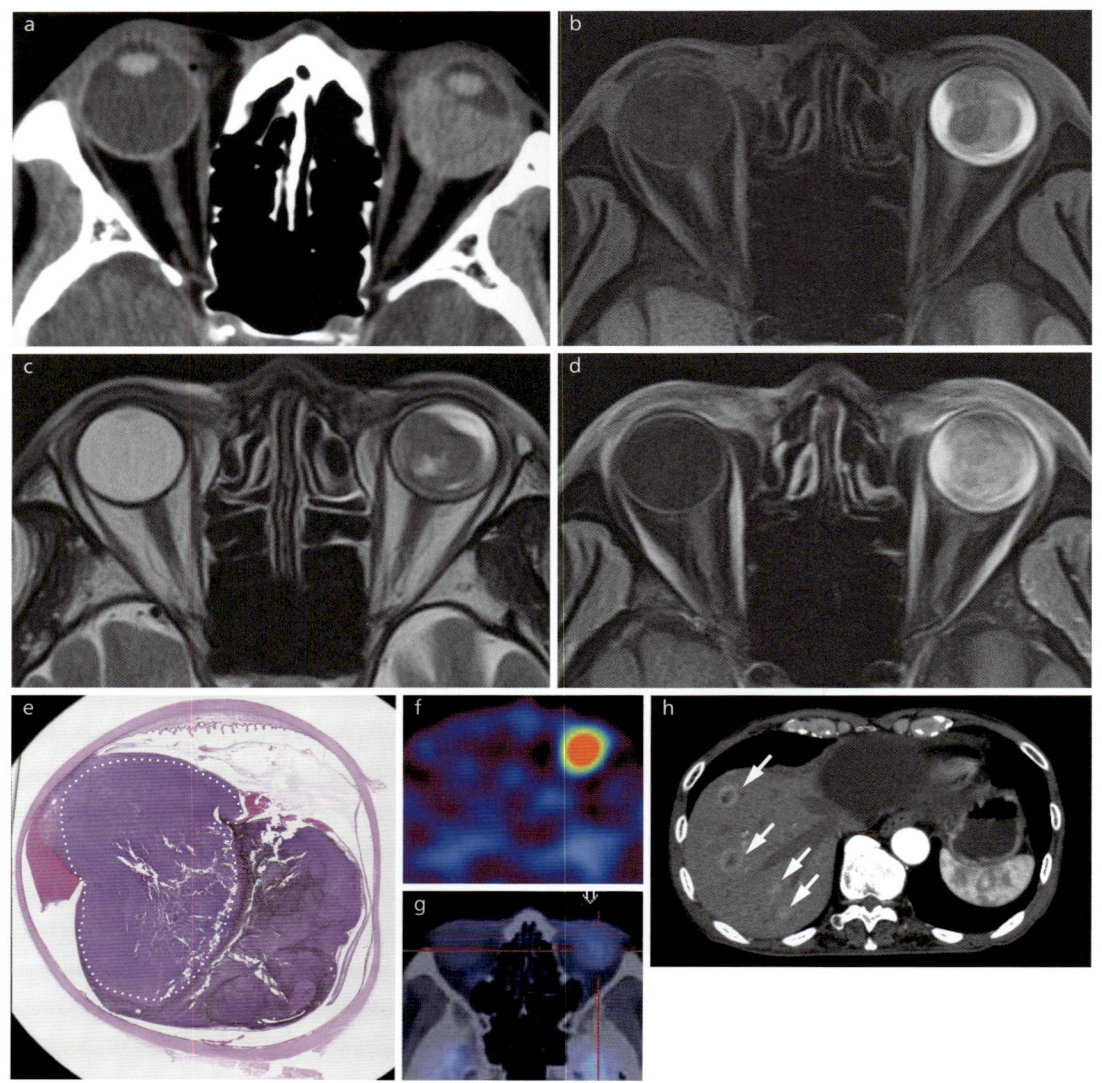

図15 89歳男性のCTおよびMRI，その他画像所見

a：単純CT．左眼内腫瘤は一様な高吸収を示す．
b：MRIのT1強調像（脂肪抑制）．眼球壁に沿って高信号の帯状部分があり，出血の存在が疑われる．腫瘍内部は不均一に描出されている．
c：MRIのT2強調像．T1強調像の信号強度が逆転している．
d：造影MRI．T1強調像でみられた腫瘍内部は不均一に造影されている．
e：摘出眼球のHE標本．白点線で囲んだ範囲は乏色素性，その他の部位は色素性であり，眼球壁に沿って出血性網膜剥離がみられた．T1強調像と見比べると，色素性部分が幾分高信号を呈していることがわかる．
f：^{123}I-IMPシンチグラムの眼部SPECT24時間像．^{123}I-IMPシンチグラムは本来，脳血流シンチとして用いられるが，超後期24時間経過後は，メラニン産生細胞に取り込まれて強い集積を示すため，メラノーマの診断に有用である．
g：FDG-PET/CTの眼部SPECT像．本例では，かろうじて有意な集積を示すが，眼内を占める大きな病変としては診断意義が低かった．
h：腹部造影CT．初診時の全身検索で，多発肝転移（矢印）がみられた．この部位のFDG-PETは異常集積を示さなかった．

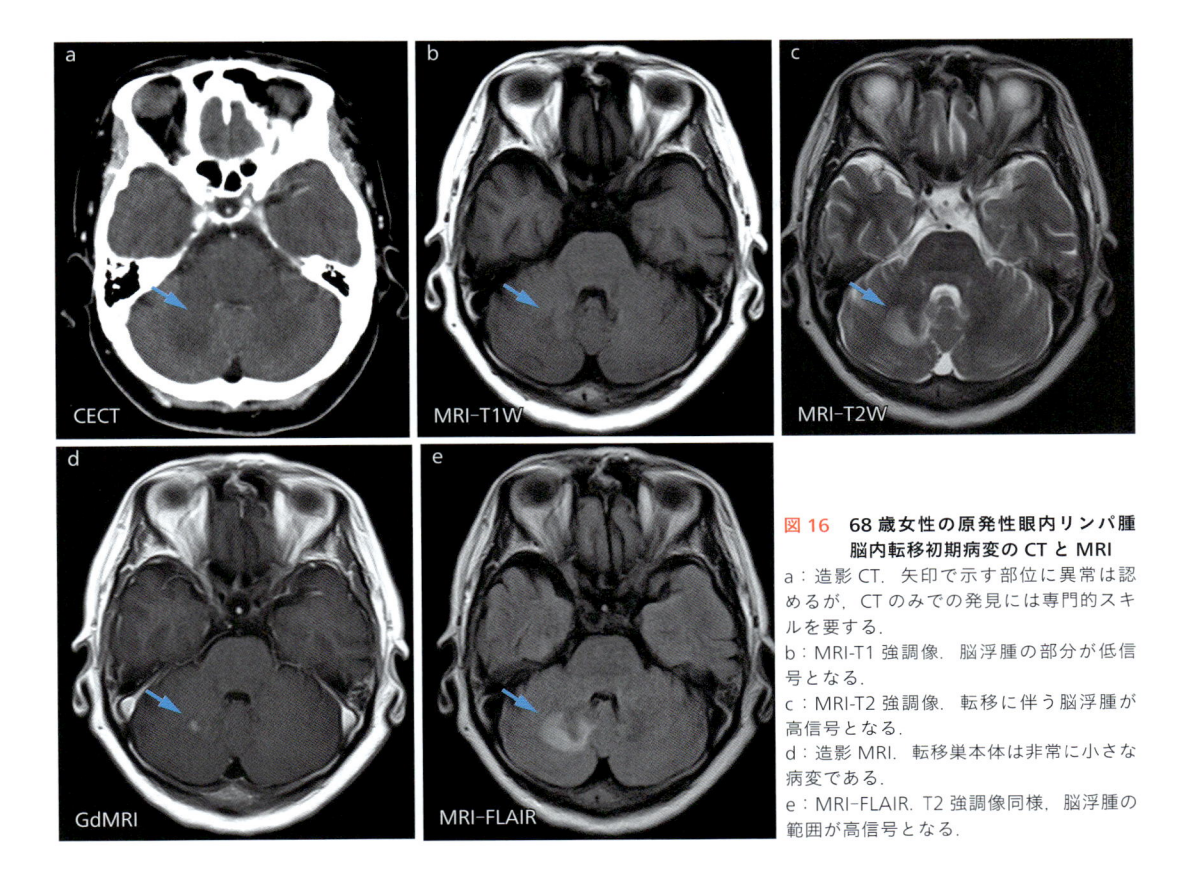

図16 68歳女性の原発性眼内リンパ腫 脳内転移初期病変のCTとMRI

a：造影CT．矢印で示す部位に異常は認めるが，CTのみでの発見には専門的スキルを要する．
b：MRI-T1強調像．脳浮腫の部分が低信号となる．
c：MRI-T2強調像．転移に伴う脳浮腫が高信号となる．
d：造影MRI．転移巣本体は非常に小さな病変である．
e：MRI-FLAIR．T2強調像同様，脳浮腫の範囲が高信号となる．

　CTでは初期病変は描出されず，造影MRIが極めて有用である（図16）．色素性ぶどう膜悪性黒色腫では，^{123}I-IMPシンチグラム24時間像の感度は高く，FDG-PETよりも有用性が高いと認識されている（図15f, g）．ただし，診断時に一度検査しておくことは，長期的にどの検査で遠隔転移をスクリーニングするかを検討する材料にはなる．悪性黒色腫のために，FDG-PET検査を年1回受けたとしても，生涯発がんリスクが男性で1.6％，女性で1.9％上昇することが報告されているので，有用性と危険性を判断する必要がある．

参考文献

1) Ohguro N, Sonoda K, Takeuchi M, et al：The 2009 prospective multi-center epidemiologic survey of uveitis in Japan. Jpn J Ophthalmol 56：432-435, 2012
2) Verbeek Am, Thijssen JM, Cuypers MH, et al：Echographic classification of intraocular tumors. A 15-year retrospective analysis. Acta Ophthalmol（Copenh）72：416-422, 1994
3) Arevalo JF, Shields CL, Shields JA, et al：Circumscribed choroidal hemangioma：characteristic features with indocyanine green videoangiography. Ophthalmology 107：344-350, 2002
4) Mueller AJ, Bartsch DU, Folberg R, et al：Imaging the microvasculature of choroidal melanomas with confocal indocyanine green scanning laser ophthalmoscopy. Arch Ophthalmol 116：31-39, 1998
5) Wen JC, Sai V, Straatsma BR, et al：Radiation-related cancer risk associated with surveillance imaging for metastasis from choroidal melanoma. JAMA Ophthalmol 131：56-61, 2013

〈古田　実〉

D 眼内腫瘍の治療

I. 眼球摘出

　大学で眼科医の研修を始めた多くの医師にとって，角膜移植のためのご遺体からの献眼が最初の眼球摘出と思われる．眼球摘出は切開，縫合など基本的手技のみで行うことが可能である．しかしながら研修制度の変化，強角膜片採取方法の変化，さらに医学の進歩により他疾患による眼球摘出も減っていることから，実際に眼球摘出を行う頻度は減っていると思われる．

　眼内腫瘍は眼球内に限局した段階で発見される場合が多く，局所を完全に制御するという観点では眼球摘出は最も有効な手段である．眼球温存の可能性を追求することは重要であるが，未だ有効な治療選択の1つである眼球摘出について，その適応，手技，術後管理，義眼および義眼台についてまとめる．

1. 眼球摘出の適応

　眼球摘出は整容面で大きな損失であり，これを上回る利益が期待される場合に適応となる．以下のような場合が適応と考える．

1）眼球温存治療が困難な眼球内進行病変

　眼球内に充満するほど腫瘍が成長している場合には，眼球温存を開始しても最終的に腫瘍制御が困難であり緑内障や眼球癆など眼球を維持することが困難となる場合が多いため，最初から眼球摘出が勧められる．網膜芽細胞腫で前房浸潤や視神経浸潤の疑われる場合などは，眼球摘出を行うことで生命予後の改善が期待され，眼球摘出の適応である．

2）疼痛の強い場合

　緑内障を併発し，薬物療法で制御困難な疼痛が持続すれば，除痛目的に眼球摘出が選択される．活動性の否定できない眼内腫瘍がある場合の内眼手術は，腫瘍の転移を生じる危険性があり推奨されない．

3）有効な視機能の維持が期待できない場合

　視力が期待できなくても眼球温存希望の強い場合は温存治療を行うことがある．眼球温

存の意義について治療前に確認することが必要である．

4）全身疾患のある場合

網膜芽細胞腫で眼球温存治療を行う場合には複数回の全身麻酔が必要であり，先天心疾患など重篤な全身疾患がある場合には困難である．

5）患者および家族が希望する場合

治療法の選択権は患者側にある．医師が高い確率で眼球温存可能と判断しても，患者が最も確実な方法としての眼球摘出を選択すれば，これを行うべきである．

2．眼球摘出術の手技

1）眼球摘出まで

（1）麻酔

小児の場合には全身麻酔が必須である．成人の場合には十分な球後麻酔を行うことで局所麻酔手術も可能であり，呼吸器疾患などにより全身麻酔の危険が大きい場合に選択されるが，術中の疼痛管理や徐脈反射などを考慮して全身麻酔で行う場合が多い．

（2）外眼角切開

生後6か月以前の乳児では，眼球に比べ瞼裂が小さいことが多く，あらかじめ外眼角切開を行うとその後の操作が容易になる．牛眼の場合も同様である．ペアンで外眼角部を圧迫後，剪刀で2～3mm横切開するだけで，術野はかなり広くなる．術後無縫合でも創はきれいに癒着する．

（3）結膜切開

全周輪部切開を行う．3時と9時の結膜に減張切開を入れるとその後の手技が容易になる．高齢者では結膜の脆弱なことが多く，手術の既往のある眼球では癒着しているため，結膜はできるだけ愛護的に扱う．深部に向かい，眼球壁に沿って結合組織を剝離する．

（4）外眼筋切離

4直筋を5-0～6-0の糸で確保し，切離する．眼球摘出時に眼球を把持するため，内直筋と外直筋は付着部の1～2mmを眼球に残す（図1）．斜筋は，義眼台に縫着する術式もあるが，単純切離することが多い．

（5）眼球摘出

直筋付着部に残した外眼筋腱を固定鑷子で把持するか，同部を糸で確保し把持する．視神経切断は，摘出剪刀を用いるか，曲りの弱いMetzenbaum剪刀を用いる．鼻側，もしくは耳側から剪刀を閉じた状態で深部へ挿入し，先端で視神経を確認できたら，剪刀を開き，視神経を挟む．この状態で剪刀を深部へスライドすると視神経を長めに切ることがで

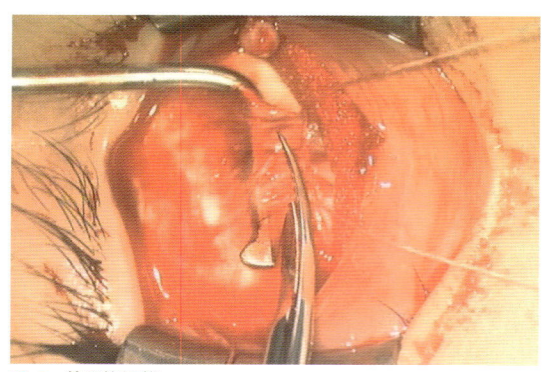

図1　外眼筋切離
内直筋と外直筋は付着部の1〜2mmを眼球に残して切離する．

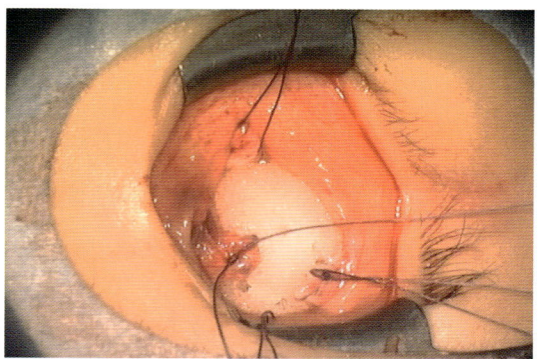

図2　多孔性義眼台への外眼筋縫着
外眼筋縫着用の孔へ通糸し，外眼筋を縫着する

きる．結合組織は鈍的に剥離し，眼球を摘出する．

　剪刀を挿入する前にペアンで視神経を把持する術式もある．眼内腫瘍の場合は視神経を長く切除することが望ましく，ペアンを使う場合はその後方へ剪刀を入れて眼球を摘出する．ただし，ペアンを用いると視神経の挫滅を生じ病理診断に影響を及ぼすことがあり，また術野が狭くなることにも留意する．

　眼球摘出後は動脈性出血を生じるため，ガーゼを挿入し，圧迫を行う．凝固能異常がなければ2〜3分の圧迫で止血が可能である．止血困難な場合には，冷生理食塩水を入れた試験管を挿入する，セルロース止血綿を挿入する，凝固止血を行う，血管を結紮するなどの手技を行う．止血が不十分で閉創すると術後皮下出血を生じる．

2）義眼台埋入の有無と閉創

　眼球容積の欠損を補うため，摘出後に義眼台を入れることが海外では一般的である．義眼台の種類，法的問題などについては後述する．

　義眼台を埋入しない場合，4直筋を縫合し，そのうえで結膜を7-0糸で縫合する．義眼台のない場合，Tenon囊の縫合は不要である．

　外眼筋を縫合できるような材質・形状をした多孔性義眼台の場合，縫合用の孔へ4直筋を縫合する（図2）．表面を十分被覆できるようにTenon囊を数針縫合し，義眼台が露出していないことを確認する．最後に結膜を7-0糸で縫合する．

　上記以外の多孔性義眼台および充実性義眼台の場合，筋円錐内に義眼台を挿入し，その前面で4直筋を縫合し，義眼台の露出予防とする．充実性義眼台の場合には偏位を生じることがあり，予防のため筋間膜縫合を追加する場合がある．その後は上記と同様Tenon囊，結膜を別に縫合する．

3）有窓義眼，仮義眼，本義眼

　閉創後，縫合部の安静，結膜囊の確保のためコンフォーマーを挿入する．創の観察を行うため透明であることが望ましく，中央部に浸出液を排出するための穴が開いている有窓

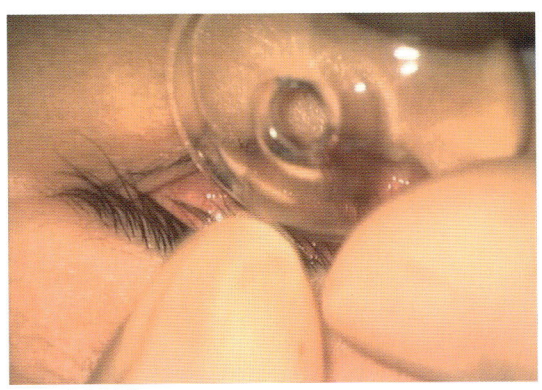

図 3　有窓義眼
結膜縫合後，結膜囊内に有窓義眼を挿入し創の安定を図る．

義眼を用いることが多い（図 3）．抗生物質眼軟膏を塗布し，ガーゼで眼部を圧迫するように固定する．

術翌日にガーゼを外し，眼部を観察する．清浄綿で清拭し，可能であれば少し開瞼してコンフォーマー越しに創を観察し，出血や離解の有無を確認する．抗生物質軟膏を塗布し，ガーゼを軽くあてておく．眼部は血流が豊富で感染を生じることはほとんどなく，抗生物質や点滴は不要である．

術後 2 週間ほど経過すると結膜創は安定するため，コンフォーマーを外し，仮義眼を装用する．その後の義眼調整は義眼師に依頼する．術後浮腫，眼窩内の形状変化に依存するが，数か月仮義眼を調整のうえ，本義眼を作製する．

3. 術後合併症および対策

術後早期には出血，感染，皮下出血および腫脹，創離開などに注意する．晩期障害として上眼瞼下垂，下眼瞼下垂および内反，上眼窩溝陥凹，義眼台露出を生じうる．悪性腫瘍の場合は再発にも注意する必要がある．

1）早期合併症

出血はほとんどの場合圧迫止血が可能であり，ガーゼを厚めに固定することで対処可能である．感染徴候があれば抗生物質の投与を検討する．皮下出血および腫脹は徐々に吸収するのを待つ．皮下血腫を生じた場合，重力に従い徐々に下方に広がることをあらかじめ説明しておく．義眼台を入れた場合に創離開を生じることがあり，再縫合もしくは義眼台摘出を考慮する．

2）晩期合併症

上眼瞼下垂を生じた場合には，術中操作による挙筋機能障害の可能性と，挙筋腱膜障害の可能性を検討する．挙筋機能障害であれば通常数か月で回復する．挙筋腱膜障害の場合には挙筋短縮術を検討する．

下眼瞼下垂および内反は，義眼台を埋入せず大きな義眼を装用した場合に生じやすい．義眼は下結膜円蓋で支えるが，義眼の重さにより下垂や牽引による内反を生じてくる．この改善のためには義眼を小さめに調整するか，義眼床形成手術を行う必要がある．
　上眼窩溝陥凹は，同様に義眼台のない場合に生じやすく，眼窩内脂肪が重力により下方に偏位し相対的に上方容積が不足して生じる．義眼台埋入，脂肪注入などの処置を要する．義眼台が露出した場合には修復手術が必要である．充実性義眼台の場合にはTenon嚢を前転させて義眼台前面を覆うことで被覆可能である．多孔性義眼台が露出した場合，単純な被覆だけでは再露出の危険性が高く，人工真皮や自己真皮による被覆，義眼台の入れ替えなどの手術を要する．

3）術後再発

　眼内腫瘍が眼窩内浸潤をしていると，術後眼窩内に腫瘤を形成する場合がある．摘出眼球の病理検査で腫瘍浸潤の程度を確認し，眼窩内再発を生じる危険性が高い場合には放射線治療など予防治療を検討する．
　眼窩内再発を生じた場合の自覚症状は，義眼が入りにくくなる，偏位するなどであるが，疼痛は生じない．術後数か月は眼窩内に腫瘤がないか，確認が必要である．義眼台がない場合には義眼をはずして眼瞼の上から触診を行うことである程度確認できる．再発を疑えばMRIなどの画像検査を行い確認する．

4. 義眼台について

　義眼台とは，眼球摘出後の眼窩内に埋入するもので，英語ではorbital implantと呼ぶ．眼球容積の欠損を補うことで眼部の陥凹を予防し，整容面を整えることが主目的である．義眼台があると，義眼自体は薄いものを装用可能となるため，義眼床の動きに伴い義眼の動きもある程度期待されることが副次目的である．
　義眼台は，自己組織と人工物，充実性と多孔性，被覆材の有無などにより分類される．

1）自己組織

　真皮脂肪移植，肋軟骨移植，骨片を成形し移植するなどの方法がある．生体親和性は最もよいが，組織採取部に侵襲を加えることが問題であり，主に二期的手術として形成外科医主体に行われている．

2）充実性義眼台

　合成樹脂（レジン），シリコンでできた球状の義眼台であり，数十米ドルと安価である．被覆材を用いずそのまま眼窩内に埋入し，外眼筋で包み込むようにする．癒着を生じないため，小児では成長に伴い大きなものに入れ替えて眼窩の発育を促す試みもある．義眼台自体は動かないが，表面を覆う外眼筋は動くため義眼床も動き，義眼もある程度動く．癒着がないことにより，逆に眼窩内で偏位を生じることがあり，手術時に適切な大きさの義眼台を選択することと，筋間膜を補強することが予防につながる．

3）多孔性義眼台

　ポリエチレン，ハイドロキシアパタイト，バイオセラミックでできた義眼台は，内部に小孔があり自己組織が進入することにより生体内で安定することを目的としている．ポリエチレンは被覆せずに用いることが多いが，それ以外は被覆材で包んだものを埋入する．外眼筋の動きとともに義眼台が回転するため，義眼床の動きは良好であり，義眼も動きが期待される．義眼台にペグを刺入し義眼を連動させると良好な動きが期待されるが，上皮欠損から感染や露出を生じる危険性がある．また多孔性義眼台の表面の凹凸と義眼による摩擦が原因と思われる晩期露出も多く報告されている．

4）義眼台と医療制度

　義眼台は生体内に埋め込むものであり薬事法によって規制される．現在の診療報酬点数表に義眼台埋入術など義眼台に関する保険術式が収載されているが，薬事法によって承認された義眼台はない．現状では，医師が自己責任のもと，薬監証明を取得して個別に海外から輸入し，医療機関が費用を負担して義眼台埋入を行うことが混合診療を回避する唯一の方法である．

〈鈴木茂伸〉

II. 経強膜的腫瘍切除

1. 眼内腫瘍の局所切除術

　眼内腫瘍，特に虹彩，毛様体および一部の脈絡膜腫瘍については良性腫瘍の場合はもちろん，悪性腫瘍であっても条件によっては眼球と視機能の温存の可能性がある外科的治療法，すなわち腫瘍の局所切除術が行われることがある．

　脈絡膜腫瘍に対する局所切除術には硝子体カッターを用いて硝子体とともに腫瘍を切除する方法や，同じく硝子体手術を応用して眼内で腫瘍を強膜から切除，分離し，パーフルオロカーボンによって眼内に浮上させて輪部から眼外に摘出する方法などがある．しかし，従来から最も多く行われている術式は経強膜的に腫瘍を摘出する局所切除術である．

　いずれの方法も術式は煩雑であり，様々な術中・術後合併症の可能性があるため，その適応を含めて術式の選択にあたっては術前の十分な評価が重要となる．

2. 経強膜的腫瘍切除の適応

1）疾患としての適応

　腫瘍の存在そのものが物理的に視力低下や視野狭窄などの原因となっている良性眼内腫瘍は経強膜的腫瘍切除の適応となる．具体的には毛様体腫瘍，すなわち囊腫，黒色細胞腫，腺腫，平滑筋腫，中胚葉性平滑筋腫，神経鞘腫，神経線維腫などが該当する．極めて稀ではあるが，脈絡膜由来の良性腫瘍も経強膜的腫瘍切除の適応となることがある．

毛様体由来の悪性腫瘍，すなわち悪性黒色腫や色素上皮由来の腺癌なども腫瘍の大きさや局在によっては経強膜的腫瘍切除の適応となる．一方，他臓器に発生した悪性腫瘍の毛様体転移や脈絡膜転移に対して本術式が選択されることはない．

2）腫瘍の大きさや局在からみた適応

　一般に腫瘍のサイズが小さいほど，経強膜的腫瘍切除は安全，確実に行うことができる．すなわち，腫瘍底の長径が小さいほど手術は行いやすい．ただし，そのようにサイズの小さな眼内腫瘍であるほど視機能への影響は少ないため，特に良性腫瘍の可能性が高いと判断される場合にはあえて局所切除術を行う理由はなく，治療の適応はないということになる．

3）続発症の治療から考える手術適応

　腫瘍の大きさはさほどでもないため，物理的な理由による視機能障害を生じていなくても，例えば腫瘍に関連した二次的な変化による視機能障害の改善も兼ねて経強膜的に腫瘍の切除が行われることがある．最も多い理由として毛様体腫瘍に伴う水晶体の偏位や混濁（白内障）が挙げられる．毛様体腫瘍では稀に虹彩ルベオーシスや黄斑浮腫による視力低下をきたすことがあるが，腫瘍の局所切除によって浮腫が軽減し，視機能の改善が期待される場合がある．もっとも最近では，VEGF（vascular endothelial growth factor）阻害薬の硝子体注射なども治療の選択肢となりうるので，ルベオーシスや黄斑浮腫の軽減を目的として本治療法が行われることはほとんどない．

3. 経強膜的毛様体腫瘍切除の実際

　ここでは頻度的にも本術式の適応となることが多いと考えられる毛様体腫瘍に対する治療について，具体的な手順に沿って解説する．

1）麻酔

　輪部切開による単純毛様体摘出術は局所麻酔下でも実施可能であるが，長時間にわたる手術になる可能性があることに加え，術中の出血を最小限に抑えるためにも血圧コントロールにも適した全身麻酔で行うことが望ましい．

2）腫瘍の位置確認

　術前の眼底写真やUBM（ultrasound biomicroscopy）を含む超音波検査，CT，MRI検査の結果をもとに腫瘍の位置を確認し，結膜上で腫瘍の位置をマークする．同様の作業は次の結膜剝離を行った後に強膜上でも行う．腫瘍の位置の確認には，術中に対側から内視鏡を挿入して行うとより正確に行うことができる．

3）結膜切開

　次に述べる強膜切開とも関連するが，半層切開する強膜フラップを円蓋部基底とする場合も，輪部基底とする場合も，結膜の切開および剝離は円蓋部基底で行う．

4）水晶体の処理

　水晶体の偏位や白内障がある場合はもちろんのこと，水晶体に異常はなくても腫瘍（毛様体）とともにZinn小帯が広範囲に切除される可能性があるときは，あらかじめ超音波乳化吸引術によって水晶体を除去する必要がある．水晶体嚢を2/3以上残すことができる場合は後日，眼内レンズを嚢外に固定することも可能であるが，一期的に挿入することは後述するガスタンポナーデの影響なども考慮すると避けたほうがよい．

5）3ポートの作製

　腫瘍の摘出後は硝子体切除を行うことになるので，あらかじめ毛様体扁部に3か所のポートを作製しておく．腫瘍の位置によっては作製部位が制限されることになる．

6）眼球虚脱の予防

　腫瘍切除後の眼球の虚脱を防ぐために，角膜全体と強膜フラップを含むようにして強膜にフリリンガリングを縫着する．角膜移植に用いられる通常のリングより大きいサイズが必要となることが多い．

　前房内には粘弾性物質を注入し，腫瘍切除後の前房虚脱とともに角膜内皮保護に努める．

7）網膜剥離に対する予防処置

　腫瘍の周辺（後極側と側方）に経強膜的冷凍凝固を行う（図4a）．また，次の強膜フラップ作製後はフラップを翻転し，露出した強膜床の辺縁にもジアテルミー凝固を行う．これらの網膜剥離予防処置は可能であれば数週間前に網膜光凝固で済ませておきたいが，現実には眼底周辺部の観察ができず，凝固も実施不可能なことが多い．

8）強膜フラップの作製

　強膜フラップの作製は，腫瘍を局所的に切除した後に眼球の再構築を図るうえで最も重要なステップとなる．前述したように円蓋部基底（図4b），もしくは輪部基底（図5b）で，剃刀とクレセントナイフなどを用いて矩形の強膜フラップを作製する．輪部基底のほうが術後乱視を惹起しにくく，創の閉鎖も良好である．しかし，作製されるフラップの範囲は腫瘍底の面積より確実に広くなくてはならないため，腫瘍底があまり大きくなく毛様体に限局した腫瘍の場合は輪部基底で，そうでない場合は円蓋部基底の切開が選択されることが多い．フラップの厚さは強膜のおおよそ半層が目安になるが，悪性腫瘍が疑われるときはできるだけ薄く，良性腫瘍の可能性が高いときは厚目のフラップの作製を心掛ける．均一な厚さの強膜フラップを広範囲に作製するには細心の注意が必要であるが，特に外眼筋の付着部では強膜が薄いことに留意して穿孔しないように，あるいはフラップが薄くなり過ぎないようにする．腫瘍の位置によっては一時的に外眼筋を切腱しておくこともある．強膜フラップ作製後は露出した強膜床にも腫瘍の位置を示すマーキングを行う．

　強膜フラップ作製中は，フラップが乾燥しないように粘弾性物質などで常に湿潤を保つようにする．

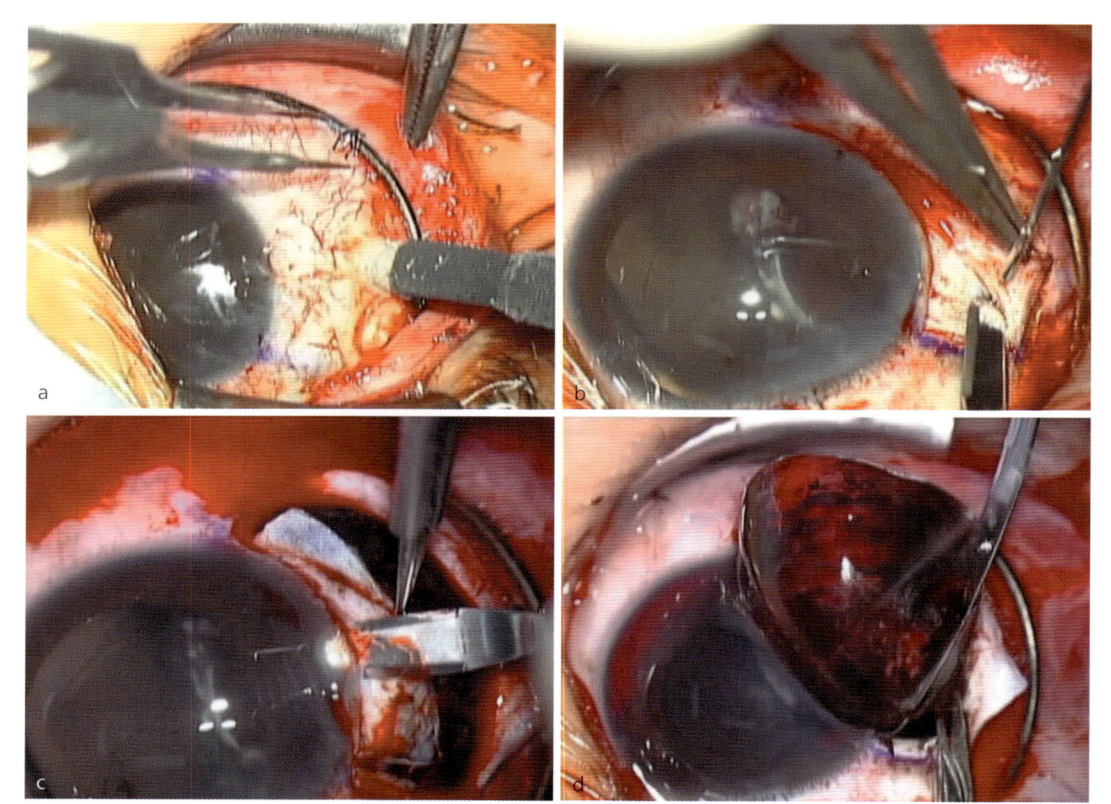

図4 円蓋部基底による毛様体腫瘍の経強膜局所切除(1)
a：フリリンガリング縫着後，強膜上からクライオによる冷凍凝固を行っている．
b：クレセントナイフによる強膜フラップの作製．
c：輪部の切開．
d：スパーテルを使用した腫瘍の娩出．

9) 腫瘍の摘出

　スリットナイフやクレセントナイフなどを用いて，腫瘍の周囲に一定の安全域(通常は1〜2 mm)を確保して強膜床内の眼球壁を全層切開していく(図4c)．虹彩は腫瘍を含むように子午線方向に2か所で切開する．可動性の得られた腫瘍はスパーテルなどで起こしながら，あるいはクライオプローブによる固定と牽引を掛けながら眼外に娩出する(図4d)．腫瘍に癒着している硝子体はカッターで切除する．

　腫瘍摘出後，"open sky"となった状態では，網膜剥離のないことを確認のうえ脱出している硝子体をカッターで切除する．硝子体を切除し過ぎると眼球の虚脱を招くことになるので注意する．この段階で硝子体手術装置の眼内レーザーを用いて周辺網膜に凝固を加えることもある(図5a)．

10) 強膜フラップの縫合

　強膜を9-0もしくは8-0ナイロン糸を用いて密に縫合する(図5b)．円蓋部基底とした場合は輪部を10-0もしくは9-0ナイロン糸で縫合する．

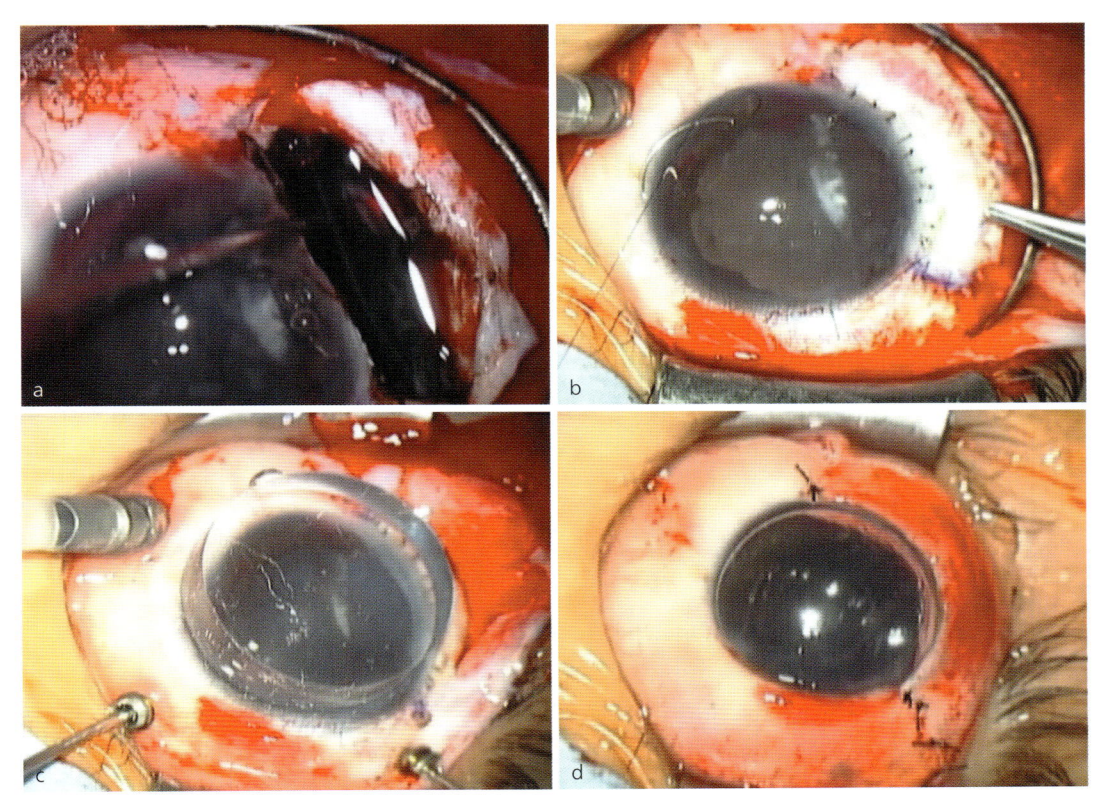

図5　円蓋部基底による毛様体腫瘍の経強膜局所切除（2）
a：“Open sky”の状態で周辺網膜に眼内レーザーを施行.
b：ナイロン糸で強角膜を密に縫合.
c：経毛様体扁平部硝子体切除.
d：液-ガス置換を終え，結膜を縫合したところ.

11）硝子体切除

　あらかじめ作製しておいた強膜ポートから灌流液を流し，眼圧を上げた状態で強膜フラップ以外の部位の毛様体扁平部にポートを2つ作製して，残存した眼内の硝子体を切除する（図5c）．多くの場合，硝子体に出血が及んでいる．硝子体はできるだけ切除しておくことが望ましいが，後部硝子体が未剝離の場合，これを無理に剝離させようとすると腫瘍切開部から網膜剝離を生じかねないので注意する．切除断端の網膜には必要に応じてさらに眼内レーザーを追加する.

　この後，引き続き瞳孔形成術を試みてもよいが，虹彩の欠損範囲が大きくなることが多いので，現実には実施困難である.

12）ガスタンポナーデ

　液-空気置換の後，強膜や輪部の切開創から空気の漏出がないことを確認し，必要があれば縫合を追加する．網膜剝離予防目的に眼内にC_3F_8ガスを注入し，結膜を縫合して手術を終了する（図5d）.

4. 脈絡膜腫瘍に対する経強膜的腫瘍切除と変法

　脈絡膜腫瘍に対する経強膜的腫瘍切除術も，基本的には前述した毛様体腫瘍切除術と同様である．ただし，もともと腫瘍が周辺になければ技術的に困難であること，腫瘍とともに網膜も広範に切開することになるので，網膜剝離の危険性が増すことを十分に認識しておく必要がある．可能であれば術前から予防的に腫瘍周囲への網膜光凝固を行っておきたいが，腫瘍の位置や形状，さらに併発する網膜剝離によっては術前の光凝固は困難なことが多い．

　経強膜腫瘍な脈絡膜の切除術には，強膜床と腫瘍を隣接する網膜から剝離し，網膜を温存して腫瘍を摘出する方法も報告されているが，必ずしも一般的な方法ではなく，技術的にも難易度が高い．

5. 主な術後合併症

1）角膜浮腫

　術直後の角膜実質浮腫はしばしばみられる．Descemet膜の皺襞とともにしばらく持続することもあるが，通常は徐々に改善し，透明性も得られていく．

2）硝子体出血

　硝子体出血は多かれ少なかれ，ほぼ必発と考えてよい．自然吸収傾向にあれば経過観察とするが，眼内のガスが消失した後も遷延するようであれば，硝子体手術に準じて除去する．

3）網膜剝離

　術中に網膜剝離を生じない限り，網膜切開部位が原因となって術後に剝離をきたすことはほとんどない．剝離を生じるとすれば，残存硝子体を足場にした増殖硝子体網膜症による牽引性網膜剝離である．早期であれば硝子体手術により復位可能であるが，角膜の透見性が不良な場合は内視鏡手術が必要となる．

4）黄斑浮腫，黄斑上膜

　術後に黄斑浮腫が遷延し，視力の回復が思わしくないことがある．黄斑上膜は改めて硝子体手術を行うことによって視機能の改善が望める場合もある．

6. 術後経過と管理上の注意点

　術後に重篤な合併症を生じなければ，眼球はほぼ正常な眼圧を維持しながら徐々に視機能も回復していく（図6）．ただし，眼球壁は部分的に菲薄化しているため，眼球に圧迫などが加わらないように注意する．眼圧の測定もできれば眼球に大きな変形をきたす非接触型眼圧計は用いず，圧平式で測定する．

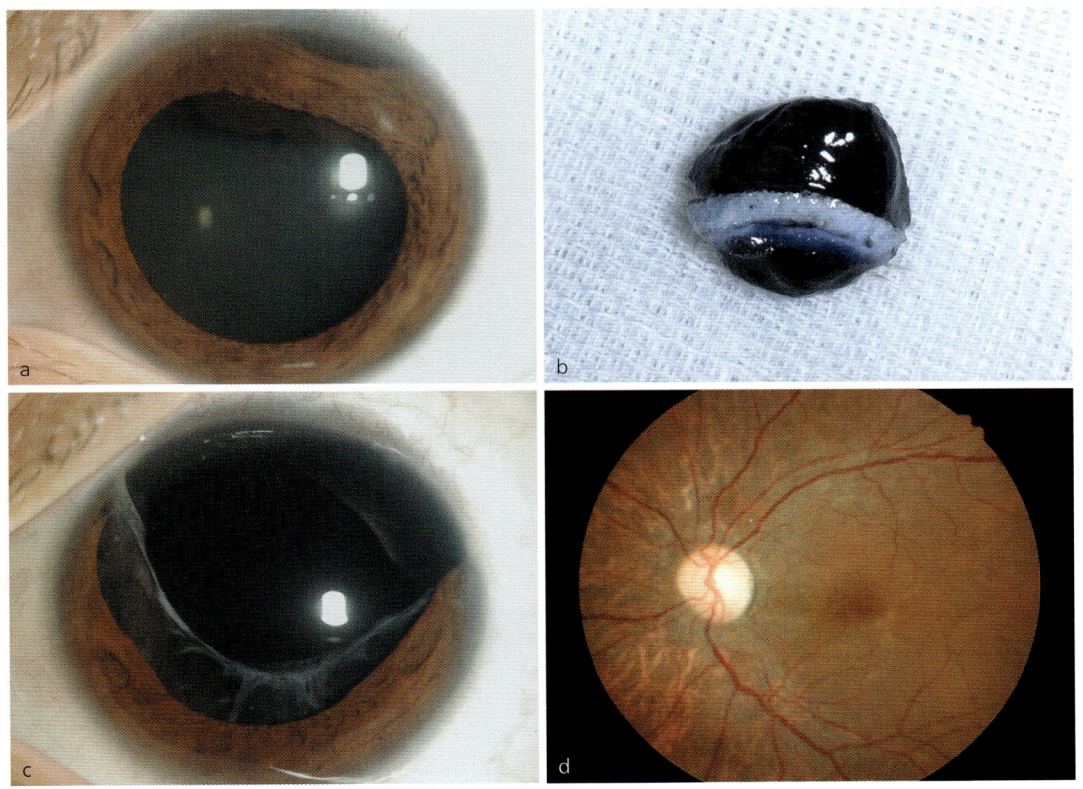

図6 毛様体黒色細胞腫に対する経強膜的腫瘍切除
a：虹彩後方の黒褐色を呈する腫瘍.
b：経強膜的に全摘出された腫瘍.
c：術後前眼部．コロボーマの状態である．
d：術後眼底．矯正視力0.7となったが，この後，黄斑前膜を生じた．

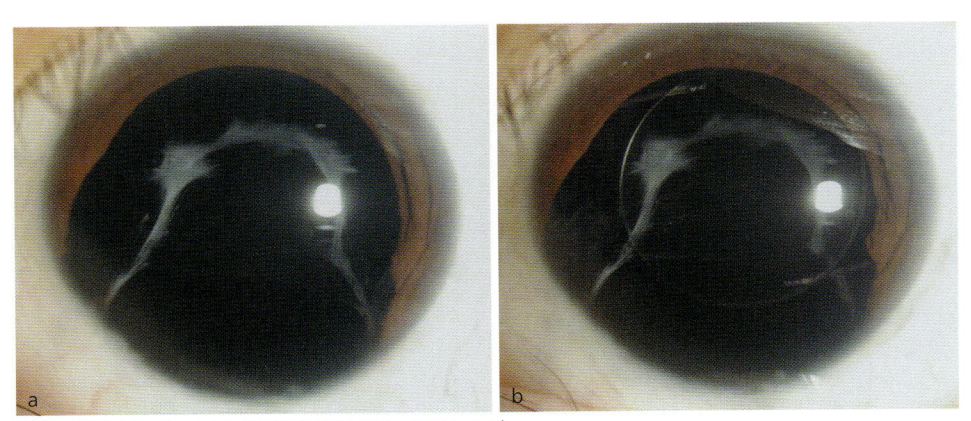

図7 毛様体腫瘍に対する経強膜的腫瘍切除と眼内レンズ
a：術後3か月の状態．
b：半年後に眼内レンズを囊外に固定し，矯正視力1.2に回復した．

　　前述したように，後囊がある程度残存していれば，囊外に眼内レンズを固定することも可能となる（図7）．健常な強膜が180°以上残存していれば眼内レンズの縫着も可能ではある．

摘出された腫瘍が悪性腫瘍であった場合には，局所再発と全身転移に対するチェックを定期的に行うことになる．

参考文献

1) Peyman GA, Apple DJ：Local resection of choroidal malignant melanoma；Full-thickness eye wall resection. Arch Ophthalmol 92：216-218, 1974
2) 小島孚允：眼内腫瘍の局所切除術．あたらしい眼科 19：579-584, 2002
3) 後藤浩：悪性黒色腫に対する部分切除．眼科 36：1325-1333, 1994
4) Suzuki J, Goto H, Usui M：Adenoma arising from nonpigmented ciliary epithelium concomitant with neovascularization of the optic disk and cystoid macular edema. Am J Ophthalmol 139：188-190, 2005
5) 福田享子，後藤浩，慶野博：毛様体腫瘍の局所切除後に眼内レンズ二次挿入が可能であった1例．眼窩臨床医報 101：405-408, 2007

（後藤　浩）

III. 経硝子体的腫瘍切除

1. 脈絡膜悪性黒色腫に対する硝子体手術

1）概要

脈絡膜悪性黒色腫を放置しておくと，腫瘍の増大に伴い眼外浸潤や転移を生じる危険性が高くなる．また続発性緑内障，網膜剥離やこれに伴う低眼圧症などにより，失明に至る．また眼球摘出を行っても全身転移の予防はできないといわれている．このため近年は，眼球摘出を行うのではなく，腫瘍の厚さや範囲に応じて，810 μm 波長の半導体レーザーによる光凝固術（経瞳孔的温熱療法）や放射線治療を選択して，眼球温存を図ることが一般的となりつつある．しかしながら，これらの治療を行っても，腫瘍再発，高度な硝子体出血，成熟白内障，網膜剥離，増殖硝子体網膜症など治療後の合併症を生じる場合がある．硝子体手術はこれらの合併症に対処し，眼球を温存する治療法として意義がある．

さて，海外では脈絡膜悪性黒色腫を硝子体手術で切除し除去する治療法（endoresection）が，一部の施設で行われている．これは前述の合併症を回避し，腫瘍を根治するともに，視機能をできるだけ温存することを目標とする眼球温存療法の1つである．脈絡膜悪性黒色腫はわが国では稀な疾患であり，これに対して硝子体手術を行うことはさらに稀である．筆者も10例ほどのendoresectionの経験しかないが，海外の報告と合わせて解説する．

2）全身転移の危険性

脈絡膜悪性黒色腫の死亡原因のほとんどは肝臓への転移である．肝転移の頻度を，強膜側からのアプローチによる腫瘍切除，眼球摘出そして小線源治療という3種類の治療法で比較したところ，有意差はなかったとの報告がある．最近の知見では，腫瘍細胞の3, 6, 8番の染色体異常のパターンが，全身転移や生命予後に大きく関与していることが明らかとなっている．しかしながらendoresectionと全身転移に関して確立されたエビデンスはない．endoresectionが全身転移を促進するかもしれないという問題は，引き続き念

頭におかなければならない．

　海外の報告によれば初回治療として endoresection を行った 20〜70 症例前後の長期経過の報告があり，初回治療 20 例の報告では 10 年生存率 95％，眼球温存率 75％で，1 例（5％）は転移により死亡したが治療による全身的合併症は認めていない．他の報告などでは 5 年生存率 88.2％，眼球温存率 92.1％で治療による全身的合併症は認めず，転移率，再発率，生存率は他の治療法と近似していると述べている．

3）手術適応

　年齢，腫瘍の大きさ，前治療の有無など，手術適応に関しては未だ確立されていない．以下の 4 つの項目は endoresection を行ううえで必要条件である．
　　① 明らかな眼外浸潤を認めないこと，② 視神経乳頭を腫瘍が含まないこと，③ 全身転移がないこと，④ 病気とこの治療に関する患者と家族の理解があること．

4）術式

　Endoresection は難度の高い手術である．腫瘍切除のため医原性網膜裂孔を作らねばならない．術中に腫瘍内血管が破綻して，多量の出血を生じることも多い．術後炎症は高度である．また放射線治療の既往眼では，放射線網膜症を合併している．つまり術後に医原性の増殖硝子体網膜症を発症する危険性が高く，これを修復できなければ失明や眼球癆に至る．術者には硝子体手術の手技のみならず，バックリング手術の手技の習得も必須である．また術中に硝子体と腫瘍の細胞を採取し，細胞診を行うと同時に，染色体異常の有無を FISH（fluorescence *in situ* hybridization）法で検査するべきである（図 8, 9）．

① 結膜全周切開し強膜 3 ポートを作製する．
② 意図的後部硝子体剝離作製する．
③ 周辺部硝子体切除を徹底的に行う．
④ パーフルオロカーボンを腫瘍底部まで注入する．これは腫瘍切除に伴う出血が網膜下（特に黄斑下）に侵入するのを防ぐためである．
⑤ 強膜が露出するまで腫瘍切除する．通常のライトガイドのほかに照明付きジアテルミーで腫瘍を凝固しながら切除すると出血の予防にもなる．筆者はシャンデリア照明を用いて双手法で行っていた．硝子体カッターや水平剪刀などでの腫瘍切除時に，出血が多く弾力がある感触の腫瘍の場合は，細胞診で class V が多かった．逆に出血が少なくボソボソしている場合は class III 以下であった．
⑥ パーフルオロカーボンを除去しつつ液–空気置換術を行う．
⑦ 腫瘍切除後の医原性網膜裂孔に対し眼内レーザー（810 μm 波長の半導体レーザー）で凝固を行う．術後の再発は切除縁である場合が多いため脈絡膜に達する長波長レーザーを用いる．
⑧ 露出させた強膜には肉眼的に非常に薄い残存組織が少なからず残ることもあるが，露出強膜全体を満遍なく同眼内レーザーで凝固する．
⑨ シリコーンオイルタンポナーデ．

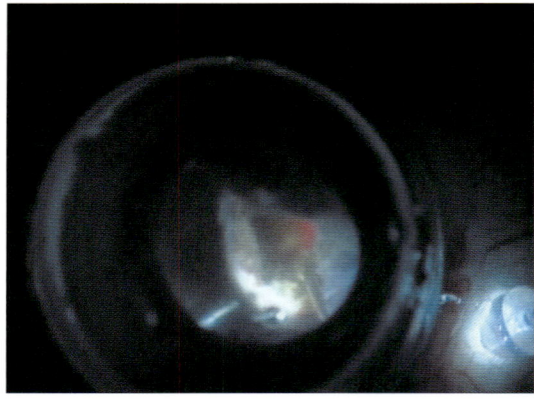

図 8 endoresection 術中写真
脈絡膜悪性黒色腫をシャンデリア照明下(写真右下)で硝子体カッターで切除している.

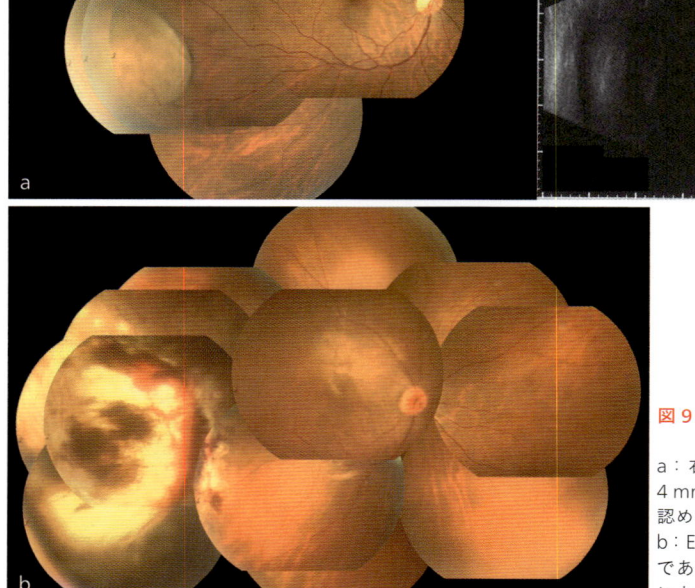

図 9 術前眼底写真と B モード超音波検査および endoresection 後の眼底写真
a：右眼耳側の赤道部から周辺部に約 8 mm × 4 mm（最大直径×最大厚）の脈絡膜悪性黒色腫を認める.
b：Endoresection 後でシリコーンオイル注入眼である．細胞診では class V であったが FISH 法による染色体検査では異常はなかった.

⑩ 強膜, 結膜縫合.
⑪ トリアムシノロンアセトニド 16～20 mg を後部 Tenon 囊下注射し眼帯し終了.
⑫ その他状態により：

1) 年齢を問わず有水晶体眼の場合は PEA-IOL (phacoemulsification and aspiration-intraocular lens) を行う．水晶体囊を含んだ水晶体全摘出術は前房中への腫瘍細胞の侵入を防ぐため，またそれに伴う眼圧上昇を防ぐために行わない．同様に眼内レンズ挿入眼の場合も眼内レンズを抜去しない.

2) 放射線網膜症合併例や，周辺部硝子体切除が十分に行えなかった場合は，MIRA 社の #287 などの幅広く内陥させられるシリコーンタイヤを用いて，外直筋起始部の線

上から通糸するマットレス縫合を行い，周辺部をしっかり押さえるように輪状締結術を行う．
3) 術後6か月程経過したら必要に応じシリコーンオイル抜去を行う．

5) 術後合併症

(1) 特発性肺高血圧症

術後24時間以内に呼吸不全を主徴とする全身合併症を生じ，内科的治療が必要となった症例を経験している．治療内容の詳細については参考文献を参照されたい．当初は原因不明であったが，後に血中のエンドセリン濃度が高濃度となり，末梢の肺動脈が収縮したため発症したことがわかった．エンドセリンが上昇した機序と，endoresection との因果関係は不明である．また海外で endoresection を行った症例は多数あるが，特発性肺高血圧症の報告はない．しかしながら筆者らは，術後に特発性肺高血圧症を発症していない脈絡膜悪性黒色腫の細胞内にもエンドセリンが発現している事実を確認している．このような事情により，全身的なリスクを勘案したうえで，筆者は現在のところ脈絡膜悪性黒色腫に対する endoresection を行っていない．

(2) 腫瘍再発

腫瘍が再発しても，眼外浸潤や全身転移がなければ，眼球温存療法の対象となりうる．腫瘍の厚みが4mm以下であれば，810μm波長の半導体レーザー光凝固術や冷凍凝固術が可能である．放射線治療も選択肢の1つであろう．これらの治療が行えない場合は，眼球摘出を行うべきである．

(3) 牽引性網膜剝離（図10）

硝子体手術で作製した強膜創は，いずれ線維組織で覆われる．この組織が網膜を牽引し，網膜剝離が進行する場合や，黄斑に障害を生じた場合は，牽引を解除するために再手術が必要である．

(4) 前房出血に伴う高眼圧

シリコーンオイルを注入するため，術後に数日間の腹臥位が必要である．このため術後に生じた硝子体出血が前房中に貯留することがある．これが原因で高眼圧を生じた場合は，随時前房穿刺を行い対処する．

海外の endoresection に関する報告では，他の治療成績とほぼ同等と思われるが，先に述べたように硝子体手術でしか解決できないこともある．一方，わが国では脈絡膜悪性黒色腫の症例は少ない．さらにもし術後早期に肺高血圧症を発症した場合には，速やかに適切な対応をとらなければならず，それでも深刻な全身状態に陥ることがあるので endoresection の適応は慎重に判断するべきである．

硝子体術者ならば，術前に原因を特定できない硝子体出血にしばしば遭遇するであろう．脈絡膜悪性黒色腫による硝子体出血は稀である．しかしもし硝子体手術中に，脈絡膜

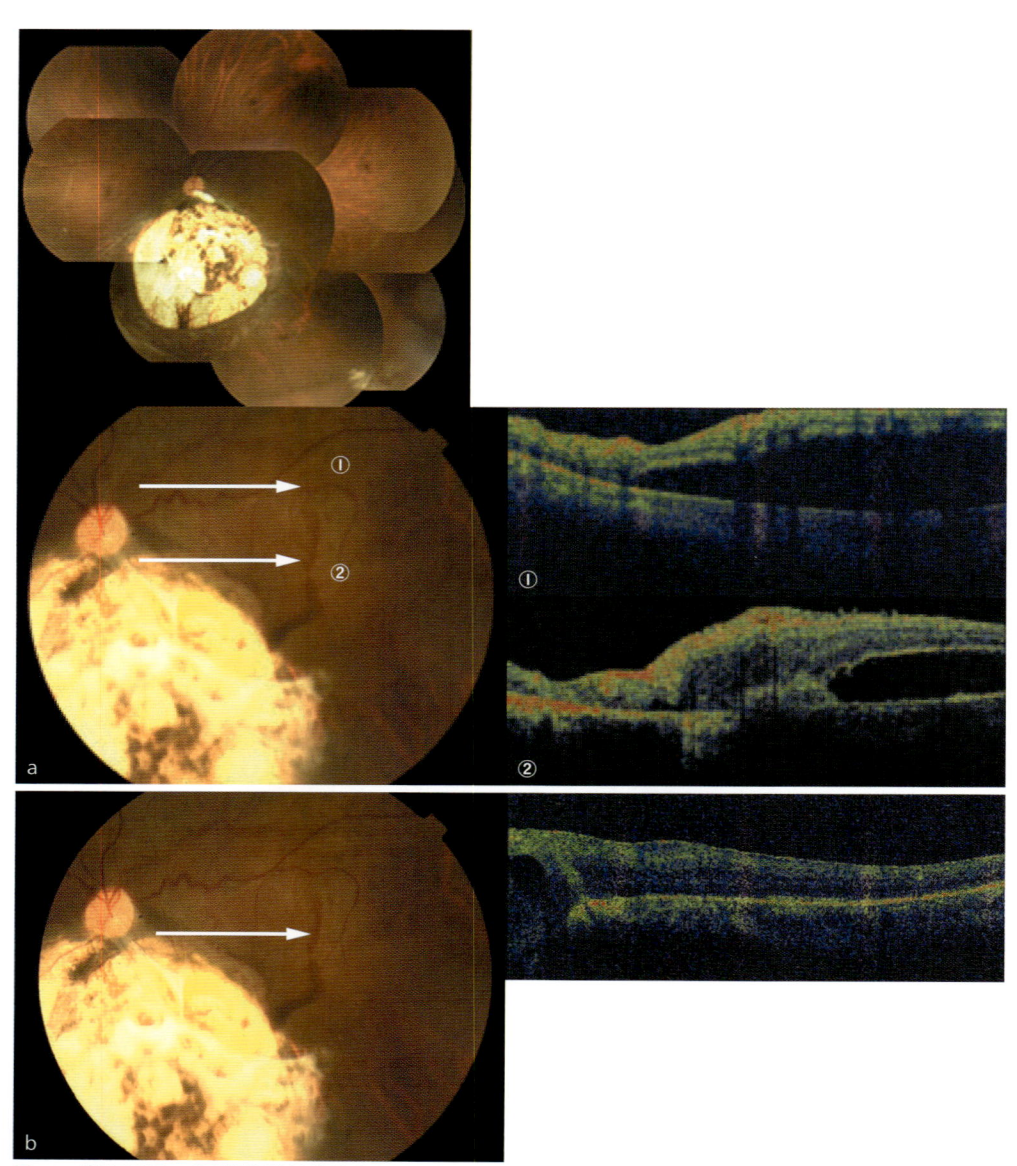

図10 術後合併症：牽引性網膜剥離（術前後の眼底写真とOCT所見）
a：術前，b：術後．術前（0.04）→術後（0.07）
術後しばらくしてから牽引性網膜剥離を認めた．患者の進行性の視力低下の訴えもあり，再度硝子体手術を行い membrane peeling を行った．視力の著明な改善はなかったが網膜剥離は改善され自覚的な症状は軽減した．

　悪性黒色腫をみた場合には，切除した硝子体の細胞診を行うべきである．そして endoresection は行わず，必要最低限の処置のみを行って手術を終了し，眼腫瘍の専門家に意見を求めるよう強く勧める．

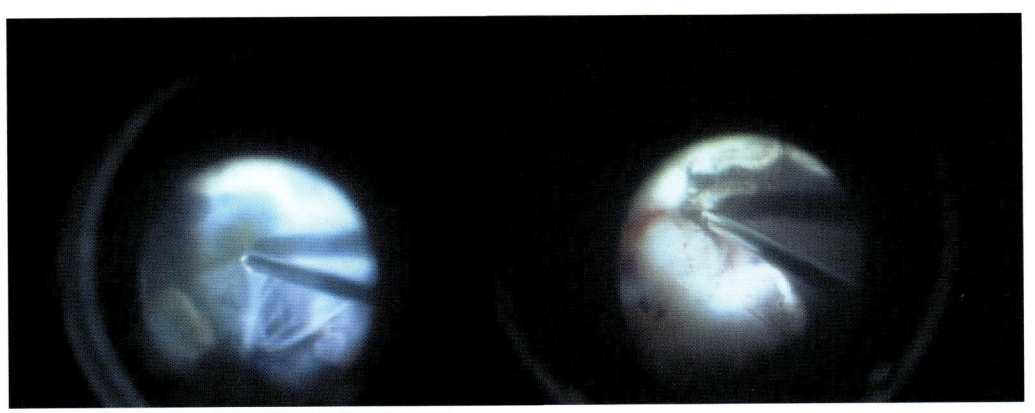

図11 網膜芽細胞腫に対する硝子体手術の術中写真
左写真は硝子体カッターで硝子体播種を吸引している．右写真は出血を伴う腫瘍を硝子体カッターで切除している．

2. 網膜芽細胞腫に対する硝子体手術

1) 概要

わが国で開発されたメルファランを代表とする抗癌剤の選択的眼動脈注入や，硝子体播種に対する硝子体内注射などの局所化学療法が，海外でも行われるようになった．

しかしながら，硝子体播種を生じた場合，眼球が温存できるのは50％程度であり，あらゆる治療を行っても，活動性のある腫瘍細胞が残存し治癒しない場合がある．

その状況に対する新しい治療法として，現時点で最も有効性が高い抗癌剤であるメルファランを，灌流液に混入して硝子体手術を行う治療法を解説する．なお，この治療法は当病院の倫理委員会の承認を受けて，2症例行った（図11）．

2) 手術適応

現在行われている主たる治療（全身化学療法，放射線治療，局所化学療法，レーザー治療，冷凍凝固術など）を行っても活動性のある腫瘍細胞が残存し，硝子体播種が再発するため治癒が期待できなく，治療が眼球摘出しか残されていない場合で，患児の保護者が眼球温存を希望し，本治療法の危険性を十分認識し，それを行う了解が得られる場合とした．

3) 術式

① 灌流液の準備：500 mLのビーエスエスプラス®にメルファランを入れ5 μg/mLの濃度にする．メルファランのバイヤルに10 mLの添付されている溶解液を加えよく撹拌する．この液の0.5 mLを取り，500 mLのビーエスエスプラス®のボトルに入れると5 μg/mLの濃度となる．なお，この灌流液は薬の作用時間を考慮すると作製後1時間以内に使用するのがよいと思われる．その時間が経過してしまう場合は，新しく調整する．
② 通常の方法で硝子体手術を行うのに準じて，消毒など前処置を行う．
③ 結膜切開後は，強膜に3ポートを作製する前に術野に5 μg/mLの濃度のメルファラン

液で潤す．
④ 3ポート作製後は通常に準じて硝子体切除を行うが，メルファランを加えた灌流液を灌流しながら，硝子体中に播種した腫瘍細胞や血液などを除去する．
⑤ 網膜上に固着している腫瘍塊は，硝子体カッターで除去する．
⑥ 石灰化している組織は硬くて破砕が困難であるが，これも完全に除去する．硝子体カッターでの処理が困難であれば，硝子体剪刀（水平剪刀や垂直剪刀など）で分割した後にフラグマストームで吸引するのもよいと思われる．
⑦ 周辺部硝子体切除も十分に行い，腫瘍細胞やそれが疑われる組織も切除，除去することが重要である．
⑧ 腫瘍切除後はその周囲を含め眼内レーザー（810 μm波長の半導体レーザーと532 μm波長のアルゴンレーザーを使い分けも可）で十分に凝固を行う．
⑨ 腫瘍細胞が毛様体や虹彩裏面に付着している場合は水晶体切除を行い，十分に虹彩や毛様体に付着している腫瘍細胞を除去する．ただし水晶体切除の手技は通常のPEAや経毛様体扁平部水晶体切除術でもよいが，前房中へのシリコーンオイルの迷入や腫瘍細胞の浸潤を可能な限り予防するために水晶体前囊または後囊は完全に残し前房と硝子体腔との隔壁は保たせる．
⑩ 数回，液-空気置換術を行い，眼内を洗浄する．同時に止血と取り残した腫瘍がないかを確認する．術中に網膜剝離が生じた場合でも洗浄する．
⑪ シリコーンオイルタンポナーデ．
⑫ 通常の方法で強膜創（3ポート）を縫合したのち結膜縫合し，Tenon囊下にメルファラン液を1 mL注入して，抗生物質の眼軟膏を点入し眼帯をし終了．
⑬ その他状態により，網膜周辺部に医原性裂孔が多発した場合や比較的大きな裂孔が生じた場合はバックリング手術を併用する

4）術後合併症

2例とも軽度の硝子体出血を生じたが，増殖硝子体網膜症などの重篤な眼合併症を認めなかった．しかし術後3か月以内に虹彩浸潤を含む眼内播種を生じ，眼球摘出となった．経過観察中に，全身転移は生じなかった．病理所見などの詳細は参考文献を参照されたい．

現時点では，硝子体手術だけで腫瘍を制御するのは困難である．しかし硝子体手術により腫瘍本体のみならず，石灰化した部分と瘢痕化組織を徹底的に除去することで，腫瘍体積が減少し，薬剤の浸透性が向上する．こうして眼内環境を変えることにより，従来の眼球温存療法の効果が再び得られるかもしれない．しかしながら，現時点で使用できる抗癌剤の種類は限られている．硝子体手術の効果を確実にするため，再発した網膜芽細胞腫に有効で，かつ眼内での使用が可能な薬剤の開発が望まれる．

参考文献

1) Konstantinidis L, Groenewald C, Damato B, et al : Long-term outcome of primary endoresection of choroidal melanoma. Br J Ophthalmol 98 : 82-85, 2014

2) Sato K, Saji T, Kaneko T, et al：Unexpected pulmonary hypertensive crisis after surgery for ocular malignant melanoma. Life Sciences 118：420-423, 2014
3) 金子卓，金子明博，竹内忍，他：難治性網膜剥離を合併した眼球温存療法後の脈絡膜悪性黒色腫に対して腫瘍切除併用硝子体手術を行った3例．臨床眼科 61：1481-1486, 2007
4) Shimoda Y, Hamano R, et al：Effects of intraocular irrigation with melphalan on rabbit retinas during vitrectomy. Graefes Arch Exp Ophthalmol 246：501-508, 2008
5) Ohshima K, Kaneko T, Kaneko A, et al：Clinicopathological Investigation of a Retinoblastoma Eye Enucleated after Vitreous Surgery with Melphalan Perfusion. Jpn J Ophthalmol 53：186-188, 2009

〔金子　卓〕

IV. レーザー治療

　眼内悪性腫瘍に対するレーザー治療は1952年に導入され，眼球と視機能を温存した治療は放射線治療ともに発展してきた．現在われわれが眼内腫瘍に対して臨床で用いるレーザー治療は，大きく分けると，① 可視領域波長488〜659 nmのアルゴンレーザーやマルチカラーレーザーを用いたレーザー光凝固術(photocoagulation：PC)，② 近赤外810 nmによる経瞳孔温熱療法(transpupillary thermotherapy：TTT)，そして ③ 赤色689 nmによる光線力学療法(photodynamic therapy：PDT)である．PCはスポット径0.2〜0.5 mm程度で瞬時に組織温度が65℃以上となり，0.2〜1.0 mmの深達性である．TTTはスポット径1.2〜3.0 mm程度でゆっくりと組織温度が45℃以上となり，病変の血流にもよるが深達性は最大3.9 mmである(Journee-de Korver JG, et al：1997)．PC, TTTともに白色病変では，レーザー光の吸収率が低下するため，照射時間と強度を高く設定する必要がある．一方，PDTは異常血管に蓄積する性質をもつ光感受性物質(ベルテポルフィン)を静注し，15分後に600 mW/cm^{2}で83秒間レーザー照射してベルテポルフィンを活性化させて治療効果を得る．このため，組織の凝固は生じず，病変上の網膜への障害を最小限にとどめることができるため近年様々な腫瘍に試みられている．本項では，各種眼底腫瘍に対するレーザー治療の現状を解説するが，厳密には，PCのみが保険診療可能であるため，治療にあたり患者への説明を十分に行い，場合によっては院内のしかるべき手続きを行う必要がある．

1. 脈絡膜腫瘍

1) 脈絡膜悪性黒色腫

　TTTは単独療法だけでなく，小線源放射線治療(本邦においては国立がん研究センター中央病院でのみ ^{106}Ru plaque radiotherapyが行われている)との併用療法も行われる(図12)．単独療法は小さなメラノーマに対して行われ，症例を厳選すれば8〜9%の局所再発率であると報告されている．小線源放射線治療との併用は，サンドイッチ療法と呼ばれており腫瘍縮小に寄与しており，大きな病変も含めて5年再発率は10%と報告されている(Bartlema YM, et al：2003)．実際の治療適応と手技の詳細を表1に示す．近年では無色素性に限りPDTも試みられているが，多数例の報告はなく，今のところ効果は限定的である．

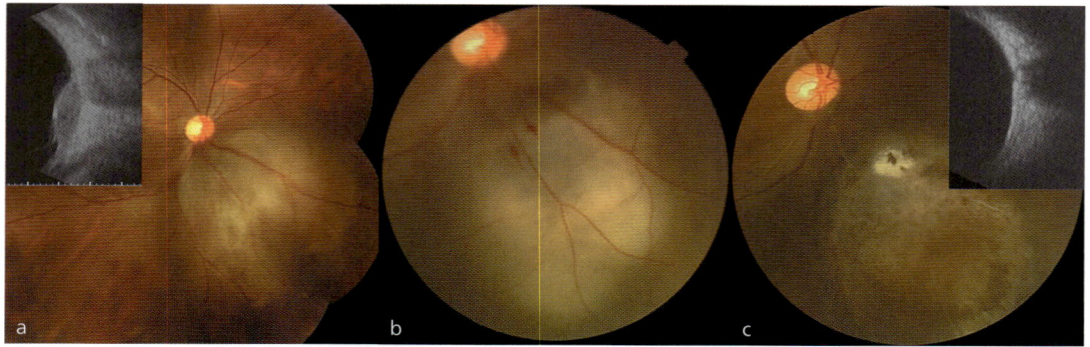

図12 23歳女性．脈絡膜悪性黒色腫に対するサンドイッチ療法
a：右眼視神経乳頭から下鼻側に腫瘍径10 mm，腫瘍厚4.5 mmの脈絡膜悪性黒色腫があり，Bモード超音波検査で内部低反射を示す．
b：小線源放射線治療（^{106}Ru plaque radiotherapy）の後，経瞳孔温熱療法（TTT）を計3回行った．眼底写真はTTT直後で，TTTの設定条件は，スポットサイズ3 mmでレーザー強度400 mW，凝固時間6分．
c：治療から2年後の眼底写真．腫瘍は瘢痕化し，再発はない．Bモード超音波検査で完全に平坦化している．

表1 脈絡膜悪性黒色腫に対する経瞳孔温熱療法（TTT）

小さな悪性黒色腫に対する単独療法
　適応：腫瘍径10 mm未満，腫瘍厚3.5 mm未満

小線源放射線治療との併用（サンドイッチ療法）
　非適応：
　・中間透光体の混濁（角膜混濁，白内障，硝子体出血など）
　・散瞳不良
　・視神経乳頭にかぶさる腫瘍発育
　・無色素性病変

治療手技
　・腫瘍全体と1.5 mmの安全域を重ね合わせて凝固
　・スポットサイズ：2〜3 mm，レーザー強度：300〜600 mW
　・照射時間：1発に1分
　・腫瘍表面が灰白色に変色するように設定を調整

2）脈絡膜母斑

　脈絡膜母斑による漿液性網膜剥離（serous retinal detachment：SRD）や脈絡膜新生血管（choroidal neovascularization：CNV）により視力低下をきたすことがあり，中心窩下病変がある場合には10年で20％の症例に3段階以上の視力低下が生じる．SRDとCNVに対してはPCが治療のスタンダードである（図13）が，近年では黄斑部病変に対してはPDTが初回から用いられることが多い．SRDでは病変上の蛍光漏出部にPDT 1〜3回行い，視力低下は7例中1例であった（Rundle P, et al：2007）．一方，中心窩CNVは，蛍光漏出がなくなるまでにPDTを1〜6回要し，5例中3例は視力が低下する（Parodi MB, et al：2005）など解剖学的位置が大きく視力予後を決定するため，近年では抗VEGF（vascular endothelial growth factor）療法も試されている．

3）限局性脈絡膜血管腫

　限局性脈絡膜血管腫は黄斑部に好発し，SRDによる視力障害を伴う場合には治療の適

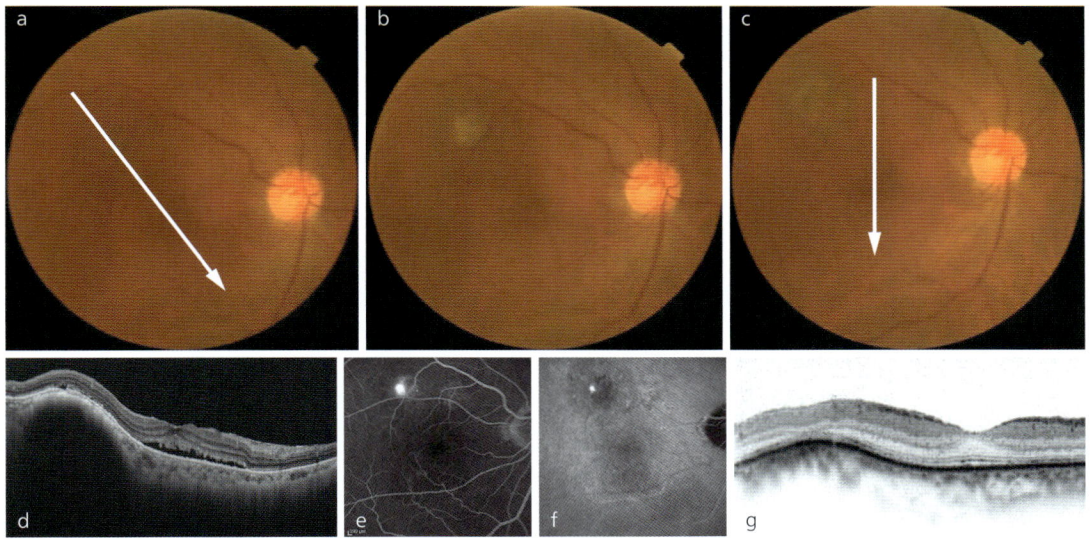

図13 74歳女性．脈絡膜母斑からの漿液性網膜剥離に対するレーザー光凝固術（PC）
a：初診時眼底写真．視力（0.7）．右眼中心窩上耳側に脈絡膜母斑があり，OCTにて中心窩漿液性網膜剥離がみられる（d）．
b：PC直後の眼底写真．治療部位が灰白色に変色している．設定条件は波長577 nm，スポットサイズ300 μm，レーザー強度150 mW，発数40．フルオレセイン蛍光眼底造影（e）およびインドシアニングリーン蛍光眼底造影（f）で脈絡膜母斑内に新生血管がある．
c：治療後3か月の眼底写真．視力（1.0）．OCTにて中心窩網膜剥離は吸収され，視力が改善した（g）．

表2 限局性脈絡膜血管腫に対する光線力学療法（PDT）

適応
・中心窩網膜剥離が存在するか，またはその危険性が高い場合
・無症候性や漿液性網膜剥離（SRD）のない例は経過観察
・SRDがない中心窩下病変で，遠視化や網膜色素上皮障害による視力低下例は現時点では経過観察

非適応
・高度な中間透光体混濁（角膜混濁，白内障，硝子体出血など）
・散瞳不良，様々な理由で治療自体が困難な症例

治療方法
・TAP studyプロトコルに準拠
・ベルテポルフィン（6 mg/m² 体表面積）を10分かけて静注．
・689 nm赤色レーザーを静注開始後15分で開始
・1発につき600 mW/cm²で83秒間照射
　インドシアニングリーン蛍光眼底造影で描出される病変全体を照射（病変が大きい場合には複数発治療）
・3か月後にSRDの吸収が完全でないときには再治療

応である．以前はTTTや小線源放射線治療による治療がなされていたが，近年はPDTが標準治療として認識されている．TTTの問題点は，病変部網膜の完全な機能喪失，網膜静脈分枝閉塞症，囊胞様黄斑浮腫およびSRD消失後も腫瘍自体の縮小が顕著ではないことである．PDTの方法は加齢黄斑変性のTAP studyに準じたもの（表2）で，93％でSRDの消退が得られ，100％の例で腫瘍厚の縮小がみられ，治療回数は83％が1回であり，重篤な副作用はない．治療に際しては，眼底のメラニン色素量が治療効果に影響する可能性もあり，日本人における至適照射量を検討する必要がある（図14）．

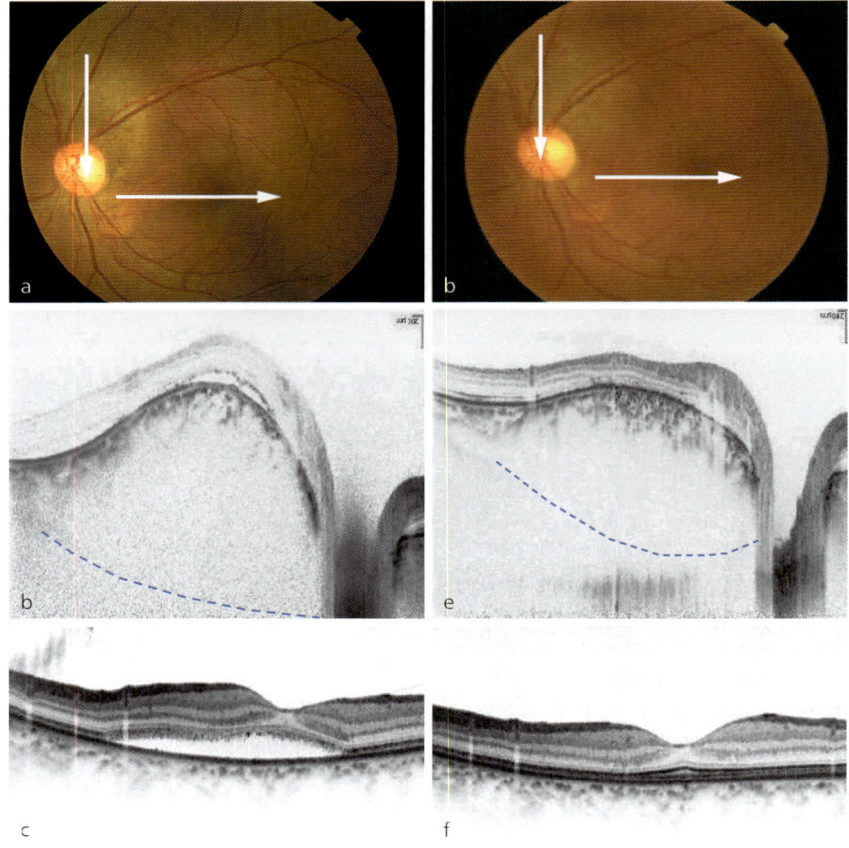

図 14 45 歳女性．限局性脈絡膜血管腫からの漿液性網膜剥離再発例に対する光線力学療法（PDT）
a：漿液性網膜剥離再発時の眼底写真．視力（1.2）．左眼視神経乳頭上方に限局性脈絡膜血管腫があり，標準プロトコルの PDT 後 3 年で漿液性網膜剥離が再発した．
b：再発時腫瘍上 EDI-OCT．腫瘍上に網膜剥離があり，腫瘍の底部は点線で示す脈絡膜−強膜境界．
c：再発時黄斑 OCT．漿液性網膜剥離がある．
d：再 PDT 後 3 年の眼底写真．視力（1.2）．標準プロトコル PDT を 2 発オーバーラップさせて治療した．
e：再 PDT 後腫瘍上の EDI-OCT．腫瘍上の網膜剥離は吸収され，腫瘍の厚みは治療前に比較して減少している．
f：再 PDT 後黄斑 OCT．網膜剥離は再治療後 3 年間再発がない．

2. 網膜腫瘍

1）網膜芽細胞腫

　網膜芽細胞腫は本邦においては年間 70 例前後の新規発症があり，緑内障や視神経浸潤などを合併している症例以外は，初期療法として眼球温存療法を選択することが多い．眼球温存療法は網膜芽細胞腫国際分類〔第 3 章 各論，IV 眼内腫瘍，L 網膜芽細胞腫（⇒ 399 頁）参照〕に応じて化学療法（全身もしくは局所）と，眼局所療法（後極病変には主に TTT，周辺病変には冷凍凝固術）を併用する．原則として化学療法のみでは再発率も高いため必ず眼局所療法を併用する（**表 3**，**図 15**）．Group A 病変は TTT 眼局所療法のみで治療し，局所制御率は

表 3　網膜芽細胞腫に対する経瞳孔温熱療法（TTT）

Group A 病変に対する単独療法
適応
- 病変は中心窩から 3 mm 以上，視神経乳頭から 1.5 mm 以上の部位
- 腫瘍径と腫瘍厚は 3 mm 未満
- 軽微な網膜剝離で明らかな網膜下・硝子体播種なし

Group A～D 病変に対する化学療法との併用療法
非適応
- 眼球外進展，視神経乳頭を含んだ病変
- 中間透光体の混濁（角膜混濁，白内障，硝子体出血や播種など）
- 散瞳不良
- 現時点では Group E 病変に対しての標準療法は眼球摘出であるが両眼ともに進行例など症例に応じて適宜検討する

治療方法
- 比較的小さな各々の病変に対する初回治療から 2～3 回目までの TTT が特に重要
- 網脈絡膜萎縮により色素喪失が生じると TTT による温熱効果が減弱
- 双眼倒像鏡レーザーデリバリーシステムを用いて，腫瘍上および腫瘍周囲を重ね打ちし，病変全体を凝固
- スポットサイズ：＋20 D 倒像レンズを用いて約 500 μm
- レーザー強度：400 mW から徐々に上げて最大 800 mW まで
- 照射時間：病変により様々であり，灰白色に混濁するのが至適治療
- 約 4 週ごとに全身麻酔下の眼底検査を行い，各病変ごとに 3 か月間変化がなければ臨床的に不活化したと評価

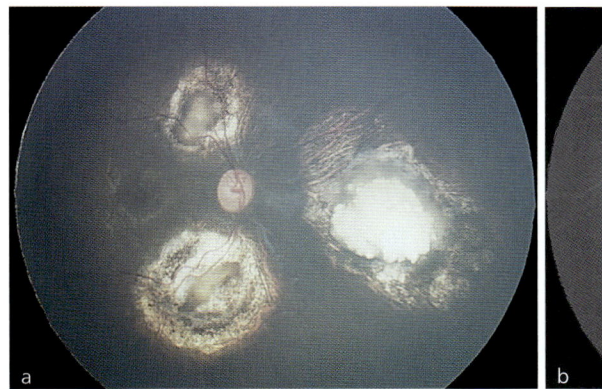

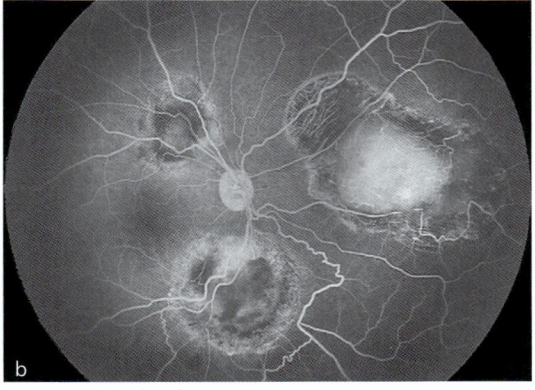

図 15　1 歳女児．全身化学療法継続中の網膜芽細胞腫に対する経瞳孔温熱療法（TTT）
a：右眼広角眼底写真．視神経乳頭を囲んだ 3 つの腫瘍があり，前回までの TTT のため，周囲の網脈絡膜萎縮がある．鼻側腫瘍は 90％程度石灰化し，視神経乳頭上下の腫瘍は石灰化がない．
b：右眼広角フルオレセイン蛍光眼底造影（中期）．鼻側および上方腫瘍は過蛍光を呈するため，TTT の追加を行った．設定条件は 400～600 mW で計 5 分．

86％で，再発例には繰り返し治療を行うが病変部の網脈絡膜萎縮が進むと TTT の効率が低下するため，冷凍凝固や眼局所化学療法が行われる．Group A 病変よりも進行例は，初回から化学療法との併用療法が選択される．眼局所治療は，完全寛解までの間，4 週間隔で全身麻酔下に手術室で行う．近年，国立がん研究センターで開発された選択的眼動脈動注化学療法と抗癌剤硝子体内注射は世界的に行われるようになり，旧来の治療プロトコルが変貌しつつある．

2）網膜血管芽腫（網膜毛細血管腫）

網膜血管芽腫は von Hippel-Lindau（VHL）症候群に続発する場合と，孤発性に生じる場合がある．VHL 症候群の約 60％程度に網膜病変が生じ，両眼性，全身性に血管芽腫を伴

表4 網膜血管芽腫に対するレーザー光凝固術（PC）

適応
・小さく，無症候性病変は経過観察
・自覚症状があり後極にある病変
・網膜剝離が中心窩を含むか迫るもの
・黄斑浮腫の存在
・腫瘍径が 4.5 mm 以下

非適応
・腫瘍径が 4.5 mm を超える
・腫瘍が赤道部より周辺側
・傍視神経乳頭病変で視力障害がない
・中間透光体混濁（角膜混濁，白内障，硝子体出血など）
・散瞳不良

治療方法
・病変表面全体の完全凝固
・栄養血管凝固併用可能（栄養動脈を先に閉塞）
・スポットサイズ 200〜500 μm，レーザー強度 300〜500 mW
・照射時間 0.2〜0.5 秒
・腫瘍表面が灰白色に変色する設定に調整
・PC は 1〜2 週間ごとに網膜剝離の吸収と病変の縮小が得られるまで

うことがある．ほとんどの網膜病変は無症候性であるが，滲出や出血を起こすことがあり，定期観察を要する．視力障害の原因となるか，その危険性が高い滲出性網膜剝離や出血が生じた場合には治療の対象となる．周辺部の小さな病変であれば，PC や冷凍凝固術で対応できることがあるが，中心窩に近いものや大きな病変，および視神経乳頭病変は，難治性であるため最終的に硝子体手術や放射線治療が必要となることも稀ではない．PC は腫瘍径 4.5 mm までの場合には，奏効率 85〜100％，1.5 mm であれば 100％ との報告されている．一般的な PC の方法を表4に示す．近年では，難治例に対して，抗 VEGF 療法と PDT の併用療法の有効性が示唆されている（Mennel S, et al：2010）．

旧来からの破壊的な熱凝固レーザー治療は，視力に影響が少ない周辺部病変に対して，今後も適応は残ると思われる．しかし，後極病変の視機能を温存しながらの治療に対しては，PDT や抗 VEGF 療法が大きな変革をもたらした．本章では取り上げられなかったが，後極に生じやすい脈絡膜骨腫や転移性脈絡膜腫瘍に対しても PDT の施行例が報告されており，今後が期待される．

参考文献

1) Shields CL, Shields JA, Perez N, et al：Primary transpupillary thermotherapy for small choroidal melanoma in 256 consecutive cases：outcomes and limitations. Ophthalmology 109：225-234, 2002
2) Shields CL, Furuta M, Mashayekhi A, et al：Visual acuity in 3422 consecutive eyes with choroidal nevus. Arch Ophthalmol 125：1501-1507, 2007
3) Boixadera A, Garcia-Arumi J, Martinez-Castillo V, et al：Prospective clinical trial evaluating the efficacy of photodynamic therapy for symptomatic circumscribed choroidal hemangioma. Ophthalmology 116：100-105, e101, 2009
4) Shields CL, Santos MC, Diniz W, et al：Thermotherapy for retinoblastoma. Arch Ophthalmol 117：885-893, 1999

5) Singh AD, Nouri M, Shields CL, et al：Treatment of retinal capillary hemangioma. Ophthalmology 109：1799-1806, 2002

（古田　実）

V. 放射線治療

　眼内腫瘍に対する眼球温存治療の手段として放射線治療は重要な位置を占める．網膜芽細胞腫は放射線感受性が高いため全眼球照射を行っても眼球が耐えられるが，放射線感受性の低い腫瘍の場合は腫瘍部だけに放射線を集中させるための照射方法が必要であり，種々の方法が開発されてきた．

　眼内腫瘍に対して行われる放射線治療は，①X線照射，②電子線照射，③定位放射線治療，④粒子線治療，⑤小線源治療があり，新たな照射技術も開発されている．X線と電子線以外は治療可能施設が限られるため，治療効果の比較試験は皆無であり，今後症例の集積とともに科学的評価が望まれる．

1. 放射線治療の目的

　眼内腫瘍に対する放射線治療の目的は，眼球を温存することと，可能であれば視機能を温存することである．治療の目標として，根治照射と緩和照射に分けて考えると理解しやすい．

　眼内原発悪性腫瘍の場合，放射線治療は根治照射を行う．放射線治療により腫瘍を根治することで眼球が温存され，その後の転移の危険性を軽減することが目的である．腫瘍制御に必要な放射線量は組織型により異なり，通常分割線量であれば悪性リンパ腫は30～40 Gy，網膜芽細胞腫は40～46 Gy，悪性黒色腫は70 Gy以上が必要である．

　転移性腫瘍の場合，原発腫瘍の状態，他部位の転移の有無，期待される予後などを考慮して適応を決める．原発腫瘍が制御されていない場合に眼部のみ治療を行う意義は乏しい．ただし，①有効な全身治療がなくても視機能を維持して余命を全うすることが重要と判断される場合，②眼内病変の進行が速く全身治療の効果を待てない場合には，眼部のみ緩和照射を行う場合がある．転移性腫瘍による視機能障害は腫瘍自体よりも滲出性網膜剥離に起因することが多く，症状緩和目的であれば30 Gy程度の照射が一般的である．

　転移性腫瘍であっても根治照射を選択すべき場合もある．これまでは眼内転移が発見された場合の生命予後は数か月と言われていたため緩和照射が主であったが，最近の薬物治療の進歩により予後が改善し，特に乳癌では数年の長期生存例が増加している．このような症例に緩和照射を行うと，経過中に眼内病変が再発することもあり，再照射は困難で眼球摘出を選択せざるをえなくなる．比較的長い予後が期待される場合は根治照射も考慮すべきであり，40 Gy以上が推奨される．

　良性腫瘍に対しても放射線治療が行われる．代表疾患は脈絡膜血管腫であり，レーザー治療で制御できない限局性血管腫や，Sturge-Weber症候群に合併するびまん性血管腫が治療適応である．治療目的は腫瘍の根治ではなく血管障害による滲出性網膜剥離の改善であり，良性腫瘍であることから20 Gy程度の照射を行う．

表5 眼部組織の放射線障害と耐容線量（通常分割の場合）

結膜	
急性結膜炎	≧30 Gy
慢性結膜炎	≧50 Gy
角膜	
点状表層角膜炎	30〜50 Gy
角膜潰瘍	≧60 Gy
水晶体（白内障）	5〜10 Gy
網膜症	45〜50 Gy
視神経症	50〜55 Gy

2. 放射線治療の考え方

　上述のように，通常の分割照射であれば網膜芽細胞腫は40〜46 Gy，悪性黒色腫は70 Gy以上が必要である．一方で眼球を構成する組織も放射線感受性の高い組織があり，眼球を維持するためには許容線量を超えないことが必要である．言い換えれば，眼球の各組織の被曝線量を一定以下にとどめて腫瘍に目的とする高線量を照射可能であれば治療として成り立つ．この目的を達成するために，放射線感受性の低い腫瘍に対しては種々の照射法が開発され，行われている．X線照射であれば空間的・時間的分割照射であり，粒子線治療，小線源治療，内照射療法などの照射法である．

　眼組織の放射線障害と耐容線量を表5に示す．放射線障害の代表は角結膜障害（眼表面障害），白内障，網膜症，視神経症である．角結膜障害は幹細胞障害による上皮障害であるが，これに涙液減少や，マイボーム腺機能障害なども関与するため角膜保護剤の点眼，眼軟膏など，病態に応じて処方する．多くは一過性であるが，遷延すると角膜潰瘍から穿孔を生じることもあり，早期から経過観察が重要である．白内障は後嚢下白内障が多いが，核白内障も生じる．手術治療が必要であるが，眼表面障害がある場合は術後創傷治癒遅延などを生じやすい．網膜症は網膜血管障害による虚血が病態であり，無灌流域の光凝固が必要である．粒子線治療などではあらかじめ汎網膜光凝固を行う施設もあり，網膜症や新生血管緑内障発症の予防効果も報告されている．

3. 眼内腫瘍に対して行われる放射線治療

1）X線照射

　直線加速器（linear accelerator：Linac or Lineac，リニアック）により放出されたX線を照射する，最も一般的な放射線治療である．X線の特徴は体表の線量が最大であり，減衰が少ないため人体を透過し，その通過範囲の組織に放射線が照射される．眼内腫瘍を治療する場合，3〜5 cmの照射野を用い，前方，側面，斜方から，1門もしくは2〜3門の分割照射を行う．1回2 Gyの分割照射が一般的であるが，治療期間の短縮を望む場合は1回3 Gy，健常組織障害を特に考慮する場合は1回1.5〜1.8 Gyの多分割照射も用いられる．網膜芽細胞腫，転移性腫瘍，血管腫の治療に用いられる．

2）電子線照射

　X線ではなく加速した電子線を照射する治療である．電子線は表面より一定の距離で最大線量となり，深部は急速に減衰するため，X線より表層の治療が適応である．エネルギーにより最大線量の深度を変えることが可能であるが，通常は表面から 2〜3 cm までが治療適応であり，眼内腫瘍の治療に用いることができる．ただし前方照射を行うと水晶体には治療線量が照射されることになり，白内障が必発のため，網膜腫瘍に対してあえて使用することは少ない．電子線は主に眼瞼・結膜腫瘍に対し鉛コンタクトレンズで眼球を保護して照射することが多い．眼内腫瘍では，頻度は低いが虹彩腫瘍の場合に，X線治療に比べ網膜や視神経の被曝線量を減らすことが可能であるため，白内障になることを前提に電子線治療を選択することがある．

3）定位放射線照射

　X線もしくはγ線を多方向から腫瘍に照射し，周囲の健常組織の線量を減らしつつ治療線量を確保する方法である．1 回照射を行う定位手術的放射線照射（stereotactic radiosurgery）の代表がガンマナイフであり，数回の分割照射を行う定位放射線治療（stereotactic radiotherapy）として SMART 法（stereotactic multi-arc radiotherapy），サイバーナイフなどがある．いずれも比較的大型の機器，特殊な治療計画が必要であり，各施設で可能な照射方法は限定される．眼内腫瘍では，主に脈絡膜悪性黒色腫に対して治療が行われている．後述の粒子線・小線源治療に比べこれまで治療された例が少なく，治療効果の比較は困難であるが，既報では 90％程度の眼球温存が報告されていて選択肢の 1 つである．国内ではガンマナイフが 50 台程度，サイバーナイフが 20 台程度あるが，眼内腫瘍の場合眼球の固定（固視）が必要であること，症例数が少なく治療経験がないことなどもあり，実際の治療経験があるのはごく一部に限られる．SMART 法は国立がん研究センターで開発したリニアックを用いた定位放射線治療で 1991 年以来悪性黒色腫の治療に用いられた．汎用性があり現在も可能であるが，他の定位放射線治療や粒子線に置き換わりつつある．

4）粒子線治療

　粒子線とは，X線ではなく陽子などの粒子を用いる治療である．国内で医療用に用いられているのは，陽子と炭素イオンである．粒子線は物理学的特性として体表の吸収線量は少なく，一定距離でエネルギーを大量に寄与し，それ以上深部へは到達しない特性を持ち，Bragg ピークと呼ばれる．定位放射線は周囲に低線量域が広がるが，粒子線は直進性に優れることもあり，側方，深部線量については非常に急峻な線量分布をするため，健常組織の線量を回避しやすい．一方で大型加速器が必要であるため治療施設は限定され，高額となる．また，眼内腫瘍では眼球の固定のための工夫も必要であり，現在国内で眼内腫瘍の粒子線治療を行っているのは放射線医学総合研究所だけとなっている．これまで 130 例以上の治療が行われ，5 年の時点で 93.8％の眼球が温存されている．眼内腫瘍に対して，陽子線治療はかつて少数例に対して行われていたが，現在では行われていない．欧米では，眼内悪性黒色腫の頻度が高いこともあり，一部中核施設で多数例の陽子線治療が行

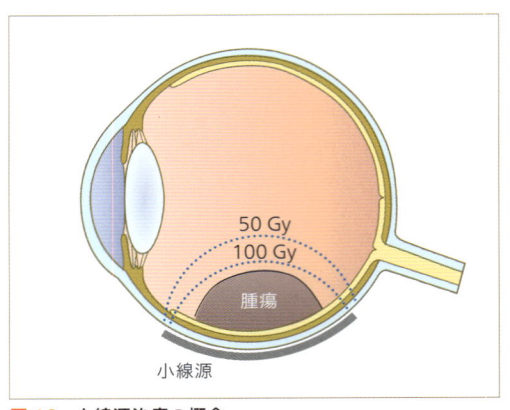

図16 小線源治療の概念
強膜上へ小線源を縫着することで腫瘍に治療線量を集中させる．減衰のため，眼内の他組織の被曝線量は少なくなる．

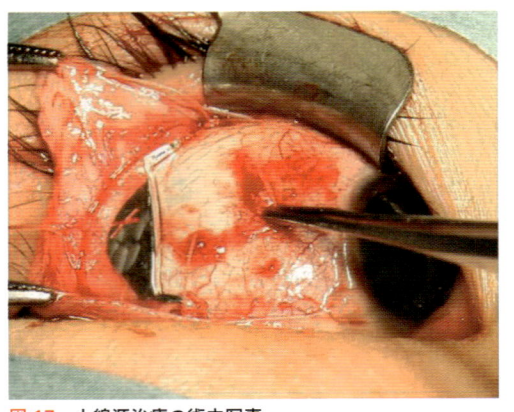

図17 小線源治療の術中写真
結膜切開，外眼筋を切離し，強膜に密着するよう線源を縫着する．

われている．

5）小線源治療

　放射性同位元素を密封した線源を用い，眼球壁へ一定時間縫着することにより眼内腫瘍に対し正確で集中した照射が可能となる．主に使用される線源は，^{125}I（主に北米，γ線源）と^{106}Ru（欧州・日本，β線源）である．放出される放射線は距離により急速に減衰するため，眼窩骨など周囲組織の被曝線量は少なく，骨障害や続発腫瘍の発生は回避される．^{125}I 線源は 8 mm 程度，^{106}Ru 線源は 5 mm 程度までの厚みの腫瘍が治療適応である．網膜芽細胞腫と悪性黒色腫が主な治療対象であり，稀に網膜血管腫，限局性転移性腫瘍の治療にも用いられる．小線源の線量率と腫瘍厚から腫瘍頂点線量を計算し，網膜芽細胞腫は 40 Gy，悪性黒色腫は 100 Gy となるように縫着時間を決定する（図16）．線源の大きさ，形状，線量の制約があるため，腫瘍横径が 15 mm 以上，腫瘍厚が Ru の場合 6 mm 以上，視神経乳頭に接する腫瘍，広範囲の播種を伴う場合は治療適応ではない．

　実際の治療は，結膜切開し，多くの場合は外眼筋を一時切離し，眼底を見ながら腫瘍位置を確認した上で，腫瘍基底部を覆うことのできる線源を強膜へ縫着する（図17）．

6）内照射療法

　放射性同位元素を結合した物質を投与し，何らかの方法で腫瘍へ集積させることで局所放射線治療を行う治療手段である．悪性リンパ腫に対するゼヴァリン®（^{90}Y-ibritumomab tiuxetan），甲状腺癌に対する ^{131}I，有痛性骨転移に対するメタストロン®（^{89}Sr）などが臨床導入されている．眼部腫瘍に対して用いられることはほとんどないが，悪性リンパ腫や甲状腺癌に対する治療で，眼内病変にも奏効する可能性はある．

7）新たな照射法・実験的治療

（1）強度変調放射線治療（intensity-modulated radiotherapy：IMRT）

定位放射線照射は均一な線量分布の放射線を多方向から標的に照射するが，種々の方向から不均一の放射線を照射することにより，重要臓器を避けつつ腫瘍の線量が均一になるよう計画を行うのが IMRT である．眼内腫瘍に対しても報告は少数あるが，周囲の低線量被曝は回避できず脳を含む感受性の高い組織も被曝するため，あえて選択する意義は現状で乏しく，実際には粒子線治療を選択することが多い．

（2）画像誘導放射線治療（image-guided radiotherapy：IGRT）

直線加速器に，位置合わせのための専用装置を組み合わせた照射法であり，呼吸運動などによる動きを補正することで正確な照射が可能になる．頭頸部は固定が容易であり，あえて用いるメリットは少なく，主に体幹部腫瘍に用いられる．

（3）ホウ素中性子捕捉療法（boron neutron capture therapy：BNCT）

腫瘍細胞に取り込まれたホウ素化合物へ中性子線を照射し，ホウ素の核崩壊に伴い生じる飛程 10 μm 程度の α 線が腫瘍細胞を特異的に破壊する治療法であり，現在臨床研究が行われている．ホウ素化合物の取り込まれた細胞のみ破壊されるため，腫瘍細胞に集積する薬剤の開発，中性子源として原子炉が必要であったが加速器の開発による小型化などが行われ，臨床試験の前段階まで達している．他放射線治療後の再発に対しても治療が可能であり，これまで多数例の皮膚悪性黒色腫が治療され良好な成績であることから，眼内腫瘍への応用も期待される．

参考文献

1) Jeganathan VS, Wirth A, MacManus MP：Ocular risks from orbital and periorbital radiation therapy：a critical review. Int J Radiat Oncol Biol Phys 79：650-659, 2011
2) 日本放射線腫瘍学会（編）：放射線治療計画ガイドライン2012年版．pp76-78，金原出版，2012

（鈴木茂伸）

Topics

他科領域の悪性腫瘍治療に伴う眼科的合併症と対策

　高齢社会に突入し，年々がん患者は増加している（生涯 2 人に 1 人はがんになる時代である）．それに伴う抗癌剤の新規開発や放射線治療に伴う眼科的合併症も増加している．眼瞼炎，結膜炎以外の眼合併症（表 1）について述べる．

❶化学療法に伴う眼合併症

1）涙道通過障害による流涙症状

　S-1（ティーエスワン®, TS-1®），5-FU（フルオロウラシル），ドセタキセル（タキソテール®）パクリタキセル（タキソール®）などが，涙道に影響を及ぼす抗癌剤として知られている．特に経口抗癌剤である S-1（5-FU®系）は，胃癌（術後補助療法，進行癌），膵臓癌，肺癌（非小細胞癌），大腸癌，乳癌を中心に幅広く使用されており，涙道への影響が圧倒的に多い抗癌剤である．県立静岡がんセンターにおいてこの 6 年間で，S-1 による障害が 250 例以上あるのに対し，その他の抗癌剤によるものは数例に過ぎない．流涙は，日常生活の質の低下（何回ともなく眼を拭く，運転時の不自由など）をきたす．

1. 涙道閉塞と狭窄の原因

　涙液中に移行した薬剤が，涙道内腔上皮の肥厚（図 1）と間質の線維化をきたし，狭窄や閉塞をきたすと考えられている．しかしながら，血行性の影響も考えられ，全容は解明できていない．

2. 頻度

　S-1 では，流涙症の頻度は 9.6～24.3％，発症状時期は，服用開始から，3 か月，4.5±3.8 か月

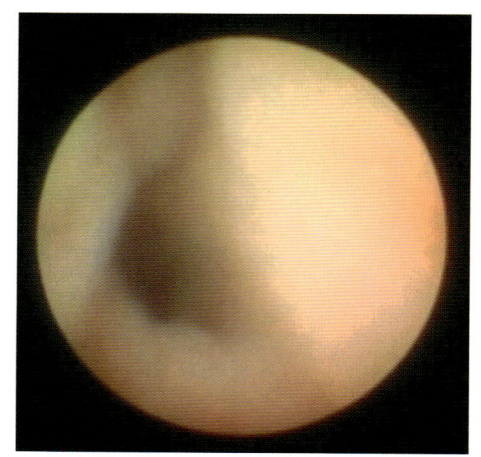

図 1　5-FU 治療後パクリタキセルによる，鼻涙管粘膜の肥厚（涙道内視鏡所見）

表 1　主な抗癌剤による眼合併症

涙道通過障害	角膜障害	網膜障害	視神経障害
S-1（ティーエスワン®） ドセタキセル（タキソテール®） パクリタキセル（タキソール®） 5-FU	S-1 タモキシフェンクエン酸塩（ノルバデックス®） シタラビン（キロサイド®） ゲフィチニブ（イレッサ®） エルロチニブ（タルセバ®） セツキシマブ（アービタックス®）	ドセタキセル パクリタキセル タモキシフェンクエン酸塩 シスプラチン	パクリタキセル 5-FU タモキシフェンクエン酸塩

と報告されている．S-1の薬剤以外の頻度や発症時期の詳細なデータはない．

3. 障害の多い部位

涙道の障害は涙点（図2a）や涙小管（図2b）に生じることが多い（約60～70％）．涙小管は重層扁平上皮からなる組織で，直径は約0.7 mmと狭く閉塞しやすい．涙小管閉塞は早期に治療を行わないと不可逆的変化をきたす．涙道狭窄や閉塞は，内服中止で改善することは少なく，早期診断，早期治療を行わないと永久的な流涙症が残る傾向がある．

4. 診断と初期対策

涙道通水検査で涙道通過障害の程度を判断する．まず，薬剤に曝露された涙液をwash outする目的で非防腐剤添付点眼薬を1日6回～10回点眼するようにする．さらに1～3週ごと（処方医受診時）に通水処置を行うことも重要である．

5. 進行例に対する涙管チューブ挿入術

進行例（閉塞や強い狭窄が考えられる症例）に対しては，涙道内視鏡，鼻内視鏡を併用した涙管チューブ挿入術（涙管チューブは4種類ある）を行う．麻酔は，皮下浸潤麻酔，滑車下神経，眼窩下神経麻酔，涙道内麻酔などを用いる．閉塞部位があれば，内視鏡的直接穿破法（direct endoscopic probing：DEP）やシース誘導内視鏡下穿破法（sheath guided endscopic probing：SEP）を施行する．当院では，涙管チューブはS-1終了2～3か月後に抜去している．チューブの挿入により，涙目の症状の改善が得られることが多い（図3）．

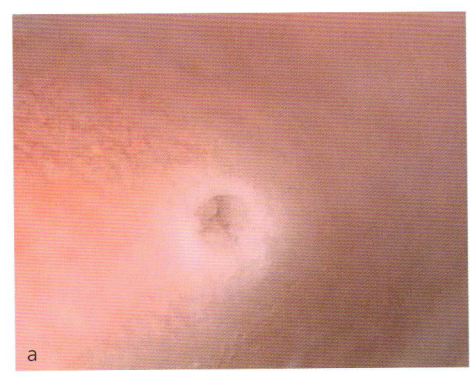

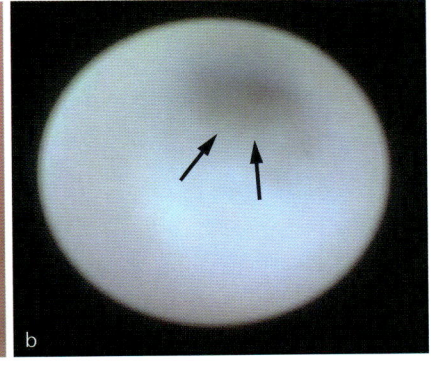

図2　S-1による涙道の障害
a：S-1による涙点の線維化と狭窄．b：S-1による涙小管閉塞（涙道内視鏡所見）．

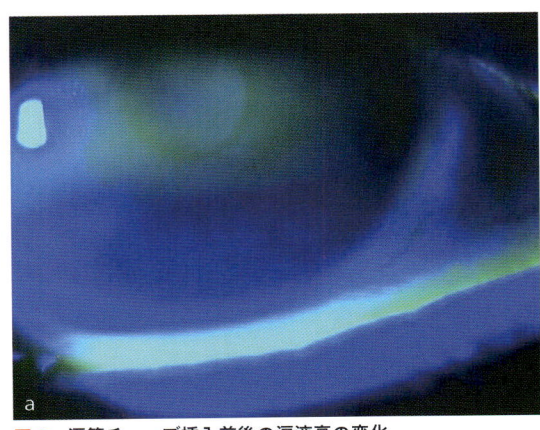

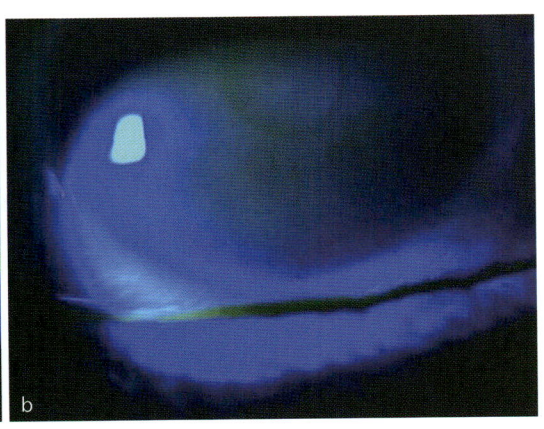

図3　涙管チューブ挿入前後の涙液高の変化
a：涙管チューブ挿入前の涙液高．涙液の貯留所見が認められる．
b：涙管チューブ挿入後には，涙液高が著明に減少し流涙症が改善した．

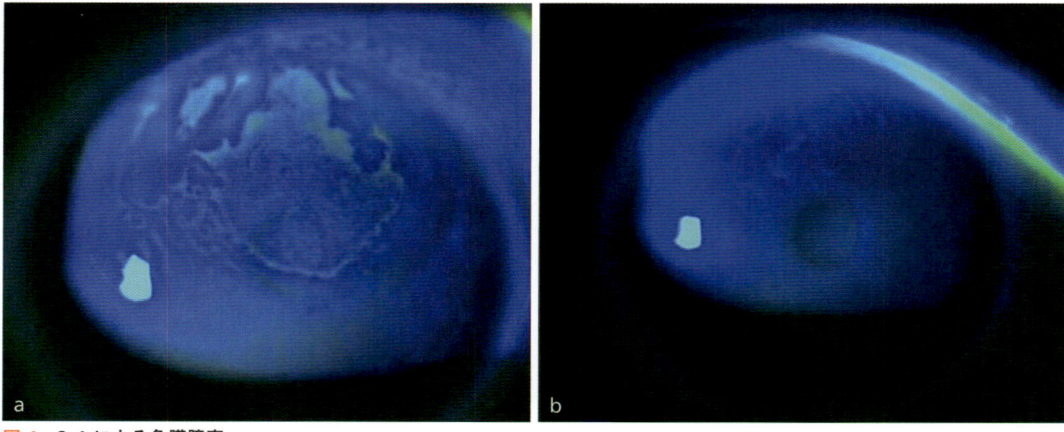

図4　S-1による角膜障害
a：シート状角膜障害．b：S-1内服中止により角膜障害は改善した．

6. 治療成績

S-1による涙管チューブの留置完了率は80～90％，症状改善率は約80％，チューブ抜去後の再閉塞は11.3％という報告はあるが，さらなる追加報告が待たれる．重要なのは，涙小管閉塞が治療成績を悪くさせていることである．涙小管閉塞矢部・鈴木分類のグレード3（涙点からの閉塞部位が5mm以下）まで進行してしまうと，涙管チューブ挿入や涙小管形成術は不可能となる．よって，結膜涙嚢鼻腔吻合術（Jones tube挿入）しか治療方法がなくなってしまう．

2）眼瞼の色素沈着

S-1により眼瞼の色素沈着が高頻度で生じる．

3）角膜障害（睫毛乱生を含め）

いくつかの抗癌剤（S-1，エルロチニブなど）で生じる．輪部のstem cellの障害とされる．涙道通過障害との関連が強く，S-1による通過障害の20％程度合併するとされる（図4）．内服中止をしない限り軽快しない．服薬中止1～3週で改善してくるが，稀に角膜潰瘍などの重症化することがある．ヒアルロン酸の点眼は，抗癌剤含有の涙液のうっ滞を引き起こし，角膜障害を悪化させるので禁忌である．また分子標的治療薬による睫毛乱生が原因の角膜障害もある．

4）黄斑部障害

嚢胞性黄斑症，漿液性網膜剝離などが，タキサン系（ドセタキセル，パクリタキセル），タモキシフェンクエン酸塩で生じることが知られている．投薬中止により所見は軽快するが，なかには不可逆的変化をきたすものがある．また，近年分子標的治療薬による漿液性網膜剝離も問題となってきている（図5）．

5）視神経障害

パクリタキセル，5-FU，タモキシフェンクエン酸塩，シスプラチンで生じるとされるが，頻度が少ない．また網膜症と合併例の報告がある．抗癌剤の中止以外，特別な治療法はない．

❷放射線治療に伴う眼合併症

鼻腔や副鼻腔癌に対する，X線，粒子線（陽子線，重粒子線）による眼瞼炎，結膜炎は必発する．角膜障害，白内障，網膜障害，視神経障害，涙道障害などが挙げられる．近年粒子線治療の増加によりさらに注意が必要である．

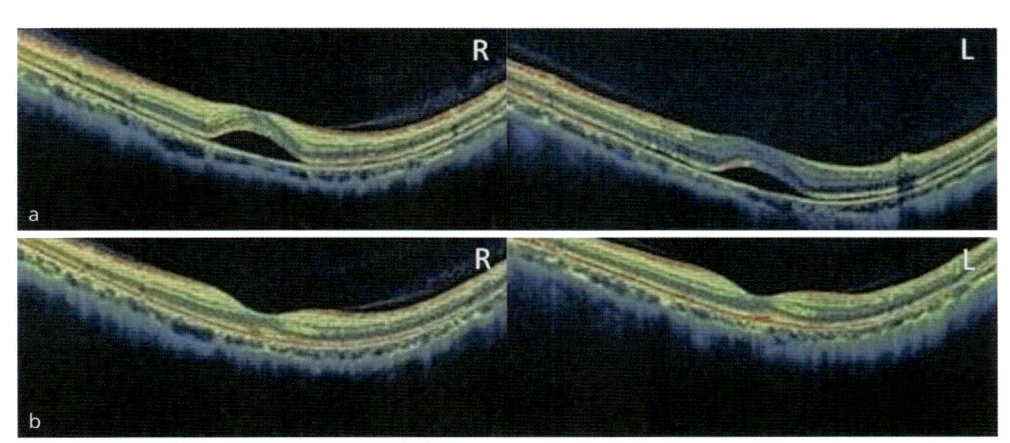

図5 分子標的治療薬による黄斑部漿液性網膜剥離
a：投薬中に生じた漿液性網膜剥離.
b：投薬中止7日目には改善した.

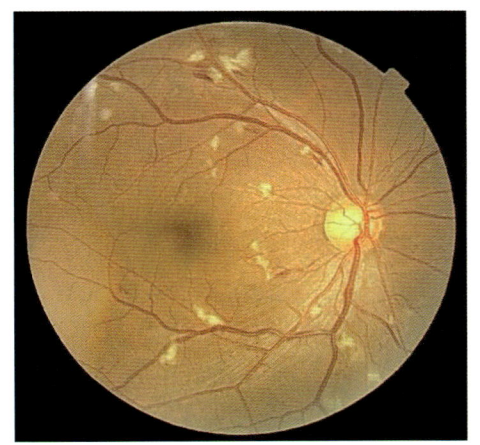

図6 放射線による角膜上皮剥離
上顎洞扁平上皮癌に対してX線治療後1か月後に障害が生じた

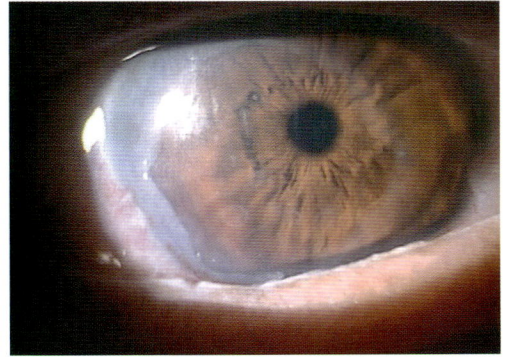

図7 放射線網膜障害
篩骨洞扁平上皮癌X線治療後，6か月後に発症した.

1）放射線網膜症

血管内皮細胞が障害され，血管閉塞をきたすと考えられている．軟性白斑，硬性白斑，網膜出血が生じる（図6）．発症時期は放射線照射後6か月〜3年が多い．発症している線量は30 Gy 以上が多いとされる．治療は，網膜光凝固，抗血管内皮細胞増殖因子（vascular endothelial growth factor：VEGF）薬硝子体注射などがあるが，治療方法は確立されていない．軽症で経過するものもあれば，重症化し，血管新生緑内障を生じることもある．

2）放射線視神経症

放射線網膜症に比べると頻度は少ないが照射後5〜39か月に発症するとされる．最高照射線量（D_{max}）が57 Gy 以上や視神経容積の20％に照射された線量（D20）が失明と優位に相関するとされ，60 GyE の場合には50％の確率で失明すると報告されている．有効な治療法は確立されておらず，対症療法としてステロイド療法を行うことがあるが，予後不良である．

3）放射線角膜障害

角膜輪部の機能障害により，遷延性角膜上皮剥離（図7）や角膜穿孔をきたすことがある．治療用コンタクトや血清点眼で治らない場合，結膜被覆術や輪部角膜移植を行うことがある

❸その他の合併症

　中心性網膜症の既往歴がある人が，抗癌剤点滴治療中に漿液性網膜剥離を生じることがある．抗癌剤点滴治療レジメン中のステロイド点滴（抗癌剤を wash out する目的）が脆弱した色素上皮の機能の低下を起こしたためと考える．ステロイドの量の減少や中止により漿液性網膜剥離は軽快する．患者はがんのストレスのうえに視力障害という不安にためパニックになることがある．十分なインフォームド・コンセントと抗癌剤投与前の既往歴の確認が必要とされる．

❹医療連携と認知度の向上

　全国がん診療連携拠点病院や粒子線治療施設に常勤眼科医がいる施設が極めて少ない．また，製薬会社の眼副作用に対する情報提供不足の問題がある．治療医，患者，眼科医に，眼部合併症の認知度を向上させることが急務とされる．

参考文献

1) 柏木広哉：抗がん剤による眼障害―眼部副作用―．癌と化学療法 37：1639-1644, 2010
2) 柏木広哉：抗癌剤 S-1 による涙道閉塞・狭窄　眼手術学　眼筋・涙器 pp 282-284，文光堂，2014.
3) 細谷友雅：抗癌剤による角膜および涙道の障害．眼科 54：27-32, 2012
4) 尾崎弘明，ファン・ジェーン，松本拓，他：重粒子線に治療後に発症した放射線網膜症および血管新生緑内障の 1 例．臨眼 69：749-754, 2015
5) Hasegawa A, Mizoe J, Mizota A, et al：Outcomes of visual acuity in carbon ion radiotherapy：Analysis of dose-volume histograms and prognostic factors. Int. J Oncol Biol Phys 64：396-401, 2006

〔柏木広哉〕

Topics

センチネルリンパ節生検

　センチネルリンパ節生検(sentinel lymph node biopsy：SLNB)は，悪性腫瘍のリンパ節転移を早期に発見し，予後因子の評価として皮膚科や乳腺領域ではよく施行されている．しかしながら，眼科領域での報告や施行は極めて少ない．当院において眼科と皮膚科と合同で施行した，眼瞼悪性腫瘍に対しての SLNB の経験を交えながら述べる．

❶センチネルリンパ節の定義

　センチネルリンパ節(sentinel lymph node：SLN)は，当初，腫瘍から最初にリンパ流を受けるリンパ節と定義されていた．癌細胞がリンパ流により最初のリンパ節に転移するという仮説(SLN 理論)によるものである．しかし，センチネルリンパ節は複数あることがあり，腫瘍から直接リンパ流を受けるリンパ節を SLN と定義されている(図1)．

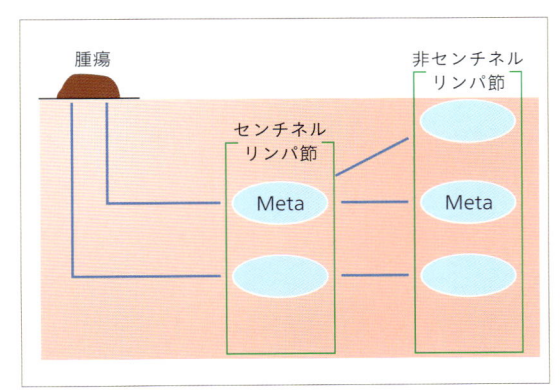

図1　Sentinel node concept
センチネルリンパ節に転移陽性なら非センチネルリンパ節にも転移の可能性がある．
〔清原祥夫，山﨑直也：センチネルリンパ節生検とは．大原國章：手術に役立つリンパ流アトラス．p11，学研メディカル秀潤社，2006 より改変〕

❷センチネルリンパ節生検の意義と歴史

　広範囲のリンパ節郭清には以下の問題点がある．① 転移が発見されないことや，完全な転移の予防もできない現状．② リンパ浮腫などの後遺症に一生悩まされることがある．③ 遠隔転移の割合や生存率は，リンパ節郭清とは関係ないという考えがある．

　18 世紀頃からリンパ流の流れについて考えられ，1995 年に SLNB がほぼ現在の原形が確立された(表1)．その後，悪性黒色腫を対象とした数多くの報告がみられるようになり，続いて乳癌をはじめとするその他の固形癌に対してもその概念が導入されるようになった．本邦では，皮膚科領域で最初に施行開始された．SLNB はリンパ節郭清の適応条件として考えられてきたが，その後の調査では予後改善因子となる報告は少ない．しかし SLN 転移が予後因子となることや，不要なリンパ節郭清を避ける意義は大きいと考える．

表1　リンパ節生検の歴史

1959 年 (Gould)	耳下腺腫瘍における特定リンパ節を，術中迅速リンパ節両側頸部リンパ節郭清の適応を決定
1992 年 (Morton ら)	センチネルリンパ節理論に基づき，blue 色素を用いる色素法によって，悪性黒色腫に対する．intraoperative lymphatic mapping とセンチネルリンパ節生検を施行
1995 年 (Krag ら)	術中に blue 色素とともにガンマプローブを使用して hot node を同定することの有用性を報告した．

❸方法

1）色素法

　リンパ管嗜好性色素（インドシアニングリーン，インジゴカルミン，またはパテントブルーV（Patent Blue 5）を，腫瘍近傍（1 cm 以内の真皮内）に注入する．緑色または青色に染色されたリンパ節を SLN とする．当院では，生理食塩水で希釈した 2％パテントブルーV を好んで使用することが多いが，その理由として染色性が高く，視認性がよいことである．

2）ラジオアイソトープ法〔radioisotope（RI）method〕

　リンパ管に入りやすく，リンパ節に集積しやすい，微量の放射性物質を含む薬剤〔テクネチウムスズコロイド（Tc99m Sn-colloid），フィチン酸テクネチウム（Tc99m-Phytate などの注射液）を腫瘍近傍に皮下注入する．放射線を検知できる器械（シンチレーションカメラ，ガンマプローブ，SPECT-CT など）で，薬剤を取り込んだ部分を検出（シンチレーションカウンターで最高検出値の 1/10 をカットオフとしている）し，ホットスポットを SLN とする．色素法単独，ラジオアイソトープ法単独，2 つの方法の併用などがある．

❹眼瞼からのリンパ流

　眼瞼からのリンパ流は，過去の報告によると図 2 と考えられている．上眼瞼の耳側 2/3 と下眼瞼耳側 1/3 は，耳前や耳介（耳後，耳下）リンパ節に，上眼瞼鼻側 1/3 と下眼瞼鼻側 2/3 は顎下や浅頸部リンパ節に流入している．また球結膜の耳側は，耳前や耳介リンパ節に，鼻側は顎下や浅頸部リンパ節に流れている．

❺施行方法

　県立静岡がんセンターでは次のような方法で施行している．術前（当院では術前日）にテクネシウムスズコロイド（Tc99m Sn-colloid），フィチン酸テクネシウム（Tc99m-Phytate）を腫瘍周囲に分散して注入．直後 RI リンパシンチグラフィを施

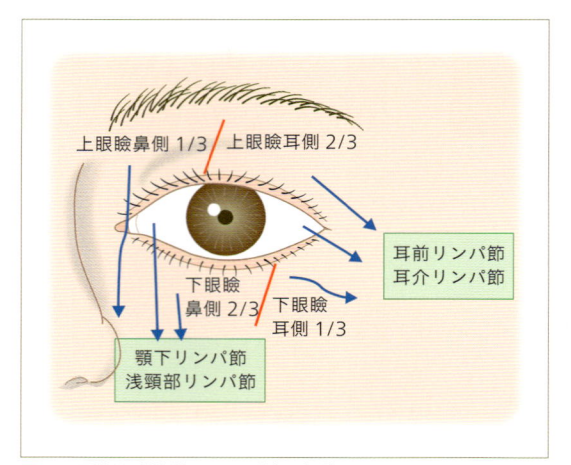

図 2　眼瞼と球結膜のリンパ流の経路

行（図 3）．この画像を手術室のテレビ画面に提示しておく（事前の位置確認）．腫瘍摘出手術の際（全身麻酔下）に 2％パテントブルーを 26～27 G 針で腫瘍周囲に注射する（0.1～0.3 mL）．シンチレーションカメラでホットスポットを確認．その部の皮膚にマーキングする（図 4）．マーキングした部位の皮膚切開を行い，ガンマプローブで探索しながら色素に染まったリンパ節を確認する．同時に同定したリンパ節をガンマプローブで計測して，高値を確認し摘出する（図 5）．摘出後も取り残しがないかもガンマプローブで確認する．摘出したリンパ節は迅速診断は行わず，病理組織診断（永久標本）で確認している．その理由は，迅速診断の精度が高くないからである．2002 年 9 月開院時から 2012 年 6 月までの 9 年 10 か月間に当院眼科を受診し，SLNB を施行した 6 例（悪性黒色腫 5 例と 20 mm 以上の脂腺癌 2 例を対象とした）．RI 法で同定できたセンチネルリンパ節は 6 例中 5 例，色素法で同定できたものは 6 例全例，同定個数は 2～6 個で平均 2.3 個であった．リンパ節に悪性細胞が同定できたものは 1 例あった．この症例は高齢であり，追加の頸部リンパ節郭清を行わなかったが，ステージが確定された．

❻有用性（予後）

　皮膚科領域における悪性黒色腫での SLN 転移

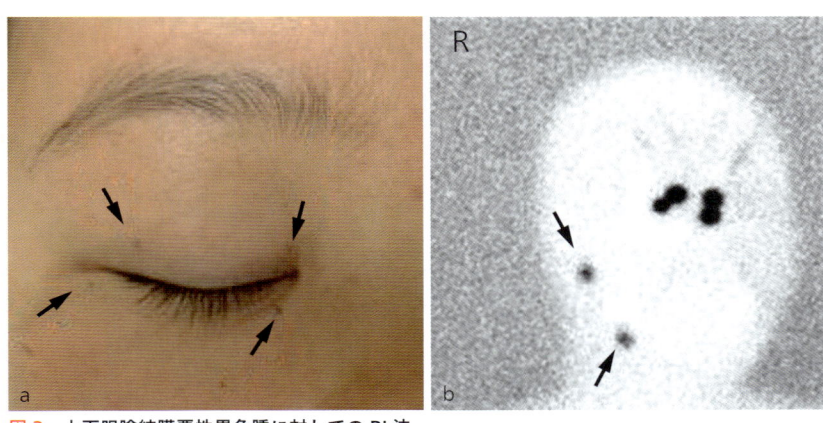

図3 上下眼瞼結膜悪性黒色腫に対してのRI法
a：フィチン酸テクネチウム注入部位．b：集積像が認められたリンパ節．

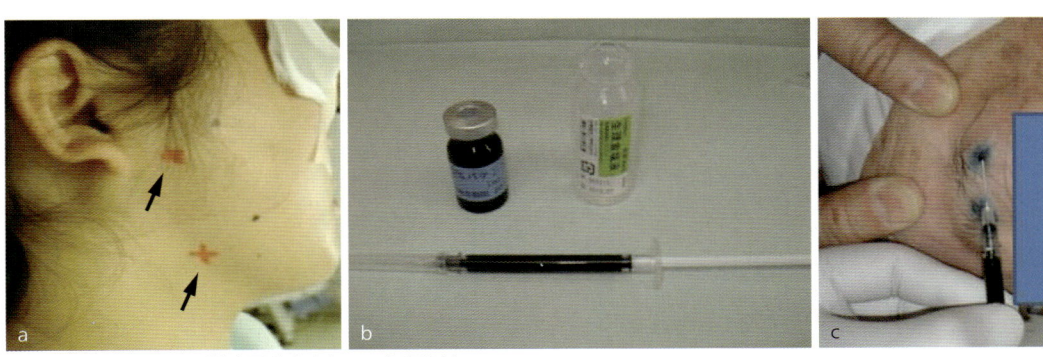

図4 センチネルリンパ節を同定するための色素注射
a：シンチレーションカメラでホットスポットを確認．その部の皮膚にマーキングする．
b：2％パテントブルーV．
c：26G針にて色素注射（眼瞼真皮内に注入している）．（注）図3と図4aと別症例．

率は病期分類と病変の厚みと関係しているとされる（**表2**）．2014年に悪性黒色腫に対する多施設共同無作為比較試験（MSLT）-Iの結果が発表された．臨床的にリンパ節転移のない悪性黒色腫症例を対象に，①SLNBを行い転移が認められた場合には即リンパ節郭清を行う群と，②経過観察し臨床的リンパ節転移が明らかになった時点でリンパ節郭清を行う群の比較である．SLNB群の10年無再発生存率や10年無遠隔転移生存率などに有意差が認められた．眼科領域のSLNBの対象疾患は，悪性黒色腫，脂腺癌，扁平上皮癌であるが，報告が少ない（**表3**）．

❼今後の課題

①眼腫瘍の頸部リンパ節転移の経過観察に関しては，画像検査（CT，MRI，超音波検査）などがあれば十分であるという考えもある．しかしながら，手術時にある程度転移のリスクを減少させ予後判断することは，補助診断治療としても意義があると考える．

②球結膜腫瘍の場合，当然結膜に注射するが，眼瞼結膜の場合，結膜か眼瞼に注射するか意見が分かれる．当院では真皮にゆっくり薬剤を注入することで結膜に注入することと同程度と考えているが，比較検討も今後必要であると考える．

③Reverse transcription polymerase chain reaction（PT-PCR）法による遺伝子診断の有効性：摘出したリンパ節のPCRによる転移の有効性の報告はあるが，微小転移の場合，偽陰性と

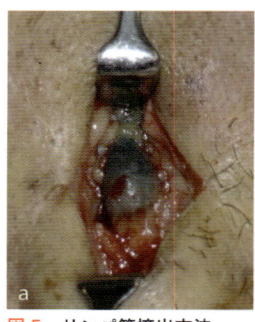

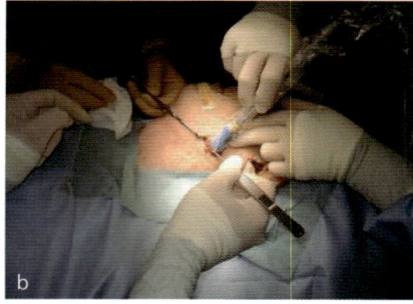

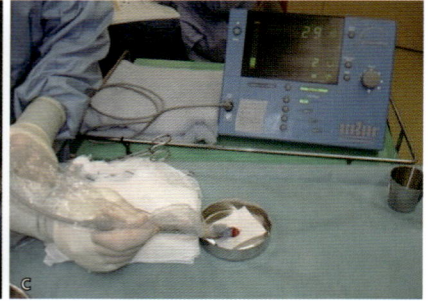

図5 リンパ節摘出方法
a：色素法で同定された SLN.
b：リンパ節の放射性活性をガンマープローブを用いて検出.
c：摘出したリンパ節の放射性活性を確認する.

表2 皮膚悪性黒色腫の病変の厚み（TT）と SLN 転移の関係（N = 203）

原発巣の厚さ	In situ	pT1 （1 mm 未満）	pT2 （1.0〜2.0 mm 未満）	pT3 （2.0〜4.0 mm 未満）	pT4 （4.0 mm 以上）
SLN 同定率（％）	100（21/21）	92.6（25/27）	96.9（31/32）	96.2（50/52）	100（67/67）
SLN 転移率（％）	0（0/21）	0（0/25）	19.4（6/31）	40.0（20/50）	62.7（42/67）
非 SLN 転移率（％）	0%	0%	16.7（1/6）	20.0（4/20）	28.6（12/42）

〔清原祥夫，吉川周佐，藤原規広，他：皮膚悪性腫瘍における Sentinel Node Navigation Surgery. 癌と化学療法 32：1191, 2005 より改変〕

表3 眼科領域の SLNB の報告

施設	症例数	病理組織	SLN 同定	リンパ節組織の悪性所見
University of Tennessee Health Science Center（2001）	4	2 例：結膜および眼瞼悪性黒色腫 2 例：脂腺癌	4	全例陰性
The University of Texas MD Anderson Cancer Center（2009）	30	全例：結膜および眼瞼悪性黒色腫	30	5 例陽性 25 陰性（2 例偽陰性）
The University of Texas MD Anderson Cancer Center（2011）	16	全例：脂腺癌	16	2 例陽性 14 例陰性（1 例偽陰性）
CHU-Nancy Hospital de Brabois（2012）	17	4 例：結膜および眼瞼悪性黒色腫 4 例：Merkel 細胞癌 8 例：扁平上皮癌（結膜，眼瞼など） 1 例：脂腺癌	17	悪性黒色腫：全例陰性 Merkel 細胞癌：1 例陽性，3 例陰性（1 例偽陰性） 扁平上皮癌：7 例陰性 脂腺癌：1 例陰性
県立静岡がんセンター（2014）	6	4 例：悪性黒色腫（眼瞼結膜） 2 例：脂腺癌	6	悪性黒色腫：1 例陽性（転移） 脂腺癌：全例陰性

全例 SLN が同定された皮膚科領域でも同定率はほぼ 100％である.

出る可能がある危険性もある．当院では病理組織診断（永久標本）を重視している．
④ RI 法：検査液のスズコロイドは，流れにくいが SLN に長時間貯留する．フィチン酸は流れやすいが SLN には短時間しか貯留しない特徴がある．現在スズコロイドは，生産過程（カナダで生産）の問題があり，入手は極めて困難である．
⑤ 現在進行中の MSLT-II では，SLN 転移陽性例を対象に，リンパ節郭清を行う群と，超音波検査でフォローし臨床的転移が明らかになった時点で郭清する群に振り分け，リンパ節郭清の意義を確認する無作為化比較試験が行われており，2022 年頃に結果が出る予定とされ

ている．
⑥ 眼科領域の SLNB は，施行している施設が極めて少なくデータ蓄積が今後の課題である．

　眼科領域では SLNB は確立されていない検査法であり，眼科単独で施行することは，薬剤管理や手技の問題もある．まず熟練した他科の医師との協力の元に行うことが必要である．

（謝辞：この原稿執筆にあたり，御校閲いただきました静岡県立静岡がんセンター皮膚科・清原祥夫先生に感謝いたします）

参考文献

1) 清原祥夫，山﨑直也：センチネルリンパ節生検とは．大原國章（監）：手術に役立つリンパ流アトラス．pp10-17, 学研，2006
2) 清原祥夫，吉川周佐，藤原規広，他：皮膚悪性腫瘍における Sentinel Node Navigation Surgery. 癌と化学療法 32：1191-1194, 2005
3) Cook BE, Lucarelli MJ, Lemke BN, et al：Eyelid Lymphatics a search for drainage pattern in the monkey and correlations with human lymphatics. Ophthal Plast Reconstr Surg 18：99-106, 2002
4) Pfeiffer M, Savor A, Esmaeli B：Sentinel lympho node biopsy for eyelid and conjunctival tumors：what have we learned in the past decade? Ophthal Plast Reconstr Surg 29：57-62, 2013
5) 堤田新：センチネルリンパ節生検と根治的リンパ節郭清の最新情報．Derma. 230：31-36, 2015

（柏木広哉）

Topics

なぜ網膜芽細胞腫を重粒子線・サイバーナイフで治療しないのか

　網膜芽細胞腫は放射線感受性が高いため，どのような照射であっても治療効果が期待できる．いかに対象とする腫瘍に十分な放射線を照射できるか，一方で周囲の健常組織の被曝を減らすかが課題である．遺伝性網膜芽細胞腫の場合，放射線治療による二次がん発症が問題であり，照射野内の発がんが3.1倍になると報告されている．二次がんは肉腫が多く，眼窩骨や副鼻腔に生じることが多い．

　放射線治療の種類，照射方法については「IV 眼内腫瘍，D 眼内腫瘍の治療，V. 放射線治療」（⇒177頁）を参照いただきたい．重粒子線治療は炭素イオン線などの粒子線を照射する治療であり，生物学的殺細胞効果の高い放射線を，深部の線量を回避したシャープな照射野を設定して照射可能であることが利点である．重粒子線はぶどう膜悪性黒色腫の治療経験も多く，MRIもしくはCTで病変が描出されれば照射可能である．腫瘍の位置確認のため強膜にチタン製のマーカーを縫着し透視で眼球位置を確認することと，固視灯を用いて眼球が一定方向を向いていることを前提として治療計画を立てる．網膜芽細胞腫患者は大部分が3歳以下の乳幼児であり，鎮静なしでは正確な照射はできない．一方で鎮静をすると固視灯は意味をなさなくなる．現在放射線医学総合研究所は小児の鎮静をできる体制になく，治療はできない．鎮静ができたとしても，眼球を何らかの方法で固定したうえでの治療が必要であり，現実的ではない．

　サイバーナイフは多方向からX線を照射することにより腫瘍に線量を集中させ，腫瘍以外の被曝線量を低く抑えることが特徴である．ガンマナイフは構造上頭頸部腫瘍しか治療できないが，サイバーナイフは体幹部腫瘍も治療可能である．網膜芽細胞腫に対する治療は重粒子と同様で眼球の固定が問題である．それに加えてサイバーナイフでは腫瘍以外の低線量域が広いということも問題である（図1）．放射線障害は閾値のある確定的影響と，閾値のない確率的影響に分けられ，発がんは確率的影響の代表である．被曝領域が拡大することは二次がんを発症する領域が拡大することを意味する．実際，網膜芽細胞腫の放射線関連二次がんは照射野辺縁から生じることをよく経験する．確率的影響が問題となる網膜芽細胞腫の場合，サイバーナイフを用いることは好ましくないと考える．

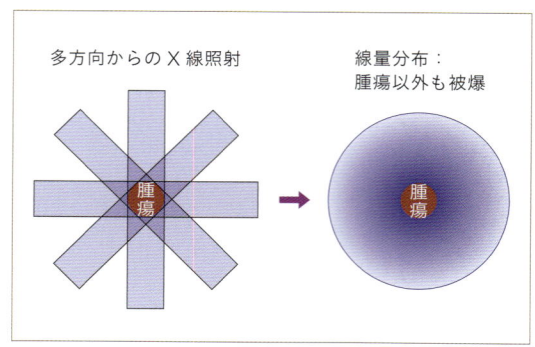

図1　サイバーナイフの線量分布
多方向からX線照射をすると腫瘍線量を高くできるが，腫瘍以外も広範囲に被曝している．

（鈴木茂伸）

Topics

なぜ悪性黒色腫を眼動注で治療しないのか

　選択的眼動脈注入（眼動注）は，血管造影用カテーテルを用いて薬剤を選択的に眼動脈へ投与する治療方法であり（図1），眼球および眼窩には高濃度，高用量の薬剤を投与可能である．一方で全身投与に比べ薬剤量が非常に少なくて効果が期待されるため，全身副作用の軽減が期待される．理論的には有効な drug delivery system の1つである．

　悪性黒色腫を眼動注で治療しない理由は，十分な抗腫瘍効果を示す薬剤がないことと，転移の予防にならないことである．最近の分子標的治療薬を除き，悪性黒色腫に対して治療効果の期待できる薬剤はほとんどない．そのため，局所に投与しても，そもそも効果が期待できないために治療になりえない．一方で放射線治療は種々の照射法により良好な局所制御率が報告されており，これが一般的な治療になっている．

　もう1つの懸念は，もし有効な薬剤が開発されたとしても，眼動注は転移の予防になりえないことである．悪性黒色腫は腫瘍の大きさによるが，かなりの症例で転移を生じる．北米で行われた COMS（collaborative ocular melanoma study）の結果として，一定条件下であるが初回眼球摘出と初回小線源治療の生命予後は同等であることが判明しており，これは疾患が発見された時点で既に細胞レベルで転移を生じていることを意味する．有効な薬剤があれば，全身投与を行い眼球のみならず転移細胞も治療すべきである．眼動注を行う

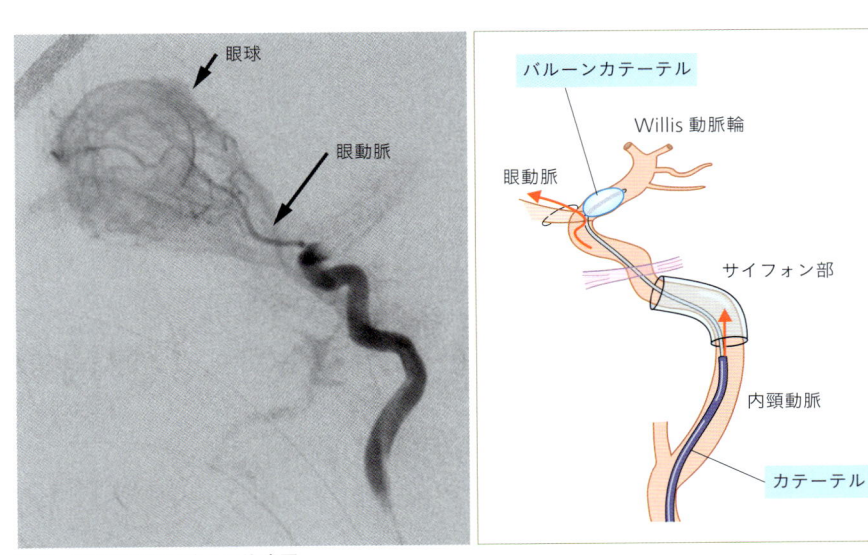

図1　選択的眼動脈注入の治療図
バルンカテーテルを用いて内頸動脈遠位を閉塞することで，内頸動脈近位から注入した造影剤が眼動脈，眼球を造影している．血流を確認した後，薬剤を注入する．

ことは局所のみに気をとられて生命予後が悪化することにつながりかねない．網膜芽細胞腫は眼球内に限局した状態では転移は皆無であることから眼動注が治療として成り立っている．

現在，悪性黒色腫の治療薬として細胞内シグナル伝達経路を標的とした薬剤，免疫チェックポイント阻害抗体薬などが臨床導入されている．将来的には眼動注による局所治療と全身治療の併用という選択肢は可能性があると考える．

〔鈴木茂伸〕

Topics

皮膚悪性黒色腫に対する DAV-Feron 療法

❶ 歴史

　ダカルバジン(DTIC)は悪性黒色腫に有効な化学療法薬として1976年に米国のFDAに初めて認可された薬剤であり，1970年代の後半に皮膚悪性黒色腫の術後補助療法としてこれを用いた化学療法の有用性をprospectiveに検討する複数の臨床試験が行われた．しかし，いずれの試験においても有意の予後の改善は認められず，欧米では術後補助療法としての化学療法は標準治療とはならなかった．これに対して本邦ではDTICにビンクリスチン(VCR)，ニムスチン塩酸塩(ACNU)を加えたDAV療法の有用性が示唆されたことから術後補助療法として行われ，1980年代後半にはこれに黒色腫の皮膚転移に対する治療薬として本邦で認可されたβインターフェロンを加えたDAV-Feron療法がstage IIおよびIIIの皮膚悪性黒色腫に対する術後補助療法として広く行われている．DAV-Feron療法は一種の免疫化学療法であり，皮内または皮下に投与されたβインターフェロンは高濃度で所属リンパ節に移行し，リンパ節のNK活性を高めることが示されている．

❷ 治療の実際

　表1に示すように第1日から5日まで連続でDTIC 120 mg/m^{2}を点滴または静注，第1日にはVCR 0.6 mg/m^2，ACNU 60 mg/m^{2}を静注する．さらに第1日から5日まで連続でβインターフェロン300万単位を原発腫瘍の手術創周囲に分割して局所投与(皮下注または皮内注)する．なお，DTICは紫外線により分解されるので，点滴のボトルや注射器は必ず遮光する．DTICは催吐作用が強いので，5-HT3受容体拮抗薬などを適宜使用する．βインターフェロンは局注時強い疼痛を伴うので1～2％プロカイン溶液に溶解して投与するとよい．以上を1クールとして4～6週ごとにこれを繰り返す．本邦の治療指針ではstage IIBで2～3クール，stage IICおよびstage IIIでは5～6クール行うことが推奨されている．

❸ DAV-Feron 療法のエビデンス

　DAV-Feron療法の全国規模の多施設共同臨床試験では，DAV療法群とDAV-Feron療法群の間で旧UICC分類のstage IおよびIIでは全生存率に差が認められなかったが，stage III(原発腫瘍の

表1　DAV-Feron 療法の実際

薬剤	投与量	投与法	Day 1	Day 2	Day 3	Day 4	Day 5
DTIC	120 mg/m^2	静注	↓	↓	↓	↓	↓
ACNU	60 mg/m^2	静注	↓	—	—	—	—
VCR	0.6 mg/m^2	静注	↓	—	—	—	—
Feron	300万単位	局注	↓	↓	↓	↓	↓

以上を4～6週ごとに繰り返す

厚さ4mm超または所属リンパ節転移陽性)において DAV-Feron療法群の予後が有意に優れていた．しかし，この臨床試験は2群を無作為にランダムに振り分けた前向き試験ではないこと，対照としたDAV療法群がhistorical controlであること，無治療の対照群が存在しないことなどの問題点があり，そのエビデンスレベルは低い．最近，DAV-Feron療法の有用性がretrospectiveに再度検証されているがその結論は否定的である．

❹ DAV-Feron療法による治療関連白血病

DAV-Feron療法の大きな問題の1つに治療関連白血病の発生がある．DTICやACNUなどのアルキル化剤は骨髄異形成症候群(myelodysplastic syndrome：MDS)や白血病を引き起こすことが知られている．これらのMDSや白血病では5番染色体の欠失・重複や7番染色体長腕の欠失が特徴的に認められる．皮膚悪性黒色腫の術後補助療法としてDAV-Feron療法を受けた患者にも少数ながらこのような特徴的な染色体異常を示す治療関連MDS/白血病の発生が報告されており，これまでに少なくとも10例以上の症例が確認されている．また，DAV-Feron療法施行後長期にわたり貧血や白血球減少が遷延する患者も時にみられる．

❺ 施行に際しての注意事項

以上のことから，DAV-Feron療法の施行に際しては以下の注意が必要である．
1) 本治療法の有用性のエビデンスは低いこと，稀ながら二次発がんの可能性があることを必ず説明し，患者の同意を得る．
2) Stage Iには行わない．
3) Stage II，IIIでは治療指針に示されたクール数を超えない．
4) 75歳以上の高齢者には原則として行わない．
5) 70歳以上の高齢者，合併症を有する患者では慎重に適応を考慮する．
6) 骨髄抑制が高度にみられその回復が遷延する場合は，その程度に応じて用量を減じるか投与間隔をあける．

❻ 今後の展望

現在，再発のリスクの高い皮膚悪性黒色腫患者に対する術後補助療法として国際的にその有用性が認められているのは高用量インターフェロンαのみである．しかし，本邦では悪性黒色腫に対するインターフェロンαの保険適用がなかったことから，DAV-Feron療法が標準的な術後補助療法として治療指針にも取り上げられ長く行われてきたという経緯がある*．しかし，治療関連白血病の発生もあり近年その有用性に疑問が投げかけられている．そこで，最近では化学療法薬のDAVを抜いて，βインターフェロンの局所投与のみを10日間1クールとしてこれを繰り返すFeron療法や，βインターフェロンの局所投与を月に1回程度術後2～3年にわたって継続するFeron維持療法も行われている．特に後者はその有用性が示唆されており，全国規模の前向き二重盲検試験が計画されている．また，2011年以降進行期皮膚悪性黒色腫の治療薬としてシグナル阻害薬や免疫チェックポイント阻害抗体薬が次々と認可されており，海外ではこれらを用いた術後補助療法の臨床試験も開始されている．

(＊：2015年5月に本邦でもペグインターフェロンα-2bが認可された)

参考文献

1) 山本明史：フェロン・DAV併用療法の基礎と臨床. Skin Cancer 11：358-366, 1996
2) 山本明史：悪性黒色腫. 日皮会誌 118：1063-1072, 2008
3) 藤澤康弘，大塚藤男：術後補助療法(DAVFeron, フェロン療法，フェロン維持療法)は悪性黒色腫ステージII・III患者の予後を改善するか：831例の解析. 日皮会誌 122：2305-2311, 2012
4) 高田実，八田尚人，竹原和彦：悪性黒色腫の術後補助化学療法による治療関連白血病：1例の報告と補助化学療法を受けた73例の追跡調査. 日皮会誌 110：297-300, 2000
5) Matsumoto T, Yokota K, Sawada M, et al：Postoperative DAV-IFN-beta therapy does not improve survival rates of stage II and stage III melanoma patients significantly. J Eur Acad Dermatol Venereol 27：1514-1520, 2013

(高田 実)

Topics

皮膚悪性黒色腫に対する分子標的治療薬

進行期の皮膚悪性黒色腫に対しては，1976年に化学療法薬のダカルバジンが，1998年に高用量インターロイキン-2(IL-2)が米国で認可されて以来，様々な併用化学療法や免疫療法が試みられたが，いずれも明らかな有効性は確認されなかった．しかし，2011年に免疫チェックポイント阻害抗体薬のイピリムマブと低分子経口シグナル阻害薬のベムラフェニブの2つの分子標的治療薬が欧米で相次いで認可され，今，皮膚悪性黒色腫の治療は新しい時代を迎えつつある．本項ではこれらの黒色腫に対する新しい分子標的治療薬について概説する．

❶免疫チェックポイント阻害抗体薬

皮膚悪性黒色腫は免疫原性の強い腫瘍であり，原発腫瘍や転移の自然消退がしばしば観察される．このことからこれまで術後補助療法としてのインターフェロンαや進行期例に対する高用量IL-2などの免疫刺激療法が行われてきた．一方，生体の免疫機構は自己免疫反応の抑制のため様々な免疫寛容の誘導機構を有しているが，これらは癌免疫も同時に抑制する．cytotoxic-T-lymphocyte-associated antigen-4(CTLA-4)やprogrammed death protein-1(PD-1)などの分子はT細胞が刺激されると速やかに細胞表面に発現し，抗原提示細胞のB7や腫瘍細胞のPD-1リガンド(PDL1)などと強く結合して，T細胞の活性化に必要なセカンドシグナル抑制する(図1)．近年，極めて有力な癌の免疫療法としてこのような免疫チェックポイント分子を阻害する抗体薬の開発が進められ，皮膚悪性黒色腫ではCTLA-4抗体および PD-1抗体の有用性が示された．

1) CTLA-4抗体

イピリムマブはCTLA-4に対する完全ヒト化抗体であり，CTLA-4とB7の結合を阻害しT細胞を恒常的に活性化する．イピリムマブは複数の第Ⅱ相臨床試験で進行期黒色腫に対して有効であることが示され，第Ⅲ相臨床試験では既治療の進行期黒色腫においてgp100ペプチドワクチン投与群と比較して全生存期間を3.6か月延長した．これまで進行期黒色腫の治療薬として認可されているダカルバジンとIL-2(米国のみ)はいずれも第Ⅲ相臨床試験は行われておらず，イピリムマブは前向きの無作為振り分け試験で初めて進行期黒色腫に対しての有効性が示された薬剤となった．また，対象がいずれも化学療法や免疫療法が無効であった既治療例であり，セカンドラインの治療としてのイピリムマブの有効性が示されたことも重要である．さらに，未治療の進行期患者を対象とした別の第Ⅲ相試験では，ダカルバジン単独投与群と比較してダカルバジンとイピリムマブの併用群は全生存期間を2.1か月延長した．なお，これらの臨床試験ではイピリムマブはResponse Evaluation Criteria in Solid Tumors(RECIST)による腫瘍の縮小率を指標とした有効率がわずか10〜15%であったにもかかわらず，約30%の患者で病勢の進行を抑制し，対照治療と比較して2〜3年生存率を10%程度改善した．この事実は免疫療法の効果判定が化学療法の効果判定を想定

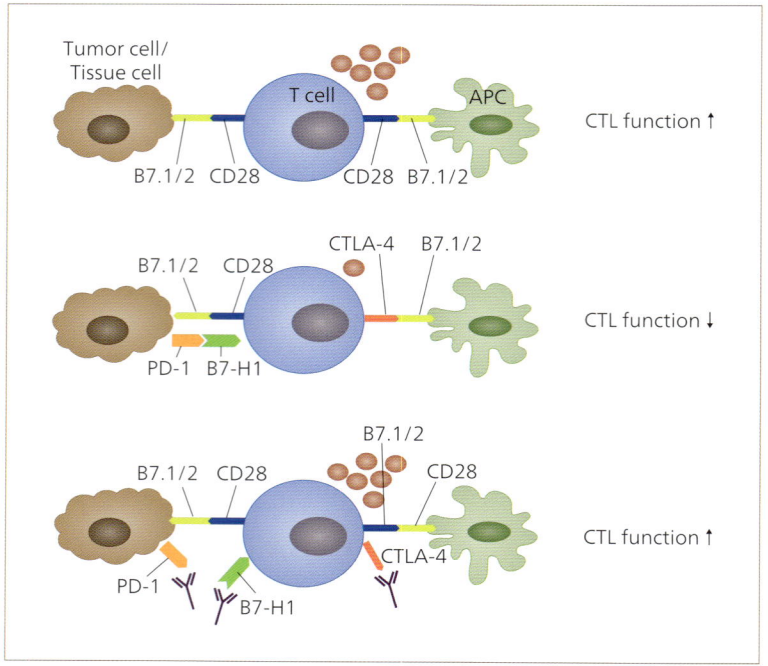

図1　T細胞の活性化と抑制機構
T細胞の活性化に引き続き免疫チェックポイント分子のCTLA-4やPD-1が発現され，細胞傷害性T細胞の機能は抑制される．これらの分子に対する抗体の投与により免疫抑制は解除される．

した従来のRECISTでは適切に評価されない可能性を示している．これらの臨床試験の成績に基づき2011年にイピリムマブは進行期黒色腫の治療薬として米国で認可され，わが国においてもごく最近承認された．

一方，イピリムマブは消化管，皮膚，肝などに自己免疫反応による強い副作用を高頻度に引き起こす．第Ⅲ相臨床試験ではgp100ワクチンとの併用で10〜15％，ダカルバジンとの併用で56％にgrade 3/4の強い反応が観察されている．イピリムマブ治療によりすべての患者に抗腫瘍効果がみられるわけではないので，この薬剤の比較的強い有害反応を考慮すれば適応患者群の適切な選択は今後の重要な課題である．

2）PD-1抗体

PD-1とそのリガンドPDL1，PDL2も重要な免疫チェックポイント分子である．PD-1は慢性的なT細胞の活性化に引き続き細胞表面に発現され，腫瘍細胞や組織マクロファージのPDL1に結合するとT細胞のアポトーシスを誘導して組織の破壊を抑制する（図1）．PD-1抗体としてニボルマブ，lambrolizumab，pembrolizumabが開発され大規模な第Ⅰ相臨床試験でそれぞれ進行期黒色腫患者で有効性が確認されている．特筆すべき点は，有効例の大多数でその効果が1年以上持続することであり，効果的な腫瘍免疫の誘導は長期に亘り腫瘍の増大や再発を抑制するものと考えられる．副作用はイピリムマブより軽度であり，この点からもPD-1抗体は極めて有望な治療薬といえる．ニボルマブは2014年7月に世界に先駆けてわが国で進行期皮膚悪性黒色腫の治療薬として認可された．

❷シグナル阻害薬

皮膚悪性黒色腫ではほぼ全例にmitogen-activated protein kinase（MAPK）シグナルの恒常的な活性化が認められ，その遺伝子変異はこのシグナル伝達経路の構成分子に集中している（図2）．BRAFの変異は最も頻度が高く皮膚悪性黒色腫の

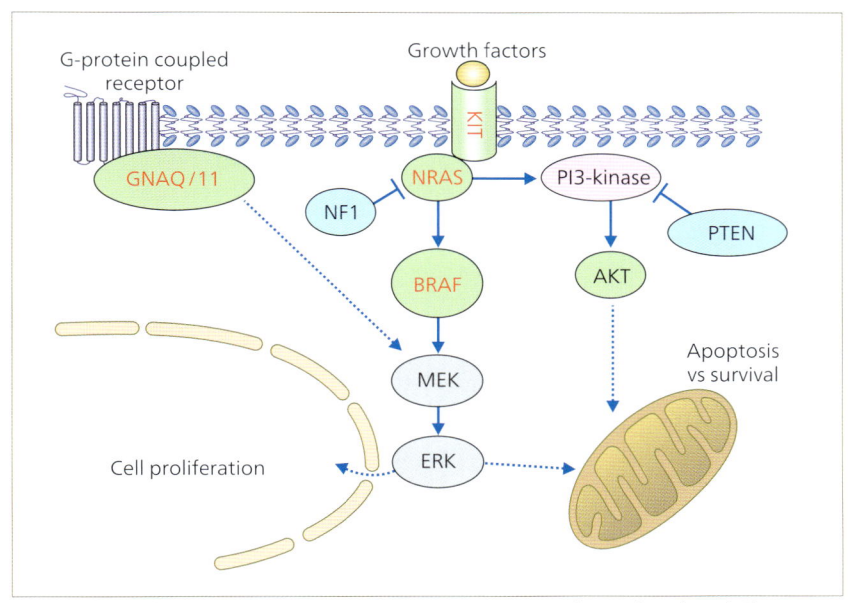

図2 黒色腫の遺伝子変異と mitogen-activated protein kinase(MAPK)シグナル経路
BRAF, NRAS, KIT, GNAQ, GNA11 は癌遺伝子として，PTEN, NF-1 は癌抑制遺伝子として働く．

過半数に見出される．変異の大多数はコドン600のヴァリンをグルタミン酸またはリシンに変える点突然変異(V600E, V600K)であり，この変異は特に間歇的に紫外線に曝露される体幹・四肢の皮膚に発生する黒色腫に高頻度に認められる．また，15〜20％の症例では BRAF の上流の NRAS の点突然変異がみられる．さらに，持続的露光部と肢端部の皮膚および粘膜の黒色腫の一部には受容体チロシンキナーゼの KIT の遺伝子増幅や変異が検出される．一方，眼のぶどう膜の黒色腫は G 蛋白の α サブユニットを構成する GNAQ, および GNA11 のコドン 209 の変異を高頻度に示す．GNAQ および GNA11 のコドン 209 はいずれもこれらの蛋白の Ras-like domain にあり，その変異は細胞膜の G 蛋白共役受容体と下流のシグナル経路をつなぐ G 蛋白を活性化し，癌遺伝子として働く．これらの遺伝子変異の知見に基づき，MAPK シグナル経路の活性を阻害する薬剤の開発が進められ，最近いくつかの薬剤が進行期黒色腫の新しい治療薬として認可されている．

1) BRAF 阻害薬

BRAF キナーゼの経口阻害薬としてベムラフェニブと dabrafenib のふたつが欧米で既に認可されている．ベムラフェニブはごく最近わが国でも承認された．ただし，これらの薬剤はコドン600の変異により恒常的に活性化された BRAF 蛋白に特異的に結合してその効果を発揮するので，その適応は BRAF V600E または V600K 変異を有する黒色腫に限られている．ベムラフェニブの第Ⅰ相の臨床試験では BRAF^{V600E} 変異を有する黒色腫の 7 割以上に 30％以上の腫瘍の縮小が観察された．副作用として grade 2 または 3 の皮疹，倦怠感，関節痛などがみられたが，特に大きな問題は認められなかった．なお，特筆すべき副作用として白人では約 30％の症例にケラトアカントーマまたは高分化型皮膚有棘細胞癌の発生がみられた．これらは薬剤投与 4〜5 か月後に主として露光部に発生したが，いずれも切除により治癒している．次いで 132 例の BRAF^{V600} 変異を有する転移性黒色腫を対象とした第Ⅱ相臨床試験でも同様の効果が確認され，うち 5％の症例は完全寛解を示した．無増悪生存期間の中間値は 7 か月であ

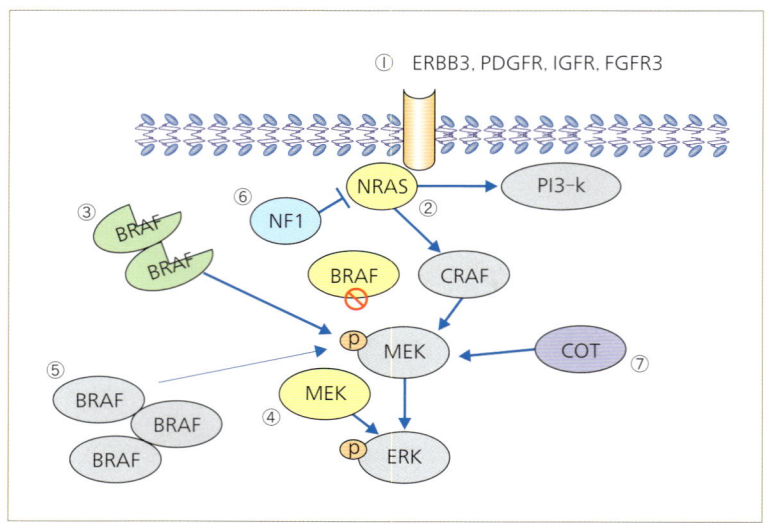

図3 BRAF阻害薬に対する耐性獲得機序
①受容体チロシンキナーゼの活性化，②NRAS変異の併存，③alternative splicingによるtruncated BRAF^{V600}，④MEK変異の併存，⑤野生型BRAFの過剰発現，⑥NF-1の消失，⑦COTの活性化．
〔Sullivan RJ Lorusso PM, Flaherty KT, et al：The intersection of immune-directed and molecularly targeted therapy in advanced melanoma：where we have been, are, and will be. Clin Cancer Res 19：5283-5291, 2013 より〕

り無治療の場合の約2倍の延長が認められた．さらにダカルバジンを対照薬とした第Ⅲ相の前向き無作為振り分け試験で無病生存期間，全生存期間のいずれも有意の延長が認められた．一方，別のBRAF阻害薬であるdabrafenibもBRAF^{V600}変異を有する転移性黒色腫を対象とした第Ⅱ相臨床試験で優れた成績を示し，同じくダカルバジンを対照薬とした第Ⅲ相の前向き無作為振り分け試験で無病生存期間，全生存期間のいずれも有意の延長が認められている．

しかし，これらのBRAF阻害薬の奏効期間は比較的短く，多くの症例で1年以内に耐性を生じる．このような耐性の獲得は，**図3**に示す様々な機序によるMAPK経路の再活性化により引き起こされることが明らかにされている．また，BRAF阻害薬はBRAF/RAF1またはRAF1/RAF1の二量体形成を介してBRAF野生型細胞のMAPKシグナルを相反的に活性化させる．細胞がより上流の*RAS*遺伝子に変異を有しているとこの作用は増強される．ベムラフェニブ治療中の患者に発生するケラトアカントーマや高分化型皮膚有棘細胞癌の2/3に*HRAS*遺伝子の変異が検出されており，このような二次腫瘍の発生も表皮細胞のBRAF阻害によるMAPKシグナルの相反的活性化で説明できる．

2）MEK阻害薬

MEKはBRAFの下流に位置するキナーゼであり，その阻害薬はBRAFやNRASの変異によるMAPK経路の活性化を抑制する可能性がある．MEK阻害薬の1つであるtrametinibの第Ⅰ相臨床試験ではBRAF^{V600}変異黒色腫に対して2例の完全寛解を含む33％に部分寛解以上の反応がみられた．副作用として皮膚の座瘡様発疹と下痢が高率に生じたがその程度は軽く，BRAF阻害薬でみられた皮膚の二次腫瘍の発生は認められなかった．さらに，対象をBRAF^{V600}変異黒色腫に限定したtrametinibの第Ⅲ相臨床試験では，従来の化学療法治療群に比べて有意の生存率の延長が示された．一方，別のMEK阻害薬であるbinimetinibはNRAS変異黒色腫に，selumetinibはぶどう膜黒色腫に有効である可能性があり，現在，臨

床試験が進められている．

　全体にBRAF阻害薬と比較してBRAF^{V600}変異黒色腫に対するMEK阻害薬の効果は弱い．しかし，BRAF阻害薬のdabrafenibとMEK阻害薬のtrametinibを併用すると，dabrafenibの単独治療と比較してより高い有効率を示し無病生存期間を有意に延長するとともに副作用も軽減することが報告された．これらの成績を受けて米国では2013年にtrametinibが進行期のBRAF^{V600}変異黒色腫に対して単剤またはdabrafenibとの併用で認可されている．現在，BRAF^{V600}変異黒色腫に対してこのように作用機序の異なるシグナル阻害薬を併用する臨床試験がいくつか試みられている．

　一方，NRAS変異黒色腫に対しては，前述したbinimetinibの単剤治療に加えて，MEK阻害薬とCDK4/6阻害薬，MEK阻害薬とHDM2の拮抗薬の臨床試験が計画されている．

❸今後の展開

　免疫チェックポイント阻害抗体薬と経口シグナル阻害薬はともに進行期の黒色腫に優れた効果を発揮するが，それらを実際の患者の治療にどのように用いていくかは今後の課題である．シグナル阻害薬は腫瘍の増殖抑制効果は強いので短期的には優れた効果が期待できるが，高頻度に耐性が発生するので長期に使い続けることは難しい．一方，免疫チェックポイント阻害抗体薬は即効性には欠けるが，有効例では長期に亘り腫瘍の増殖を抑制する効果が期待できる．したがって，腫瘍量が多く比較的短期に臓器不全の発生が懸念される症例では経口シグナル阻害薬を，腫瘍量が少なく時間的に余裕のある症例では免疫チェックポイント阻害抗体薬をそれぞれ第一選択とすることが推奨されるかもしれない．なお，両者の併用も極めて魅力的な治療戦略であるが，ベムラフェニブとイピリムマブの併用の臨床試験は強い肝毒性のため中止された．どの薬剤をどのような投与法で組み合わせていくか，より強力な治療法の開発を目指して今後の臨床試験の進展が俟たれる．

参考文献

1) 高田実：進行期メラノーマの最新治療．皮膚科の臨床 53：401-407, 2011
2) Flaherty KT, Hodi FS, Fisher DE：From genes to drugs：targeted strategies for melanoma. Nat Rev Cancer 12：349-361, 2012
3) Ott PA, Hodi FS, Robert C：CTLA-4 and PD-1/PD-L1 blockade：new immunotherapeutic modalities with durable clinical benefit in melanoma patients. Clin Cancer Res 19：5300-5309, 2013
4) Sullivan RJ, Lorusso PM, Flaherty KT：The intersection of immune-directed and molecularly targeted therapy in advanced melanoma：where we have been, are, and will be. Clin Cancer Res 19：5283-5291, 2013
5) 高田実：メラノーマの遺伝子異常とシグナル阻害薬．癌と化学療法 40：453-457, 2013

（高田　実）

第3章

各論

I 眼瞼腫瘍

A 霰粒腫と瞼板内角質囊胞(マイボーム腺囊胞)

はじめに:霰粒腫 vs 瞼板内角質囊胞(マイボーム腺囊胞)

マイボーム腺由来の2大疾患としてよく麦粒腫と霰粒腫が挙げられる.これに加え,霰粒腫に似るが非炎症性の瞼板内角質囊胞(マイボーム腺囊胞)が近年注目されている.マイボーム腺囊胞は切開搔爬では再発するため霰粒腫との鑑別が重要である.

1 霰粒腫

I. 疾患概念・臨床上の特徴

マイボーム腺の慢性肉芽腫性炎症と定義される.幼児から高齢まであらゆる年齢に発生するが70歳代以降はやや少ないようである.性差はない.マイボーム腺の閉塞と炎症が関与するとされるが正確な原因はわかっていない.

II. 臨床所見の特徴（図1）

触れて境界明瞭な瞼板の腫瘤である.病変が瞼板内に限局していると皮膚発赤はないが,皮下に波及すると発赤やびらんを伴う.軽度の痛みを伴うこともある.一方,霰粒腫は炎症性疾患であるので,完全に非炎症性のマイボーム腺囊胞とは異なり,病期のどこかで炎症の徴候を示すということも重要である.例えば,来院時に無痛性でも詳しく問診すると発症初日は痛みと発赤があったといわれることが多く,霰粒腫の発生には実は急性炎症が関与している証左であると筆者は考えている.

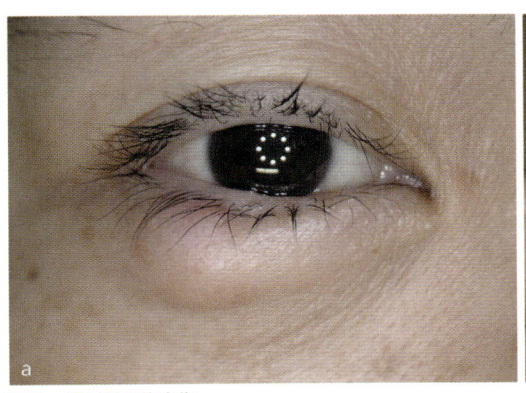

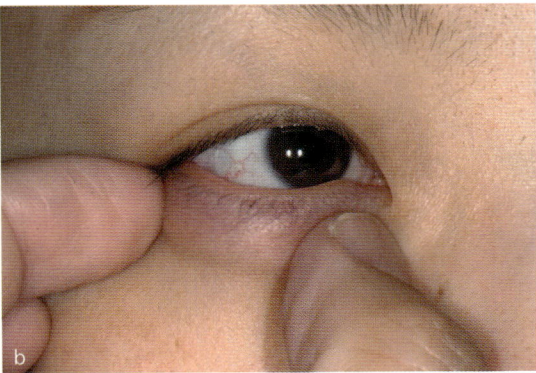

図1 霰粒腫の臨床像
a：皮下への浸潤が軽度の霰粒腫．発赤は軽い．
b：皮膚皮下に広く波及した霰粒腫．発赤が明らかで腫脹もあるが触診で腫瘤をはっきりと触れる．

III. 診断・鑑別診断

頻度の多い疾患であるゆえ，他の疾患との鑑別が問題となる機会も多い．

1. 麦粒腫との鑑別

麦粒腫が眼瞼の浮腫腫脹を主体として触診で腫瘤を触れないのに対し霰粒腫は触診で腫瘤を触れるという点が最も重要な鑑別点である．

2. 脂腺癌との鑑別

切開後再発，大型，不規則な形など悪性疾患を懸念されることは少なくない．疑うことの重要さはいうまでもないので，ここでは疑ったのち冷静になるためのキーワードを2つ記す．

1）悪性疾患は増大し続ける

悪性疾患診断最大のポイントは「漸次増大」である．切開後残存や再燃した霰粒腫は再び縮小することもある．よって写真の撮影や大きさの記載が重要で，疑いのある患者には，経過をみることが重要であることを説明して悪化時ではなく定期的に受診させる．多忙な医師の不十分なカルテ記載よりも「最近少しよくなりました」などといった患者の言葉が真実を表わしていることもあるので，落ち着いて話を聞くことも重要である．

2）脂腺癌は黄色い

脂腺癌は表面に露出するとそのどこかが黄色調であることが多い．霰粒腫の場合内容は黄色であるが表面が黄色となることは少ない．

3. 粉瘤との鑑別

粉瘤（epidermoid cyst．類表皮嚢胞）は皮膚毛嚢由来の嚢胞で皮膚と癒着して瞼板とは癒着

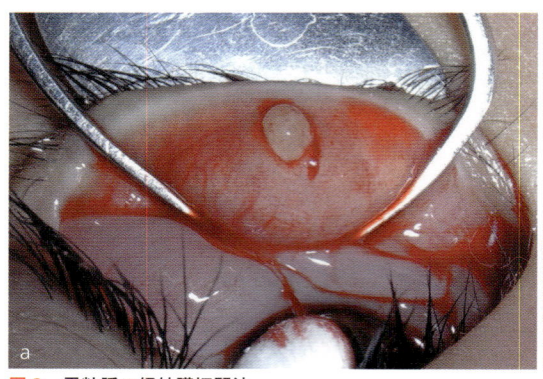

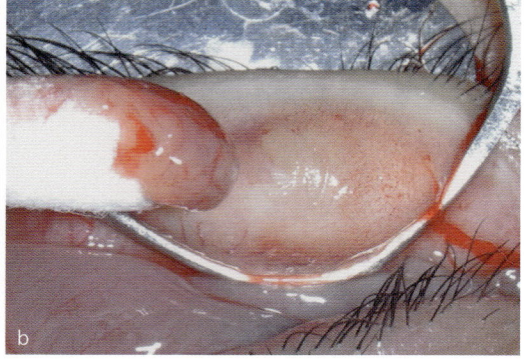

図2　霰粒腫の経結膜切開法
a：霰粒腫の経結膜切開．黄色の肉芽が露出するが自然には流出しない．このあと鋭匙で肉芽を囊胞壁から引き剝がす．
b：綿棒による郭清．綿棒を押しつけ肉芽を絡みつけて引き出すと効率がよい．

がない．破裂や切開歴がなければ発赤疼痛もない．霰粒腫として切開されると内容物（角質）が皮下に漏れて異物性の炎症を起こす．

4. 瞼板内角質囊胞（マイボーム腺囊胞）との鑑別

後述の「2 瞼板内角質囊胞（マイボーム腺囊胞）」（⇒ 208 頁）を参照．

IV. 治療方針と具体的な治療法

1. 薬物療法と経過観察

小児ではこの方針をとることが多い．長くても1年以内に寛解すること，醜形を残さないことを説明して消炎剤点眼または軟膏で経過をみる．点眼の有効性は不明であるが皮膚発赤のある例ではステロイド軟膏塗布が奏功することが多い．トリアムシノロンの病巣内注射も奏功することが多い．

2. 手術治療

多くの文献があるのでここでは簡単に述べる．

1) 経結膜切開法（図2）

簡便でよく行われる．一部盲目的操作となり病変が残存しやすいが，瞼板内にとどまる「限局性」の霰粒腫では比較的推奨される．鋭匙で囊胞状構造の壁から肉芽を剝離し，綿棒に絡めて郭清する手技がよい．閉塞マイボーム腺開口部などを目印にして正確に病巣中心で切開すると浅い切開で到達でき出血も少ない．内容物が綿棒に絡んでこない場合，別の疾患の可能性があるので必ず病理検査に提出する．

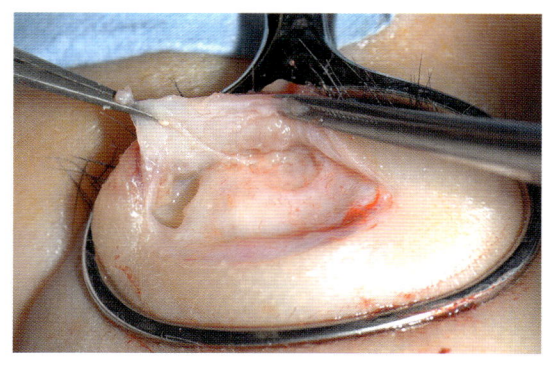

図 3　霰粒腫の経皮切開法
複雑な形状の霰粒腫を経皮で郭清したところ．囊胞状構造の内部が直視下に観察でき，完全な搔爬が可能である．

2）経皮切開法（図3）

　皮下に波及した「びまん性」霰粒腫の場合は経皮法が推奨される．菲薄化した皮膚を切開すると搔爬不全になりやすい上に皮膚欠損も生じやすい．少し離れた健常な皮膚を切開，眼輪筋をわけ瞼板の囊胞状隆起の辺縁を切開して内容を搔爬すると直視下に操作でき確実性が高い．

V. 治療に伴う合併症

1. 術後出血

　稀に制御困難な動脈性出血があるとされる．結膜側からの切開が瞼縁動脈弓を損傷したものと考えられる．経結膜切開でメスを深く入れないことが重要と思われる．

2. 睫毛外反

　皮膚菲薄化のある例でその皮下を強く搔爬すると術後同部が陥凹して近傍の睫毛が倒れこんでくることがある．症例によっては控えめな手術を行うのがよいと思われる．

▶一般眼科医へのアドバイス

　粉瘤がよく霰粒腫と誤診されて切開される．粉瘤は皮膚疾患であり皮膚とともに動き瞼板とは癒着しないという点で霰粒腫とは明確に区別できるはずである．注意されたい．

2 瞼板内角質囊胞（マイボーム腺囊胞）

I. 疾患概念・臨床上の特徴

　霰粒腫は「囊胞様構造」をとるが，炎症により壁の上皮は破壊されており，内容掻爬すれば再び内容物を産生する細胞はなく再発しない．しかしかつて「被膜ごと摘出しないと再発する」とささやかれた霰粒腫様病変があった．それがマイボーム腺囊胞であったと考えられる．マイボーム腺が非炎症性に閉塞すると，導管が拡張し囊胞を形成，さらにマイボーム腺腺房が消失して重層扁平上皮の導管上皮が残り，角質を容れた囊胞になる（瞼板内角質囊胞，intratarsal keratinous cyst）．筆者はこれをマイボーム腺囊胞と称している．組織学的には粉瘤（類表皮囊胞，epidermoid cyst）と同一であるが（図4），マイボーム腺囊胞では囊胞壁に稀にマイボーム腺の腺房が残っていることがある．10歳代から高齢者まで発生しうるが40～60歳代の中高年に多い．明らかな性差はない．

II. 臨床所見の特徴 （図5, 6）

　瞼板の腫瘤であるが霰粒腫と異なり発赤や疼痛といった炎症所見が一切みられないのが特徴である．皮下への炎症波及もないので大型になっても皮膚と癒着しない．また瞼縁にはできにくく，これは無菌的，非炎症性というこの疾患の発生機序と関係があると思われる．

III. 鑑別診断

1. 霰粒腫との鑑別

　霰粒腫は炎症性疾患，マイボーム腺囊胞は完全に非炎症性であるという点がポイントである．
　マイボーム腺囊胞は霰粒腫と異なり，①皮膚発赤（歴も）ない，②皮膚菲薄化もない，③疼痛（歴も）ない，④マイボーム腺開孔部plugging所見がない，⑤腫瘤が瞼縁に接することはないというのが特徴である．霰粒腫様の病変で，上記がすべて「なし」の場合，マイボーム腺囊胞の可能性がある．④は奇妙に思われるかもしれないが，マイボーム腺の開口部よりも奥のほうで閉塞している（つまり⑤）ためと思われる．なお，マイボーム腺囊胞が経過中炎症を起こして霰粒腫に転化する例もある．

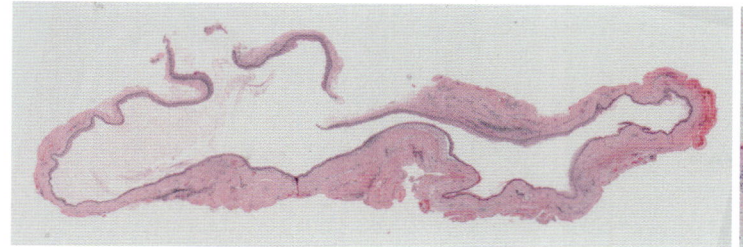

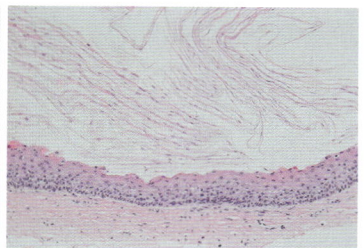

図4 マイボーム腺囊胞の組織像
マイボーム腺導管上皮と一致した重層扁平上皮からなり角質を容れる.

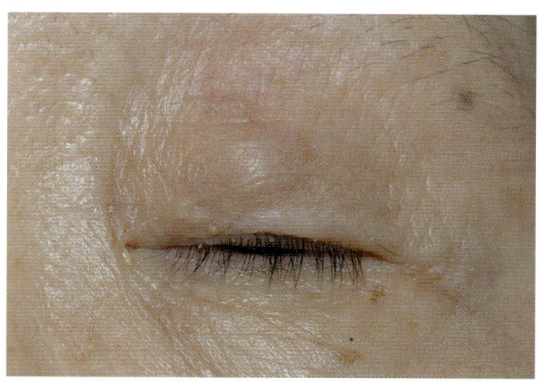

図5 マイボーム腺囊胞の臨床像
皮膚発赤や菲薄化が全くみられず瞼縁から離れた位置にある.

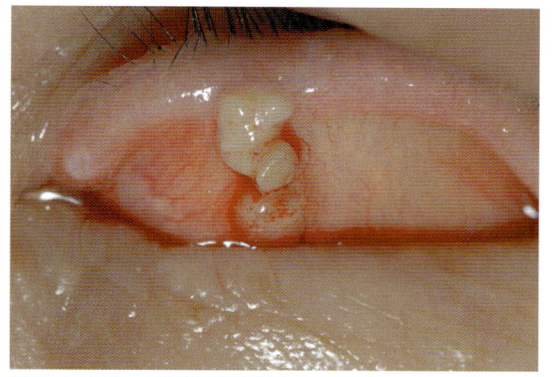

図6 マイボーム腺囊胞の切開所見
霰粒腫と異なりクリーム状の内容が押すだけで容易に流出している.

IV. 治療方針と具体的な治療方法

1. 結膜側からのアプローチ（図7）

　　霰粒腫同様に切開すると，白い液状，黄色いクリーム状，または黒い泥状といった，霰粒腫とは異なる感じの内容物が，霰粒腫とは異なって「抵抗なく容易に」排出される．しかし創閉鎖すると再び貯留して「すぐに」再発する．そこで，切開時上記のような所見であれば切開創周囲の囊胞壁を切除して創閉鎖を防ぎ，囊胞内腔を結膜囊に「開放」する（縫合しない）．術前に診断がついていれば計画的に囊胞壁を円形に切り取って開放する．この方法で自験例の経過はよいが，期待はずれで創が閉鎖すると再発する可能性がある．

2. 経皮アプローチ（図8）

　　皮膚切開，眼輪筋を分け，瞼板から隆起している囊胞を全摘する．囊胞は瞼板に陥入しており全摘すると瞼板に欠損部ができる．囊胞が破れて瞼板に囊胞壁が残った場合，その上皮をバイポーラなどで焼灼して再発を防ぐ．

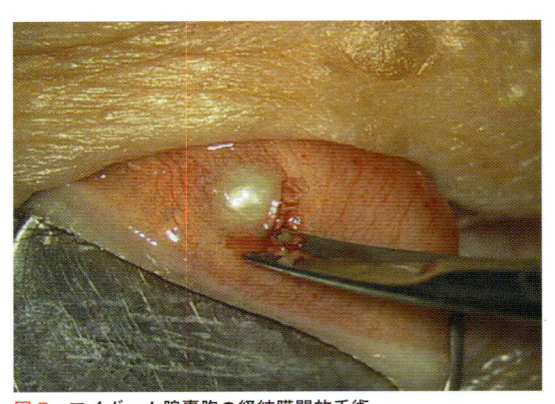

図7　マイボーム腺嚢胞の経結膜開放手術
計画的に嚢胞壁を円形に切除している．黒色泥状の内容物が一部漏れ出しているのが見える．

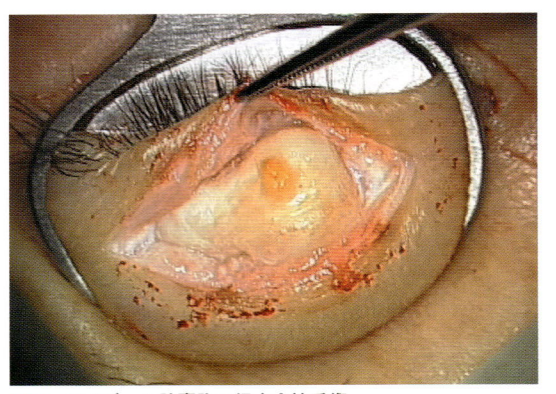

図8　マイボーム腺嚢胞の経皮全摘手術
眼輪筋下に瞼板と一体化した嚢胞が見える．全摘すると瞼結膜の裏面が露出する．

V.　治療に伴う合併症

切開のみでは再発することはもちろん，細菌を巻き込んで感染性の嚢胞となって状況を悪化させることがある．かならず開放か全摘を行うべきである．全摘時の小さな瞼板欠損は特に支障はない．

VI.　予後と経過観察の方法

上記の治療で再発はほぼないが，ゼロではない．再発して希望があれば再び摘出か開放を行う．結膜嚢に開放する手術を行った場合，早期閉鎖で嚢胞が再形成されないよう，ステロイドの点眼をしながら数週間は創の安定を見守る．

▶**一般眼科医へのアドバイス**
瞼板内角質嚢胞は時に黒色調を呈し，悪性黒色腫かと懸念されることがある．増大傾向がないこと，嚢胞状構造であること，黒色腫は通常結膜原性であることなどから落ち着いて診断されたい．

参考文献

1) 三戸秀哲：霰粒腫—手術に踏み切るタイミング．臨床眼科 60：271-274，2006
2) 野田実香：眼形成手術手技　霰粒腫　実践編．臨床眼科 59：1958-1963，2005
3) Jakobiec FA, Mehta M, Iwamoto M, et al：Intratarsal keratinous cysts of the Meibomian gland：distinctive clinicopathologic and immunohistochemical features in 6 cases. Am J Ophthalmol 149：82-94, 2010

（吉川　洋）

B 母斑

I. 疾患概念・臨床上の特徴

　日常診療で頻繁にみられる眼瞼の良性腫瘍の双璧をなすのが，母斑（nevus）と脂漏性角化症（老人性疣贅）である．

　母斑には，母斑細胞由来のもの（母斑細胞性母斑：nevocellular nevus，色素性母斑と同義）とメラニン細胞（メラノサイト）由来のものがあるが，圧倒的に多いのが母斑細胞性母斑である．

　母斑細胞性母斑は，母斑細胞が，表皮下から真皮内に増殖する疾患である．皮膚の深層の真皮内に母斑細胞が増殖する真皮内母斑（intradermal nevus），皮膚の表層（表皮）に近い表皮下層部と表皮真皮境界部に限局して母斑細胞が増殖する接合部（境界）母斑（junctional nevus），そして表皮真皮境界部と真皮内の両方に母斑細胞が存在する複合母斑（compound nevus）の3つに分類される．これらのなかで最も多いのが真皮内母斑で，90％以上を占める．母斑細胞は表皮に近いほどメラニン色素が豊富で，真皮深層にいくほど色素が乏しくなるので，表皮に近い接合部母斑は色素が濃く，真皮内母斑は色素が薄い．

　真皮内母斑は成人に多く，接合部母斑は若年者に多い．

II. 臨床所見の特徴

　真皮内母斑はドーム状に緊満して隆起し，表面はツルツルである．白色から褐色，黒色の色調を呈し，腫瘍表面に毛が生えていることもある．瞼縁ぎりぎりの部位に好発するのが特徴である（図1）．

　接合部母斑は若年者に多く，境界明瞭で扁平な腫瘤を形成する．

III. 診断・鑑別診断

　診断は，特徴的な外観と発症部位から母斑細胞性母斑を疑う．病理組織学的には，真皮内母斑は母斑細胞が真皮内で増殖して表皮を押し上げるため表皮は伸展，菲薄化している（図2）．

　鑑別診断には，基底細胞癌，悪性黒色腫，脂腺癌などの眼瞼悪性腫瘍や脂漏性角化症（老人性疣贅）や尋常性疣贅などが挙げられる．特に，基底細胞癌は黒色調で発育が緩徐で

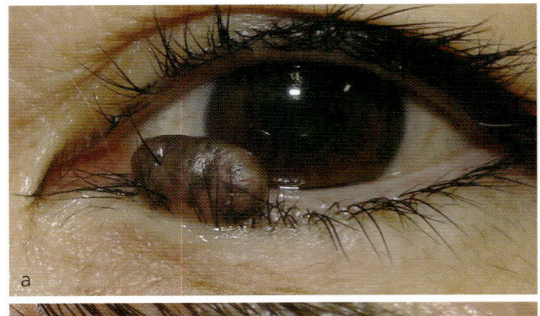

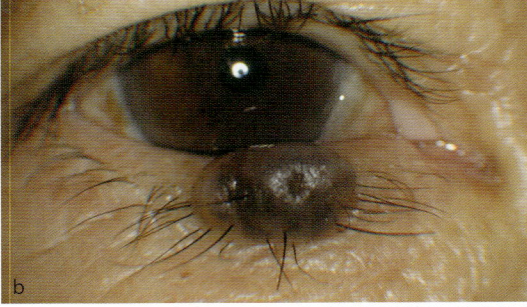

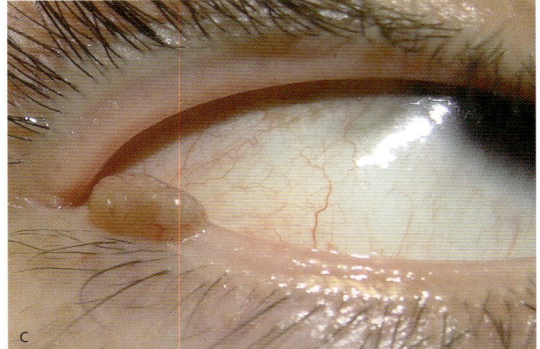

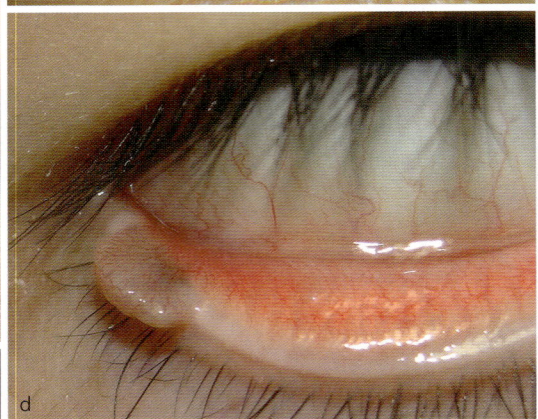

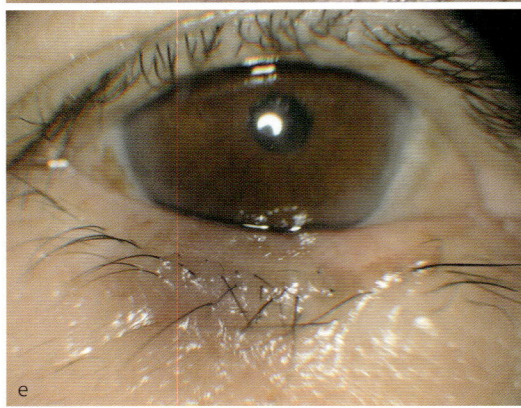

図1 母斑細胞性母斑
a：57歳，女性．睫毛と瞼縁の間にドーム状に緊満した腫瘍がみられる．表面には発毛がみられる．
b：82歳，男性．この症例は黒色調である．
c, d：35歳，男性．この症例は白色調で，眼球側の腫瘍の表面は長年の眼球との接触，摩擦でなめらかになっている．これらの症例は真皮内母斑で，様々な色調を呈する．
e：bの症例のopen treatment 3週間後の所見．切除痕は上皮化し，著明なひきつれもなく，整容的にも問題はない．

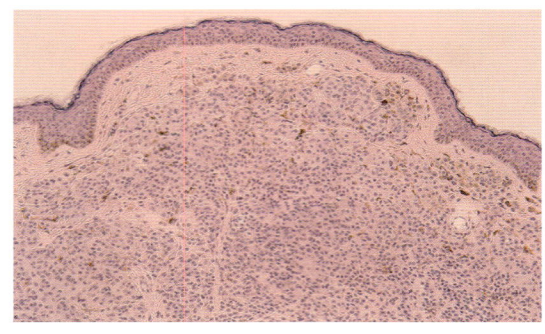

図2 母斑細胞性母斑の病理所見
真皮内で増殖した小型で類円形の母斑細胞の集簇が表皮を押し上げている．表皮は菲薄化している．

あるが，潰瘍を形成する傾向があるので病変のなかに潰瘍形成が認められれば基底細胞癌を疑う．基本的に眼瞼悪性腫瘍では睫毛が脱落していることが多い．疑問を感じたら躊躇なく病理検査をすることが大事である．

IV. 治療方針と具体的な治療方法

　進行は非常に緩徐であるので基本的には経過観察とする．手術をする場合は病変のみをそぎおとすようにメスで切除(shaving)し，特に眼瞼形成などは行わずに皮膚欠損部が自然に上皮化するのを待つ(open treatment)．多くの場合，圧迫止血で出血はコントロールできる．小さいサイズの病変なら2週間程度で上皮化し，眼瞼皮膚のひきつれや変形などもきたさない(図1e)．

V. 予後と経過観察の方法

　真皮内母斑は活動性が低いので悪性化することはほとんどない．接合部母斑と複合母斑は悪性化する可能性があるので，急速な増大がみられる場合は注意する．

参考文献

1) 髙村浩：2.眼瞼 眼瞼良性腫瘍．大鹿哲郎，大橋裕一(シリーズ総編集)，野田実香(編)：専門医のための眼科診療クオリファイ10．眼付属器疾患とその病理．pp107-116．中山書店．2012
2) 吉川洋：I.眼瞼腫瘍 4.色素細胞由来の腫瘍—母斑(色素性母斑)．後藤浩(編)：眼科プラクティス24．見た目が大事！眼腫瘍．pp30-31．文光堂．2008
3) 兒玉達夫：眼瞼腫瘍の診断．眼科手術 23：364-370，2010

(髙村　浩)

C 尋常性疣贅, 脂漏性角化症（老人性疣贅）

I. 疾患概念・臨床上の特徴

　いわゆる「イボ」(疣贅)は，ウイルス感染性のものとそうでないものに大別され，ヒトパピローマウイルス(human papillomavirus：HPV)感染(2, 4, 7, 26, 27型)によるものが尋常性疣贅(verruca vulgaris)，伝染性軟属腫ウイルス感染によるものが伝染性軟属腫〔I 眼瞼腫瘍，F 伝染性軟属腫(⇒ 224 頁)参照〕，ウイルス感染によらないものが老人性疣贅(verruca senilis)〔脂漏性角化症(seborrheic keratosis)〕である(紫外線による肌の老化が原因とも)．

　尋常性疣贅はウイルス性疣贅で最も多く，手指，足底，膝，顔面など外傷を受けやすい露出部に発症しやすい．小児に多い．

　脂漏性角化症(老人性疣贅)は高齢者に多く，60 歳以上はほぼ必発ともされる．眼瞼良性腫瘍のなかでは母斑と並んで最も発生頻度が高い．

II. 臨床所見の特徴

　尋常性疣贅は光沢のある半球状に隆起した 1 mm 大の発疹が，次第に増大する．境界は鮮明で円形あるいは不整形，表面は粗造で角化して，白色，灰白色，褐色，灰黒色の色調を呈する(図 1)．顔面や首では細長い突起物になることがある．

　脂漏性角化症は平らに隆起し，境界は鮮明，表面は凹凸不整で，乳頭状や顆粒状，ウロコ状の外観を呈し，軟らかくてもろい．茶褐色や黒色調であるが，角化物(「垢」)が付着すると白色調になる．また，ツノ状に増殖することもあり，皮角(cutaneous horn)と呼ばれる．眼瞼では瞼縁部ぎりぎりには少なく，睫毛部，あるいはそれ以遠の眼瞼皮膚に好発する(図 2)．

III. 診断・鑑別診断

　視診で特徴的な所見から診断する．確実に診断するには切除して病理組織学的検査が必要である．尋常性疣贅ではウイルス抗原または核酸を検出することもある．

　尋常性疣贅の病理組織学的所見は，真皮乳頭が上方へ延長し，著明な角化や顆粒層肥厚を伴って表皮が乳頭状に増殖，肥厚している．HPV は上皮の基底細胞あるいは有棘細胞

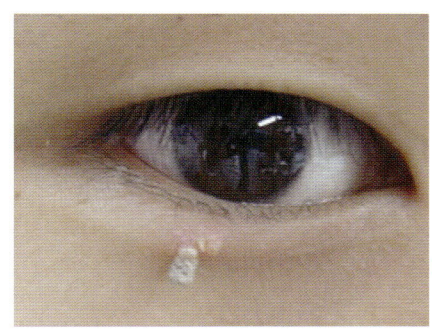

図1 尋常性疣贅
14歳，男児．境界鮮明，白色調で不整形に隆起している．
表面に薄く紙状に菲薄化した角化物が付着している．

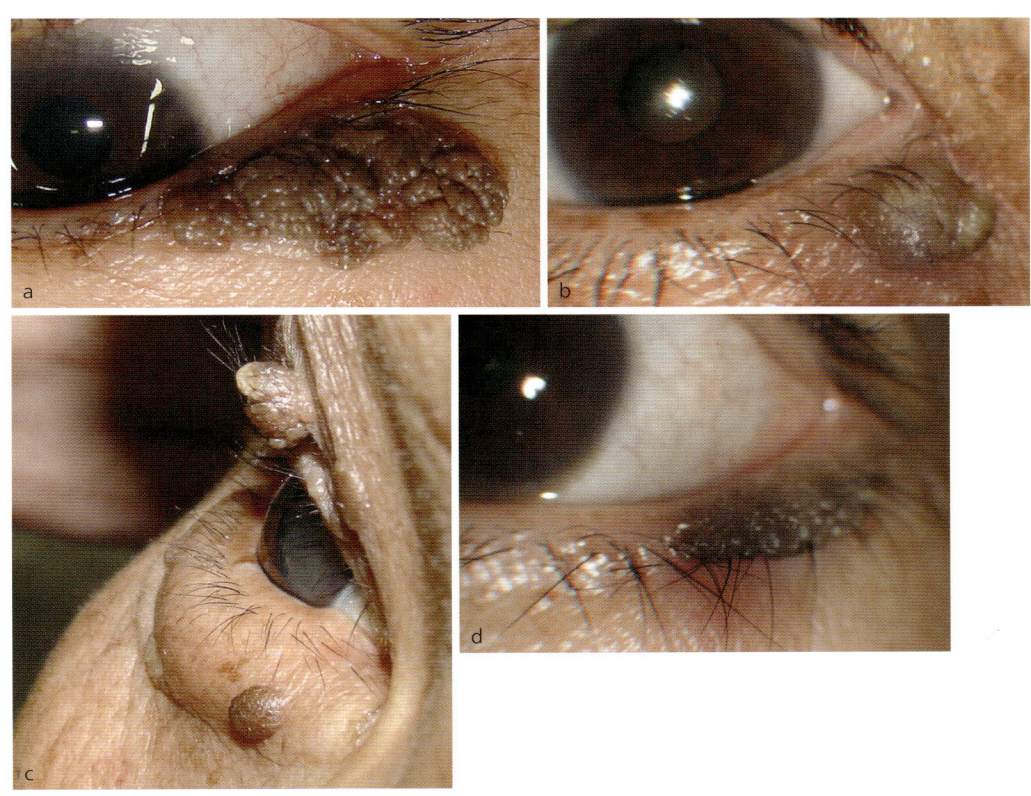

図2 脂漏性角化症
a：49歳，男性．茶褐色で表面は乳頭状，ウロコ状で凹凸不整である．境界は明瞭で平らに隆起している．
b：72歳，女性．瞼縁から少し離れた睫毛部にみられる．
c：63歳，女性．ツノ状に増殖し，皮角を形成している．
d：aの術後経過．open treatmentで治療したが，4年後に再発がみられた．

下層に感染するが，それによって有棘層上部から顆粒層にかけて空胞細胞や粗大化したケラトヒアリン細胞がみられる．この空胞細胞がHPV感染に特徴的であり，コイロサイトーシス（koilocytosis）と呼ばれる（図3）．

　脂漏性角化症は，病理組織学的には表皮の基底細胞層，有棘細胞層および角化層のいずれもが増殖・肥厚している．そのため，表皮そのもののボリュームが増えるために水平方向へ波打つような増殖形態を呈するので腫瘍表面が凹凸不整となる（図4）．

I 眼瞼腫瘍　C　尋常性疣贅，脂漏性角化症（老人性疣贅）　　215

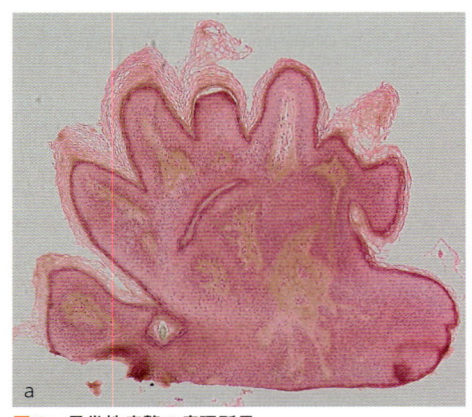

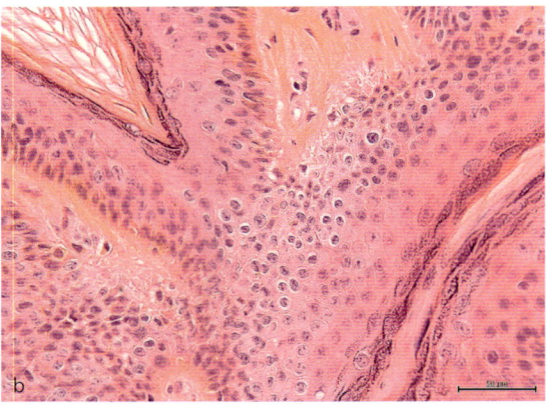

図3　尋常性疣贅の病理所見
a：表皮には著明な過角化や不全角化がみられる．表皮は乳頭状に増殖，肥厚している．真皮乳頭が上方へ延長している．病変の両端は中央部に向かって彎曲している．
b：有棘層上部から顆粒層にかけて空胞細胞がみられる．この空胞細胞の核に HPV が存在するとされ，HPV 感染の証左とされる（コイロサイトーシス）．

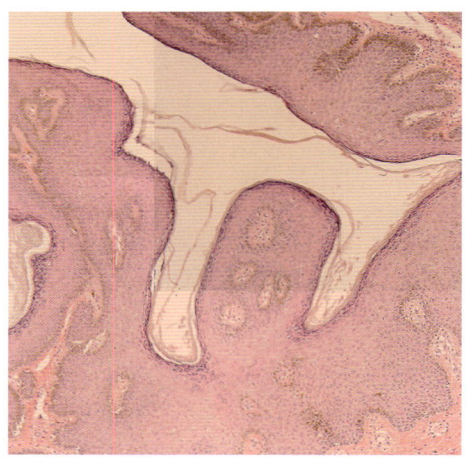

図4　脂漏性角化症の病理所見
表皮の全体が増殖，肥厚して蛇行している．腫瘍の表面に角化物が溜まっている．

　鑑別診断としては，基底細胞癌，悪性黒色腫，有棘細胞癌（扁平上皮癌），角化棘細胞腫（ケラトアカントーマ），日光角化症，母斑などが挙げられる．

IV.　治療方針と具体的な治療方法

　尋常性疣贅は，皮膚科的には，液体窒素による冷凍凝固，殺菌消毒剤のグルタルアルデヒドなどの外用，抗癌剤のブレオマイシン局所注射，ブレオマイシン軟膏や 5-FU 軟膏塗布，電気メスやレーザーによる焼灼，ヨクイニン（ハトムギ種子抽出物）内服などが挙げられているが，眼科的には，外科的切除が最も容易と思われる．また，多くの疣贅は通常 2 年以内に自然治癒するとされる．

　脂漏性角化症は，基本的に悪性化はないので，経過観察とする．手術する場合はそぎおとすだけでは再発することがあるため（図 2d），周囲の健常組織も含めて切除する．切除

後は自然に上皮化するのを待つこと(open treatment)が多いが，切除後の皮膚欠損部のサイズに応じて必要であれば眼瞼形成も行う．

V. 予後と経過観察の方法

　尋常性疣贅も脂漏性角化症も悪性化することはほとんどない．ただし，内臓悪性腫瘍に伴って脂漏性角化症が急激に増加することがある．これを Leser-Trélat 徴候というが，このような場合は内臓悪性腫瘍(胃癌が多い)の検索を考慮すべきである．

参考文献

1) 髙村浩：2. 眼瞼—眼瞼良性腫瘍．大鹿哲郎，大橋裕一(シリーズ総編集)，野田実香(編)：専門医のための眼科診療クオリファイ 10．眼付属器疾患とその病理．pp107-116，中山書店，2012
2) 髙村浩：特集 眼瞼結膜の腫脹・腫瘍性病変の診断と治療．4. 眼瞼母斑・脂漏性角化症．眼科 55：569-575, 2013
3) Ponti G, Luppi G, Losi L, et al：Leser-Trélat syndrome in patients affected by six multiple metachronous primitive cancers. J Hematol Oncol 11；3：2. doi：10. 1186/1756-8722-3-2, 2010

（髙村　浩）

D 表皮嚢胞

I. 疾患概念・臨床上の特徴

　　表皮嚢胞(epidermal cyst)は表皮様嚢胞(epidermoid cyst)，粉瘤，アテローマ(atheroma)，アテロームとも呼称され，皮膚の真皮内に上皮成分が入り込み，これが増殖して袋状の構造物(嚢胞)を形成し，本来は皮膚から剥がれ落ちるはずの垢(角化物)と皮脂がその袋の中にたまっていくものである．

　　全身的には，腰，殿部，体幹の上部，頭頸部などにできやすく，多くは有毛部にみられる．眼瞼では，上眼瞼および内眼角部に比較的多くみられる．

II. 臨床所見の特徴

　　嚢胞は表面平滑，弾性硬，球状あるいはドーム状隆起で，圧痛はない(図1)．嚢胞壁は表皮開口部と連続しており，その開口部が黒点状にみえる．またそのために嚢胞は被覆表皮と癒着しているが，嚢胞の周囲や下床では可動性がある．強く圧迫すると，悪臭を伴ったチーズ様，ネリ状，粥状の内容物が圧出される．

　　嚢胞壁が破壊されたり，二次感染をきたすと圧痛，腫脹，発赤がみられる．

III. 診断・鑑別診断

　　診断は視診，触診にて嚢胞を疑うが，確定診断は病理検査による．

　　病理組織学的には，表皮がめくれかえって皮下に袋状構造物を形成しているので，嚢胞壁は有棘層，顆粒層，基底層を有する，正常な表皮と同じ構造を呈している．嚢胞内に層状の角化物質が認められる．皮膚付属器の併存はみられない(図2)．

　　鑑別診断としては，皮様嚢腫(dermoid cyst，図3)，霰粒腫，石灰化上皮腫(毛母腫)(図4)，脂肪腫などが挙げられる．皮様嚢腫は幼少時より出現し，眼窩外側の頬骨・前頭骨の縫合線に好発するため，上眼瞼の耳側皮下(眉毛部の外側1/3)にみられることが多い．一部骨膜と癒着することがあるが皮膚とは癒着しない．嚢腫の内容物に皮膚の付属器である毛嚢，毛髪や皮脂腺，さらに脂肪や平滑筋を含む．

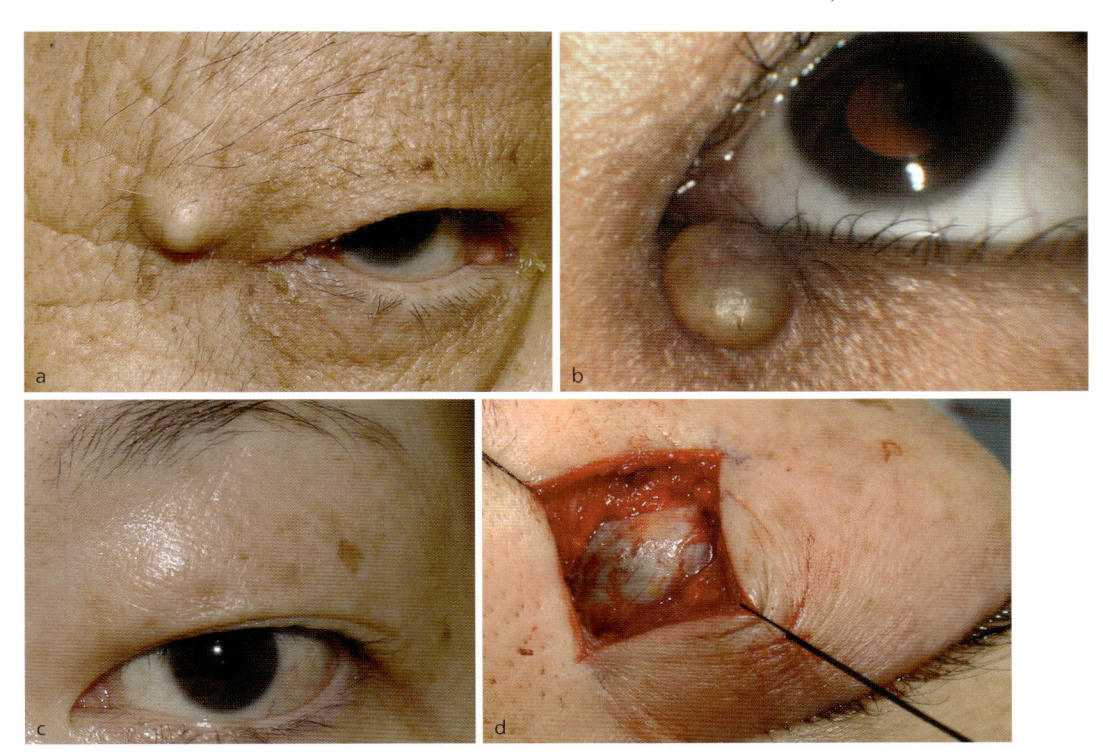

図1 表皮嚢胞
a：66歳，男性．外眼角部にドーム状に隆起している．表面平滑，弾性硬で圧痛はない．
b：43歳，男性．下眼瞼鼻側にドーム状に緊満して隆起している．表面の一部に凹みがみられる．
c：51歳，女性．上眼瞼鼻側がなだらかに隆起している．
d：cの症例の術中所見．皮下に表面平滑な腫瘤がみられる．周囲との癒着はない．

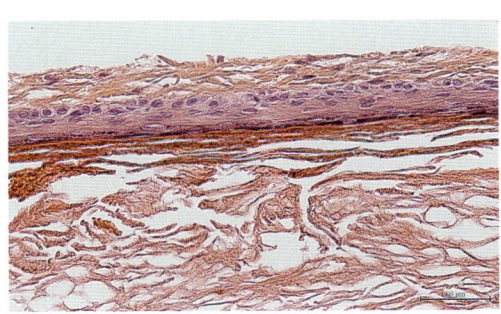

図2 表皮嚢胞の病理所見
嚢胞壁は有棘層，顆粒層，基底層がみられる表皮と同じ構造である．嚢胞内に角化物質が充満している．皮膚付属器の併存はみられない．

IV. 治療方針と具体的な治療方法

穿刺や小切開などで内容物を圧出しても角化物を産生する嚢胞壁が残存していれば再発するので，切開して鋭匙などを使って嚢胞壁を除去するか，嚢胞壁ごと全摘出することが望ましい．感染を伴っている場合は抗菌薬を投与し必要によって切開排膿する．

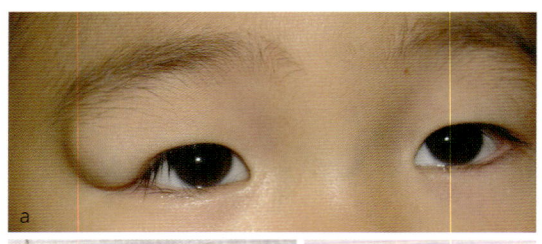

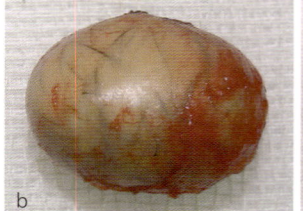

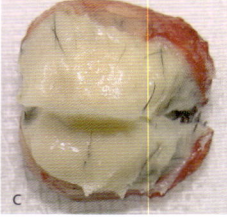

図3 皮様嚢腫
a:2歳,男児.上眼瞼の耳側皮下に表面平滑で弾性硬の腫瘤がみられる.皮膚との癒着はない.
b, c:摘出した腫瘤は球状で表面平滑であるが,皮膚の付属器である毛髪が嚢胞壁を透かしてみえる.割面でも多数の毛髪がみられる.

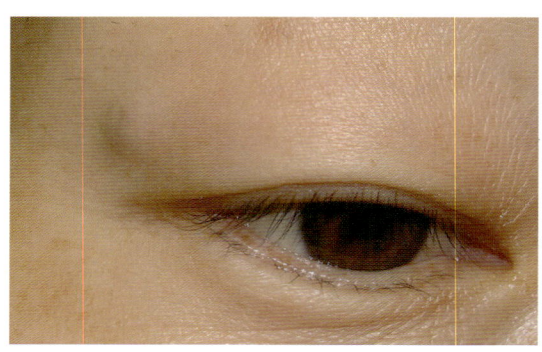

図4 37歳女性.石灰化上皮腫(毛母腫)
上眼瞼外側の皮下になだらかに隆起する腫瘤がみられる.視診,触診だけでは表皮嚢胞との鑑別は困難である.

V. 予後と経過観察の方法

　巨大な粉瘤は有棘細胞癌の発生母地となりうるので,手術をすることが望ましいとされている.

参考文献

1) 向野利一郎, 吉川洋:I. 眼瞼腫瘍 7. 嚢腫―表皮様嚢腫. 後藤浩(編):眼科プラクティス 24, 見た目が大事!眼腫瘍. pp42-43, 文光堂, 2008

〔髙村　浩〕

E 黄色腫

I. 疾患概念・臨床上の特徴

　黄色腫(xanthoma)は黄色板症(xanthelasma)ともいう．黄色腫はリポ蛋白を貪食したマクロファージ由来の泡沫細胞が浸潤して結節性病変を形成する疾患である．臨床像から，結節性黄色腫，腱黄色腫，扁平黄色腫，眼瞼黄色腫，発疹性黄色腫，手掌黄色腫などの病型に分類されるが，最も頻度が高いのが眼瞼黄色腫である．中年以降に発症することが多い．

　黄色腫は脂質異常症(高リポ蛋白血症)の合併症とされ，眼瞼黄色腫もⅡa型脂質異常症(高コレステロール血症)と関連しているとされる．その一方で眼瞼黄色腫の1/2～2/3の症例は正脂血症であるとされている．

II. 臨床所見の特徴

　上眼瞼から内眼角部にかけて淡黄色の扁平隆起性病変としてみられる．通常は左右対称にみられる(図1)．場合によっては，眼瞼全体が黄色腫に置換されるような巨大で広範な症例もみられる(図2)．

III. 診断・鑑別診断

　その特徴的な臨床像から診断は比較的容易である．

　病理組織学的には，脂肪を含んだ大型の泡沫細胞が真皮の血管周囲に集簇している．泡沫細胞は胞体が大きく，明るい泡沫状を呈する(図3)．黄色腫の初期には泡沫細胞とともに炎症細胞がみられることがある．末期には線維芽細胞が出現し，泡沫細胞は線維性組織によって置換される．

　鑑別診断としては，表皮下石灰化結節などが挙げられる．

IV. 治療方針と具体的な治療方法

　保存的には，脂質異常症の改善を目的に，食餌療法や薬物療法を行う．脂質異常症治療

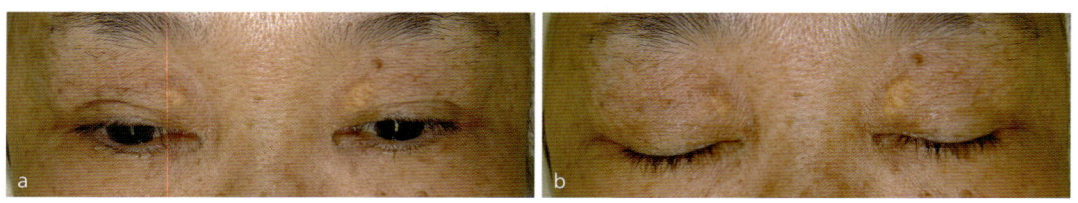

図 1 黄色腫
a, b：62 歳女性．両側の上眼瞼内側に黄色調で扁平に隆起している．左右対称にみられている．

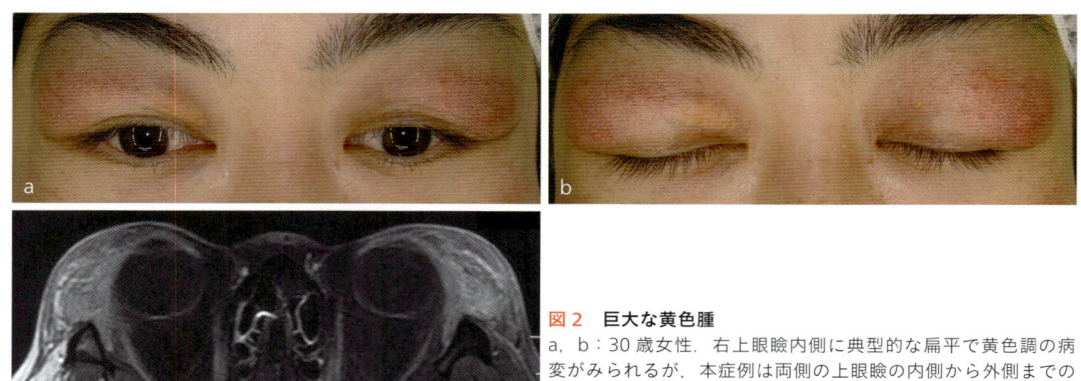

図 2 巨大な黄色腫
a, b：30 歳女性．右上眼瞼内側に典型的な扁平で黄色調の病変がみられるが，本症例は両側の上眼瞼の内側から外側までの全体に黄色腫が増生している．
c：本症例の MRI 所見（造影 T1 強調像）．両側の上眼瞼の皮下に造影される大量の mass lesion がみられる．本症例は若年性であるが，家族性高脂血症はなかった．

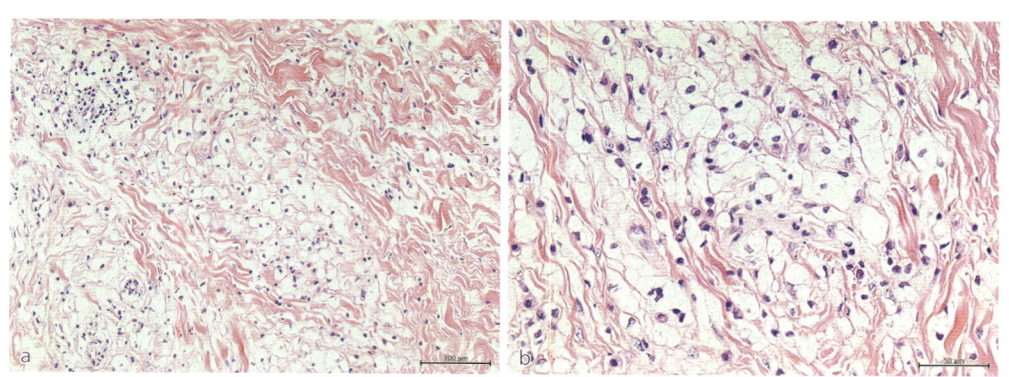

図 3 黄色腫の病理所見
a, b：脂肪を含んだ大型の泡沫細胞が増生している．泡沫細胞は胞体が大きく，明るい泡沫状である．泡沫細胞の集簇の周囲には少数の炎症細胞や線維性組織がみられる．

薬のプロブコールは，黄色腫や動脈硬化巣の退縮作用があるとされるが，長期にわたる内服が必要で完全に黄色腫を消失させるのは困難とされている．

手術的には，切除して皮膚縫合，炭酸ガスレーザーによる切開および蒸散，液体窒素による冷凍療法などがある．

V. 予後と経過観察の方法

　外科的に切除した後の再発率は40％にも及ぶともされる．

　冠動脈疾患を高率に合併するIIa型脂質異常症(高コレステロール血症)に合併した眼瞼黄色腫をみた場合は，虚血性心疾患や心筋梗塞を発症する危険性に配慮することが重要である．

参考文献

1) 臼井嘉彦：I. 眼瞼腫瘍 2. 表皮由来の腫瘍―黄色腫．後藤浩(編)：眼科プラクティス24，見た目が大事！眼腫瘍．p20，文光堂，2008

〔髙村　浩〕

F 伝染性軟属腫

I. 疾患概念・臨床上の特徴

　伝染性軟属腫（molluscum contagiosum）は，ポックスウイルスに属する伝染性軟属腫ウイルス感染によって疣贅を形成するウイルス性疣贅で，表皮の有棘細胞内で増殖する．俗称「みずいぼ」と呼ばれる．小児に多く，体幹や四肢に好発する．

II. 臨床所見の特徴

　2〜10 mm 大のドーム状の軟らかな結節で，表面は平滑で光沢があり，中央部は臍窩状に陥没する．内部には乳白色調の粥状物質が詰まっているようにみえる（図1）．

III. 診断・鑑別診断

　視診により診断は容易である．
　病理組織学的には，表皮が真皮に食い込むようにして塊状に増殖する．細胞質内に細かい顆粒がみられ，これらが融合して好酸性の封入体（軟属腫小体，molluscum body）を形成する（図2）．
　鑑別診断には，白色調の母斑や脂腺癌などが挙げられる．

IV. 治療方針と具体的な治療方法

　ピンセットやリングピンセットで摘み取るのが最も確実とされる．その他，外科的切除，冷凍凝固療法や40％硝酸銀を塗布することもある．一方，2か月くらいで自然消退することもある．

V. 治療に伴う合併症

　疣贅の内容物が表皮に付着すると次々に自家感染して病変が広がってしまうことがあるので，治療時に内容物が周囲に付着しないように注意が必要である．

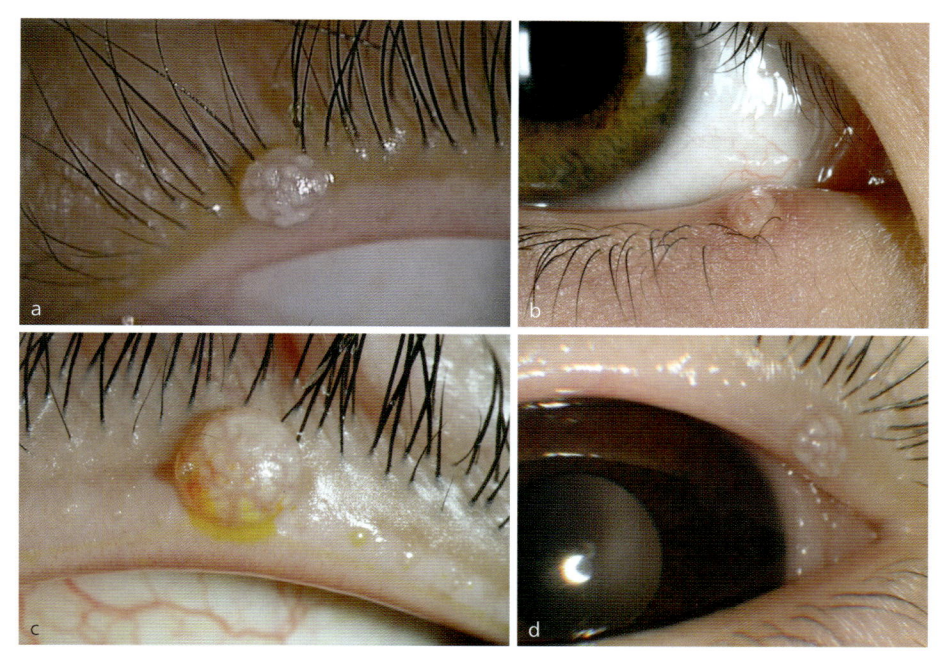

図1 伝染性軟属腫
a：6歳男児．b：11歳女児．c：50歳男性．d：10歳女児（伝染性軟属腫と考えられた自験例）．いずれもドーム状で表面は平滑で光沢がある．内部に粒状の白色調の物質が透けてみえる．dの自験例は約2か月で自然治癒した．
（a，b，cは九州大学・吉川洋先生のご厚意による）

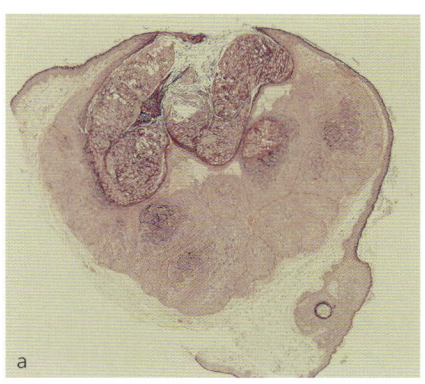

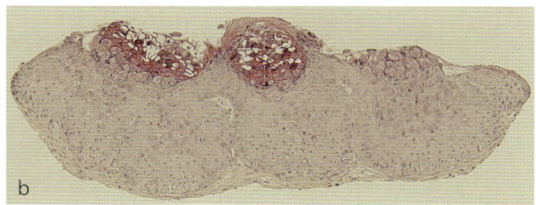

図2 伝染性軟属腫の病理所見
a，b：表皮が真皮に食い込むようにして塊状に増殖している．好酸性の封入体（軟属腫小体，molluscum body）がみられる．
（a，bともに九州大学・吉川洋先生のご厚意による）

VI. 予後と経過観察の方法

　成人の発症例で，特に顔面の伝染性軟属腫が突然，多発した場合はAIDSを合併している可能性が高いので注意が必要である．

参考文献
1) Schornack MM, Siemsen DW, Bradley EA, et al：Ocular manifestations of molluscum contagiosum. Clin Exp Optom 89：390-393, 2006
2) Albini T, Rao N：Molluscum contagiosum in an immune reconstituted AIDS patient. Br J Ophthalmol 87：1427-1428, 2003

（髙村　浩）

G 汗腺由来の囊胞

I. 眼瞼の囊胞

　人体の表面を覆う上皮層は，角膜のみを例外として皮膚粘膜のありとあらゆる部位に陥凹(pit)を有しており，これらが閉塞して囊胞を形成する．眼瞼皮膚の pit には，①エクリン汗腺，②毛囊，③睫毛付属の脂腺である Moll 腺，④マイボーム腺があり，それぞれ囊胞を形成する．ここでは①と③を記す．なお，②毛囊の囊胞は類表皮囊胞(I 眼瞼腫瘍，D 表皮囊胞⇒218頁)，④マイボーム腺の囊胞は他項〔I 眼瞼腫瘍，A 霰粒腫と瞼板内角質囊胞(マイボーム腺囊胞)⇒204頁〕を参照されたい．

II. 汗腺囊胞の特徴と診断

　汗腺の囊胞は40歳代以降，主に60歳代以降で特に誘因なく発生する．皮膚に癒着しており，皮膚直下で液状の内容が透見できることが多い．通常の汗腺であるエクリン汗腺由来(エクリン汗囊腫)と瞼縁睫毛部に特異的に発生する Moll 腺囊胞(アポクリン腺由来)がある．同様に皮膚直下に発生する類表皮囊胞(表皮囊胞)が固形の内容(角質)を有するのに対し，汗腺囊胞の内容は基本的に液状で透明なことが多い．エクリン汗囊腫と Moll 腺囊胞は組織学的に鑑別困難なことがあり，主に発生部位によって区別する．

III. Moll 腺囊胞

　睫毛部に水様の透明な液を容れた囊胞があれば，ほぼ Moll 腺囊胞(Moll's gland cyst)である．切除の対象とならないものを含めると非常に頻度が高く日常的に遭遇する．表皮直下で壁が薄いので，細隙灯の透光性と摂子などによる触診で容易に囊胞性であることが確認できる(図1)．大きさは 1～8 mm，時に多発，時に内容が乳白色に混濁，稀に濃縮してゼリー状になる．

1. 治療

　囊胞性であれば悪性の可能性はほぼないといってよいので，虹彩剪刀などで表面の囊胞壁のみ切除して開放すれば治療となる(図2)．大型，再発例など確実に治癒させたい場合

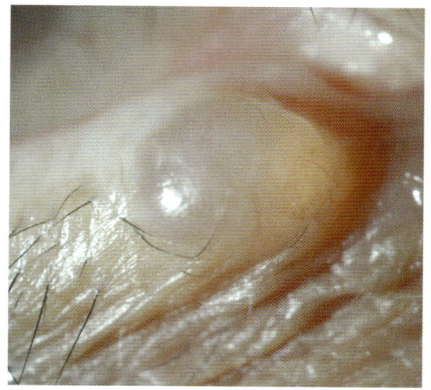

図1 涙点近くの睫毛部に発生したMoll腺嚢胞
睫毛部に透明な液が透見される嚢胞があればほぼMoll腺嚢胞と考えてよい．内容は時に乳白色である．

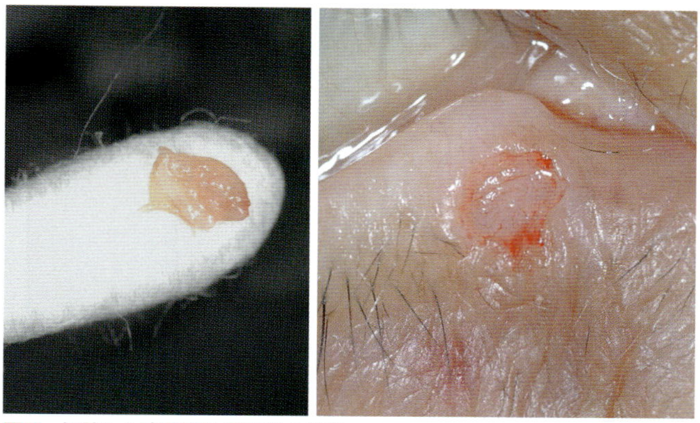

図2 切除した嚢胞壁と開放後の状態
隆起部の嚢胞壁のみ切除して嚢胞を開放した．これで治療終了である．

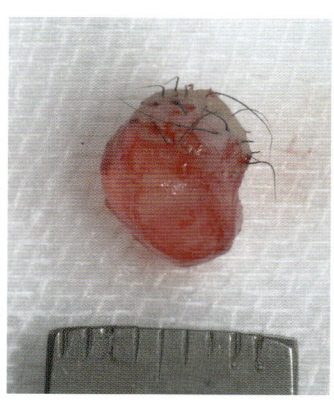

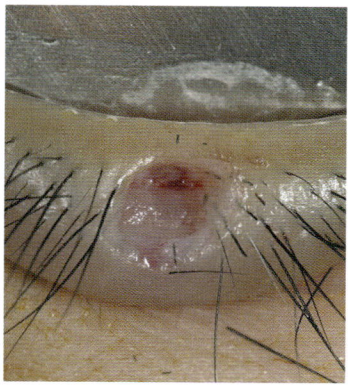

図3 全摘したMoll腺嚢胞と切除後の状態
Moll腺嚢胞の深部は瞼板に至る．この程度の欠損は自然に肉芽で埋まるので縫合不要である．

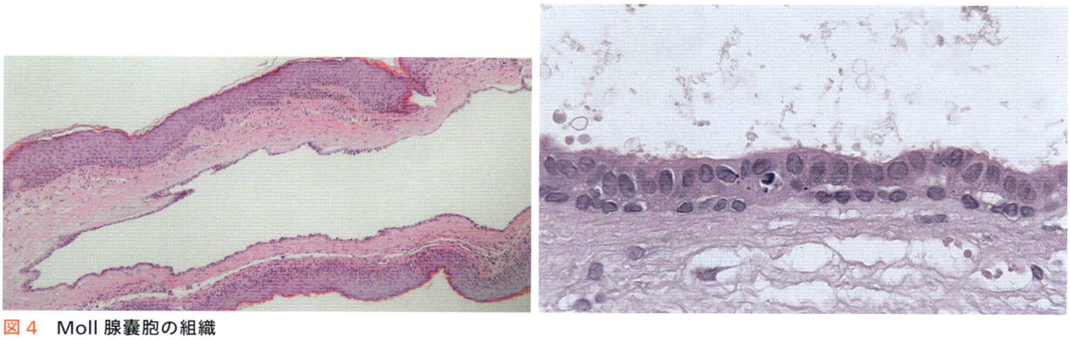

図4 Moll腺嚢胞の組織
嚢胞壁は外分泌腺の特徴として2層上皮，アポクリン腺の特徴として内層の細胞が好酸性を呈する．

は嚢胞全摘(可及的切除)となる．Moll腺は睫毛根とともに皮膚から深く陥入して一部瞼板内にめり込んでいるため，破らず全摘するためには隣接する毛根とともに瞼板が露出するくらい深く切除する(図3)こととなり，挟瞼器と凝固止血器が必要である．肉芽形成が良好な部位であるため大型例を除き縫合は必要ない．

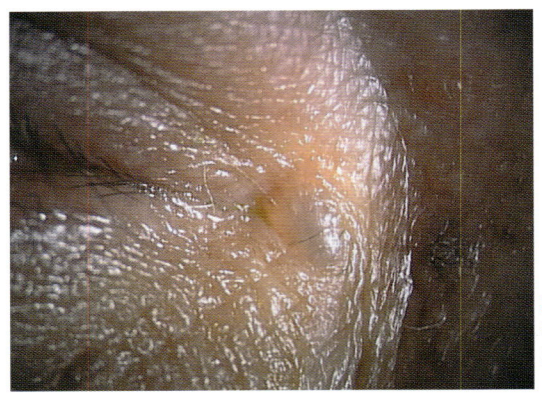

図5 内眼角に発生したエクリン汗嚢腫
表皮直下の透明液を容れた嚢胞という点は Moll 腺嚢胞と同様であるが，Moll 腺嚢胞とは発生部位が異なる．

2. 組織と疾患概念

　皮膚面近くは Moll 腺の導管，深部は分泌部に相当する二層上皮からなる（図4）．すなわち「Moll 腺全体」が拡張したもので，アポクリン分泌部の腫瘍性増殖であるところのアポクリン汗嚢腫（apocrine hidrocystoma）とは異なる．拡張伸展によりアポクリン汗腺の組織学的特徴（好酸性，断頭分泌像）が不明瞭となりエクリン汗腺由来と区別しがたいことがあるが，発生部位を重視して診断する．成書に適当な病名の記載がなく眼瞼特有のこの病態は「Moll 線嚢胞」と呼ぶのが適切と考える．

IV. エクリン汗嚢腫

　エクリン汗嚢腫（eccrine hidrocystoma）は，モル線嚢胞にくらべ眼瞼では頻度が低い．自験例，報告例とも内眼角または外眼角に発生している（図5）．正常の「上下」眼瞼では瞼縁や睫毛近くにエクリン汗腺は存在せず，睫毛からいくらか離れた部位から分布している．Moll 線嚢胞同様に皮膚直下にある水様の液を容れた嚢胞で，皮膚に癒着して皮膚とともに動く．眼角部の場合，嚢胞壁の部分切除開放のみでは切除縁癒着による再発が懸念されるため，治療は嚢胞全摘とする．エクリン汗腺の導管に相当する二層上皮がみられる．

参考文献

1) Hashimoto K, Zagula-Mally ZW, Youngberg G, et al：Electron microscopic studies of Moll's gland cyst. J Cutan Pathol 14：23-36, 1987

〔吉川　洋〕

H 基底細胞癌

I. 疾患概念

　　基底細胞癌(basal cell carcinoma)は，皮膚悪性腫瘍のなかで最も頻度の高い腫瘍であり，眼瞼悪性腫瘍のなかで本邦においては脂腺癌と並び1位，2位を占める頻度の高い腫瘍である．臨床眼科医も必ず一度は診察する機会がある悪性腫瘍であり，少なくとも診断に関してのキーポイントは是非押さえておきたい腫瘍である．

　　基底細胞癌の発生起源は，実は十分にわかっていないのが実情で，腫瘍を構成する増殖細胞は，組織学的には表皮や皮膚附属器上皮細胞の基底細胞に類似している(未分化な角化細胞性腫瘍)．しかし，詳細に観察すると，実際は胎生期の毛芽細胞(hair germ cell)により類似する細胞が主成分であり，上皮性胚芽または多分化能を有する未分化細胞から生じるとも考えられ，各附属器に分化する傾向がある腫瘍でもある．

　　眼瞼を含め顔面は，基底細胞癌の好発部位であり，紫外線の影響や外的刺激を多く受けることに関係があると言われている．そのなかで眼瞼部での発生では，上眼瞼よりも下眼瞼に多く，内眼角部に好発し，そして外眼角部にも発生する．また両側性の，あるいは多発性(同時期のこともあれば時間を空けての場合もある)の発生もある．

　　なお，基底細胞癌の生命予後の良好さから，基底細胞腫(basal cell epithelioma)という名称も頻用されているが，病理組織学的に核異型が強く浸潤性に増殖し，進行速度も速い症例も存在するので，基底細胞癌との名称が望ましいと考える．

II. 臨床所見の特徴

　　基底細胞癌は多彩な臨床像を呈するが，典型例では，黒褐色〜茶褐色の色素を有した腫瘍性病変を呈する．色素沈着は均一から不均一まであり，時に色素沈着を伴わない症例もある．様々な型・亜型があるが，代表として以下の4つの型を押さえておきたい．

　　①結節型ないしは結節潰瘍型〔solid(nodulo-ulcerative)type〕：黒色調丘疹または結節で，表面に独特の蝋様光沢を有し，時にびらんや潰瘍を伴うタイプ
　　②表在型(superficial type)：隆起や浸潤がみられないタイプ
　　③強皮症型(morphea-like type)：瘢痕様で浸潤が強いもの
　　④Pinkus type：広基性または有茎性の腫瘤を示すもの

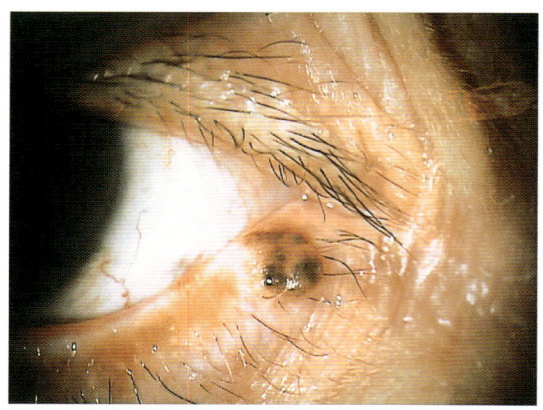

図1　結節型の基底細胞癌（下眼瞼）

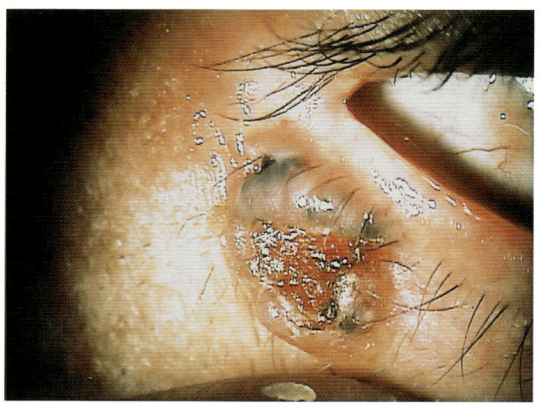

図2　結節潰瘍型の基底細胞癌（下眼瞼）

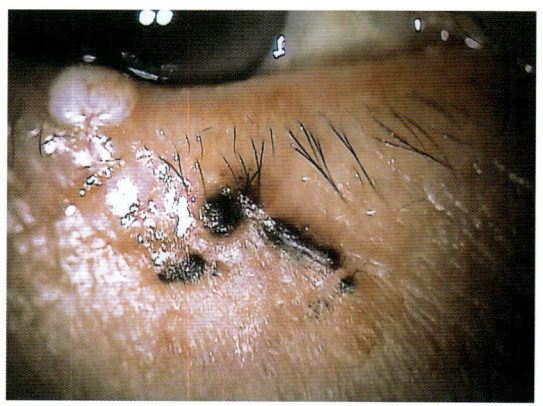

図3　表在型の基底細胞癌（下眼瞼）

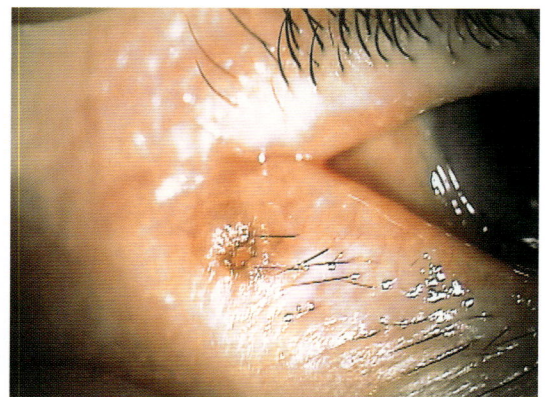

図4　小さな結節潰瘍型の基底細胞癌（下眼瞼〜外眼角部）

III.　診断・鑑別診断

　最終的な確定診断には病理組織学的検査が必須であり，また病理組織学的鑑別診断も大切ではあるが，ここではあくまで臨床的診断・鑑別診断について記述する．

　まずは，著者が最近経験したいくつかの臨床写真を提示する（図1〜7）．腫瘍性疾患に馴染み，臨床的に強くなるためには，腫瘍性疾患に慣れ，臨床の場でより多くの鑑別診断を頭に思い浮かべることが重要であるので，これらの写真をアトラス的に眺め，実際に経験する症例と対比することで，腫瘍性疾患の診断力がつくと考えるので，参照されたい．

　鑑別診断すべき眼瞼腫瘍としては，良性腫瘍では，母斑と脂漏性角化症が挙げられる．母斑とは臨床経過や潰瘍の有無のほか，色素の色調の違いから鑑別でき，脂漏性角化症は，時に色素沈着が基底細胞癌と類似し鑑別に苦慮することもある．悪性腫瘍では，脂腺癌と悪性黒色腫が挙げられ，前者では，無色素性基底細胞癌の場合鑑別に苦慮するが，腫瘤に黄色〜黄白色の外観があれば脂腺癌の可能性が高くなる．悪性黒色腫の場合，周囲への独特の色素の染み出しや衛星病巣などがみられ，また色素自体も多様性，多彩さを示すことが特徴である．

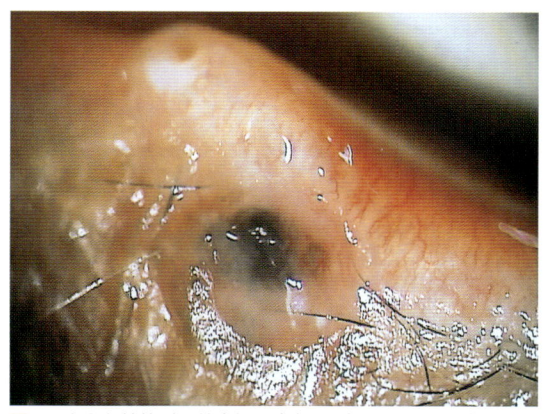

図5　小さな結節型の基底細胞癌（下眼瞼・下涙点近傍）

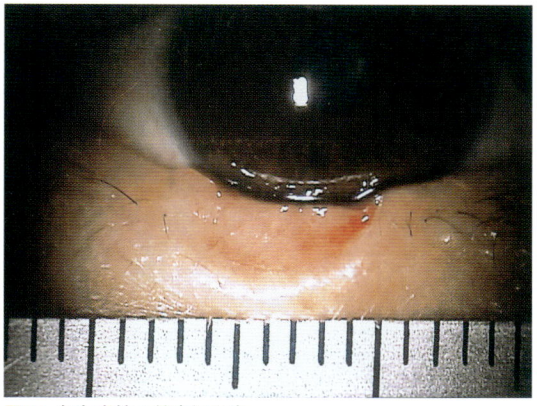

図6　無色素性の基底細胞癌
潰瘍形成あり，病理組織学的検査にて周囲への浸潤・瘢痕を伴っていた．

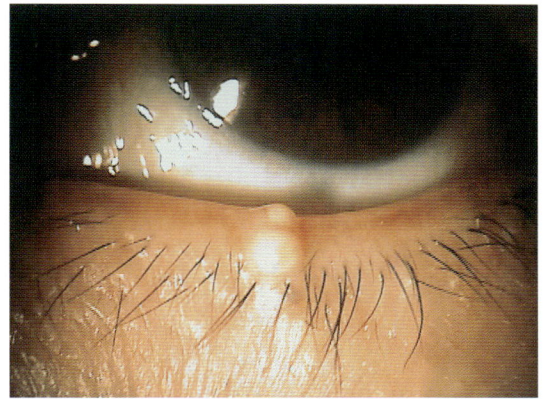

図7　無色素性でドーム状の基底細胞癌

IV. 治療方針と具体的な治療方法

　原則は，手術での完全摘出・切除である．腫瘍辺縁から安全域として，2〜3 mm 以上離して切除する．また，可能な限り術中迅速診断を利用して，腫瘍の深部を含め，切除断端に腫瘍細胞がないことを確認することも重要である．特に再発後の再手術症例や，浸潤が強い症例や斑状強皮症型では術中迅速診断が必須である．また手術施行が困難な症例（超高齢症例や高度の認知症症例）や手術を承諾されない場合には放射線治療も検討され，冷凍凝固術なども選択肢として挙げられる．

V. 予後と経過観察の方法

　基底細胞癌では，転移あるいは腫瘍死は極めて稀であるが，腫瘍型によっては局所破壊や再発傾向が強い．腫瘍深部で腫瘍細胞が増殖し，眼窩内へ浸潤するほか，治療しないで放置すれば，眼瞼や眼窩およびその周囲に広がり広範な組織破壊をきたす可能性がある．

I　眼瞼腫瘍　H　基底細胞癌

筆者の場合，術後3か月目以降1年までは3か月ごとに診察し，その後術後2〜3年までは4〜6か月ごとの診察を行い，それ以降は術後5年までは4〜6か月で診察を行っている．一般に癌の治療目標は術後5年であり，基底細胞癌もこれに準じると考えるが，途中でdrop-outする症例もあり，2〜3年までの経過観察しか追えないケースもあるのが実情である．また遠隔転移は稀であるので，通常の症例であればPET-CTなどの全身検査は施行していない．

▶一般眼科医へのアドバイス

　典型例では，基底細胞癌の臨床診断はそれほど困難ではない．より多くの症例を経験することがエキスパートになる道ではあるが，診断に関しては，疑いをもって診察（視診）することと，症例写真をカラーアトラスのように眺め，日頃から多くの症例写真を視ておくことが肝要である．眼科クリニックの近くに，眼腫瘍をよく診ている眼科医があれば，疑いのまま紹介して診断・治療を仰ぐのも賢明であるが，その場合は，後日診断が何であったかを確認し，フィードバックすることも重要である．早期に適切に治療すれば，機能的にも大きな問題を生じることが少ない基底細胞癌は，一般眼科医にも是非押さえてもらいたい腫瘍である．

参考文献

1）桐生美麿：基底細胞癌．病理と臨床 21：1351-1356, 2003
2）後藤浩：基底細胞癌．後藤浩（編）：眼科プラクティス 24, 見た目が大事！眼腫瘍．pp24-25, 文光堂, 2008
3）新井栄一：表皮系腫瘍．病理と臨床 32：350-354, 2014

（林　暢紹）

I 脂腺癌

I. 疾患概念・臨床上の特徴

　脂腺癌(sebaceous carcinoma)は，主に脂腺細胞への分化を示す悪性腫瘍の総称であり，皮膚附属器である通常の皮脂腺のほか，眼瞼部のマイボーム腺(瞼板腺)やZeis腺(睫毛腺)，そして乳輪部のMontgomery腺なども含まれ，全身にみられる癌である．しかし，マイボーム腺とZeis腺のある眼瞼部からの発生が多く，そのため，脂腺癌は，眼型と眼外型に分けられることもあるが，これらには，固有の細胞学的相違はないとされている．

　他の癌腫と同様に中高年に好発し，上眼瞼に多く下眼瞼に少ないとされ(3：2)，白人と比較して日本人を含めた東洋人に多い．また放射線治療歴のある部位からの発生も知られている．また，脂腺癌を含め脂腺系腫瘍は，家族性にMuir-Torre症候群をきたすことがあり，皮膚病変ではケラトアカントーマを合併すること，大腸癌や乳癌の発症率が高いことが知られている．

II. 臨床所見の特徴

　眼瞼あるいはその周囲で発生する．眼科医が扱う脂腺癌の発生を考えた場合，①マイボーム腺，②Zeis腺以外に，③涙丘の皮脂腺，④眉毛や眼瞼皮膚の皮脂腺が考えられるが，①，②由来の脂腺癌(マイボーム腺癌，Zeis腺癌)が大部分である．典型例では，表面凹凸不整，硬結として認められる．腫瘍の増大は比較的緩徐であるが，時に急速な増大を示すこともある．脂腺癌の腫瘍細胞は，元来脂腺分泌細胞であることから，腫瘍内に脂を含み，黄色調の色調を呈する無痛性病変である．また，びらんや潰瘍などの二次性変化を伴いやすく，睫毛付近に浸潤すると睫毛の脱落を認める．腫瘍が結膜側に穿破すると瞼結膜に，皮膚側に穿破すると眼瞼皮下の腫瘍として確認されるが，上皮内浸潤の形で瞼縁皮膚や睫毛の毛包，瞼結膜に広がり，腫瘍形成が目立たない場合もある．筆者が最近経験した症例写真を提示する(図1～7)．

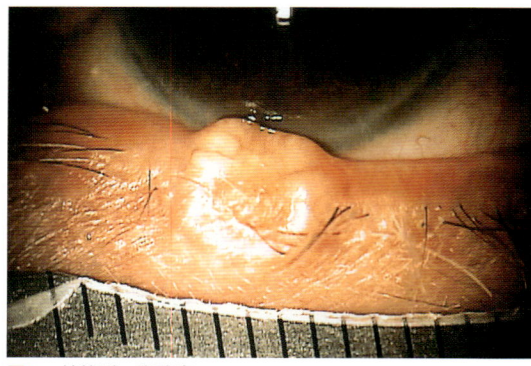

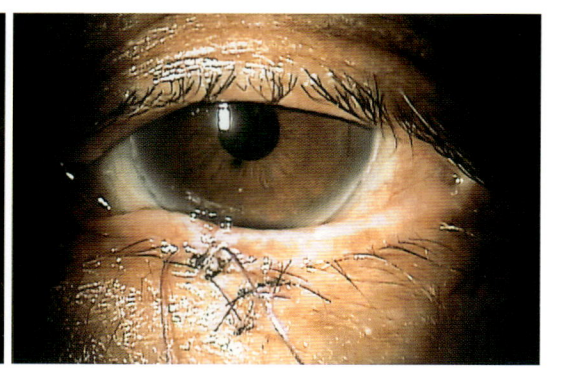

図1　結節型の脂腺癌
中央に潰瘍を形成し睫毛の脱落を伴い，黄白調の色調を呈している．右は腫瘍切除後・眼瞼再建後の抜糸直前の状態である．

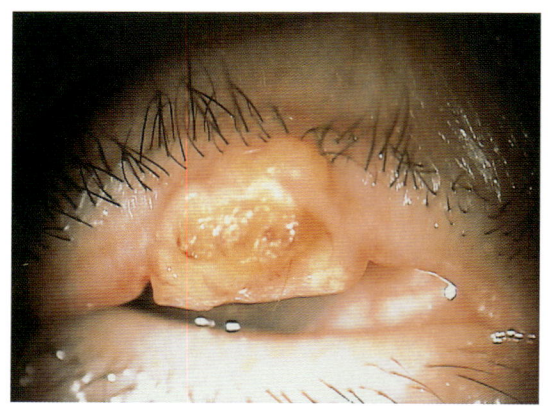

図2　黄色調の強い有茎性に発育した脂腺癌

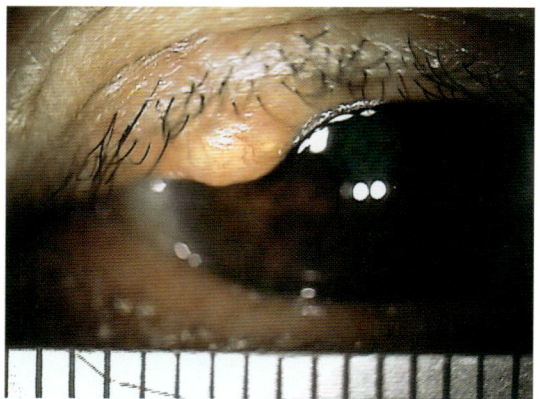

図3　小さなドーム状腫瘤の脂腺癌

III. 診断・鑑別診断

　脂腺癌は，腫瘍細胞内の脂肪のため，黄色〜黄白色調の結節を呈することが多く，瞼縁の睫毛を巻き込めばその脱落もみられる．一見霰粒腫に類似した結節状増殖が多いが，眼瞼結膜炎に類似したびまん性増殖や有茎性増殖もある．腫瘍細胞の最も特徴的な所見は，腫瘍細胞内に脂肪が存在することである．脂腺癌の腫瘍細胞が本来の眼瞼の上皮層内（表皮あるいは結膜上皮）を，あたかもPaget病のように這うように浸潤することがあり，pagetoid spreadと呼ばれる．脂腺癌のなかには深部にはあまり浸潤せず，pagetoid patternを示して広範囲に浸潤することもあり，これが眼瞼炎，眼瞼結膜炎などと臨床診断される原因である．

　眼瞼に腫瘤を形成する最も一般的なものは霰粒腫であり，一番の鑑別となる．"再発を繰り返す霰粒腫をみたら悪性腫瘍，特に脂腺癌を疑え"との鉄則もある．また，pagetoid spreadの場合には，眼瞼炎あるいは眼瞼結膜炎との鑑別が必要であり，脂腺癌は眼瞼病変における仮面症候群でもある．有茎性の場合には，他の眼瞼腫瘍との鑑別を要することもある．

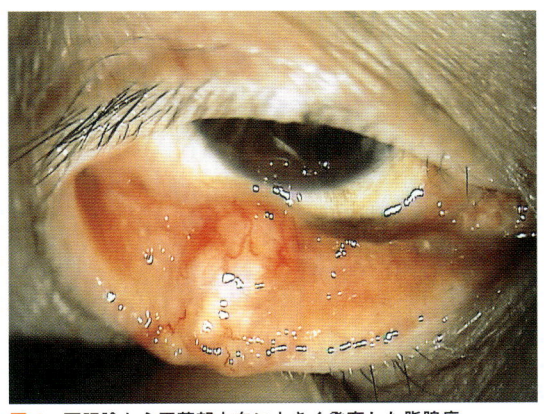

図4 下眼瞼から円蓋部方向に大きく発育した脂腺癌

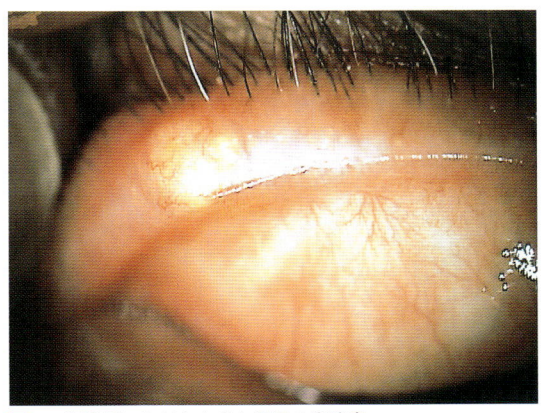

図5 眼瞼縁に生じた小さな初期の脂腺癌

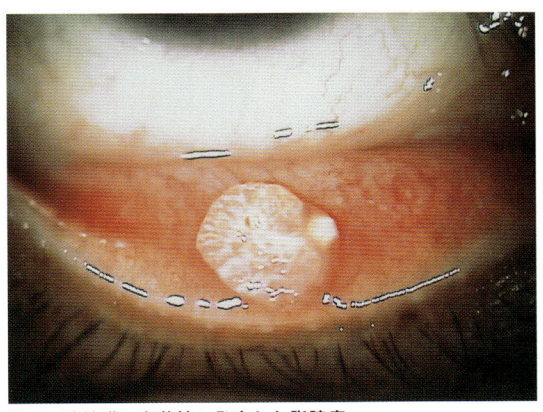

図6 瞼結膜に有茎性に発育した脂腺癌

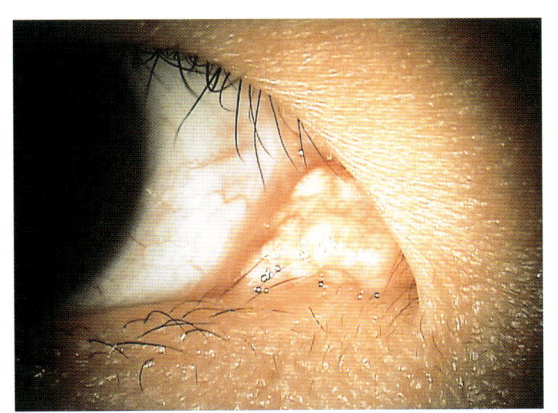

図7 涙丘部に発生した脂腺癌

IV. 治療方針と具体的な治療方法

　原則は手術による全摘出・全切除と考える．腫瘍辺縁より5mm以上離して（皮膚科領域では10mm離してとの記載もある）切除する．この腫瘍の場合は，特に術中迅速診断が必要と考えられ，深部を含め，切除断端の精査が必須である．眼窩部への浸潤を伴った症例では眼窩内容除去術も検討する必要がある．また，切除後の病理組織検査にて安全域の不足症例や切除断端陽性例には，再度の拡大切除術あるいは後療法として放射線治療も行われる．また放射線治療はしばしば手術補助療法・後療法として行われる．しかし，手術施行困難な場合には，放射線治療が単独療法として考慮される．なお，化学療法の位置づけは明確ではない．

　また，現時点では倫理委員会での承認後となるが，諸外国ではマイトマイシンCなどの点眼療法の効果が報告され，今後の治療成績の蓄積が待たれる．

V. 予後と経過観察の方法

　腫瘍の切除断端が1～3mmでは、3割程度が再発することが示唆されている。また pagetoid spread の浸潤パターンを示す症例では、術中迅速診断を行っても、再発症例があるので、より慎重な経過観察が望まれる。筆者の場合、脂腺癌との確定診断が得られた場合、他臓器への転移・浸潤の精査のため、以前はガリウムシンチグラフィを、最近ではPET-CT検査を施行している。術後3か月までは1か月頃に、それ以降術後1年までは3か月ごとに、1～2年までは3～4か月ごとに、その後は4～6か月ごとに診察を行う。局所再発および遠隔転移に注意して画像検査も必要に応じて行っている。

　脂腺癌は、局所再発および転移を生じ、早期の診断を誤る・怠ると予後が不良となる。局所の再発率は30～40％、遠隔転移は14～25％、そして腫瘍関連死亡率は10～20％に及ぶとされている。

▶一般眼科医へのアドバイス

　脂腺癌は、早期に診断し適切な治療を行えば、完治しうる癌腫であり、早期診断における眼科医の判断が重要である。早期診断のためには、まずは疑って診ることであり、眼瞼部の腫瘤をみた場合、① 眼瞼の可動性に乏しい腫瘤をみたら、瞼板病変の可能性はないか？ ② 黄味を帯びた色調はないか？（脂肪の産生）、③ 周囲に放射線治療の既往はないか？ などを頭に浮かべる必要がある。また、教科書的には睫毛の脱落が脂腺癌の特徴とされているが、睫毛の脱落は、ごく早期には起こりにくいことを覚えておきたい。また、初期の脂腺癌は霰粒腫との鑑別は困難であり、臨床的に霰粒腫と考え切開する場合、摘出材料や搔爬材料は、必ず病理組織検査を行うことが重要である（特に中高年あるいは高齢者では必須と考える）。もし生検で脂腺癌と確定されたら、腫瘍を専門とする眼科医にコンサルトし、治療にあたることが大事である。

参考文献

1) 吉川洋：脂腺癌．後藤浩（編）：眼科プラクテイス24．見た目が大事！眼腫瘍 pp28-29．文光堂，2008
2) 泉美貴：毛包・脂腺系腫瘍．病理と臨床 32：355-361, 2014
3) 林暢紹：脂腺癌 vs 扁平上皮癌．石橋達朗（編）：眼科プラクテス8．いますぐ役立つ眼病理．pp50-55．文光堂，2006
4) Shields JA, Demirci H, Marr BP, et al：Sebaceous carcinoma of the ocular region：a review. Surv Ophthalmol 50：103-122, 2005
5) 筑後孝章：脂腺癌．真鍋俊明，清水道生（編）：皮膚腫瘍I角化細胞性腫瘍，付属器系腫瘍と皮膚特有の間葉系腫瘍．pp126-128．文光堂，2010

（林　暢紹）

J 日光角化症，扁平上皮癌

I. 疾患概念・臨床上の特徴

　眼瞼の被覆上皮には皮膚表皮と瞼結膜粘膜上皮があり，そのどちらからも扁平上皮系の腫瘍が発生しうる．眼瞼の扁平上皮系の悪性腫瘍の代表である扁平上皮癌は，これら眼瞼皮膚由来と瞼結膜由来のものがある．結膜扁平上皮癌の詳細は，「II 角結膜腫瘍，D 異形成症，上皮内癌，扁平上皮癌」(⇒ 252 頁)に譲る．以下本項では，眼瞼皮膚に関連しての日光角化症と扁平上皮癌について概説する．

　日光角化症(solar keratosis)の同義語として，光線性角化症(actinic keratosis)，老人性角化症(senile keratosis)，老人性角化腫(keratoma senilis)があり，混同されることもあるので注意したい．これらは，いずれも皮膚の前癌病変・表皮異形成の範疇の病態であり，子宮頸癌や結膜・角結膜上皮性腫瘍の用語である dysplasia の概念に通じる．この表皮異形成が表皮全層に及び全層性に異型有棘細胞がみられるものが，いわゆる上皮内癌(carcinoma in situ)である(注意：Bowen 病と同義ではない)．一方，扁平上皮癌(squamous cell carcinoma)は表皮棘細胞への分化を示す悪性腫瘍である．また皮膚科学領域では，表皮組織は，厳密には基底細胞と有棘細胞に区別されることから，扁平上皮癌ではなく，有棘細胞癌(prickle cell carcinoma)の用語が使用されることも多い．

　日光角化症は，高齢者の日光露出部の，ことに顔面での発生が多く，扁平上皮癌も中〜高年齢者に多い．

II. 臨床所見の特徴

　日光角化症は，主には，顔面，耳介，前腕伸側や手背，頭皮脱毛部などの日光の曝露部位に生じ，平坦からやや隆起した丘疹や紅斑性局面で，表面には鱗屑を伴うことが多い．一方，扁平上皮癌は，角化傾向を伴った(そのため病変部の表面は粗造で粗く，白色調を呈しやすい)不整な隆起性〜潰瘍形成性病変を呈し，時に多発病変を認める(図1〜3)．

　また，日光角化症のみられる皮膚病変の真皮の浅層部には，炎症細胞浸潤と著明な好塩基性変性，日光弾性線維症(solar elastosis)の所見をしばしば随伴しているのも特徴である．

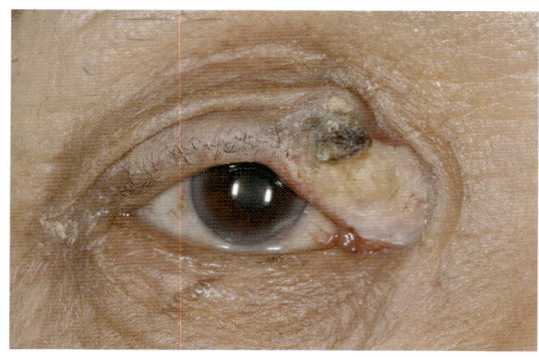

図1　上眼瞼に生じた扁平上皮癌
73歳の女性．2年前から右上眼瞼腫瘍があった．初診時の大きさは15×12 mm．表面は粗造で黄白色，一部に褐色色素を伴っていた．病理所見では，著明な錯角化を示す病変であった．上皮は乳頭腫状に上方に突出し，釘脚は不規則に腫大延長し，基底側主体に核異型細胞が増生していた．異常核分裂像や角化異常を認め，高分化扁平上皮癌と考えた．
（岡山医療センター・大島浩一先生よりご提供）

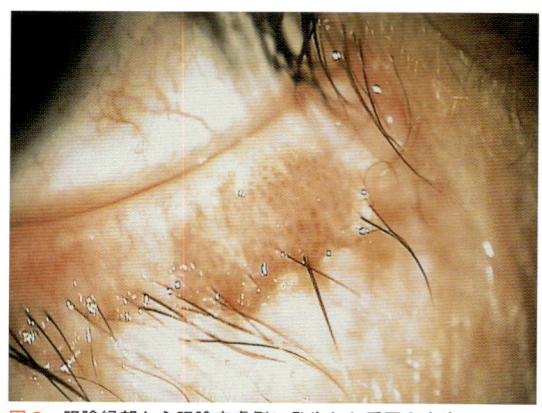

図2　眼瞼縁部から眼瞼皮膚側に発生した扁平上皮癌

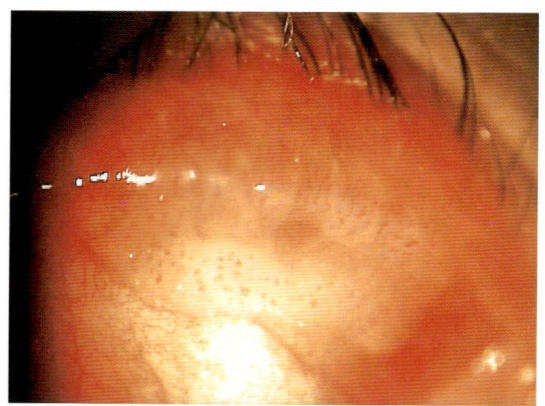

図3　瞼結膜から眼瞼縁，眼瞼皮膚側に発生した扁平上皮癌

III.　診断・鑑別診断

　角化傾向を伴ったいわゆる角化細胞性腫瘍が鑑別診断として挙げられる．いわゆる疣贅や脂漏性角化症，ケラトアカントーマなどの棘細胞腫といった良性腫瘍も含まれる．また，時に脂腺癌あるいは潰瘍形成が強い場合には無色素性基底細胞癌なども鑑別診断に含まれる．

IV.　治療方針と具体的な治療方法

　いずれも手術による完全切除が基本であると考える．症例数も少なく，脂腺癌や基底細胞癌のようにコンセンサスが得られているとは言い難いが，扁平上皮癌においては，基本的には脂腺癌に準じた切除が望ましいと考える．また扁平上皮癌では，超高齢患者などで手術不可能あるいは切除不能例では放射線治療や抗癌剤治療も行われている．

V. 予後と経過観察の方法

　扁平上皮癌自体は，基底細胞癌と異なり，リンパ行性，血行性に転移し遠隔転移も認められる悪性腫瘍であり，局所再発はもちろん遠隔転移にも注意が必要である．ただし，局所浸潤が強い症例でも転移の頻度は低く，脂腺癌やMerkel細胞癌のような高悪性度の腫瘍ではない．一度は遠隔転移の有無の精査にPET-CTなどを行い，基底細胞癌に準じた経過観察を行い，5年を目標にした経過観察でよいと考える．

> **▶一般眼科医へのアドバイス**
>
> 　日光角化症は，老人性角化症とも呼ばれていることから，時に老人性疣贅（脂漏性角化症）と混同されることがあるが，後者は頻度の高い良性病変であり，しっかり区別して理解してほしい．日光角化症は，白人に頻度の高い疾患であるが，高齢社会への移行で日本人にも増加し，また紫外線の影響が強くなっている現在から近未来には発症率の増加が予想される疾患である．またいわゆるBowen病に比較して異型度が低いにもかかわらず，日光角化症の癌化率はBowen病よりも高い点には留意しておきたい．また，皮膚科学領域では，扁平上皮癌は，基底細胞癌と並ぶ皮膚癌の代表であるが，少なくとも本邦を含めた東洋人において眼瞼部扁平上皮癌の発生頻度はかなり低い．扁平上皮癌の発癌因子として，紫外線，砒素，タール，放射線，熱傷瘢痕，ヒトパピローマウイルスなどが挙げられるが，最近の紫外線の悪影響の増加に伴い，今後日光角化症とともに増加が予想される．
>
> 　なお，本邦の一般的な健康保険の取り扱いでは，Bowen病は表皮内癌で，日光角化症ははずされていることが多い．

参考文献

1) 笹尾ゆき，真鍋俊明：日光角化症．病理と臨床 21：1326-1330，2003
2) 横山繁生，駄阿勉，加島健司：扁平上皮癌．病理と臨床 21：1337-1343，2003
3) 玉田伸二：扁平上皮癌．真鍋俊明，清水道生（編）：腫瘍病理鑑別診断アトラス，皮膚腫瘍Ⅰ角化細胞性腫瘍，付属器系腫瘍と皮膚特有の間葉系腫瘍．pp34-37，文光堂，2010
4) 水野信之：日光角化症．実践 皮膚病変のみかた．日本医師会雑誌 134（特別号）：S231，2007
5) 江口功一：眼瞼悪性腫瘍．野田実香（編）：専門医のための眼科診療クオリファイ10，眼付属器疾患とその病理．pp117-124，中山書店，2012

（林　暢紹）

K Merkel 細胞癌

I. 疾患概念・臨床上の特徴

　表皮に存在するMerkel細胞(触覚受容細胞)由来と考えられている皮膚の悪性腫瘍である．高齢者や免疫不全患者の顔面，頭頸部，四肢といった露光部皮膚に多く発生し，紅色のドーム状腫瘤を形成し，悪性度が高い腫瘍である．男女比は1：2.5で女性に多い．このMerkel細胞癌(Merkel cell carcinoma)は，神経内分泌細胞への分化を示し皮膚内分泌癌や皮膚小細胞癌などとも呼ばれている．露光部に多いことから，病因として紫外線の関与が疑われる．さらに近年では多くの症例(70～80％)でMerkel cell polyomavirusが，腫瘍細胞から検出され，本ウイルス腫瘍の発生に関与している可能性がある．

　Merkel細胞癌の好発発生部位は，露光部でも特に顔面および頭頸部であり，約10％が眼瞼およびその周囲に発生し，そのうち6割強は上眼瞼からの発生である．また多くの症例(約3/4)は65歳以上の高齢者である．

II. 臨床所見の特徴

　臨床所見・症状は，個々の症例により異なっている．無痛性で，光沢のある赤色調から紫色調の色調あるいは赤みを帯びた青色調を呈し，表面平滑の弾性硬の結節状あるいは隆起性の病巣である．このような病変が眼瞼縁付近に生じている場合には，このMerkel細胞癌を鑑別診断として挙げる必要がある．病巣表面の皮膚に，毛細血管拡張症のように拡張した血管がみられることが特徴である．すなわち，この腫瘍の臨床所見のキーワードは，潰瘍を形成しない赤紫色～紅色の腫瘤で，腫瘤表面の血管の拡張を認めることである（図1）．

III. 診断・鑑別診断

　臨床所見から鑑別診断として挙げられる主腫瘍は，リンパ腫(原発性および続発性)，形質細胞腫，白血病細胞の浸潤である．その他，脂腺癌，扁平上皮癌，基底細胞癌，無色素性黒色腫も挙げられる．なお，病理組織学的には，いわゆるsmall round cell tumor(リンパ腫など)が鑑別診断となる．肺の小細胞癌の皮膚(眼瞼皮膚)転移は同様の症状や病理所見を示

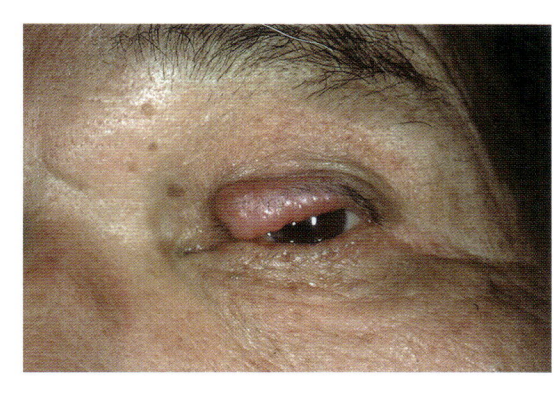

図1 Merkel細胞癌
上眼瞼に赤色調・隆起性腫瘤がみられ，睫毛は一部脱落しているが，潰瘍形成は認めない．表面の皮膚には拡張した血管がみられる．
〔林暢紹：Merkel細胞癌．後藤浩（編）：眼科プラクティス24，見た目が大事！眼腫瘍．p40，文光堂，2008より〕

すため，本疾患を疑う場合には肺癌の検索を要する．また，神経内分泌細胞への分化を示すため，免疫染色では，低分子量のケラチンやEMAなどの上皮性マーカーに加え，chromogranin A，synaptophysin，NSEなどの神経内分泌マーカーも陽性となる．特にCK20が核周囲にドット状に陽性になる像は特徴的所見とされている．悪性リンパ腫，悪性黒色腫や転移性小細胞癌などは，それぞれの有用なマーカー(LCA，S-100，HMB-45，TTF-1など)を応用することで鑑別可能である．

なお，本疾患が高齢者に多いためか，日光角化症やBowen病あるいは扁平上皮癌が，Merkel細胞癌の直上の表皮にみられることもあるが，通常はMerkel細胞癌との移行はないといわれている．

IV. 治療方針と具体的な治療方法

進行速度が早く，腫瘍細胞自体の悪性度も高いため，本疾患を疑う場合には早急に生検し診断を確定する必要がある．そのうえで治療方針を決めることになるが，眼科領域での症例蓄積に乏しく，現時点で確立した治療方法はない．広範囲な切除術を行い，放射線後療法を用いる施設が多い．また化学療法も試みられるが，現時点では決まったプロトコールはないに等しい．皮膚科領域の教科書には，比較的早期からリンパ節転移や血行性転移を生じ，また再発しやすいため，広範囲拡大切除を行い，所属リンパ節郭清を加え，術後の放射線治療や化学療法もある程度有効である，との記載が多い．

最近筆者は，超高齢者(100歳)の女性の上眼瞼に急速に増大したMerkel細胞癌に対して，局所麻酔下にて可能な範囲での部分切除後，局所放射線治療で，十分な治療効果を得た経験がある．その臨床写真を提示する(図2〜7)．

V. 予後と経過観察の方法

Merkel細胞癌は，一般に予後不良で，局所再発，所属リンパ節転移や遠隔転移(肺，肝，脳，骨など)を起こしやすく，5年生存率は55〜75%である．予後不良因子としては，高齢，免疫不全，頭頸部発症例などが知られている．

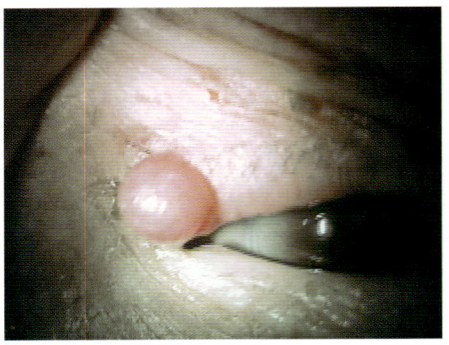

図2 近医眼科受診時の外眼部
上眼瞼に半球状の淡紅色の腫瘤を認める.

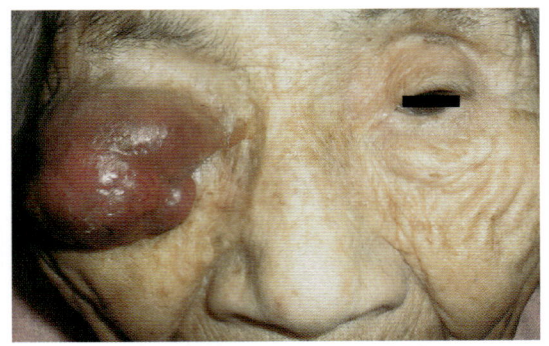

図3 当科紹介時の外眼部（図2より5か月半後）
右上眼瞼からの腫瘤は巨大化し，赤色調が強い.

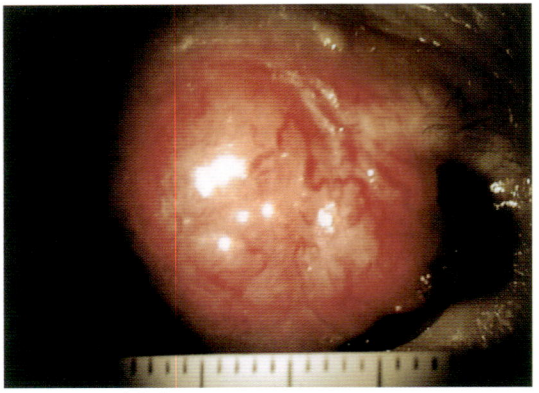

図4 図3の強拡大
腫瘤表面には拡張した血管が目立つ. 腫瘤表面は平滑で光沢がある.

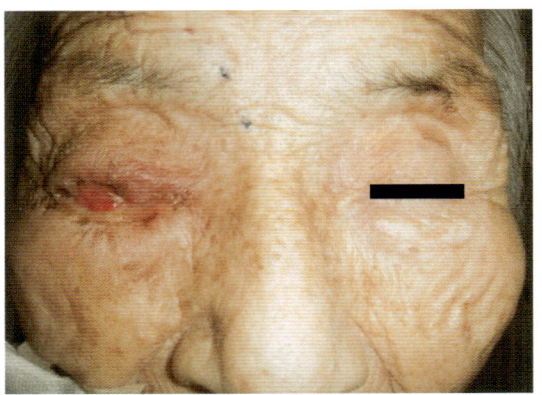

図5 部分切除後，放射線治療終了直後の外癌部
腫瘍は著明に縮小している.

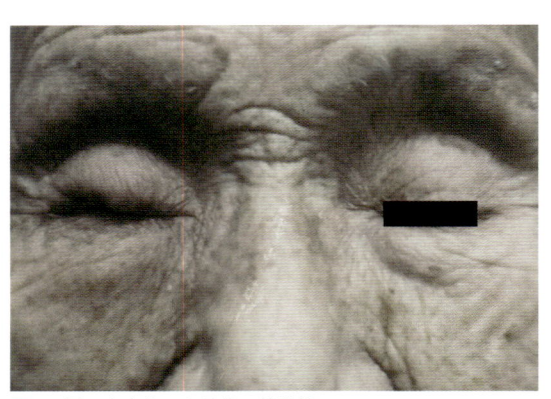

図6 図5から約2か月後の外眼部
腫瘤はほとんど認められない.

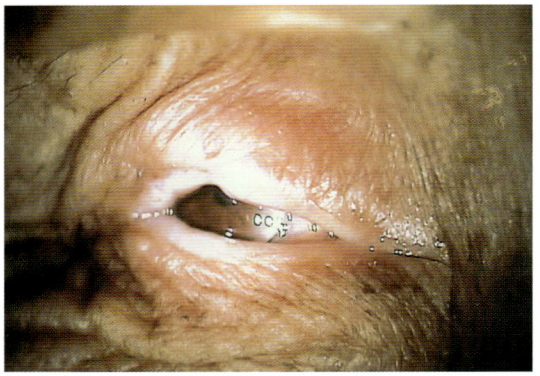

図7 右眼瞼部の拡大

筆者の経験では，皮膚の悪性黒色腫に準じ，局所再発，遠隔転移にも注意して，MRIおよびPET-CT（2年までは4～6か月ごと）を施行し，治療後3年目以降も1年ごとには画像検査も施行するようにしている．

▶一般眼科医へのアドバイス

　Merkel細胞癌は稀な腫瘍であり，多くの眼科医は症例に遭遇する機会は少ないので，その詳細を十分に把握する必要性は低いと思われる．眼科クリニックにおいて，眼瞼腫瘍の生検あるいは手術材料で，Merkel細胞癌と病理診断された場合には，直ちに眼腫瘍を専門とする施設へ紹介することが望ましい．

参考文献

1) 林暢紹：Merkel細胞癌．後藤浩（編）：眼科プラクテイス24，見た目が大事！眼腫瘍．pp40-41，文光堂，2008
2) Feng H, Shuda M, Chang Y, et al：Clonal integration of a polyomavirus in human Merkel cell carcinoma. Science 319：1096-1100, 2008
3) 横山繁生，加島健司，駄阿勉：Merkel細胞癌．真鍋俊明，清水道生（編）：皮膚腫瘍I，角化細胞性腫瘍，付属器系腫瘍と皮膚特有の間葉系腫瘍．pp209-210，文光堂，2010
4) 澁谷亮，久岡正典：神経系腫瘍．病理と臨床 32：378-382, 2014

（林　暢紹）

II 角結膜腫瘍

A 瞼裂斑

I. 疾患概念

　瞼裂斑（pinguecula）は，瞼裂の 3 時と 9 時の位置の輪部に近い球結膜に生じる黄白色の半球状の隆起性病変である（図 1）．

　一般に，40 歳以降から出現し，加齢とともに増加し，80 歳代では約 8 割の症例にみられる．30 歳代でみられる場合もある．男女差はない．鼻側と耳側の両側に生じる例が多く，7 割強にみられる．鼻側のみや耳側のみに瞼裂斑がみられる例はそれぞれ 1 割強である．

　瞼裂斑は，病理学的に，結膜の粘膜固有層に生じる類弾性線維変性と呼ばれる変性である．この変化は皮膚の光線性弾力線維症と同じ変化であることから，瞼裂斑の原因は紫外線であるとする根拠の 1 つとなっている．また，瞼裂斑には，加齢により増加する終末糖化産物である AGEs（advanced glycation end products）の蓄積がみられるという報告もある．

II. 臨床の特徴

　瞼裂斑があっても自覚しない人のほうが多い．時に，隆起が目立つ例があり，異物感の原因となることがある（図 2）．瞼裂斑そのものに血管はないが，しばしば周囲に充血を伴い，炎症を起こすことがある．瞼裂斑炎（pingueculitis）と呼ばれる（図 3）．

III. 診断・鑑別診断

　通常，診断は容易である．鑑別診断としては，結膜フリクテン，悪性リンパ腫，リンパ組織過形成，結節性上強膜炎（図 4），結節性強膜炎，actinic granuloma などがある．

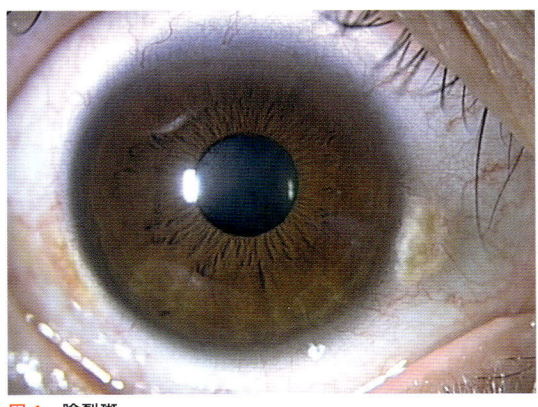

図1 瞼裂斑
右眼の瞼裂斑．鼻側のほうが大きいが両側にみられる．43歳女性．

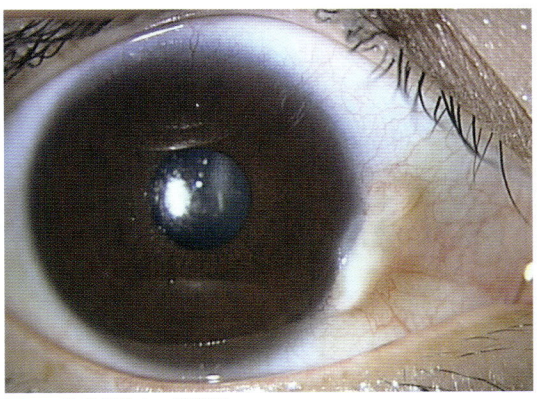

図2 隆起が目立つ瞼裂斑
瞼裂斑が隆起し，一部，角膜内に侵入する．32歳女性．

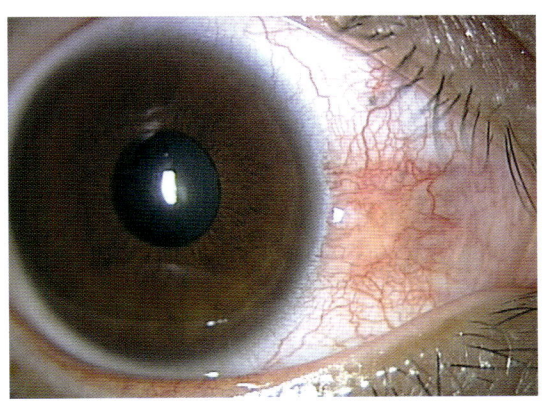

図3 瞼裂斑炎
瞼裂斑を中心に充血がみられる．35歳女性．

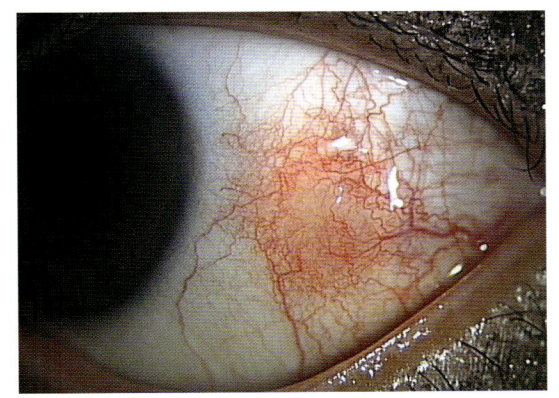

図4 結節性上強膜炎
結膜下の隆起と周囲に充血がみられる．ステロイド点眼薬で治癒した．57歳女性．

IV. 治療方針と具体的な治療方法

　基本的に無治療である．瞼裂斑炎による充血に対しては低力価のステロイド点眼薬を処方する．切除することは稀であるが，大きく隆起し，異物感が強い場合や美容的に改善を希望している場合は切除を考慮する．切除する場合は単純切除とし，結膜欠損部を寄せて縫合する必要はない．

参考文献

1) 小幡博人：翼状片の病態と治療．眼科 47：1917-1928, 2005
2) Mimura T, Usui T, Obata H, et al：Severity and determinants of pinguecula in a hospital-based population. Eye Contact Lens 37：31-35, 2011
3) Mimura T, Mori M, Obata H, et al：Conjunctivochalasis：associations with pinguecula in a hospital-based study. Acta Ophthalmol 90：773-782, 2012

〈小幡博人〉

B 翼状片

I. 疾患概念

　翼状片(pterygium)は，血管に富む病的な結膜組織が角膜中央に向かって侵入する疾患で，先端部を頂点に三角形状を呈する(図1)．一般的には50歳以降にみられるが，なかには，30歳台や40歳台の例もある．男女差はない．99％は鼻側に発生する．耳側にみられる症例や鼻側と耳側の両側に生じる例は稀である．

　翼状片の原因は瞼裂斑と同様に紫外線との関連が指摘されている．瞼裂斑が両側に生じるのに対し，翼状片が鼻側に生じる理由は，Coroneoの仮説が興味深い．Coroneoは，前眼部の耳側後方から角膜に入射した光は角膜内で屈折し鼻側の輪部に収束するので，その部位に紫外線障害が生じるのではないかとした．

II. 臨床所見の特徴

　先端部にstocker lineと呼ばれる鉄の沈着がみられることがある．翼状片は瞼裂斑から生じると言われる．根拠は，初期の翼状片が瞼裂斑を伴っている例が多いからである(図2)．

　手術の際にわかるが，初発翼状片の特徴として，翼状片の頭部は角膜と強固に癒着しているが，体部(強膜上の部分)は強膜と癒着していないことが挙げられる．また，角膜上の翼状片を切除すると，強膜に結膜の欠損を生じるのは，結膜が角膜側へ引っ張られているためである．すなわち，翼状片は結膜が増殖しているではなく，結膜が角膜側へdragされているのである．

III. 診断・鑑別診断

　通常，診断は容易である．鑑別診断としては，偽翼状片，角結膜上皮内新生物(異形性，上皮内癌)，扁平上皮癌などがある．

IV. 治療方針と具体的な治療方法

　手術の絶対的適応は，①瞳孔領にかかる，あるいは，不正乱視のため矯正視力が低下

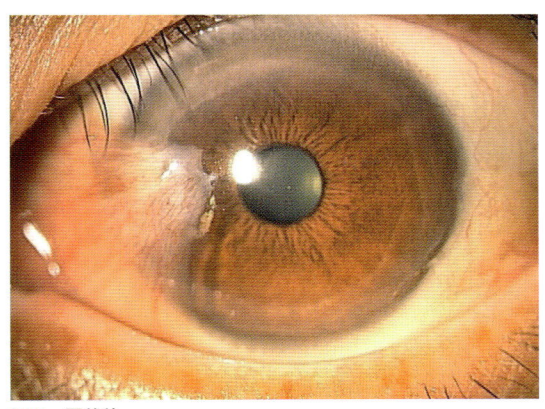

図1 翼状片
典型的な左眼鼻側の翼状片である．先端部に stocker line がみえる．68 歳男性．

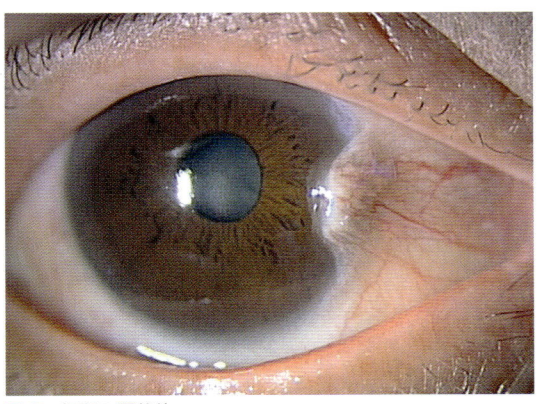

図2 初期の翼状片
瞼裂斑が角膜内に侵入している．66 歳女性．

する，②オートレフラクトメーターや眼圧の測定ができない場合である．相対的適応は，充血など美容上の訴えや異物感の訴えがある場合である．

単純切除だけでは再発する可能性が高い．再発防止のために，様々な手術方法が報告されてきたが，筆者は，下方球結膜からの遊離結膜片移植を施行している．術後1年における再発率は2％と低く，仕上がりがきれいなためである．有茎弁移植でもよいが，要は，①角膜上のみの切除にとどめる，②正常結膜で翼状片の侵入をブロックする，③術後，ステロイド点眼薬による消炎を行うことである．

V. 治療に伴う合併症

術後，ステロイド点眼薬による眼圧上昇，結膜囊胞などがみられることがある．眼球運動障害は，翼状片の切除を角膜上のみの最小限の切除にとどめれば生じることはない．眼球運動障害は，涙丘のほうまで大きく翼状片を切除すると生じると思われる．

VI. 予後と経過観察の方法

翼状片の再発は術後120日以内に生じる確率は50％，術後1年以内に生じる確率は97％という報告がある．よって，術後1年は，再発がないかどうか経過観察を行う．

参考文献

1) 小幡博人：翼状片の病態と治療．眼科 47：1917-1928，2005
2) Coroneo MT：Albedo concentration in the anterior eye：a phenomenon that locates some solar diseases. Ophthalmic Surg 21：60-66，1990
3) 小幡博人：翼状片手術．江口秀一郎（編）：新 ES NOW 5 眼科手術のロジック．pp58-62．メジカルビュー，2011
4) 増田綾美，高橋幸輝，子島良平，他：初発翼状片 1,832 眼に対する術中マイトマイシン C を併用した有茎結膜弁移植術の検討．日眼会誌 117：743-748，2013
5) Hirst LW, Sebban A, Chant D：Pterygium recurrence time. Ophthalmology 101：755-758，1994

（小幡博人）

C 乳頭腫

I. 疾患概念・臨床上の特徴

　乳頭腫(papilloma)は，鼻腔や膀胱などの粘膜に発生する隆起性(ポリープ状)の良性上皮系腫瘍である．眼科領域では結膜に発生する(図1)．結膜腫瘍のなかでは，母斑とともに頻度が高い．結膜の乳頭腫は若年者から高齢者まであらゆる年代に生じるが，20～30歳代の若年層に比較的多い．男女差はない．球結膜，瞼結膜，涙丘，半月ひだ，輪部など結膜のあらゆる部位に生じる．通常単発性であるが，多発することもある．乳頭腫の発生には，ヒトパピローマウイルス(human papillomavirus：HPV)の結膜上皮細胞への感染が関与していると考えられている．

II. 臨床所見の特徴

　病理学的に，上皮は肥厚し，乳頭状(指状，枝分かれ状)に入り組んでおり，間質はfibro-vascular coreと呼ばれる血管の芯からなっている(図2)．このような構造のため，カリフラワーの内部に赤い点々があるような外観を呈する．乳頭腫は大きさの割に，結膜との付着部は小さく，有茎性となっていることが多い．通常，外方向性に増殖するが，稀に内方向性に増殖し，内反性乳頭腫(inverted papilloma)と呼ばれる．

III. 診断・鑑別診断

　球結膜や涙丘にカリフラワー状の赤い腫瘍をみたら，まず乳頭腫を考える．しかし，輪部に生じると，角結膜上皮内新生物(異形成，上皮内癌)，扁平上皮癌などと鑑別が難しい．切除した組織は必ず病理検査に提出する．

IV. 治療方針と具体的な治療方法

　治療は完全な切除である．正常結膜との境界を切除する．腫瘍細胞を播種させないために，できるだけ腫瘍に触れないように切除する(no touch method)．出血が多いことがあり，バイポーラを用意しておく．完全に切除したと思っても，再発することがある(図3)．し

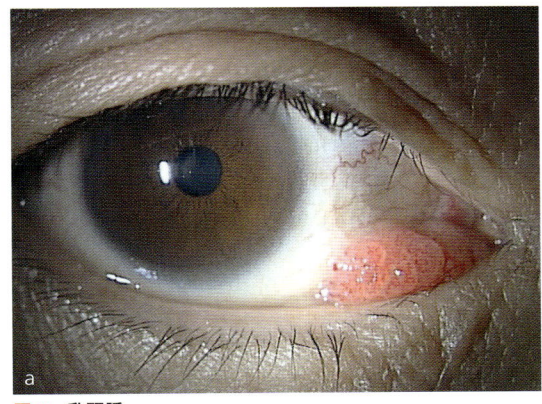

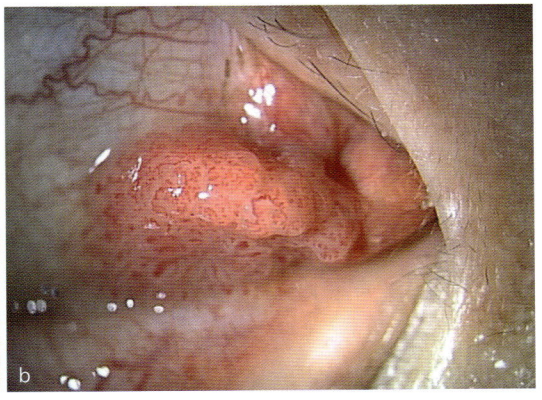

図1 乳頭腫
a：瞼縁からはみでた乳頭腫．
b：拡大を上げて観察すると，カリフラワー様の構造の内部に赤い血管の芯がみえる．52歳男性．

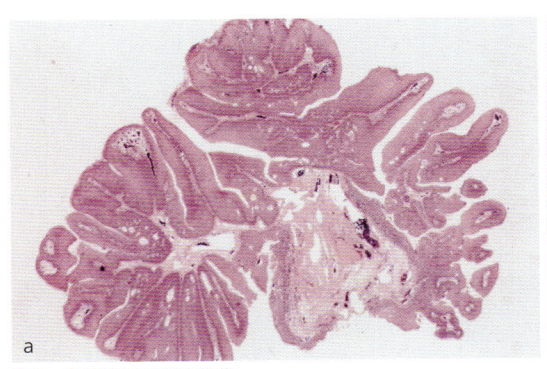

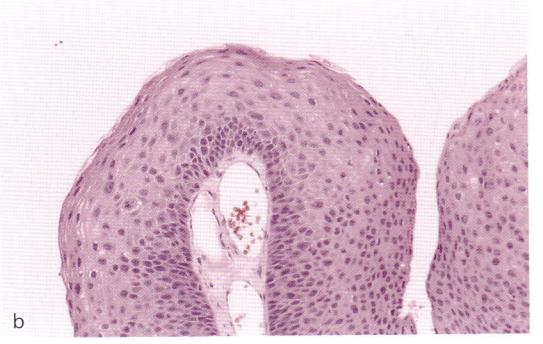

図2 乳頭腫の病理組織像
a：結膜上皮が乳頭状（指状，枝分かれ状）に入り組んでいる．
b：拡大を上げると，肥厚した結膜上皮とfibrovascular coreと呼ばれる間質が観察される．HE染色．

ばしば再発するため，切除後，冷凍凝固を行うこともある．涙丘に発生した場合は，内眼角の皮膚が手術を妨げ取り残しの原因となるので，丸針の4-0絹糸などで，皮膚を牽引し，術野を広げる（図4a）．切除した腫瘍は，濾紙の上に伸展してからホルマリン固定し，病理検査に提出する（図4b）．

再発した場合，再手術の術後に，マイトマイシンC（MMC）やインターフェロンα-2bの点眼治療を行い，再再発を防ぐ（図5）．MMCの術後点眼の方法は，0.04％ MMC点眼液を4回/日を1週間投与し，次の1週間は休薬する．これを1クールとし，通常2クール行う．

V. 治療に伴う合併症

特別なものはないが，再発する可能性があることを術前に説明しておく．

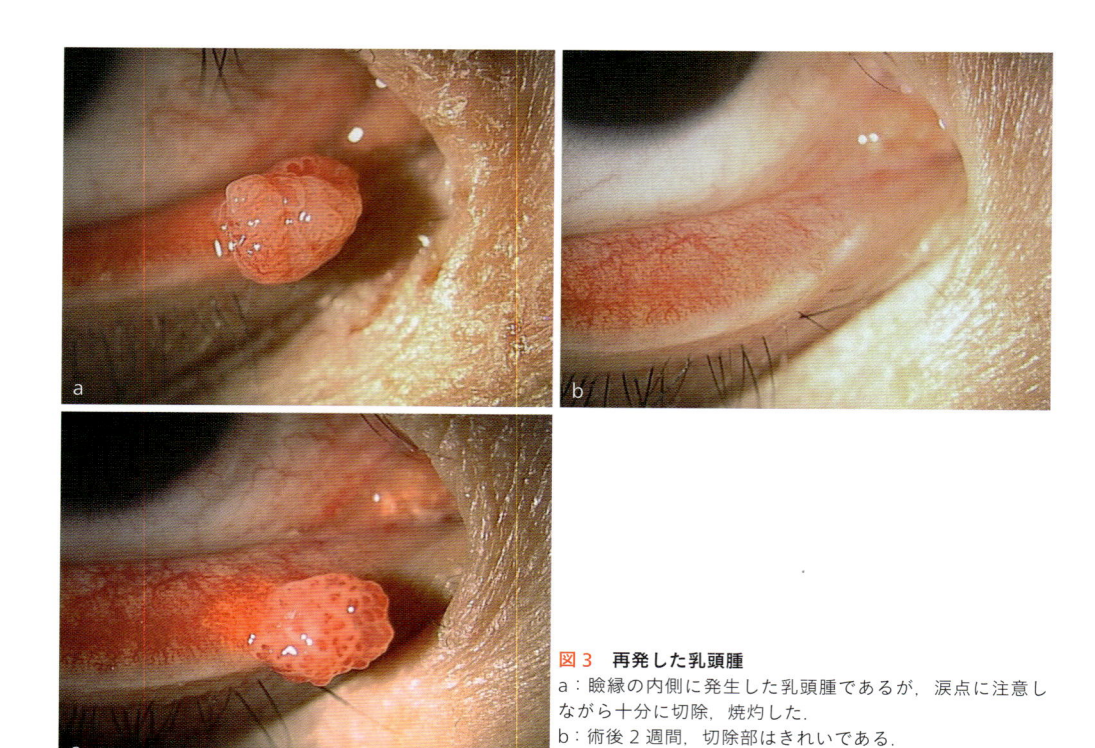

図3 再発した乳頭腫
a:瞼縁の内側に発生した乳頭腫であるが,涙点に注意しながら十分に切除,焼灼した.
b:術後2週間,切除部はきれいである.
c:術後9か月,同部位に再発した.25歳男性.

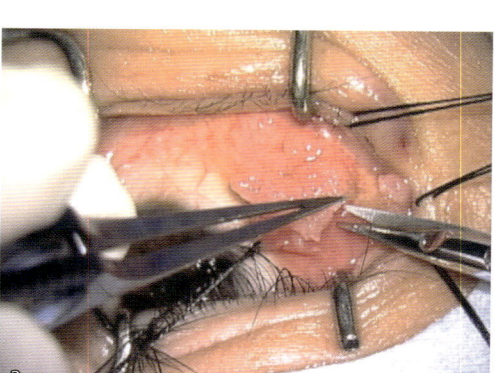

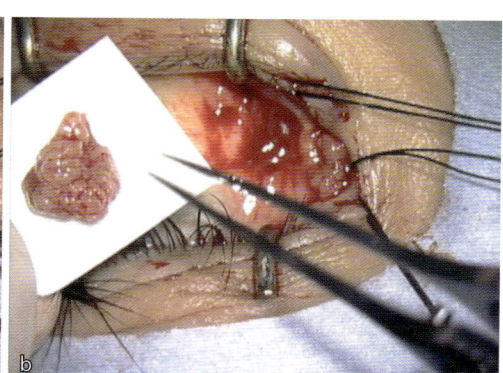

図4 涙丘に発生した乳頭腫の手術
a:丸針の4-0絹糸で内眼角の皮膚を牽引し,術野を広げる.
b:切除した組織は濾紙の上に伸展してから,ホルマリンに固定する.

VI. 予後と経過観察の方法

　術後,再発がないか少なくとも1年は経過観察をする.その後も,5年程度は半年～1年ごとに経過観察をしたほうがよい.

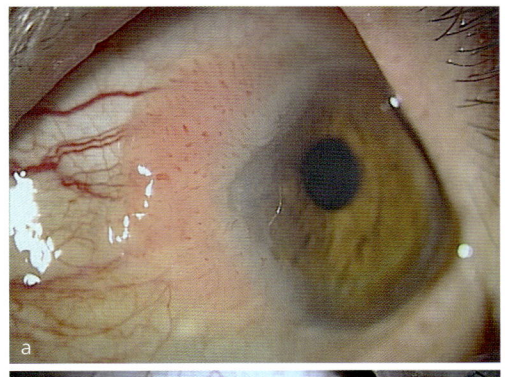

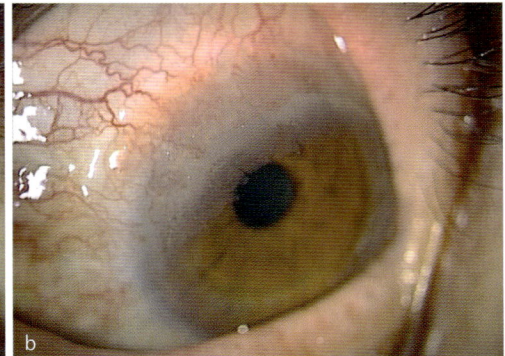

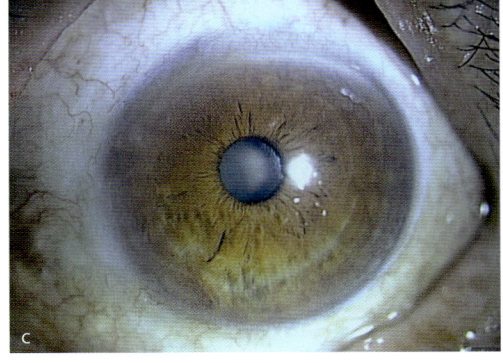

図5 術後MMC点眼を使用した例
a：輪部に発生した乳頭腫
b：単純切除後1年，再発がみられた．再手術を行い，術後はMMC点眼を使用した．
c：初診から4年，再発なし．81歳男性．

▶一般眼科医へのアドバイス

　　結膜の乳頭腫は頻度も高く，一般眼科医でも手術が可能である．しかし，安易に手術をすると再発しやすい．手術用顕微鏡で拡大し，正常結膜と異常結膜を見極めて，ていねいで完全な腫瘍の切除を行う．切除したものは病理検査に提出し，病理診断を確認する．術後は定期的なフォローアップも大切であるが，再発したら来院するように説明しておくことが大切である．再発したら眼腫瘍専門医へ紹介したほうがよいだろう．

参考文献

1) 伊藤由香，小幡博人，水流忠彦：In situ hybridization法を用いてヒトパピローマウイルスを検出した結膜乳頭腫の再発例．臨眼 57：29-32, 2003
2) 小幡博人：結膜の乳頭腫とヒトパピローマウイルス．眼科 46：969-973, 2004
3) 青木由紀，小幡博人，水流忠彦：再発性巨大結膜乳頭腫に対して羊膜移植術を施行した1例．眼科 49：445-450, 2007
4) 野田好子，綾木雅彦，谷口重雄，他：結膜内反乳頭腫の1例．臨眼 61：1331-1334, 2007

　　　　　　　　　　　　　　　　　　　　　　　　　　　　　　　　　　（小幡博人）

D 異形成症，上皮内癌，扁平上皮癌

I. 疾患概念・臨床上の特徴

　角結膜に生じる扁平上皮系腫瘍は，病理組織学的に異形成症(dysplasia)，上皮内癌(carcinoma in situ：CIS)，扁平上皮癌(squamous cell carcinoma：SCC)に分類され，近年はそれらをすべて含めて ocular surface squamous neoplasia(OSSN，眼表面扁平上皮新生物)と総称する．結膜に生じる腫瘍の総称として"結膜腫瘍(conjunctival tumor)"との呼称もあるが，これにはリンパ増殖性疾患，悪性黒色腫など組織型の違う腫瘍も含まれる．また，結膜だけではなく角膜を含む眼表面腫瘍であるとの認識から，角結膜に生じる扁平上皮系腫瘍は，上記の名称で呼ばれる．

　OSSN の発症頻度は，紫外線の強さ(緯度)によって異なり，10 万人に 0.02〜3.5 人とされる．主に 60 歳以上の高齢者に発症し，時に若年者にも生じる．女性よりも男性に 3〜4 倍多い．好発部位は瞼裂部の角膜輪部で，典型的には輪部から隣接する周辺球結膜あるいは角膜方向に平面的に進展する．そのほか，瞼裂部結膜，結膜円蓋部，眼瞼結膜にも発生する．

　OSSN は紫外線照射量の多い，緯度の低い地域での発症頻度が明らかに高いことから，発症要因として紫外線との関連が指摘されてきた．近年では紫外線による *p53* の変異が腫瘍発生に関与するといわれている．また，免疫抑制状態の患者，特に HIV 陽性患者での発症頻度が高く，免疫不全と腫瘍発生との強い関連が報告されている．免疫抑制状態の患者に何らかの病原体が感染し遺伝子異常を引き起こすことで OSSN が発症するとの仮説が考えられるが，どの病原体が主な原因となっているかは特定されていない．ヒトパピローマウイルス(human papillomavirus：HPV)16 型や 18 型の感染が OSSN 発生と関連しているとの指摘もあるが，近年の報告では HPV 陽性の頻度はそれほど高くないことから，HPV 感染が OSSN の発症要因であるかどうかは不明である．

II. 臨床所見の特徴

　典型的には瞼裂部の角膜輪部から球結膜にかけての境界明瞭で血管豊富な腫瘍として観察される．OSSN のうち CIS，SCC の所見として特徴的なものは，打ち上げ花火様といわれる特徴的な微細な蛇行血管が放射状に配列している所見や，腫瘍に向かって流入する

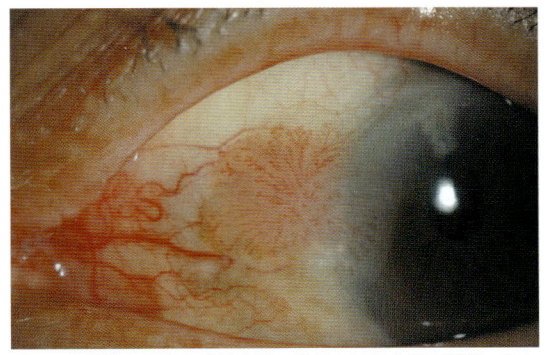

図1 典型的な打ち上げ花火様の微細な蛇行血管と腫瘍へ向かう栄養血管（上皮内癌）

図2 gelatinous type（扁平上皮癌）

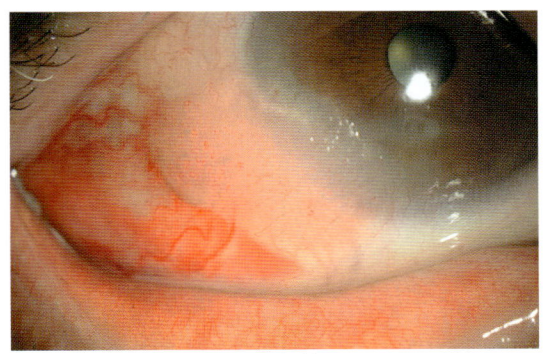

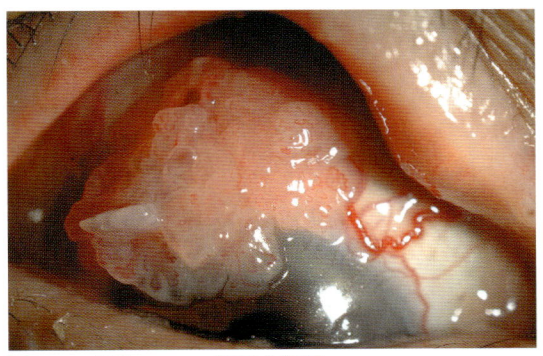

図3 papilliform type（扁平上皮癌）

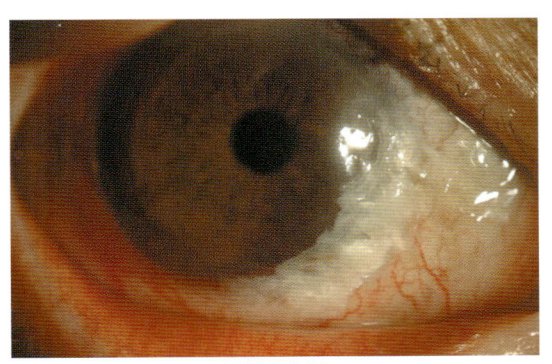

図4 leukoplakic type（扁平上皮癌）

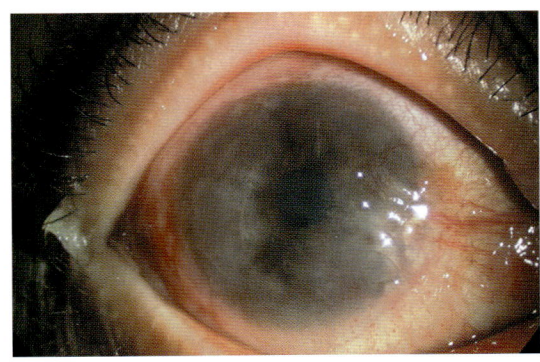

図5 眼表面に広く拡大した扁平上皮癌

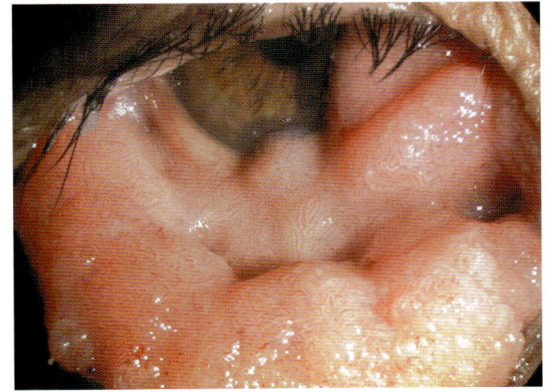

図6 眼表面を占拠し立体的に増殖した扁平上皮癌

やや太く不規則な栄養血管である（図1）．腫瘍の性状は多様で，表面が膠様で比較的平坦な乳白色～半透明の境界明瞭な腫瘤（gelatinous type）が最も多く（図2），血管が豊富で凹凸が大きくカリフラワー状結節がある乳頭腫様のもの（papilliform type）（図3），角化を伴う白板状の沈着（leukoplakia）を伴うもの（leukoplakic type）（図4）もある．腫瘍が進展して，眼表面に広がり，眼表面全体が表面不整な半透明の膠様の腫瘍で覆われるものや（図5），充実性の腫瘤が立体的に大きく隆起してくるものがある（図6）．

明らかな隆起や乳頭腫様病変は腫瘍と診断しやすいが，結膜とよく似た半透明の平坦な

II 角結膜腫瘍 D 異形成症，上皮内癌，扁平上皮癌 253

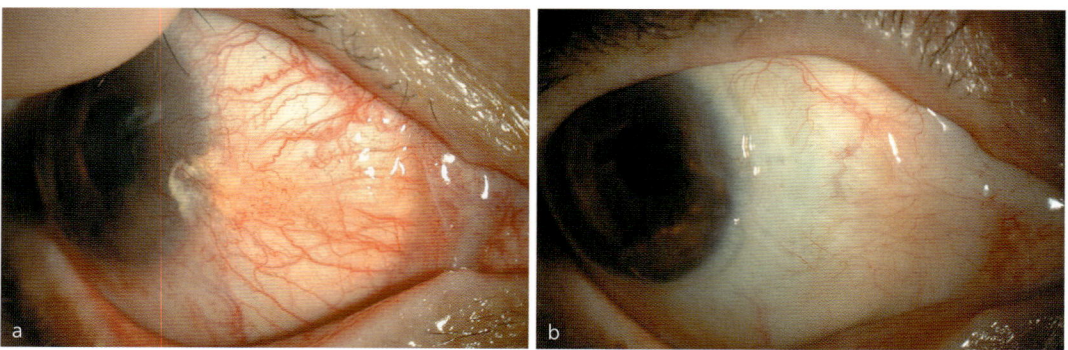

図7 瞼裂斑と類似した扁平上皮癌
腫瘍切除，MMC塗布，角膜上皮形成術を施行した（a）．術後5-FU点眼を併用し再発を認めない（b）．

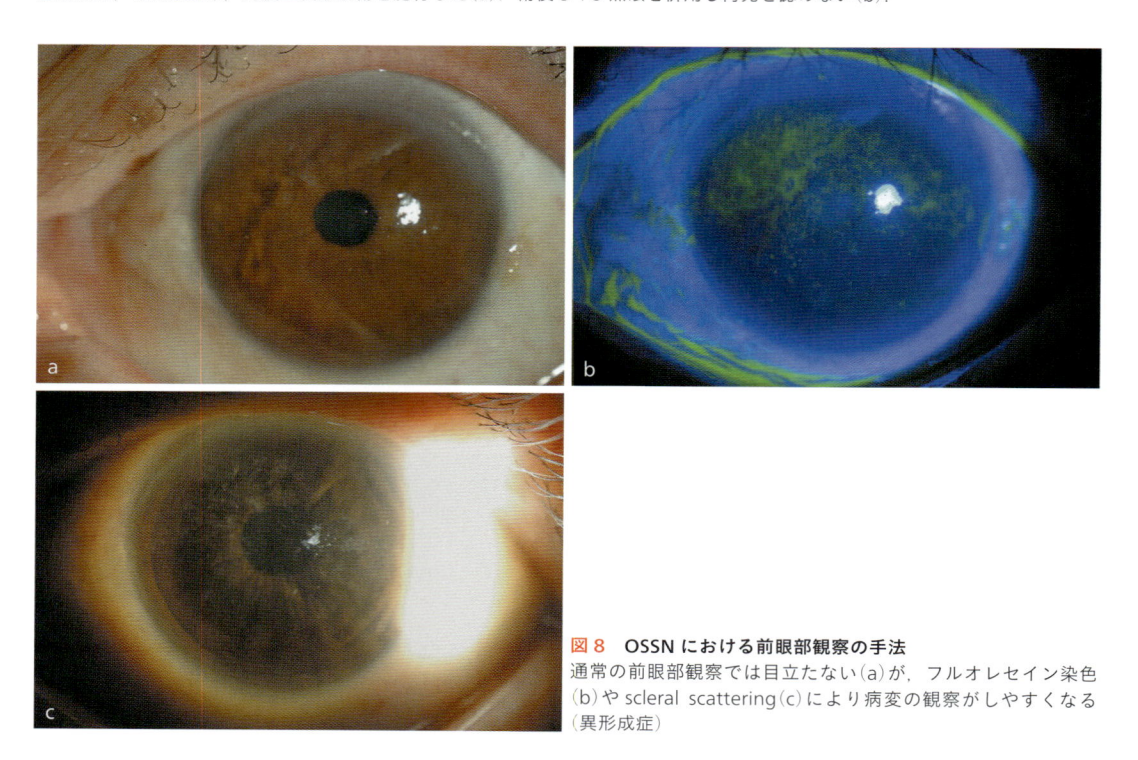

図8 OSSNにおける前眼部観察の手法
通常の前眼部観察では目立たない（a）が，フルオレセイン染色（b）やscleral scattering（c）により病変の観察がしやすくなる（異形成症）

病変や小さな病変が異形成症，CISでみられ通常の前眼部観察のみでは発見しにくい．翼状片，瞼裂斑，結膜炎などの別の疾患と類似していることもあり，見落としやすい（図7）．しかし，フルオレセイン染色を行うと，表面が不整な部分が明らかとなるうえ，異常上皮が透過性亢進を示すため，病変部と健常部の境界が明瞭となり，発見しやすくなる．gelatinous typeでは半透明な病変が角膜表面に薄く進展することがあるが，そのような場合，フルオレセイン染色やscleral scatteringの手法を用いると腫瘍の範囲が明らかとなる（図8）．

発症初期は自覚症状が乏しく，特に瞼裂部以外の病変では発見が遅れる．典型的にはしばらく続く充血や異物感を主訴として眼科を受診するが，充血や異物感だけでは眼科受診に至らず，腫瘍が瞳孔領に達し視力低下して初めて受診する場合もある．早期に受診した

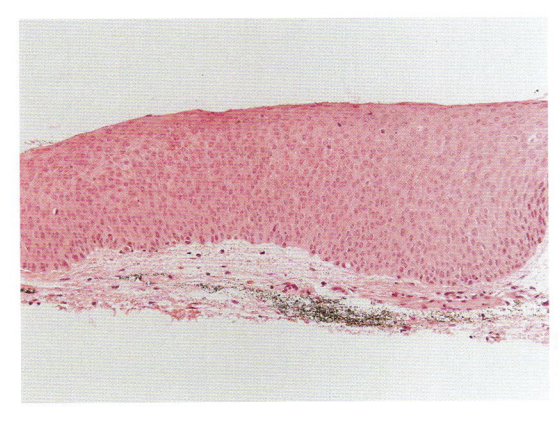

図9　異形成症（severe dysplasia）の病理組織像
角膜上皮層のほぼ全層が比較的均一な異型細胞により置き換わっている．

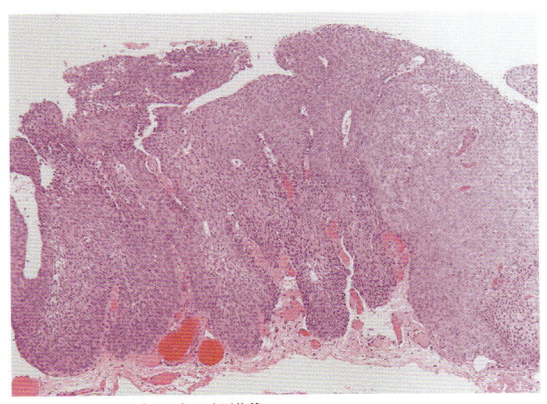

図10　上皮内癌の病理組織像
角膜上皮全層が不均一な異型細胞に置き換わり，下方への増殖により基底が不整となっている．間質への浸潤は認められない．

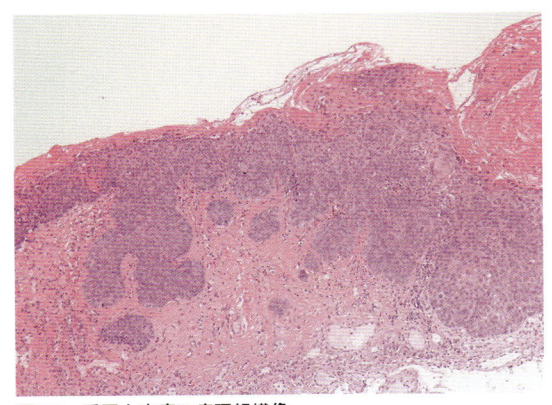

図11　扁平上皮癌の病理組織像
角膜上皮全層が不均一な異型細胞に置き換わり，上皮の間質への索状の突出と浸潤した癌細胞塊が認められる．表層全体と上皮内に異常角化がみられる．間質の炎症反応が強い．

場合にも，平坦な隆起や小さな病変である場合は気づかれにくく，他の結膜疾患と診断されたまま長期にわたって経過観察され角膜上に病変が進行するなど，腫瘍が拡大して初めて腫瘍と認識される場合も多い．

III. 診断・鑑別診断

　異形成症の多くは無茎の平坦な隆起性病変として観察される．扁平上皮癌は，他に比べてより大きく，隆起しているとされる．しかし，臨床所見だけで組織型を特定することは非常に困難であり，鑑別のためには，病理学的診断が必須である．病理学的診断は，治療目的で病変を切除する際に行う場合が一般的である．

　病理組織学的に，細胞異型を示す異常増殖細胞が角膜上皮層内の一部分にみられるものを mild dysplasia，比較的均一な異常増殖細胞が角膜上皮のほぼ全層に置き換わっているものを severe dysplasia，角膜上皮層すべてが高度な核異型や核分裂像，異常角化などを示す不均一な癌細胞に置き換わり，異常増殖が基底膜内にとどまっているものを上皮内癌，基底膜より下にまで浸潤しているものを扁平上皮癌と呼ぶ（図9～11）．病理組織において

は，異形成症では基底膜が比較的平坦であるのに対し，上皮内癌，扁平上皮癌では，間質方向への異常増殖により増殖組織が小葉状に下方へ突出し基底が不整となる．扁平上皮癌では基底膜下への浸潤を示す間質方向への索状の突出や間質内の巣状の癌細胞塊が認められる．また，浸潤に対する反応として間質の炎症反応が強いことも特徴の1つである．

鑑別診断としては，初診時に誤って診断されることが多い翼状片，瞼裂斑，慢性結膜炎，乳頭腫などが挙げられる．また，稀な疾患として眼所見が類似している hereditary benign intraepithelial dyskeratosis(遺伝性良性上皮内異角化症)もあるが，遺伝性があることや皮膚所見を伴うことにより鑑別可能である．OSSN の所見は多様で，特に腫瘍が平坦な場合には見逃されやすいが，特徴的な臨床所見に注意し，腫瘍と疑えば早めに眼腫瘍を専門とする医師への紹介を考慮する．

IV. 治療方針と具体的な治療方法

診断には腫瘍組織の病理診断が必須であるため，腫瘍摘出が基本となる．悪性黒色腫のように生検によって転移を誘発することはなく，診断に迷う場合は腫瘍の一部を生検してもよい．腫瘍の全摘出が可能と判断されるものは腫瘍全摘出手術，腫瘍が広範囲にわたり全摘出できない場合は，可能な限りの腫瘍摘出後に放射線治療を考慮し，抗腫瘍薬の局所投与を併用する．

治療のポイントは，①腫瘍を可能な限り完全に摘出すること，②眼表面をきれいに再建すること，③術後に再発させないことに集約される．

1. 手術

フルオレセイン染色により腫瘍の辺縁を確認し，安全域を 2〜3 mm 程度とって腫瘍の完全切除を行う．結膜浸潤麻酔により腫瘍の境界部がわかりにくくなるため，球後麻酔のほうが手術を行いやすい．腫瘍のほとんどはスパーテルなどで容易に鈍的剝離できるが，輪部では剝離しにくく，剪刀やゴルフメスを用いる．腫瘍切除部には，術後の再発防止の目的で 0.04% マイトマイシン C（MMC）の塗布（4分程度）を行う．摘出組織は術中迅速病理診断を行い切除断端の腫瘍陰性を確認する．摘出された組織はそのままだと丸まってしまい，方向性がわかりにくくなるため，遠位端に糸を縫合するなどして印をつけ，M.Q.A.® などの給水スポンジの上で伸ばした状態でホルマリン固定するとよい．結膜断端に冷凍凝固を加える場合もある．

腫瘍が小さい場合は単純切除と術中 MMC 塗布のみを行い，広範囲にわたる場合は，眼表面再建術を併用する．腫瘍摘出により上皮欠損が輪部の半周以上に及ぶことが推測される症例では，上皮供給と結膜侵入の防止を目的として角膜上皮移植(輪部移植術，角膜上皮形成術)を行う(図8)．輪部上皮欠損が半周未満の場合は基本的には上皮供給の必要はなく，結膜侵入の防止を目的に角膜上皮移植(保存角膜の移植でもよい)を行う場合がある．また，結膜組織欠損が広く生じる症例では，組織の補塡と癒着や瘢痕化の防止のため羊膜移植を併用する．

2. 術後の再発防止

　抗腫瘍薬〔MMC, フルオロウラシル（5-FU）, インターフェロン α-2b〕の点眼が有効とされる. 筆者らは, 病理診断が CIS または SCC であった場合には腫瘍摘出手術後 2 か月頃より 1% 5-FU 点眼（1 日 4 回 1 週間点眼を 1 クールとして 2〜3 クール）を併用することで非常に良好な腫瘍再発防止効果を得ている（図 7）. 高齢などの理由で摘出術が難しい場合は, 腫瘍縮小を目的に 5-FU 点眼を用いる場合もある. 海外では手術を行わず抗腫瘍薬の点眼や病巣周囲注射が有用であるとの報告もあるが, 確実性と長期使用による副作用を考えると, 腫瘍切除が原則であると思われる. 特に MMC 点眼は晩期合併症として強膜融解のリスクがあり, 強膜融解の治療は極めて困難である. 筆者らの経験では, 抗腫瘍薬点眼後に再発すると, 特徴的な所見が乏しく再発かどうかがわかりづらくなることがある. また再発するごとに増殖が速くなることがあり, 抗腫瘍薬点眼単独での治療は慎重に行うべきと考えている.

3. 放射線治療の併用

　放射線科医と相談して照射量を決定し, 照射時には放射線による白内障を予防するため点眼麻酔のうえで鉛コンタクトを装用する. 扁平上皮癌は放射線感受性が高く, 比較的良好な腫瘍縮小効果が期待できる. ただし, 根治のためには 50 Gy 程度の照射を要し, 眼瞼の瘢痕性収縮が合併症となる.

V. 治療に伴う合併症

　MMC の局所使用には, 晩期合併症として強膜融解のリスクがあり, 慎重に使用する必要がある. 角膜通糸部や強膜損傷部に MMC が作用すると組織融解する可能性が高まるため, MMC 塗布部分に実質の損傷を加えないよう留意する. 腫瘍切除の際に強膜の表層を切除した場合には MMC 塗布は行わない.

　5-FU は正常上皮の増殖も抑制するため, 5-FU 点眼使用期間中, 特に 2 週間以上点眼を継続していると突然の角膜上皮欠損が生じることがあるが, 点眼を中止すると速やかに上皮が再生し, 修復する. また, 5-FU が眼瞼皮膚に接触すると眼瞼炎を生じる場合があるので, 点眼後は洗顔するよう指導を行う. 上述したように, 筆者らは既報に準じて 1% 5-FU 1 日 4 回点眼 7 日間を 1 クールとしている. 術後 MMC 点眼は, 局所使用と同様に晩発性に強膜融解のリスクがあり, いったん強膜融解すると制御不能となるため, 筆者らは 5-FU 点眼を用いている.

　放射線治療により生じる合併症として, 白内障や眼瞼の放射線性皮膚炎が考えられる. 瘢痕性の眼瞼収縮をきたした場合は, 眼瞼形成術が必要となる場合もある.

VI. 予後と経過観察の方法

　OSSN は腫瘍の拡大が比較的遅く，扁平上皮癌であっても転移は稀であり，生命予後は良好である．しかし放置すると眼瞼結膜，涙嚢，瞼板，強膜などに浸潤し，さらに進行すると眼球内や眼窩内へと浸潤する．転移すると死亡に至る場合もある．発見が比較的早ければ，腫瘍完全摘出，MMC 塗布，眼表面再建術，術後点眼により術後視力は良好に保たれる．腫瘍単純摘出のみでは 15～50％ が再発するが，筆者らの経験では，適切な腫瘍摘出手術に術後 5-FU 点眼を併用することにより再発率をほぼ 0％ に抑えることが可能である．

　術後数年は数か月ごとに診察を行い，切除部を中心に注意深く観察する．結膜上の不自然な隆起や微細な蛇行血管，scleral scattering で明らかとなる角膜上の薄い隆起などに注意する．再発は早くて 1～2 か月後に発見されるが，10 年以上経って再発する場合もあり，再発を認めなくても少なくとも 10 年間は年に 1～2 回の経過観察を行う．

▶一般眼科医へのアドバイス

　瞼裂部に生じた腫瘍は患者本人や家族が気づきやすく，比較的早期に近医眼科を受診する．しかし，稀な疾患であり，眼科専門医であっても診察経験のある医師は少なく，見過ごされやすい疾患の 1 つである．白内障手術などの際に手術顕微鏡下で「何か結膜がおかしい」と気づいても腫瘍の鑑別にまで至らず，慢性結膜炎などとして長期に経過観察され，腫瘍が眼表面全体に広がって紹介された症例も散見される．忙しい日常診療においても，頭の隅に「腫瘍かもしれない」との疑いを持ち，少しでも疑うようなら早めに腫瘍に関する経験の豊かな眼科に紹介することが望ましい．

参考文献

1) Lee GA, Hirst LW：Ocular surface squamous neoplasia. Surv Ophthalmol 39：429-450, 1995
2) Shields CL, Shields JA：Tumors of the conjunctiva and cornea. Surv Ophthalmol 49：3-24, 2004
3) 細谷友雅，外園千恵：眼表面の腫瘍性疾患の診断と治療のポイントを教えてください．あたらしい眼科 23：68-70, 2006
4) 外園千恵：眼科疾患最新の治療 2013-2015. pp322-327, 南江堂，2013

〔永田真帆，外園千恵〕

E 結膜嚢胞

I. 疾患概念・臨床上の特徴

　　結膜（球結膜，瞼結膜）に発生する嚢胞．球結膜の結膜嚢胞は結膜上皮が外傷や手術などで結膜下に迷入して発生すると言われているが，結膜と癒着がなく可動性のある嚢胞も存在し正確な発生機序は明らかでない．結膜円蓋部の結膜嚢胞は副涙腺由来の貯留嚢胞のことが多く，炎症などで導管が閉塞し発生すると考えられている．球結膜に発生するものと結膜円蓋部に発生するものは別物と考えて治療方針を立てるほうがよい．

II. 臨床所見の特徴

　　球結膜に発生するものは通常結膜上皮からなり，結膜と強膜に間に存在する．結膜や強膜に癒着しているものもあれば，癒着がなく結膜下で可動性のあるものもある．通常単房性だが，多房性ものも存在する．内容物は無色透明なことが多いが，嚢胞を構成する上皮内に杯細胞が多数存在すると白濁することもある．増大は通常 self-limited で無制限に大きくなることはない（図1）．

　　瞼結膜・結膜円蓋部に発生する嚢胞は眼瞼に存在する副涙腺由来のものが多い．Wolfring 腺は瞼板縁に存在するため球結膜に発生するものと異なり癒着が強く，嚢胞壁も厚めのものが多い．内容物は無色透明のものもあるが，やや黄色みを帯びていることも多い．腺の活動性によっては徐々に増大傾向を持つ．球結膜に発生するものより大きくなりやすく，結膜円蓋部を占拠することもある（図2, 3）．

　　自覚症状は異物感が最も多く，外見上白目に「水ぶくれ」ができた，と言う主訴も多く聞かれる．

III. 診断・鑑別診断

　　細隙灯顕微鏡検査で眼球結膜下，または眼瞼結膜に嚢胞が確認できれば診断できる．鑑別診断として，頻度が高く鑑別が難しいのはリンパ管拡張症である．リンパ管拡張症は出血しやすく，壁が薄く多房性，数珠状の形態を取ることが多い．両者の鑑別診断は病理組織検索によって確定されることも多い．

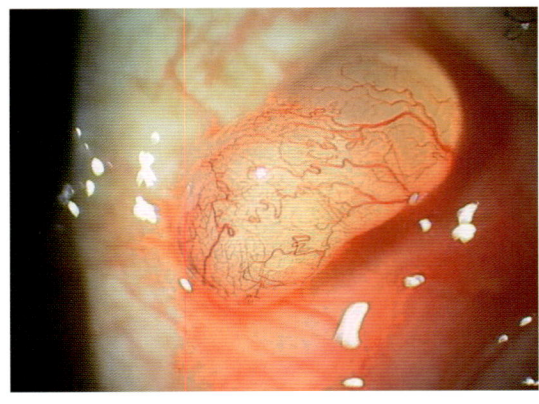

図1 結膜嚢胞
球結膜に発生した結膜嚢胞．増大すると物理刺激により炎症を生じ，充血を伴う．

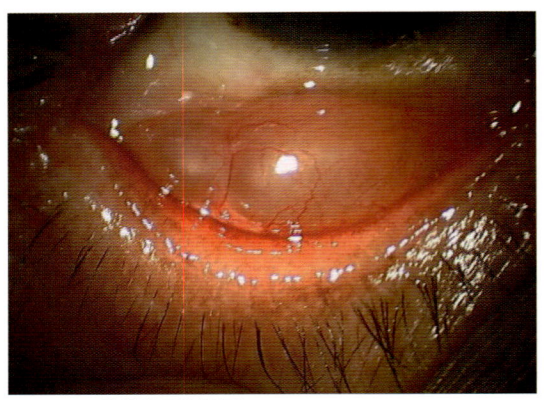

図2 下眼瞼結膜円蓋部嚢胞
結膜円蓋部に生じた結膜嚢胞．副涙腺由来と考えられる．

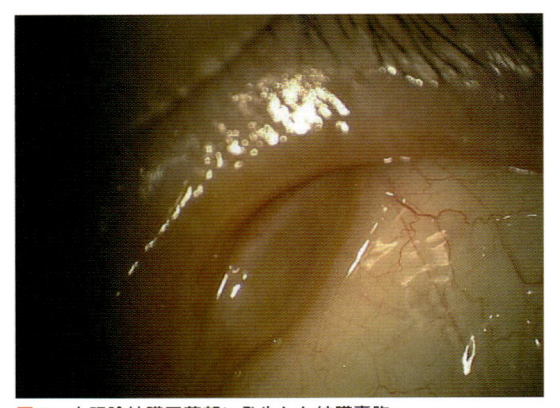

図3 上眼瞼結膜円蓋部に発生した結膜嚢胞
上眼瞼円蓋部から突出した結膜嚢胞．副涙腺由来と考えられる．

稀に無色の実質性腫瘍が嚢胞様に見えることもあるが，内腔がないことと，通常可動性はなく硬いので鑑別は可能と思われる．

IV. 治療方針と具体的な治療方法

　良性の嚢胞であるので自覚症状がなければ経過観察でもよい．異物感があり手術の希望があれば手術で摘出する．穿刺排液では再発する．

　可動性のある球結膜下の嚢胞は注射針にて吸引摘出できることがあるので試してみるのもよいと思われる．1 mL ないし 2.5 mL のシリンジに 27 G 針を付けて点眼麻酔下に開瞼器をかけて嚢胞を突き刺し，内容を吸引するつもりで嚢胞壁まで吸引しながらゆっくりと引き抜くと嚢胞ごと摘出される．結膜円蓋部の嚢胞は通常この方法では摘出不可能なので試みるべきではない．球結膜に存在するものも癒着がある場合は全く取れないか，部分摘出になることもある．

　手術的摘出術は，癒着のない可動性のある球結膜に存在する結膜嚢胞は点眼麻酔下に嚢胞から少し離れた部分の結膜を切開し，綿棒などで切開部から押し出すように摘出する．

押し出せない場合は癒着があるため，囊胞周囲から麻酔液を注入し，囊胞と周囲組織をある程度剝離する．結膜と癒着のある部分は無理に剝離しようとせず結膜ごと切除する．Tenon 囊との癒着がある場合は囊胞より少し離れた部位で Tenon 囊を切離する．強膜との癒着はゆっくりと囊胞を引っ張ると剝離されることが多い．剝がれない場合は最後に残し剪刀などで切離する．破囊するが囊胞壁が残ったと思われれば鋭匙でこすり取る．摘出に際しピオクタニンなどを内腔に注射し囊胞壁を染色する方法もあるが，囊胞壁が薄いため漏れることも多く，球結膜の囊胞にはお勧めしない．

V. 治療に伴う合併症

術後の出血と充血は 1 か月ほどで消退する．結膜を切除した場合はつっぱり感が持続することもあるが，通常数か月で消えることが多い．

VI. 予後と経過観察の方法

囊胞壁が破れた場合は再発がありうる．結膜の手術操作が粗雑であれば結膜囊胞が発生する可能性がある．細隙灯顕微鏡にて適宜観察すればよい．

▶一般眼科医へのアドバイス

結膜囊胞は日々の診療で毎日のように遭遇すると思われる．診断は容易と思われるが，増大傾向があり患者の訴えがあれば手術適応となる．外見を気にしている人には，手術後にはむしろ出血や充血で外見が一時的に悪化することも多いので，手術適応は慎重にしたほうがよい．手術は囊胞を破らず取れるか否かがポイントとなる．癒着した囊胞の手術は意外と難しい．

参考文献

1) Yanoff M, et al：Cysts. In：Yanoff M, Sassani J(ed)：Ocular Pathology 7th ed. p216, Elsevier, 2015
2) Shields JA, Shields CL：Epithelial inclusion cyst, Atlas of eyelid & conjunctival tumors. pp310-311, Lippincott, 1999
3) 高村浩：上皮封入囊腫．後藤浩(編)：眼科プラクティス 24．見た目が大事！眼腫瘍．p65, 文光堂, 2008

（江口功一）

F 涙腺導管嚢胞

I. 疾患概念・臨床上の特徴

　主涙腺の導管に生じる嚢胞である．炎症など何らかの原因により涙腺導管が閉塞し，涙液のうっ滞貯留が生じ嚢胞を形成すると考えられている．頻度は不明であるが無症候性の涙腺導管嚢胞は比較的頻度は高いのではないかと思われる．なお，副涙腺にも貯留嚢胞は生じるが，その場合「結膜嚢胞」に分類される〔Ⅱ角結膜腫瘍，E 結膜嚢胞（⇒ 259 頁）参照〕．

II. 臨床所見の特徴

　外眼角付近の主涙腺導管開口部の奥に腫瘤を認める．透明な内容液を持つ球状の嚢胞である．症状は異物感，眼球の圧迫感，鈍痛などである．腫瘤そのものを主訴として受診することもある．

III. 診断・鑑別診断

　細隙灯顕微鏡検査で主涙腺の導管部に嚢胞を認めれば診断できる（図 1）．眼球を内転させるとよく観察できる．可能なら X 線 CT や MRI などで確認してもよいが，通常細隙灯顕微鏡のみで診断は可能である．浅いものであれば B モード超音波検査でも確認可能である．嚢胞以外に涙腺自体の腫大がある場合は涙腺腫瘍との鑑別が必要である．皮様嚢胞，表皮様嚢胞も外眼角部付近は好発部位であるが通常皮下に存在し，涙腺とは連続性がない．細隙灯顕微鏡で結膜円蓋部の涙腺導管開口部を観察すれば鑑別は容易である．

IV. 治療方針と具体的な治療方法

　症状がなければ経過観察でもよい．圧迫感や疼痛がある場合は摘出したほうがよい．開口部が残っている場合（図 2）は開口部の穿刺・切開だけで治る場合もあるが，再発も多い．手術的に全摘出したほうが再発は少ない．
　外眼角部皮下，結膜円蓋部に浸潤麻酔を行う．正常の涙腺導管開口部を損傷しないよう注意する．嚢胞の位置によっては結膜切開のみで摘出可能であるが，術野を確保する意味

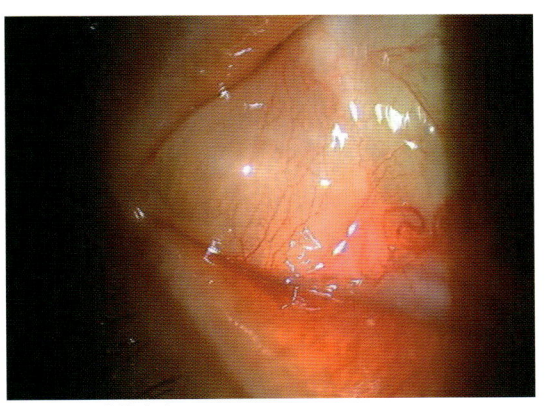

図1 涙腺導管嚢胞
直径約1 cmの涙腺導管嚢胞．外眼角部のしこりを自覚して受診された．表面のみ見ると涙腺実質腫瘍と区別は付きにくいが，スリット光を絞って中を覗くように観察すると内部は薄暗く見え，嚢胞だということがわかる．

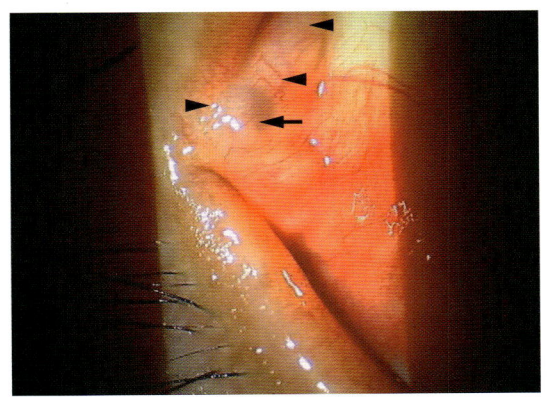

図2 小さな涙腺導管嚢胞
涙腺導管の開口部が保存されている小さな嚢胞（矢印）．矢頭は嚢胞部の開口部（最下部）と，正常の開口部（上2つ）．開口部が確認できる場合はそこを穿刺することで治癒することも多い．

で外眼角皮膚の水平切開を行ったほうがよい場合が多い．深く切りすぎて嚢胞壁まで切らないよう注意する．涙腺と連続しているため癒着している涙腺ごと切除するが出血を伴うので，電気メスを使うか，バイポーラなどで止血しながら切離する．切除した部分の縫合は通常不要だが死腔を形成しそうな場合は涙腺ごと軽く縫縮するとよい．皮膚切開を行った場合は7-0ナイロン糸などで皮膚縫合をする．

V. 治療に伴う合併症

　術後の異物感を訴えることはあるが，通常は重篤な合併症は起こらない．涙腺実質内を切開した場合出血するが，止血を適切に行えば問題はない．

VI. 予後と経過観察の方法

　再発はあるが多くはない．

▶一般眼科医へのアドバイス

　結膜円蓋部の涙腺導管開口部にみられる嚢胞であり，頻度は比較的高い．明らかに嚢胞であれば経過観察してかまわないが，実質性の涙腺腫瘍が少しでも疑われる場合は早めに眼腫瘍専門医に相談したほうがよい．涙腺腫瘍は悪性腫瘍が多く，生検を含め一般眼科医が手を出すべきものではないため，眼腫瘍専門医に任せるべきである．涙腺導管嚢胞の手術治療には止血の準備が必要である．結膜に開口する正常の導管に触れないように手術するべきで，涙腺の構造に詳しくない場合は手を出すべきではない．

参考文献

1) Yanoff M, et al：Lacrimal ductal cysts(dacryops). In：Yanoff M, Sassani J(ed)：Ocular Pathology 7th ed. p500, Elsevier, 2015
2) Shields JA, Shields CL：Dacryops, Atlas of orbital tumors. pp174-175, Lippincott, 1999
3) 江口功一：涙腺嚢腫 vs 結膜上皮嚢胞．石橋達朗(編)：眼科プラクティス 8．いますぐ役立つ眼病理．pp234-235，文光堂，2006

〔江口功一〕

G 血管腫，血管奇形

I. 疾患概念・臨床上の特徴

　血管の異常増殖，拡張により腫瘤を形成する疾患群である．結膜に赤い腫瘤や血管の走行異常を認める．先天異常と後天性のものがある．血管肉腫や血管内皮細胞腫のように悪性のものも存在するが，結膜では極めて稀である．結膜に茸状に突出する化膿性肉芽腫も血管の増殖を伴っており，後天性血管腫の一種と考えている研究者もいる．
　小児の毛細血管腫は「V 小児から若年者に発症しやすい疾患，B 毛細血管性血管腫」（⇒ 427 頁）を参照のこと．

II. 臨床所見の特徴

　毛細血管腫は赤いイチゴ状の腫瘤として認めることが多い（図 1）．結膜に生じる後天性の血管腫は通常 5 mm 程度の大きさである．海綿状血管腫や静脈瘤は血管が比較的太く，暗赤色になる．血管奇形の形状は様々で，点状・球状に血管拡張したもの（図 2）や，口径不同の細静脈様のもの（図 3）や，拡張した細静脈がとぐろを巻いたような形状を示すものもある．結膜からの突出により異物感を生じる場合がある．

III. 診断・鑑別診断

　赤い血管の塊であり，ほとんどが細隙灯顕微鏡の観察で診断可能である．腫瘍により形態の差が大きい．稀に出血することがある．通常急速に増大することはない．
　鑑別疾患としては形質細胞腫（図 4），Merkel 細胞癌〔I 眼瞼腫瘍，K Merkel 細胞癌（⇒ 240 頁）参照〕などが挙げられるがいずれも稀である．急速に増大する場合は生検して精査する必要がある．

IV. 治療方針と具体的な治療方法

　増大傾向のあるものを除き経過観察でよい．主に外見上の理由により治療を求められる場合が多いが，腫瘤の全摘出よりも整容面を重視して治療計画を立てたほうがよい．治療

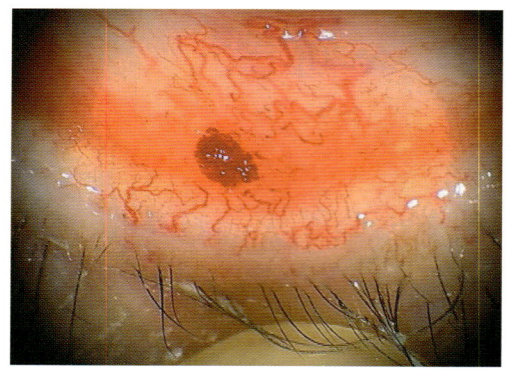

図1　眼瞼結膜の小さな血管腫
異物感で受診された．経過観察中だが拡大はない．

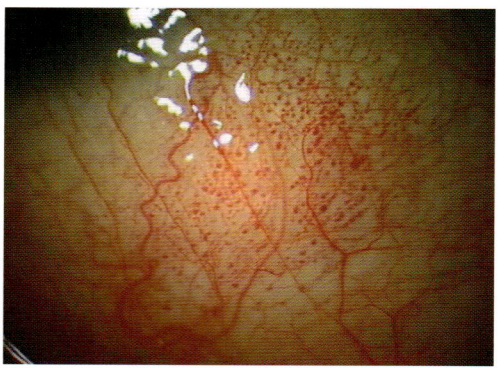

図2　血管奇形と思われる症例①
表面型の海綿状血管腫とも言えるが，隆起はほとんどない．幼少時からあり，自覚症状はなく，治療の希望もないため経過観察中である．

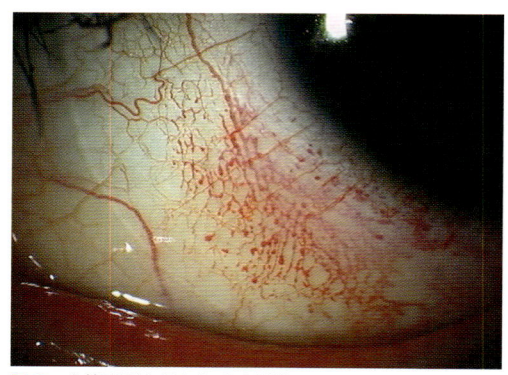

図3　血管奇形と思われる症例②
眼瞼内にも血管奇形があり，下垂を伴っていたため手術を施行している．結膜は特に症状なく，治療の希望もないため経過観察中である．

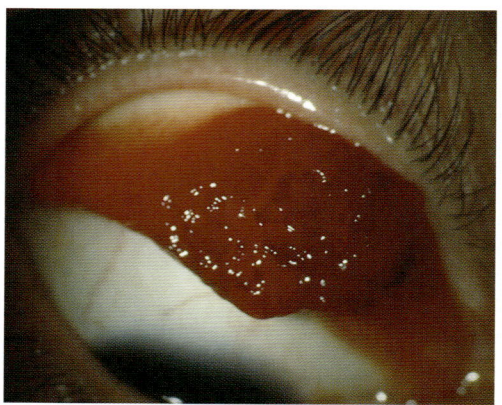

図4　上眼瞼結膜に発生した形質細胞腫
赤いイチゴ状で毛細血管腫に類似するが血管の塊というより充実性の赤い腫瘍である．

法には冷凍凝固術，焼灼術，切除術がある．小さなものは冷凍凝固術，焼灼術で治癒可能であるが，大きなものは手術的切除をしたほうがよい．結膜に存在する場合は直接冷凍凝固術，焼灼術，切除術を行う．結膜下にあるときは冷凍凝固術は結膜上からでも可能であるが，焼灼や手術は結膜を切開して行うほうがよい．静脈瘤を見た場合には渦静脈との関係について検討する必要がある．

　急速に増大するものは稀ではあるが，悪性腫瘍の可能性を考えて早急に生検を行い組織型を確認する必要がある．

V.　治療に伴う合併症

　出血，結膜瘢痕による異物感の持続がある．渦静脈を閉塞させた場合は脈絡膜浮腫や出血が生じる可能性がある．

VI. 予後と経過観察の方法

治療後再発はある程度の頻度で起こりうる．患者にはその旨話しておくべきである．

> **▶一般眼科医へのアドバイス**
>
> ごく小さな毛細血管腫は頻度も高く，高齢者にも認められる．異物感などの訴えがなければ放置してかまわないと思われるが，増大傾向にあるものは眼腫瘍専門医に相談するべきである．治療は単純に切除すると，小さくても思ったより出血することがあるので，適切に焼灼しなければならない．

参考文献

1) Yanoff M, et al：Hemangioma and Lymphangioma. In：Yanoff M, Sassani J（ed）：Ocular Pathology 7th ed. p202, Elsevier, 2015
2) Shields JA, Shields CL：Varix, capillary hemangioma, and cavernous hemangioma, Atlas of eyelid & conjunctival tumors. pp272-273, Lippincott, 1999
3) 吉川洋：血管腫．後藤浩（編）：眼科プラクティス24．見た目が大事！眼腫瘍．pp82-83，文光堂，2008

（江口功一）

H リンパ管腫，リンパ管拡張症

I. 疾患概念・臨床上の特徴

　結膜に透明な数珠状の隆起として認められる囊胞様腫瘤を生じる疾患である．主に先天性のリンパ管（静脈）形成異常が原因と思われるリンパ管腫と炎症や物理刺激が原因と考えられるリンパ管拡張症がある．管腔が拡張し遷延化したものではリンパ管壁が臨床上確認できず，結膜のリンパ浮腫と診断されていることもある．リンパ管腫は静脈系の奇形と合併することも多く，リンパ管内出血を生じることも多い．若年者では眼窩内リンパ管腫と連続していることも多く，「V 小児から若年者に発症しやすい疾患，C 眼窩リンパ管腫」（⇒432 頁）を参照のこと．

II. 臨床所見の特徴

　結膜の透明な光沢のある数珠状の隆起として認められることが多い（図 1）．出血により気づくこともある．リンパ管内に出血するといわゆる「蛙卵状」を呈することもある（図 2）．

III. 診断・鑑別診断

　結膜円蓋部に存在するリンパ管腫は眼窩内のリンパ管腫と連続していることも多い．この点を確かめるため MRI などの画像診断を併用したほうがよい．内腔が拡張した場合は結膜囊胞との鑑別が困難なこともある．結膜囊胞に比べ壁が薄く，細隙灯顕微鏡で囊胞壁が確認しにくいこともある．内容液は通常は無色透明で，出血した場合は赤ないし薄い黄色の内容液となる（図 3）．

IV. 治療方針と具体的な治療方法

　特に症状がなければ放置してかまわない．リンパ管拡張症は自然消退も多い．たびたび出血を生じて整容状の問題があれば可及的に切除する．冷凍凝固する方法もあるが再発も多いようである．

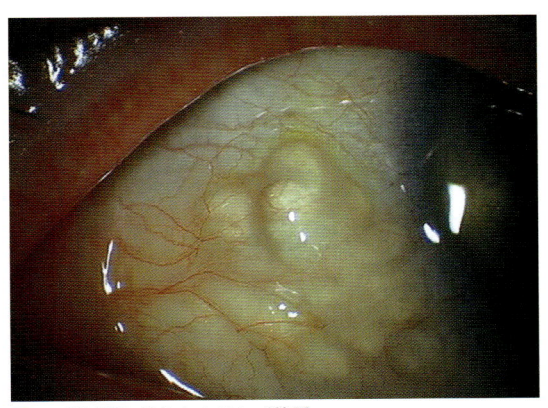

図1 球結膜に発生したリンパ管腫
透明な数珠状の表面平滑な隆起として認められる．細隙灯顕微鏡で拡大してみるとリンパ管壁が確認できることが多い．

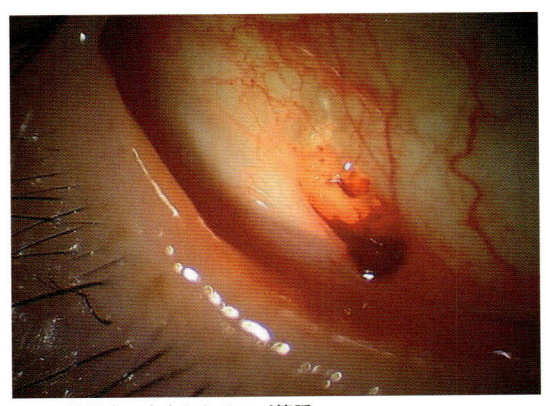

図2 管腔内に出血したリンパ管腫
リンパ管腫は出血を伴うことも多い．ニボーを形成し，いわゆる蛙卵状を呈することもある．

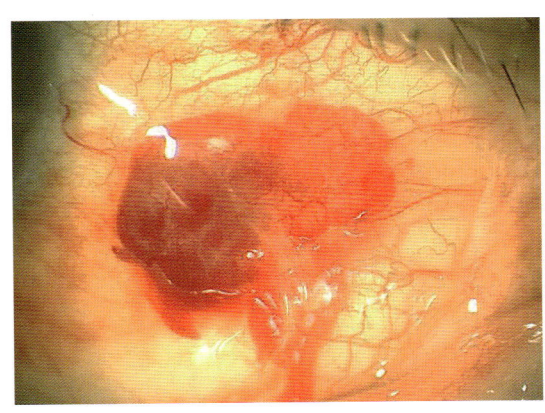

図3 リンパ管内出血によって生じたリンパ管拡張症と思われる症例
「白目が赤くなった」と受診されている．1か月後に完全に消失し正常の結膜となった．

　結膜に限局するものであれば切除が可能であるが，眼窩内に連続するものは出血することも多いため手術には注意が必要である．深追いしないことも重要である．結膜を切開し腫瘍を可及的に摘出する．通常，周囲組織との癒着はないが，リンパ管としての連続性はあるので完全摘出は不可能である．したがって腫瘍として認められるところを切除すればよい．切断する部分はジアテルミーなどで焼灼してから切離する．

V. 治療に伴う合併症

　出血がみられる．深追いすると眼球周囲に癒着を生じ眼球運動制限や眼球運動時のつっぱり感を残すことがある．

VI. 予後と経過観察の方法

　小児のリンパ管腫は拡大する可能性がある．出血に注意しながら経過観察する．リンパ管拡張症は再発しやすい．

▶**一般眼科医へのアドバイス**

　小児ないし若年者で多房性のリンパ管腫をみた場合は眼窩内にもあると思ったほうがよい．若年者の結膜下出血をみた場合も，鑑別診断としてリンパ管腫を疑ったほうがよい．球結膜に限局しているものを除き，円蓋部に達するものは一般眼科医は手を出さないほうが賢明である．

参考文献

1) Yanoff M, et al：Lymphangiectasia. In：Yanoff M, Sassani J(ed)：Ocular Pathology 7th ed. p202, Elsevier, 2015
2) Yanoff M, et al：Hemangioma and Lymphangioma. In：Yanoff M, Sassani J(ed)：Ocular Pathology 7th ed. p202, Elsevier, 2015
3) Shields JA, Shields CL：Lymphangiectasia and lymphangioma, Atlas of eyelid & conjunctival tumors, pp270-271, Lippincott, 1999
4) 吉川洋：リンパ管腫とリンパ管拡張症．後藤浩(編)：眼科プラクティス 24，見た目が大事！眼腫瘍．pp84-85，文光堂，2008
5) 小幡博人，吉川洋：結膜囊胞 vs 結膜リンパ管拡張．石橋達朗(編)：眼科プラクティス 8，いますぐ役立つ眼病理．pp108-109，文光堂，2006

　　　　　　　　　　　　　　　　　　　　　　　　　　　　　　　　　　　　　　　（江口功一）

I　リンパ腫，反応性リンパ過形成

I.　疾患概念・臨床上の特徴

　結膜の悪性リンパ腫は，結膜の悪性腫瘍のなかで最も頻度が高い．ほとんどは低悪性度のB細胞性MALTリンパ腫であるが，稀に濾胞性リンパ腫など他の悪性リンパ腫が発生することがある．MALTはmucosa-associated lymphoid tissue（粘膜関連リンパ組織）の略である．中年の発症が多いが，20～80歳代まで幅広い年齢層に発症する．性差はない．

II.　臨床所見の特徴

　結膜の悪性リンパ腫は，表面が平滑で，色はサーモンピンクと呼ばれる色調を呈し，結膜円蓋部に発生することが多い．タラコのような外観を呈することがほとんどであるが，時に濾胞が癒合したような外観を呈することもある（図1a～c）．瞼結膜に発生することもあり，上眼瞼を翻転し，結膜全体をよく見ることが大切である．片眼性が多いが，稀に両眼性に発生する．病理組織学的に，上皮直下の粘膜固有層に小型の異型リンパ球がびまん性に密に増殖する（図1d）．

III.　診断・鑑別診断

　確定診断のために生検が必要である．「第2章 総論，II角結膜腫瘍，C診断・治療に必要な検査」（⇒75頁）に記載したように，腫瘍の一部を切除する切開生検によって診断を行い，病理検査と遺伝子再構成検査を行う．フローサイトメトリーを行うこともある．

　鑑別診断としては，濾胞性結膜炎や反応性リンパ過形成（reactive lymphoid hyperplasia：RLH）が挙げられる（図2a）．反応性リンパ過形成は，粘膜固有層に大きな胚中心の形成を伴うリンパ球の増殖を認める（図2b）．浸潤する細胞は多彩で，良性の病変である．遺伝子再構成検査を行うと再構成バンドは検出されず，ポリクローナルな増殖であることがわかる．

　また，結膜の悪性リンパ腫と類似する疾患として，結膜下の悪性リンパ腫がある（図3a）．結膜下の悪性リンパ腫は，結膜の粘膜固有層に腫瘍細胞の増殖や浸潤はなく，上強膜～Tenon囊レベルに異型リンパ球が増殖する（図3b）．さらに，結膜下の悪性リンパ腫

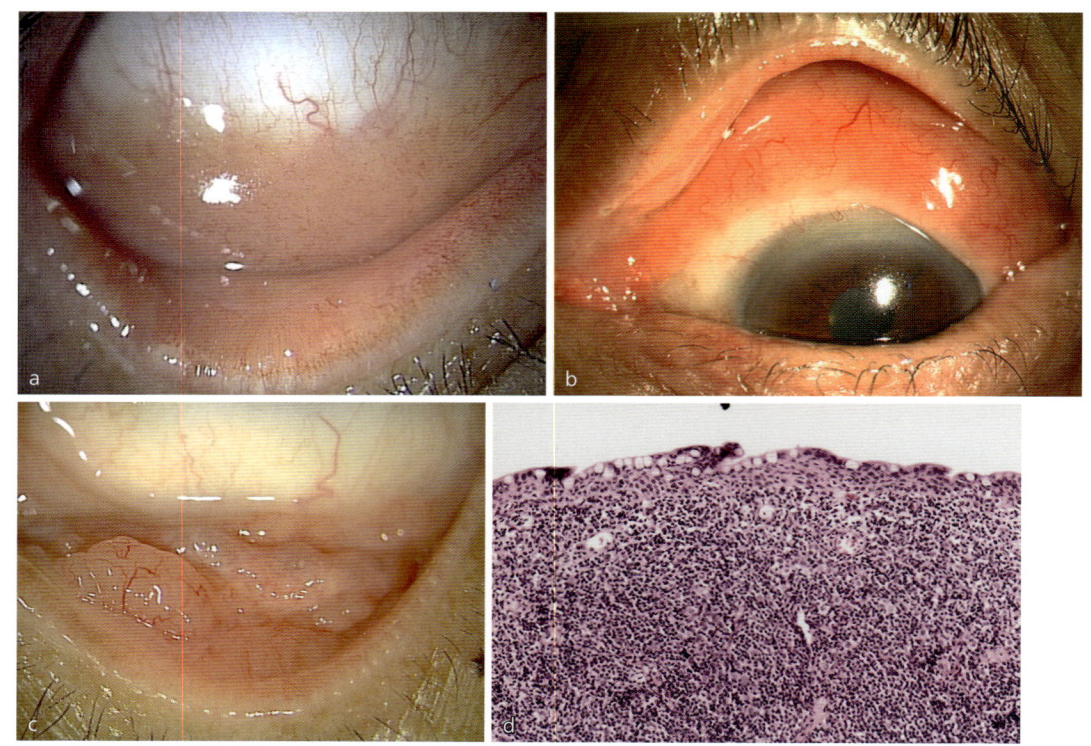

図1 結膜のMALTリンパ腫
a：下方の円蓋部中心．67歳男性．
b：上方の円蓋部中心．82歳男性．
c：大きな濾胞が癒合するようなタイプ．61歳男性．
d：粘膜固有層に小型の異型リンパ球がびまん性に増殖している．

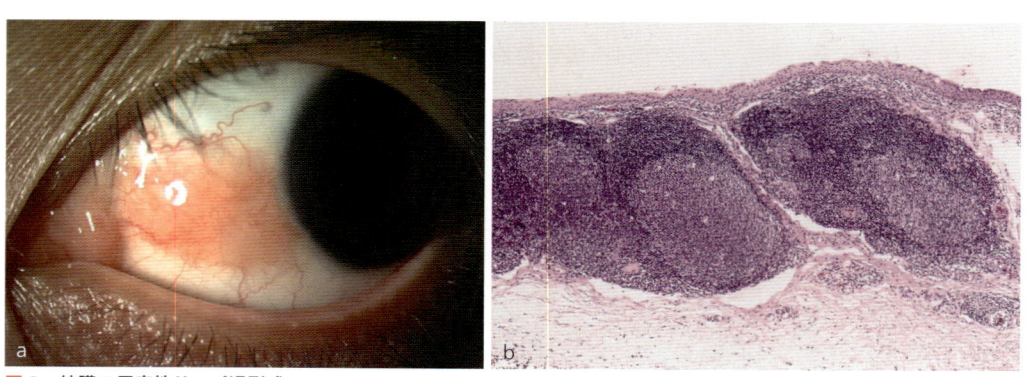

図2 結膜の反応性リンパ過形成
a：表面平滑でサーモンピンク色の腫瘍を認める．26歳女性．
b：粘膜固有層に胚中心の形成を伴うリンパ球の増殖がみられる．

と同様の外観を呈するが，結膜下の反応性リンパ過形成もある(図4)．このように，外観が酷似していても，病理検査や遺伝子再構成検査をしないと悪性か良性かわからないということを知っておく必要がある．

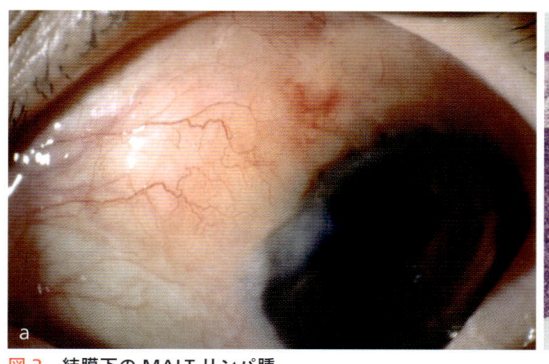

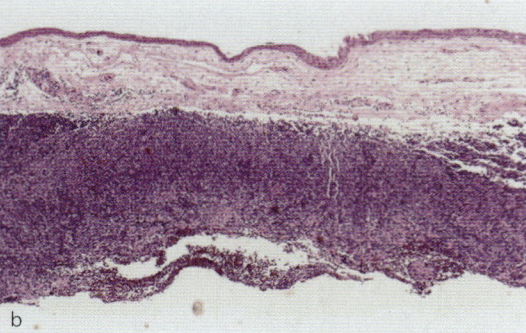

図3 結膜下のMALTリンパ腫
a：上方球結膜下に表面平滑なサーモンピンク色の腫瘍を認める．75歳女性．
b：粘膜固有層の下に小型の異型リンパ球が密に増殖している．

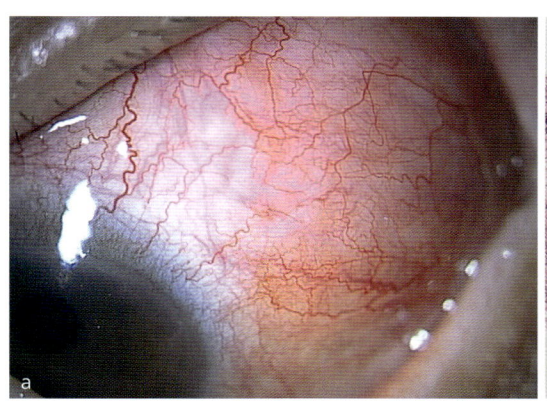

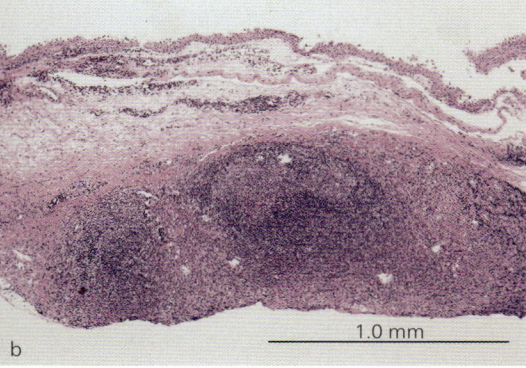

図4 結膜下の反応性リンパ過形成
a：上方球結膜下に表面平滑なサーモンピンク色の腫瘍を認める．65歳女性．
b：粘膜固有層の下に胚中心の形成を伴うリンパ球の増殖がみられる．

IV. 治療方針と具体的な治療方法

　　生検によって悪性リンパ腫と診断されれば，病期（staging）決定のため血液内科に全身検査を依頼する．通常，転移はなく結膜に限局していることがほとんどである．結膜に限局している場合，放射線治療（電子線，約30 Gy）が著効する．小さい病変であれば，外科的に完全に切除し，経過観察することもある．反応性リンパ過形成の場合は，ステロイドの点眼を処方し，反応をみながら経過観察を行う．

V. 治療に伴う合併症

　　放射線治療の場合は，鉛のコンタクトレンズで角膜や水晶体を保護し，角膜炎や白内障を予防する．

VI. 予後と経過観察の方法

　結膜以外の眼付属器に発生したMALTリンパ腫は転移がみられることがあるが，結膜のMALTリンパ腫は，ほとんどの症例で転移がみられることはない．しかし，結膜に局所再発がないかどうか，半年ごとに5年間は経過観察をしたほうがよい．

> ▶一般眼科医へのアドバイス
>
> 　結膜の悪性リンパ腫は，無症状であることが多く，大きくなって本人が気がつき受診するか，別な主訴で眼科を受診した際に，たまたま発見されることがある．予後がよいことを考えると，急いで眼腫瘍専門医へ紹介することはないが，病理検査以外の検査の必要性，血液内科への紹介，放射線治療の可能性などを考えると，結膜の悪性リンパ腫を疑う場合，生検せずに総合病院へ紹介するのがよいだろう．

参考文献

1) 小幡博人：結膜の悪性リンパ腫．眼科 47：1989-1992, 2005
2) 小幡博人：Overdiagnosisとunderdiagnosis—結膜のリンパ性腫瘍．眼科 48：117-120, 2006
3) Obata H, Mori K, Tsuru T：Subconjunctival mucosa-associated lymphoid tissue(MALT)lymphoma arising in Tenon's capsule. Graefe's Arch Clin Exp Ophthalmol 244：118-121, 2006

〔小幡博人〕

J 母斑

I. 疾患概念，臨床上の特徴

　結膜母斑は良性腫瘍性病変であり，結膜上皮内，上皮下に母斑細胞が増殖する疾患である．一般に，若年時より結膜に小型の色素沈着を伴う病変が発生し，成人になり増大傾向を示すことがある．非常に稀ではあるが，良性の結膜母斑から悪性黒色腫を発症しうる．

II. 臨床所見の特徴

　好発部位は角膜輪部の結膜，球結膜であり(図1)，瞼結膜や涙丘にみられることもある．充血を伴った白目のしこりとして自覚される．幼少期よりみられ，増大がないために両親により経過観察される場合も多い．思春期に入り急速に増大することもある．アレルギー性結膜炎の患者では，炎症の増悪時に母斑も増大することがある．加えて，アレルギー性鼻炎，気管支喘息，アトピー性皮膚炎などの併発例もあり，既往歴について詳細な問診が

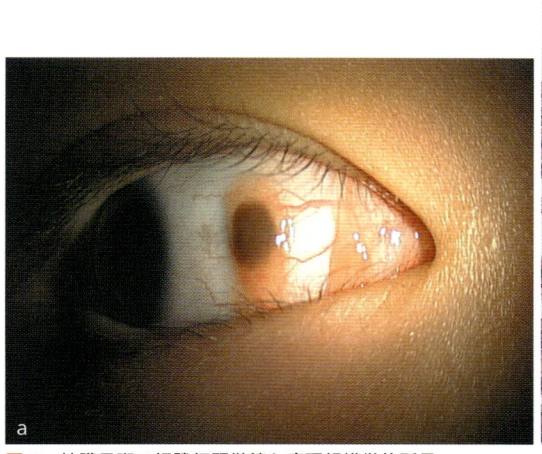

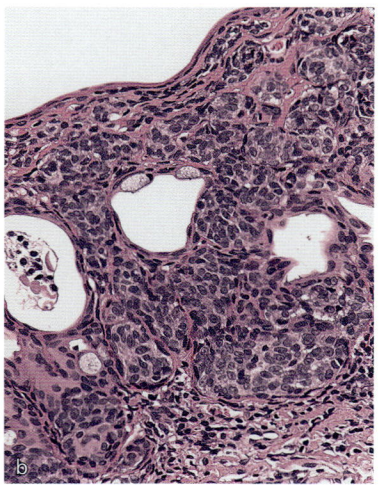

図1　結膜母斑の細隙灯顕微鏡と病理組織学的所見
3時方向の球結膜は母斑の好発部位である(a)．耳側からの栄養血管を認める．円形核を有する母斑細胞の増生と囊胞形成がみられる(b)．

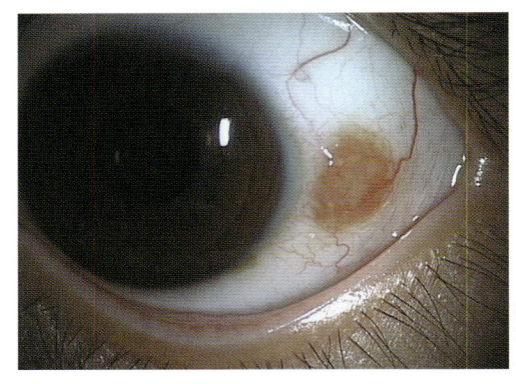

図2　赤褐色調を呈する結膜母斑の細隙灯顕微鏡所見
球結膜耳側にドーム上に隆起した赤色調の腫瘤がみられる．

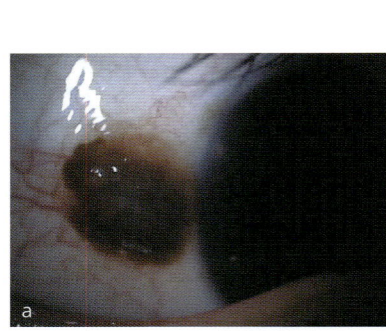

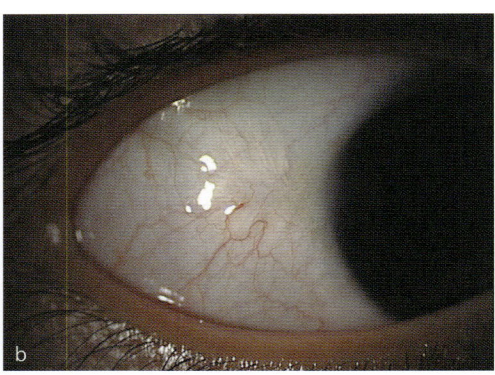

図3　黒褐色調を呈する結膜母斑の細隙灯顕微鏡所見
a：色調の濃い母斑．囊胞による隆起があるため表面が不整に見える．
b：腫瘤切除後6か月．充血はほとんどみられない．

重要である．母斑内に囊胞を形成することも多く，既報では母斑の65％に認められる所見であり，良性を示唆する特徴的な眼所見である．筆者の組織学的計測では，結膜上皮から囊胞までの深さと囊胞の直径が同じか，後者がより大きければ，臨床的に囊胞の存在を確認できるようである．球結膜に発生する母斑の色調は黒色調，褐色調，赤色調と様々で，無色素性の母斑も存在するため，良悪性の鑑別の参考にはならない（図2, 3）．涙丘に発生する母斑は，茶褐色調を呈することが多い．母斑周囲に栄養血管，血管拡張や血管増生を認めることも多く，このような色調，血管所見により悪性腫瘍の可能性を論じることはできない．

III. 診断，鑑別診断

臨床経過の把握，および細隙灯顕微鏡所見が最も重要である．眼表面における褐色調の色素性病変として，原発性後天性メラノーシス，悪性黒色腫との鑑別が問題になる．母斑は若年時に発生し，軽度の隆起を伴う色素性腫瘍を形成し，栄養血管の拡張や，囊胞が確認できることが多い．後述される悪性黒色腫は最も重要な鑑別疾患であり，細隙灯顕微鏡所見にて囊胞形成が不鮮明で，診断に苦慮する症例も混在する．鑑別診断に迷う場合には

切開生検，あるいは切除生検を考慮する．病理組織学的には，異型性のない核を有する母斑細胞の増生が結膜上皮内，上皮下にみられる．通常は上皮深部に向かうにつれ，細胞が小型化し，成熟像を呈する．母斑細胞周囲にはリンパ球を主体とした炎症細胞浸潤があり，好酸球や好中球浸潤を伴う．細胞集塊の周囲には大小に拡張した囊胞性病変がみられる（図1）．母斑細胞は免疫組織化学的にはS100蛋白，HMB-45，メランAが陽性となる．一方，囊胞部は上皮性マーカーであるEMAが陽性となる．

IV. 治療方針と具体的な治療法

　前眼部写真を撮像し，切除範囲を客観的に評価する．美容的に問題になる母斑は，通常3時，9時に存在する球結膜，涙丘部の腫瘤である．小児の症例ではすぐには切除せず経過観察し，成人してから局所麻酔で手術を行っても良い．手術は色素性腫瘤の存在する部分を切除する．安全域は0 mmでよい．球結膜母斑の場合，Tenon囊を不用意に切除するべきではない．小型の球結膜母斑では，Tenon囊をきれいに残せれば，無縫合あるいは周囲結膜の単純縫縮で治療可能である．母斑が大型の場合には，結膜の欠損が大きくなり，翼状片手術に準じた結膜切開や有茎結膜皮弁を作製する必要がある．結膜の縫合は8-0か9-0シルク糸を使用する．有茎結膜弁での再建が困難な大きな欠損の場合には，遊離結膜移植や羊膜移植を行う．涙丘の母斑では切除した直後は出血するため，圧迫止血かバイポーラでの止血が必要になる．

V. 治療に伴う合併症

　術後合併症として，結膜充血，眼瞼下垂，感染症，眼球運動制限，外眼筋損傷による複視，強膜裂傷，眼球穿孔，血腫が挙げられる．完全切除可能であった母斑が再発することはないと考えてよい．結膜充血は切除範囲が広ければ広いほどみられやすく，しばしば1か月～半年かけて軽快する（図3）．ステロイド点眼，抗炎症薬点眼などで充血の改善を図ることはあるが，長期にわたる症例もあり「半年くらい充血が続く場合もある，血管拡張が残存する場合もある」と説明する．黒い部分は取れたが目が赤くなったと言われることを，承知のうえで治療を行うべきである．

VI. 予後と経過観察の方法

　定期的に写真を撮り客観的に記録する．初診時は不安に思っている患者も多いので，良性腫瘤の可能性が高く，皮膚のほくろと同じように考えればよいことを伝える．経過中，腫瘤が増大した場合（図4）や患者・家族の不安感が強い場合は切除を検討する旨を伝えておく．非常に稀であるが，母斑の経過中に悪性黒色腫を発生することがあるため，半年～1年に1回は経過観察を行うべきである．

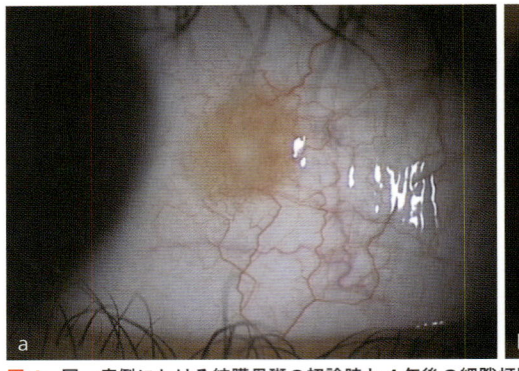

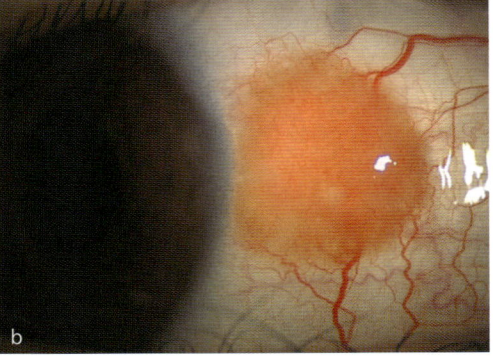

図4 同一症例における結膜母斑の初診時と4年後の細隙灯顕微鏡所見
a：初診時．薄く見えるところが囊胞の部分である．
b：初診4年後．腫瘤厚，腫瘍基底ともに増大した．上下に走る栄養血管が拡張している．

> ▶一般眼科医へのアドバイス
>
> 　臨床所見上，診断に迷うなら，速やかに専門医に紹介すべきである．専門医へ紹介し，結果的に切除を見送られ，経過観察の依頼があった際には，受診時に腫瘤の増大，隆起，色調変化に留意し，前眼部写真を撮像し客観的に評価することが重要である．写真は病勢の判断だけでなく，コンサルトの資料，裁判の証拠などとしての意味を持つ．長期の観察が必要な疾患であるため，写真撮影のできない施設であればカルテに大きさや色調を詳細に記載するか，写真撮影ができる施設へ紹介する．患者説明では「臨床的には良性疾患であること，短期間での悪性化することはない」「しかし非常に稀に母斑を発生母地とする悪性黒色腫が存在する」旨を伝えておく．

参考文献

1) 児玉達夫：結膜腫瘍，色素細胞由来の腫瘍—母斑．後藤浩（編）：眼科プラクティス24．見た目が大事！眼腫瘍．pp74-76．文光堂，2008
2) 吉川洋：球結膜・円蓋部結膜と強膜—結膜母斑 vs メラノーシス vs 悪性黒色腫．後藤浩（編）：眼科プラクティス8．いますぐ役立つ眼病理．pp115-117．文光堂，2006
3) Shields CL, Fasiudden A, Mashayekhi A, et al：Conjunctival nevi：clinical features and natural course in 410 consecutive patients. Arch Ophthalmol 122：167-75, 2004

（石嶋　漢，加瀬　諭）

K 原発性後天性メラノーシス，悪性黒色腫

I. 疾患概念・臨床上の特徴

　原発性後天性メラノーシス(primary acquired melanosis：PAM)および悪性黒色腫はメラノサイト系腫瘍で，一般に黒褐色を示す色素性病変を形成する．いずれも本邦では比較的稀な疾患である．PAMは壮年〜高齢者に発生する結膜の色素沈着症で(図1a)，進行すると異型性を有するメラノサイトの増殖を伴う．悪性黒色腫は通常，黒褐色の隆起性病変を形成し，稀に色素の乏しい腫瘍を形成する．しばしば局所再発をきたしたり，所属リンパ節転移や遠隔転移を伴い，生命予後に影響を及ぼす重篤な疾患である．悪性黒色腫の発生母地として，PAM，母斑，および発生母地のない発生(*de novo*)が挙げられる(図2a)．PAMは悪性黒色腫の代表的な前癌状態であり，悪性黒色腫からみて，最も高頻度に発生原因となる病変である．しかし，基本的にはPAMのみで悪性疾患と評価するのは，過剰な治療を招く恐れがあり，注意すべきである．PAMより発生する悪性黒色腫は，比較的高年齢での発症が目立つが，母斑あるいは*de novo*の発生と考えられる症例では，若年発症もみられる．

II. 臨床所見の特徴

　PAMと悪性黒色腫の関連，相違について述べる．患者の主訴は，両者とも眼表面の無痛性の黒色病変，しこりであり，それが拡大したため来院することが多い(図1a)．問診にて，黒色病変は以前は気にならなかった，あるいはなかったと回答することがあり，母斑の場合と異なる．このような経過が明らかな場合には，PAMあるいは悪性黒色腫の可能性を念頭におくべきである．PAMの色調は，初期ではやや茶色調の病変で，進展すると濃さが増してくる(図1b)．色調の濃さに変化がある場合には，PAMに異型性を伴っている可能性がある．一方，通常の悪性黒色腫はPAMよりさらに強い黒色調を呈する．筆者は，PAMをコーヒー残渣様，悪性黒色腫をチョコレート様，墨汁様と考えている．悪性黒色腫は，血管の蛇行や異常血管を伴うことがあるが，PAMが血管異常を伴うことは通常ない．稀に，悪性黒色腫は無色素性であることもあるが，通常は腫瘍の一部に色素沈着がみられるため，注意深く細隙灯顕微鏡で観察するべきである．加えて，悪性黒色腫は主として結膜上皮下に腫瘍細胞が増殖するため，腫瘍表面は比較的平滑で，囊胞性病変を

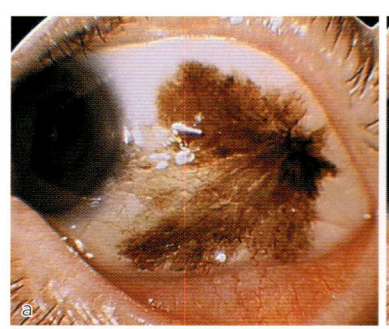

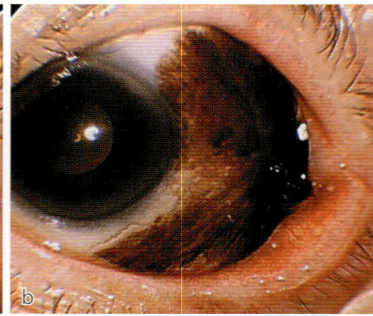

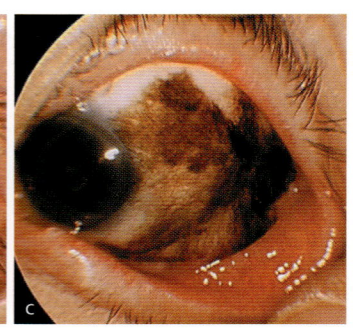

図1　PAMの臨床像
球結膜の色素性病変に気づき，それが広がったため受診した（a）．経過観察を行ったところ，初診から5年後に色素性病変の拡大がみられた（b）．IFN点眼治療を開始して，色素性病変は縮小傾向を示した（c）．

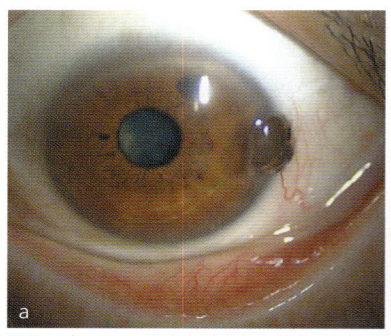

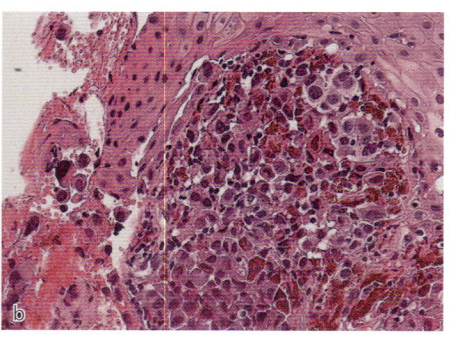

図2　de novo 発生と考えられる悪性黒色腫
55歳女性．左眼の角膜輪部耳側に，チョコレート様の色素性腫瘤がみられる．周囲の球結膜には，異常血管の侵入がみられるが，PAMを示唆する色素沈着はない（a）．腫瘤切除後の病理検査では，色素を有する異型細胞が，上皮下に多数浸潤し，増生している（b）．

伴わない．黒色調の病変は球結膜，瞼結膜，結膜円蓋部，半月襞，涙丘，眼瞼皮膚，涙点にも及びうる．悪性黒色腫を疑う際には，眼瞼皮膚のみならず必ず上眼瞼を翻転し，眼瞼結膜を観察するべきである．

III. 診断・鑑別診断

　臨床所見からPAM・悪性黒色腫を疑うなら，確定診断するために病変部の生検による病理組織学的検索が必須である．眼表面に黒褐色調の病変を形成する疾患として，母斑，PAM，悪性黒色腫が代表的である．無色素性腫瘤の場合には，扁平上皮癌との鑑別を要する症例も存在する．図3にPAMの病理組織学的所見を示す．基本的には結膜上皮内に，茶褐色を示すメラニン色素を有する病変がみられる．上皮下にも色素沈着があるが，これはメラニン色素を貪食したマクロファージ（メラノファージ）である．PAMは，初期には結膜重層円柱上皮の基底層に色素沈着がみられる（PAM without atypia，図3a）のみであるが，進展すると基底層上部に核異型を伴うメラノサイトの増生がみられるようになる（PAM with atypia，図3b）．後者と悪性黒色腫の発生には，密接な関連がある．色素の鑑別として，ヘモジデリンの沈着が挙げられる．メラニン色素は脱メラニンで消失し，Fontana-Masson

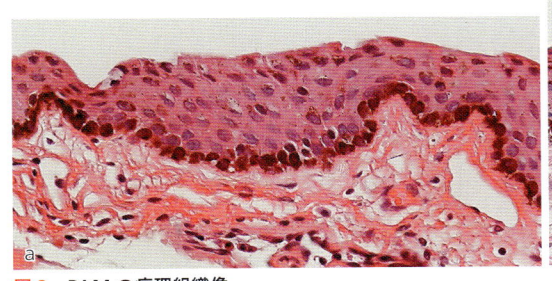

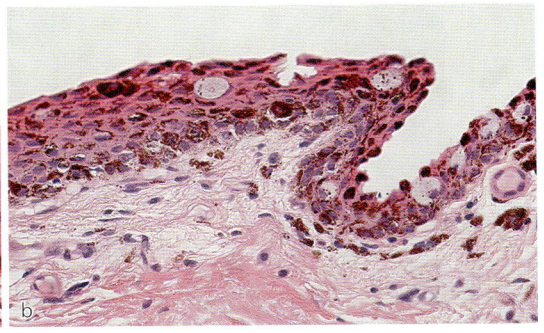

図3　PAMの病理組織像
初期には，結膜上皮基底部にメラニン色素を有する細胞が，一層に配列している(a)．異型を有する細胞はない．進行すると，結膜上皮全体に，色素を有する細胞が増生し，細胞異型を伴うようになる(b)．上皮下には，メラニンを貪食したメラノファージの浸潤もみられる(b)．

染色で陽性，ベルリン青染色で陰性を呈する．悪性黒色腫では，主として結膜上皮下にメラニン色素を有し，核の大小不同を示す異型細胞が多数みられる(**図2b**)．結膜では，いわゆる核小体明瞭でやや大型の類上皮細胞様の異型細胞がみられることが多い．腫瘍組織内にはメラニン色素を貪食したメラノファージも多数混在している．免疫組織化学的には，腫瘍細胞はHMB-45，メランA，S100蛋白陽性となる．一方で上皮系マーカーであるEMA，サイトケラチン，リンパ球系マーカーであるLCAなどは陰性である．上述のメラノファージは，CD68陽性となる．必要であれば，このような免疫組織化学を追加して，確定診断を行う．特に初期の悪性黒色腫は異型細胞が上皮内に小型の集塊を形成するのみの場合もあり，母斑と病理診断されることがある．臨床上，悪性黒色腫が強く疑われるのなら，迷わず病理医と討論すべきである．眼表面に広範な色素沈着を有する悪性黒色腫の場合には，色素性病変のどこまでがPAMで，どの部が悪性なのか，臨床病理学的に評価する．

IV.　治療方針と具体的な治療方法

　PAM自体は悪性ではないため，早急な切除は不要である．自然退縮する傾向もあるため，病理診断が付いたら経過観察を行う．経過中に色素が濃くなった場合や，色素沈着の範囲が広がった場合には，自然退縮は期待しにくいため，悪性黒色腫の発生を予防する観点から，治療を検討する．

　悪性黒色腫の治療は，外科的切除，抗腫瘍薬による局所化学療法，冷凍凝固，放射線照射などが挙げられる．外科的切除では，眼瞼の前葉，後葉の再建を含めた局所切除術，眼球摘出術，眼窩内容除去術が挙げられるが，病変の範囲などにより，どのような術式を選択するべきか判断する．センチネルリンパ節生検は，最初に悪性黒色腫が転移するリンパ節を同定することが可能であるが，陽性率は高くない．近年，BRAF阻害薬や抗PD-1抗体が新しい悪性黒色腫の治療法として期待されるが，結膜悪性黒色腫に対する有効性は未だ明らかではない．どの治療法を選択するかは，基本的には主治医と患者およびその家族

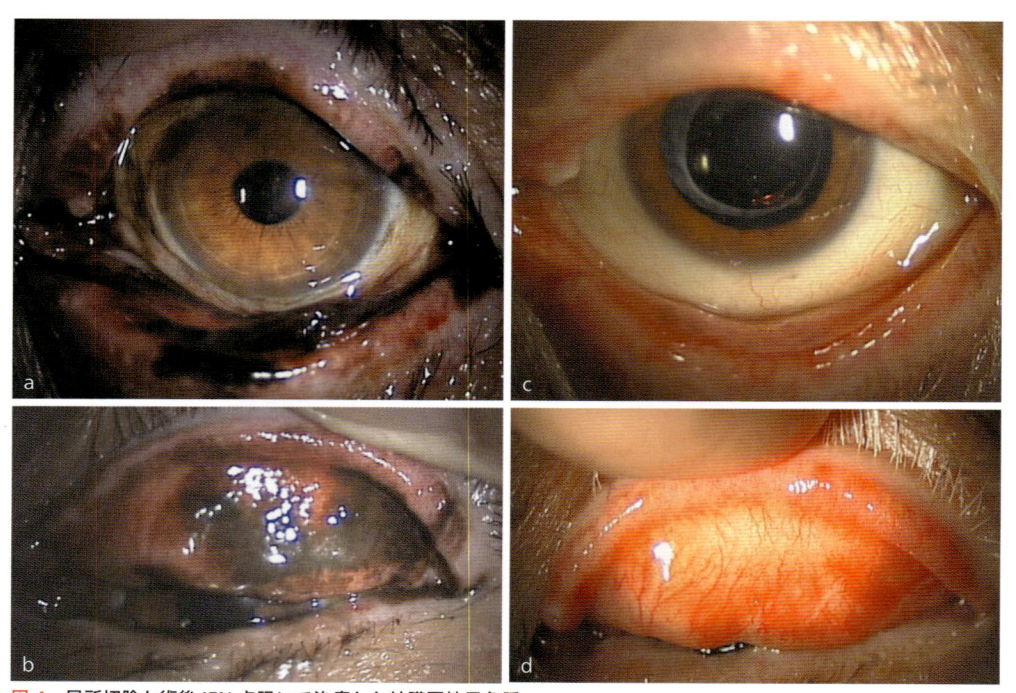

図4 局所切除と術後 IFN 点眼にて治療した結膜悪性黒色腫
78歳男性．球結膜，上下眼瞼結膜に広範な色素性病変がみられ，不整に隆起している部が散在している（a, b）．黒色隆起部を切除し，IFN α-2b 点眼治療を約9か月行い，腫瘤性病変は消失した（c, d）．初診時より3年以上経過しているが，局所再発や遠隔転移はみられていない．

が相談し，決定すべきである．外科的切除の補助療法として行う抗腫瘍薬局所投与について，さらに解説する．

　PAM/結膜悪性黒色腫の局所療法として，インターフェロン（IFN），マイトマイシン C（MMC）および 5-FU（フルオロウラシル）による抗腫瘍薬の点眼治療が行われている．MMC，5-FU は核分裂期，DNA 合成期の増殖細胞に，主として作用する．これらが腫瘍細胞に直接滴下されることにより，PAM with atypia に有効性を示す．一方，上皮下へ浸潤する細胞への効果は明らかではない．悪性黒色腫は基本的に腫瘍細胞が上皮下への浸潤しているので，原則として MMC，5-FU の点眼のみでは完治を期待できない．MMC，5-FU の点眼方法は，1日4回1滴点眼である．これらは増殖期にある腫瘍細胞のみならず，角膜輪部幹細胞などの正常細胞も障害しうる．そのため点眼を1週間行った後，1週間休薬する．これを1クールとし，2～3クール行い，反応をみながら継続するか他の治療を検討する．

　PAM の治療として，IFN α-2b 点眼が有効である．図1c に示す症例は，PAM の経過中に IFN α-2b 点眼を開始したところ，色素性病変が退縮した．図4 に示す症例は，結膜悪性黒色腫であり，結膜腫瘍の局所切除と術後の IFN α-2b 点眼により，術後3年以上寛解を維持している．

結膜悪性黒色腫に対して，IFN βの結膜下注射が補助療法として有用であると考えられている．結膜下注射は，結膜の病変のみならず，リンパ管へ浸透するため，腫瘍のリンパ節転移を制御する効果も期待される．

V. 治療に伴う合併症

MMC，5-FU点眼液の合併症として，角膜炎，角膜びらん，角膜潰瘍，角膜混濁，角膜の結膜上皮化，輪部機能不全などが挙げられる．これらが生じた場合には，速やかに休薬すべきである．MMC，5-FUは高頻度に副作用を伴うことが報告されており，継続して使用することが困難な症例が多い．接触性皮膚炎がみられた場合には，ステロイドを併用して局所治療を継続することが可能である．一方，MMCや5-FU点眼と比較して，IFN α-2b点眼は副作用の発現頻度が低いため，長期間継続して使用できる．しかし，しばしば濾胞性結膜炎を発症し，異物感のために休薬を余儀なくされることもある．

VI. 予後と経過観察の方法

PAMは前述のごとく，悪性腫瘍ではないため2〜3か月ごとの経過観察を行う．全身検索も不要である．一方，悪性黒色腫は生命予後不良な症例が混在するため，治療後も注意深い経過観察が必須である．患者が死亡したり，通院が困難な事情が発生するまで，生涯にわたり主治医として経過観察するべきである．治療直後には1〜2か月ごとの眼科受診を勧め，細隙灯顕微鏡検査および耳前部および頸部，顎下部リンパ節の触診を行う．局所制御できている症例は，全身検索を半年に1回行う．全身検索は施設により方針は異なるが，ガドリニウム造影MRI，ガリウムシンチグラフィ，あるいはPET-CTなどを行う．しかし局所再発している症例やリンパ節転移が示唆される際には上述の限りではなく，寛解するまで適宜画像診断を行う．3年間，局所再発がみられなければ，その後は1年に1回の全身検索で構わない．術後の後療法として抗腫瘍薬局所投与をいつまで行うべきか，コンセンサスは得られていない．治療抵抗性を示すなら，いたずらに抗腫瘍薬局所投与を継続せずに，他の治療法を検討する．

▶一般眼科医へのアドバイス

まずは問診や臨床所見上，PAM/悪性黒色腫を疑うことが極めて重要である．PAMが考えられ，悪性黒色腫を伴わない病変と考えられる際には，色素性病変部を切開生検し確定診断を行う．一方，悪性黒色腫を伴う可能性が示唆されるなら，生検を行う前に，患者に十分説明を行うべきである．生検はあくまで診断の確認であり，臨床診断が極めて重要である．実際に悪性黒色腫だった場合に，どのような治療になるかも，生検を行う前に伝える．生検を行い，診断が出たら早急に追加治療を行うべきである．そのような体制が困難な施設では，生検を行わずに速やかに専門施設に紹介したほうがよい．

参考文献

1) 木村圭介, 臼井嘉彦, 後藤浩：結膜悪性黒色腫 11 例の臨床像と治療予後. 日眼会誌 116：503-509, 2012
2) 後藤浩, 石川友昭, 慶野博, 他：結膜および眼瞼悪性黒色腫に対し, 炭酸ガスレーザーと局所化学療法を行った 1 例. 臨眼 57：477-482, 2003
3) 藤岡美幸, 坂本麻里, 安積淳, 他：インターフェロン-β 結膜下注射で加療した結膜悪性黒色腫の 1 例 その効果と副作用. 日眼会誌 110：51-57, 2006
4) 辻英貴, 鈴木茂伸, 加瀬諭：新しい展望 眼腫瘍. 眼科 55：865-904, 2013
5) 加瀬諭, 石嶋漢, 野田実香, 他：インターフェロン α-2b 点眼液を補助療法として使用した結膜悪性黒色腫の 2 例. 日眼会誌 115：1043-1047, 2011

〔加瀬　諭〕

III 眼窩腫瘍

A 海綿状血管腫

I. 疾患概念・臨床上の特徴

　　眼窩海綿状血管腫は良性の血管系腫瘍で，眼窩良性腫瘍のなかで最も発生頻度が高い．検診や人間ドックなどで偶然に発見されて受診することが多い．眼窩海綿状血管腫の増殖は緩徐である．

II. 臨床所見の特徴

　　眼窩海綿状血管腫はすべての世代の成人が罹患し，性差はない．臨床症状は，眼球突出(図1)，眼瞼腫脹(図2)，眼球運動制限(図2)，圧迫性視神経症(図3)を示す．眼窩のどの部位からも発生するため，腫瘍の位置によって臨床症状は異なる．しかし，多くの眼窩海綿状血管腫は，眼窩内に大きな占拠性病変を示しても，臨床症状の程度は軽度であることが多い．CT検査所見では，境界明瞭で卵円形の対称性のある形状を示す(図2)．MR検査所見では，T1強調像(硝子体が低信号)が低信号，T2強調像(硝子体が高信号)が高信号で，腫瘍の内部は均一の信号を示す(図1～3)．

III. 診断・鑑別診断

　　海綿状血管腫は他の眼窩良性腫瘍と類似の臨床症状を示す．MR検査所見では，海綿状血管腫は他の血管系の腫瘍と類似の信号強度を示す．
　　眼窩リンパ管腫は乳幼児にしばしばみられる血管系の疾患であるが，年齢，臨床症状，MR画像検査所見のいずれの観点からも鑑別できる〔V 小児から若年者に発症しやすい疾患，C 眼窩リンパ管腫(⇒432頁)参照〕．眼窩静脈血管腫は外眼筋から発生する血管腫として報告

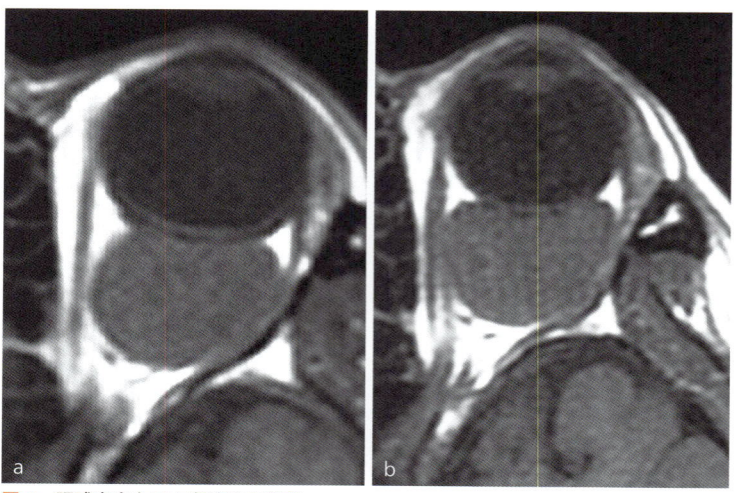

図1 眼球突出を示す海綿状血管腫
49歳女性の海綿状血管腫．臨床症状は軽度の眼球突出のみである．MR画像検査所見で，境界明瞭で対称性の腫瘤性病変が左眼球後極部後方（筋紡錘内）にみられる．初診時（a）と4年後（b）を比較して，顕著な増大を示さなかった．

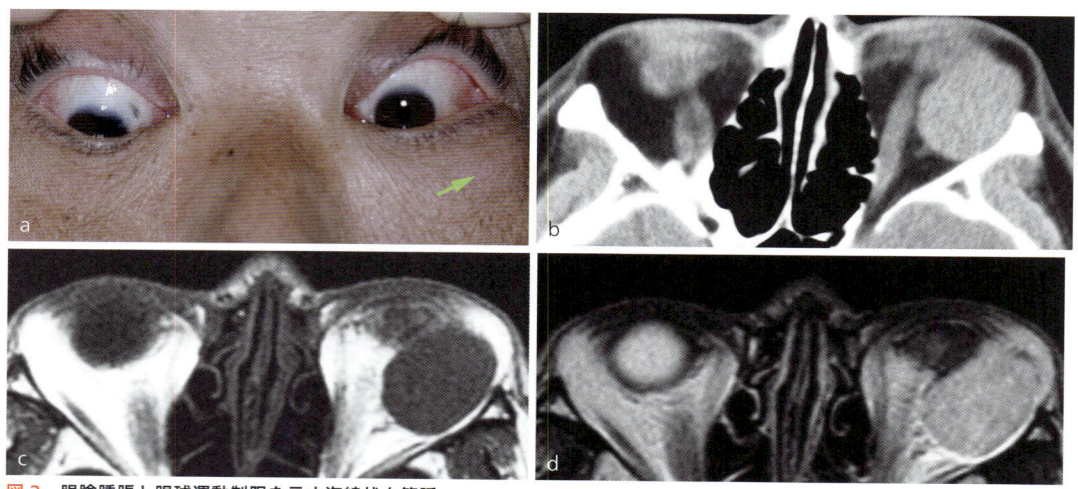

図2 眼瞼腫脹と眼球運動制限を示す海綿状血管腫
43歳男性の海綿状血管腫．a：左下眼瞼の腫脹（矢印）と左眼の下転制限がみられる．b：CT検査所見では，境界明瞭で対称性のある卵円形の腫瘤性病変が左眼窩外側にみられる．c, d：MR画像検査所見では，海綿状血管腫はT1強調像で低信号（c）を示し，T2強調像で高信号（d）を示す．

されている．年齢，臨床症状，MR画像検査所見（図4）のいずれの観点からも鑑別が困難である．ただ，発生頻度は極めて稀である．

IV. 治療方針と具体的な治療方法

　海綿状血管腫の臨床症状の程度が軽度なとき，経過観察の適応となる（図1）．一方で，臨床症状が顕著なとき，手術による腫瘍摘出術の適応となる（図2, 3）．そのアプローチの方法は腫瘍の位置によって決定される．

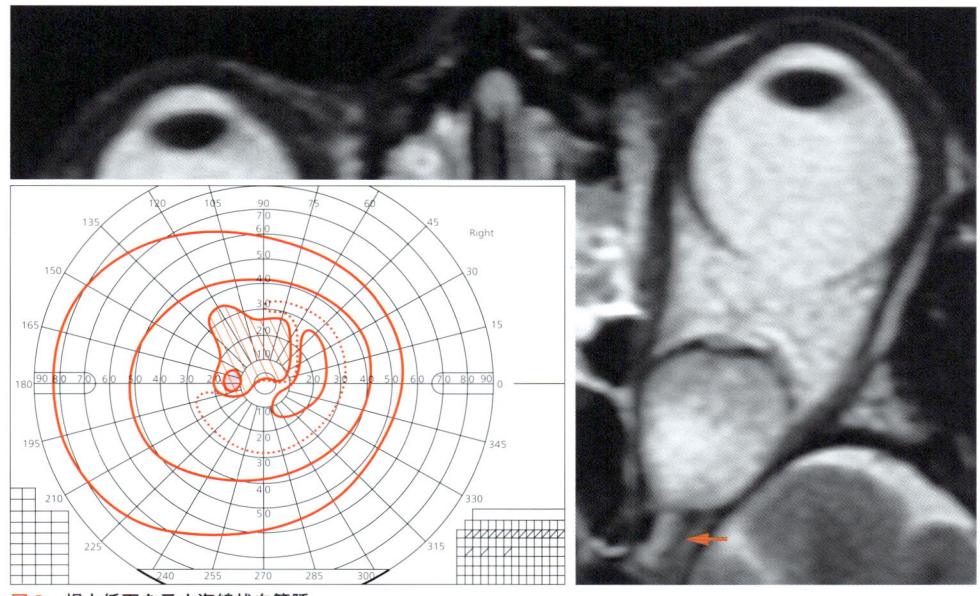

図3 視力低下を示す海綿状血管腫
49歳男性の海綿状血管腫．腫瘍は眼窩先端部に位置し，視神経（矢印）を圧迫している．Goldmann視野検査所見では，圧迫性視神経症による視野欠損がみられる．
〔久保田敏信：眼窩腫瘍・特発性眼窩炎症による視神経症．眼科 55：673–678, 2013 より一部改変〕

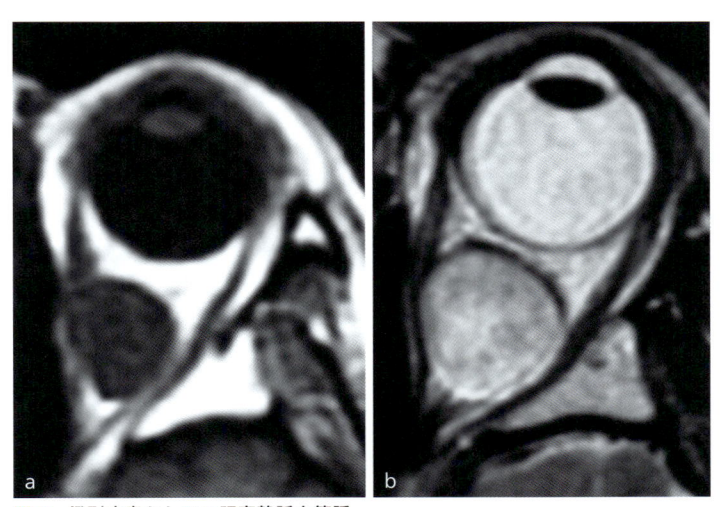

図4 鑑別疾患としての眼窩静脈血管腫
a：MRI T1強調像，b：T2強調像．
眼窩静脈血管腫は眼窩海綿状血管腫（図1～3）に類似する．

V. 治療に伴う合併症

「第2章 総論，III 眼窩腫瘍，D 良性眼窩腫瘍の治療」（⇒108頁）を参照．

VI. 予後と経過観察の方法

　眼窩海綿状血管腫は長期にわたり経過観察しても悪性転化することはない．症状・徴候が軽度であれば経過観察の適応で，1年から数年に1度の受診でよい．

> ▶**一般眼科医へのアドバイス**
> 海綿状血管腫は一般眼科医であってもフォローできる眼窩良性腫瘍の1つである．

参考文献

1) 久保田敏信：眼窩腫瘍・特発性眼窩炎症による視神経症．眼科 55：673-678, 2013
2) Kubota T, Moritani S, Terasaki H：Orbital venous hemangioma. Graefes Arch Clin Exp Ophthalmol 250：157-158, 2012

〈久保田敏信〉

B 神経鞘腫

I. 疾患概念

　神経鞘腫は末梢神経のSchwann細胞の細胞成分が腫瘍性に増殖することにより発生する良性腫瘍である．眼窩内腫瘍での発生頻度は1～6％程度と報告されている．眼窩内の神経鞘腫の発生母地としては三叉神経の毛様体神経由来が多いが，眼窩上神経，下眼窩神経，後毛様神経などの報告もある．神経鞘腫の病理組織は，索状配列をする細胞成分に富む型（Antoni A型）と粘液腫細胞が主体の型（Antoni B型）に分類されるが，しばしば両者は混在することがある．

II. 臨床所見の特徴

　神経鞘腫は良性腫瘍であり，数年から10年以上に及び非常に緩徐な発育をする．そのため，徐々に症状が表面化する．眼球突出が一番多く，腫瘍が筋円錐内に生じた結果として生じる．眼球突出に伴い，兎眼や眼球運動障害も生じる．腫瘍の増大に従い視神経が圧迫され，視力が低下することもある．筋円錐外から発症した場合，眼球突出とともに，腫瘍の反対側に眼球偏位を生じる可能性がある．

III. 診断・鑑別診断

　臨床診断は，臨床所見と画像診断で行う．最終的には手術後の病理診断に委ねることになる．
　CTでは境界鮮明な卵円形を呈し，外眼筋と同程度の濃度で描出される．水平断のみならず冠状断も同時に撮像する必要がある（図1）．
　MRIでは，2種類の部分（嚢胞部分と実質部分）が混在するため不均一になることがある（図2）．T1強調像で低信号を呈する．T2強調像では嚢胞部分が高信号を示すことが多い．ダイナミックMRIでは，嚢胞部分は造影されないが，実質部分が急速に造影される．
　鑑別診断としては，海綿状血管腫，視神経鞘腫髄膜腫，視神経膠腫を考えるべきである．特に海綿状血管腫との鑑別が大切である．海綿状血管腫は発育が緩徐であり，しばしば筋円錐内に視神経から独立した腫瘍として発生する．海綿状血管腫のMRI所見は，T1

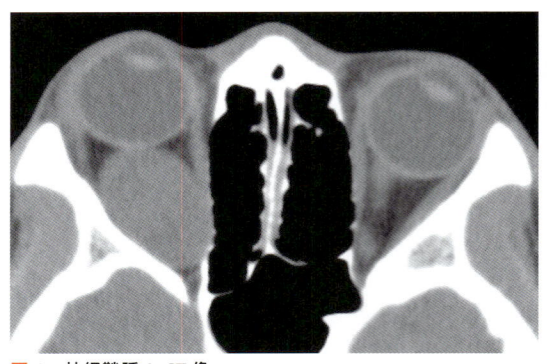

図1 神経鞘腫のCT像
球後に境界鮮明な卵円形の腫瘤を認める．
（写真は岡山医療センター・大島浩一先生のご厚意による）

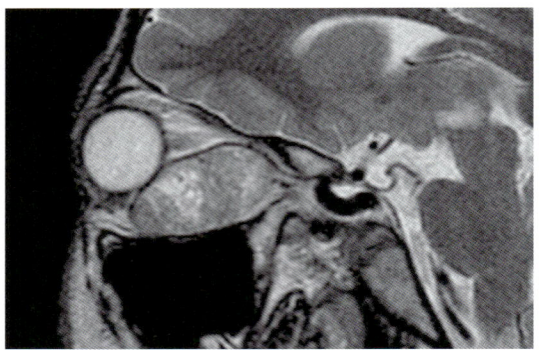

図2 神経鞘腫のMRI像（矢状段）
眼球球後下方に不均一な卵円形の腫瘤を認める．
（写真は岡山医療センター・大島浩一先生のご厚意による）

強調像で外眼筋と等信号，T2強調像で眼窩脂肪に比較して強い高信号を示し，内部が均一である．ダイナミックMRIでは，腫瘍内部が徐々に造影され，最終的には腫瘍全体がほぼ均一に造影される．

IV. 治療方針と具体的な治療方法

腫瘍の発生部位が神経走行に依存するため，眼窩内の様々な部位から発生する可能性がある．臨床診断がつけば，良性腫瘍であるから早急に手術を行う必要はない．放射線治療の適応はない．眼球突出，複視，視力低下などの症状が出現したら手術を検討する．

手術方法（アプローチの方法）は発生した部位によって異なるが，側方アプローチで手術されることが多い．巨大な場合は分割して摘出することもある．眼窩先端部に及ぶ腫瘍では経頭蓋法が行われることもある．経頭蓋法では，開頭して上方からアプローチすることになるが，脳神経外科医の協力が必要であり，手術時間が長くなる．

V. 治療に伴う合併症

手術合併症として，重篤なものは視力障害，視野欠損，眼球運動障害，術創の感染，術後出血である．眼瞼腫脹，物が噛みにくくなること（咬筋の障害），知覚障害なども合併症として挙げられる．

経頭蓋法により手術を行った場合には，脳神経外科で術後管理を行うべきである．眼瞼下垂，視力障害，視野障害，眼球運動障害，髄液瘻，術後感染，術後出血を生じないよう，注意して手術を行わなければならない．

VI. 予後と経過観察

眼球突出などの臨床症状が目立たない患者では，手術を行わずに経過観察することもある．臨床症状に変化がなければ，年2～3回程度の割合で外来受診させ，年1回程度の割

合で画像診断を行えばよいであろう．患者には，眼瞼腫脹や両眼性複視などを自覚した場合には，早めに受診するよう話しておく．

手術後には，手術に伴う合併症のチェックと腫瘍再発のチェックが必要である．手術により完全摘出できれば，再発しないと考えられるが，術者の思いに反して亜全摘になっていることもありうる．いずれにしても術後長期間(5～10年程度)にわたり経過観察が必要である．術後の急性期が過ぎて安定期に入ったら，手術に伴う合併症がなくても，年1回程度の割合で外来受診し，画像診断を行うのがよい．

▶**一般眼科医へのアドバイス**

　まず画像診断を適切に行い，診断を明確にするべきである．そのうえで手術適応に関して，患者とよく相談しなければならない．診断や治療方針が曖昧であると，患者は不安を感じ，ドクターショッピングを繰り返すことになりかねない．

　自施設で診断，治療適応の決定ができない場合には，早めに眼腫瘍専門医を紹介するのがよい．そのうえで，治療前および治療後の経過観察を，専門医と協力して行っていただきたい．

参考文献

1) 堤雅幸，横井匡彦，加瀬学，他：長期経過観察の間に著明な眼球突出を呈した眼窩内神経鞘腫の1例．神経眼科 27：61-65, 2010
2) 横井克俊，後藤浩，臼井正彦，他：眼窩に発生した神経鞘腫の治療経験．眼科 44：1373-1377, 2002
3) 宮浦卓，宮崎茂雄，鈴木聡，他：眼窩内に原発した神経鞘腫の1例．眼科臨床医報 93：20-22, 1999

〈金子博行，溝田　淳〉

C 神経線維腫

I. 疾患概念，臨床上の特徴

　神経線維腫は全身に発生する可能性のある末梢神経由来の腫瘍である．神経線維腫症1型（neurofibromatosis type 1：NF1, von Recklinghausen病）はカフェオレ斑，神経線維腫を主徴とし，骨病変，眼病変，神経腫瘍，そのほか多彩な症候を呈する全身性母斑症であり，常染色体性優性の遺伝性疾患である．また，神経線維腫症2型（neurofibromatosis type 2：NF2）は，両側性に発生する聴神経鞘腫（前庭神経鞘腫）を主徴とし，その他の神経系腫瘍（脳および脊髄神経鞘腫，髄膜腫，脊髄上衣腫）や皮膚病変（皮下や皮内の神経鞘腫，カフェオレ斑），眼病変（若年性白内障）を呈する常染色体優性の遺伝性疾患である．両者は名前は同じであるが，現在は別の疾患と考えられている．眼瞼に生じる場合は，NF1に伴う場合と孤立性に発生する場合とがある．

　現在，NF1の患者数は約4万人前後と推定されている．出生約3,000人に1人の割合で生じる．罹患率に人種による差はないとされている．原因は17番染色体長腕（17q11.2）の異常による常染色体優性の疾患であるが，半数以上は突然変異による孤発例である．

II. 臨床所見の特徴

　眼瞼に孤立性に生じる場合は眼瞼縁に境界明瞭な小結節病変を形成することが多い．色調は周囲と同様のこともあれば，やや赤みを帯びている場合もある．一方，NF1にみられる場合は，眼瞼を含む顔面に多発することが多く，特に外眼角周辺に大きい塊が生じる傾向が多い．腫瘍は皮下だけでなく眼窩にびまん性に及んでいる場合もある．腫瘤および周辺に痛みを生じる場合もある．頻度としては，眼瞼の腫脹・はれぼったさ，眼瞼下垂はほぼ100%生じ，外眼角靱帯の解離，視力低下，眼球突出，眼球偏位も高頻度に認められる（図1）．

　全身にはカフェオレ斑と呼ばれる色素斑が生じる．扁平で盛り上がりのない斑で，色は淡いミルクコーヒー色から濃い褐色に至るまで様々で，色素斑内に色の濃淡はみられない．形は長円形のものが多く，丸みを帯びたなめらかな輪郭を呈している．小児では径0.5 cm以上，成人では径1.5 cm以上を基準とする．

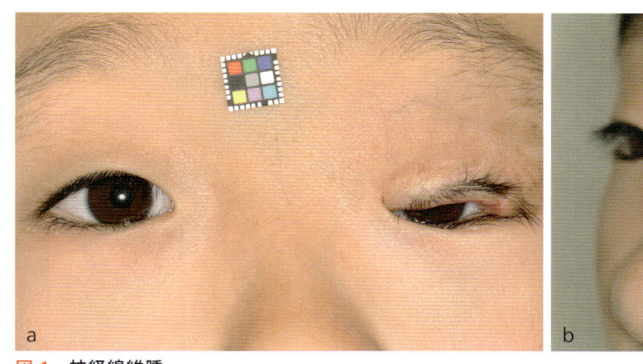

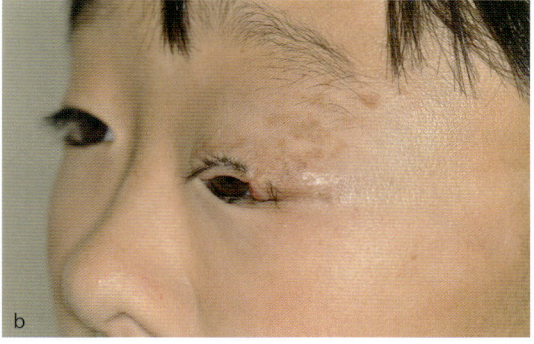

図1　神経線維腫
a：左眼の眼瞼下垂，腫瘤は上眼瞼全体にびまん性に広がっている．b：aの斜方向．カフェオレ斑を認める．一度手術を行っているため耳側部に睫毛禿がある．

III. 診断・鑑別診断

　NF1の診断はその特徴的な色素斑と顔面，全身の腫瘤から診断に迷うことはあまりない．眼窩内病変の有無，顔面骨の形成状態，虹彩におけるLish結節の存在も診断の参考になる．この疾患は，難病特定疾患(表1)および小児慢性特定疾患の対象であるので，皮膚科，神経内科，整形外科，小児科で全身的な診断をしてもらう必要がある．また，眼窩内のみでなく頭蓋内病変も併発する可能性があるため，CTおよびMRIを行うようにする(図2, 3)．骨変形(顔面骨，眼窩骨)の有無，および他部位の異常所見，腫瘍の広がりを確認するように努めなければならない．

　孤立性の神経線維腫の場合，小さい場合には表皮囊腫のような皮下良性腫瘍，脂漏性角化症，母斑，脂腺過形成などと鑑別が必要になる．神経線維腫の場合は，表面平滑，充実性，弾性硬であることが多い．

IV. 治療方針と具体的な治療方法

　眼瞼に孤立性に生じている場合は，単純切除術を行い病理検査も行う．
　NF1の場合は，整容的な観点ないし患者の精神的苦痛を改善させるため，外科的切除が第一選択となる．はじめに画像診断を併用して眼瞼・眼窩の腫瘍の広がり，眼窩骨や顔面骨の変形を確認する．一般に表面の腫瘍は容易にとれるが，皮下にびまん性に広がる腫瘍の完全摘出は難しい．再発することを念頭において手術を計画することが大事で，やみくもに手術を行っても腫瘍の再発により手術前より悪化する場合もあるので，患者と手術前に何を目的として手術を行うか話し合ったほうがよい(視機能を回復するためか，整容的に直すためかなど)．また，若年者の場合は成人になるまで複数回の手術を行う可能性が高いことを説明しておく必要がある(図4)．

　多くの場合において外眼角周囲腫瘍に眼瞼下垂を伴っており，さらに外眼角靱帯も外れていることが多い．手術方針としては，腫瘍切除と眼瞼形成術を同時に行うことになる．まず皮下および眼窩の腫瘍の切除を行うが，腫瘍は白色で脂肪と似ており，正常組織を取

表1 診断基準（日本皮膚科学会）

概念
カフェオレ斑，神経線維腫を主徴とし，皮膚，神経系，眼，骨などに多種病変が年齢の変化とともに出現し，多彩な症候を呈する全身性母斑症であり，常染色体優性の遺伝性疾患である．

診断基準
1. 6個以上のカフェオレ斑[*1]
2. 2個以上の神経線維腫（皮膚の神経線維腫や神経の神経線維腫など）またはびまん性神経線維腫[*2]
3. 腋窩あるいは鼠径部の雀卵斑様色素斑（freckling）
4. 視神経膠腫（optic glioma）
5. 2個以上の虹彩小結節（Lisch nodule）
6. 特徴的な骨病変の存在（脊柱・胸郭の変形，四肢骨変形，頭蓋骨・顔面骨の骨欠損）
7. 家系内に同症

7項目中2項目以上で神経線維腫症I型と診断する．

その他の参考所見
1. 大型の褐色斑
2. 有毛性褐青色斑
3. 若年性黄色肉芽腫
4. 貧血母斑
5. 脳脊髄腫瘍
6. 褐色細胞腫
7. 悪性末梢神経鞘腫瘍

（診断のポイント）
[*1]：多くは出生時からみられる扁平で盛り上がりのない斑であり，色は淡いミルクコーヒー色から濃い褐色に至るまで様々で色素斑内に色の濃淡はみられない．通常大きさは1〜5 cm程度で，形は長円形のものが多く，丸みを帯びた滑らかな輪郭を呈する（小児では大きさが0.5 cm以上あればよい）．
[*2]：皮膚の神経線維腫は常色あるいは淡紅色の弾性軟の腫瘍であり，思春期頃より全身に多発する．圧痛，放散痛を伴う神経の神経線維腫やびまん性に隆起したびまん性神経線維腫がみられることもある．

（診断する上での注意点）
1. 患者の半数以上は孤発例で，両親ともに健常のことも多い．
2. 幼少時期にはカフェオレ斑以外の症候はみられないことも多いため，疑い例では時期をおいて再度診断基準を満たしているかどうかの確認が必要である．
3. 個々の患者にすべての症候がみられるわけではなく，症候によって出現する時期も異なるため，本邦での神経線維腫症I型患者にみられる症候のおおよその合併率と初発時期を参考にして診断を行う．
4. 重症度（DNB）分類は神経皮膚症候群研究班（厚生労働科学研究費補助金・難治性疾患克服研究事業）が作成したものを用いる．Stage 4 または stage 5 と診断されたものについては特定疾患治療研究事業における医療費の補助・給付の対象となる．

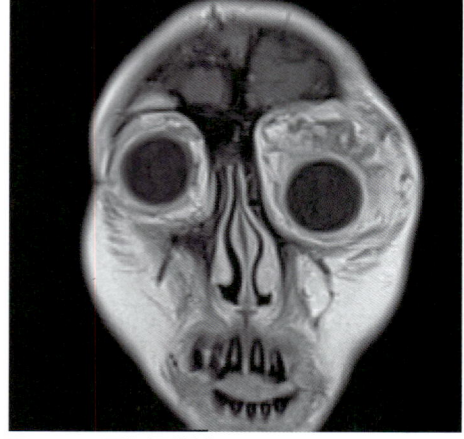

図2 MRI画像（冠状断）

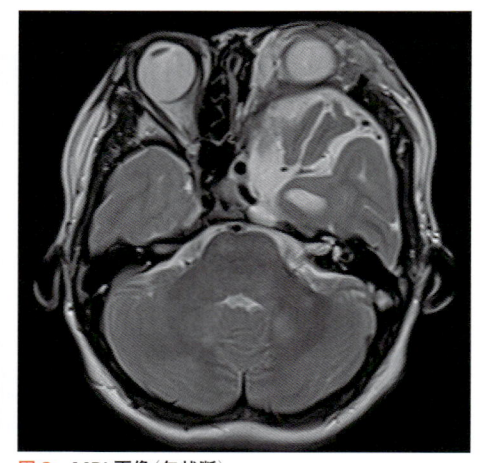

図3 MRI画像（矢状断）
図1症例のMRI画像．眼窩骨と頭蓋骨が変形して眼窩が浅くなっている．

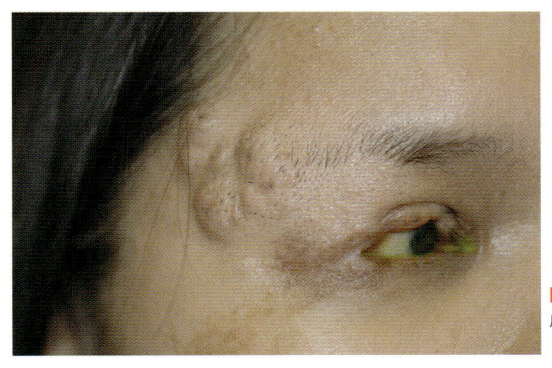

図4　神経線維腫の再発
成人例．今までに数回手術を受けている．兎眼を生じているのと，側頭部に再発が生じてきている．

り巻くように浸潤しているため，手術中に明確な分離をするのは非常に難しい．可能な限り腫瘍を切除した後，眼瞼下垂の治療を行うが眼瞼挙筋の菲薄化および脆弱化があるため挙筋短縮では眼瞼挙上が難しい．そのため，吊り上げ術が勧められる．また，外眼角靱帯が腫瘍の重みで外れてしまっていることが多いため，外眼角靱帯の修復も同時に行うようにする．

　また，手術で得た検体は病理検査に提出して診断を確定する．

　カフェオレ斑，色素斑は皮膚科で各種レーザー機器での治療を行うことになるが，再発が多く色素沈着や色素脱失をきたすことがある．カバーファンデーションなどの化粧品も有用である．

V.　治療に伴う合併症

　手術における合併症として，出血，結膜浮腫，兎眼，ドライアイ，神経痛，視力低下，眼球運動障害などが考えられる．

　出血は手術中，手術後に生じるが，他の疾患と比べ血管が多くないため思ったほど多くない．しかし，腫瘍が血管などの正常組織を取り囲むように発達することが多いため，思わぬ所から出血することがあるので注意を要する．

　結膜浮腫は，上眼瞼耳側を操作することによりリンパ管の流れがうっ滞することや，眼窩骨の発達の影響（眼窩が浅くなっている）で涙腺が前方に突出している場合に生じる．時間がたてば改善してくることが多いため，経過観察とする．

　兎眼とドライアイは眼瞼下垂の治療を併用するために生じる．眼瞼挙筋機能がないため比較的強めに手術を行い，無理に眼瞼を挙上すると生じることが多い．表層性角膜炎などの角膜障害を併発することが多く，眼軟膏や角膜保護剤の使用，夜間のアイマスクなどで保護するようにする．再下垂が生じるまで続く合併症である．

　神経痛は，手術部位周辺に生じる痛みで手術前から痛みがある場合と，術後生じる痛みがある．症状は，チクチクするような痛みから重い感じがするのみまで多彩であり，必要時に鎮痛剤を服用するようにする．

　視力低下は，原因が複数考えられる．眼窩内の出血，表層性角膜障害，乱視の影響など

があり，それぞれに対応した治療を行う．

　眼球運動障害は腫瘍が眼窩内まで到達していた場合に生じる合併症で，自然軽快する場合もあるが半年ほどたっても変化がないようであれば斜視手術を検討する．

VI. 予後と経過観察の方法

　生命の予後は比較的よく，悪性神経鞘腫の合併率は数％以下である．原疾患に対する眼科的経過観察としては，画像診断，視力検査，顔の写真撮影などで腫瘍の大きさ・場所の経過を追うようにする．腫瘍自体は徐々に大きくなることが多いため，外来では3か月から半年くらいの間隔で診察する．また，術後合併症の兎眼や角膜障害については外来で経過をみるが，半月から3か月の間隔でケアをしていく．

　この疾患は，常染色体優性遺伝であるため妊娠・出産についての遺伝相談が必要である．相談内容としては，①片方の親がNF1である場合と，②両親は健常で第1子がNF1である場合が多い．①について子がNF1である確率は1/2，②について第2子がNF1である確率は一般に低く，特に②については第2子をもうけることをいたずらに避ける必要はないことを説明する．また，NF1には原則として出生前診断の適応はない．

▶**一般眼科医へのアドバイス**

　本疾患は，特徴的な所見を持っているため比較的診断はつきやすい．疾患自体は良性腫瘍であるが，整容的な問題を生じることが多いため，手術希望で眼科や形成外科を訪れることになる．また，他科より眼症状についてのコンサルトを求められて初めて眼科を受診することもある．

　腫瘍自体は悪性化することが少ないが，脊柱・胸郭の変形などの骨病変，カフェオレ斑や雀卵斑様色素斑などの皮膚病変，脳脊髄腫瘍，脳波の異常といった全身の合併症を伴いやすく，一般眼科のみで対応するには負担が重すぎるので基本的には総合病院から大学病院クラスの対応と考えてよい．ある程度治療のめどが立っている場合は，問題ない．病気の発症する時期によっては，視力の発達に影響することもあり（形態覚遮断性弱視など），腫瘍だけでなく視力や前眼部にも注意して経過をみるようにする．

　また，整容的な問題を伴うことが多く，治療に非常に時間がかかることや再発を伴うため患者の精神的な負担が強い疾患である．そのため，手術などを行う治療担当者としては説明や表現には気を遣うことが多い．一緒に悲しむことはないが，前向きに治療を受けるような方向に対応していただくとよいと思われる．

参考文献

1) 神経線維腫症 1 型の診断基準・治療ガイドライン作成委員会：神経線維腫症 1 型(レックリングハウゼン病)の診断基準および治療ガイドライン．日皮会誌 118：1657-1666, 2008
2) Marchac D, Britto JA：Remodelling the upper eyelid in the management of orbitopalpebral neurofibromatosis. Br J Plast Surg：58：944-956, 2005
3) Chaudhry IA, Morales J, Shamsi FA, et al：Orbitofacial neurofibromatosis：clinical characteristics and treatment outcome. Eye(Lond) 26：583-592, 2012
4) Avery RA, Dombi E, Hutcheson KA, et al：Visual outcomes in children with neurofibromatosis type 1 and orbitotemporal plexiform neurofibromas. Am J Ophthalmol 155：1089-1094, 2013
5) Erb MH, Uzcátegui N, See RF, et al：Orbitotemporal neurofibromatosis：classification and treatment. Orbit 26：223-228, 2007

〔金子博行，溝田　淳〕

D 視神経鞘髄膜腫

I. 疾患概念・病態

　視神経鞘髄膜腫(optic nerve sheath meningioma：ONSM)は，視神経鞘のくも膜表層細胞 (arachnoid cap cell)から発生する良性腫瘍で，中年女性に多い．神経線維腫症2型に合併することがあり，この場合は小児でもみられ，両側性も存在する．眼窩内髄膜腫には原発性の眼窩内髄膜腫と続発性の頭蓋内髄膜腫からの眼窩内浸潤とがある．原発性眼窩内髄膜腫は，広義には，①ONSM，②眼窩骨壁(特に，蝶形骨大翼)からの髄膜腫，③異所性髄膜腫がある．③は稀で，一般には，原発性といえば①のONSMを指す．

　ONSMは髄膜腫全体のなかでは少なく，続発性眼窩内髄膜腫が非常に多い(原発性：続発性＝1：9)．原発性眼窩腫瘍のなかでも髄膜腫は多くはない(3％)．ほとんどは片側性である．

II. 臨床所見の特徴

1. 視機能

　ONSMは緩徐に進行する視機能障害をきたす．進行は年余にもわたる．相対的瞳孔求心路障害が陽性であるが，視力低下の程度や視野異常は様々である．一過性の視力障害もみられる．

2. 眼底所見

　視神経乳頭所見は腫脹も萎縮もみられ，様々である．

　optociliary shunt vessel(図1)は視神経乳頭上にみられる拡張した血管で，慢性的な網膜中心静脈の圧迫による網膜静脈から脈絡膜静脈系への側副路の拡張である．したがって，視神経後方の髄膜腫ではshunt vesselは出現しない．optociliary shunt vesselは特徴的な所見ではあるが，ONSMに特異的なものではなく，視神経膠腫などの他の病変でも出現する．頻度も決して多くはない(全体の1/4～1/3)．

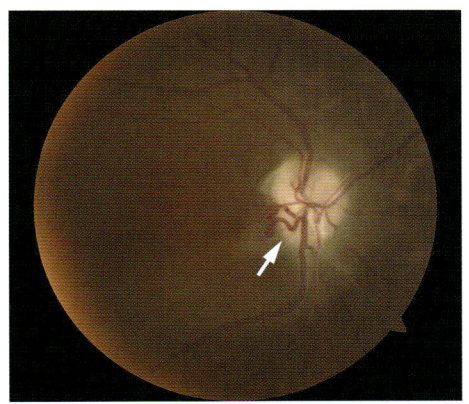

図1 optociliary shunt vessel

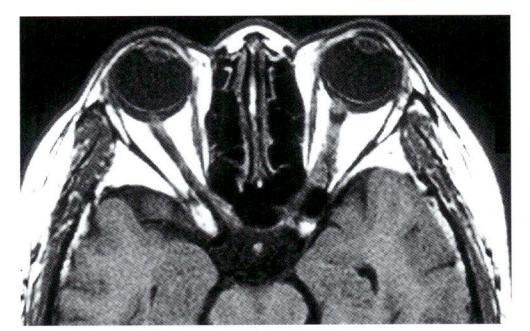

図2 びまん性管状型の視神経鞘髄膜腫
左視神経が全体的に腫大している．

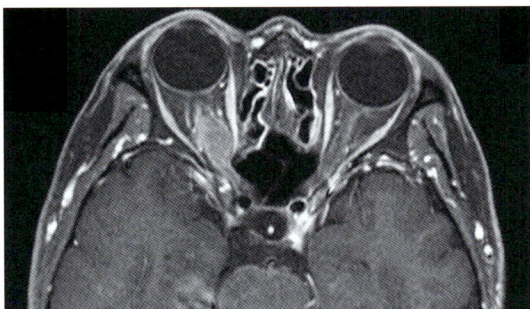

図3 造影MRI軸状断
右視神経が紡錘状に腫大し，視神経周囲が造影されている（tram-track sign）．

3. その他

進行すると脈絡膜皺襞，眼球突出，眼球運動障害をきたす．

III. 診断・鑑別診断

1. 画像診断

　ONSMの画像所見は特徴的である．視神経は腫大しているが，結節状に隆起する型(25%)や紡錘型(10%)は比較的少なく，全体がびまん性に管状に腫大するタイプ(60%)が多い(図2)．CTでは石灰化が時にみられる．腫瘍が視神経管に及ぶと視神経管の拡大と反応性骨硬化をみる．腫瘍は強い造影効果を示し，軸状断や矢状断の造影CTやMRIでは内部の視神経自体は染まらず，周囲の腫瘍部のみが造影され，特徴的な，いわゆるtram-track sign(電車軌道状サイン)を呈す(図3)．造影冠状断では視神経周囲にリング状に腫瘍が造影され，腫瘍の内部に低信号の視神経を認めるのが特徴的である．

2. 診断

ONSM は生検によって重篤な視機能障害を起こすため，診断は臨床所見からなされる．臨床的特徴は以下の点である．

① 中年女性
② 緩徐に進行する片側性の視機能障害
③ 相対的瞳孔求心路障害（relative afferent pupillary defect：RAPD）が陽性
④ ステロイドパルス療法が無効
⑤ 視神経乳頭所見（前述）
⑥ 画像所見

確定診断は前述の特徴的な画像診断による．

3. 鑑別診断

視神経炎との鑑別に苦慮することが多く，ステロイド治療に抵抗し，緩徐に進行する視神経障害の際には ONSM を疑う．視神経周囲に病変の主座がある視神経周囲炎，くも膜下腔や硬膜の病変は tram-track sign を呈し，鑑別を要する．視神経サルコイドーシス，梅毒や結核による髄膜炎，癌性髄膜症，肥厚性硬膜炎，（特発性眼窩炎症，IgG4 関連眼疾患，白血病や悪性リンパ腫による浸潤性視神経症などが鑑別疾患となる．

視神経自体の腫瘍では視神経膠腫が鑑別となる．視神経膠腫は原発性の孤発例と神経線維腫症 1 型に合併するものとがある．原発性は 10 歳以下がほとんどで，2〜5 歳に多く，女児にやや多い．他に，視神経周囲に発生する神経鞘腫，神経線維腫も鑑別対象である．

IV. 治療方針・具体的な治療方法・治療に伴う合併症

ONSM の治療方針として，経過観察，手術療法，ホルモン療法，放射線治療の選択があるが，現在は後述の定位放射線治療が主流である．

1. 経過観察

進行が緩徐なため，視力が良好な際，また，画像所見が非典型的な時は経過観察も選択肢となりうる．しかし，視機能や画像所見の悪化をみた場合は放射線治療を考慮したほうがよい．視神経乳頭萎縮後に放射線治療を開始した場合は治療効果が少ないといわれている．

2. 手術療法

過去には手術療法が主流であったが，腫瘍摘出術ではほぼ確実に視力消失に至る．また，上述のように管状型が多いので，部分生検でさえも視機能障害を生じうる．また，通常の放射線治療は有効ではなく，生検後の放射線治療も限界があった．このため，従来の腫瘍摘出術の適応は，経過観察後，重篤な視機能消失時に，① 頭蓋内への進展が認められる場合，② 眼球突出による著明な醜態があるときに限定されていた．現在でも手術適

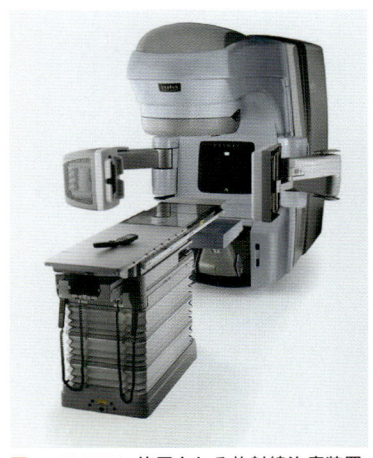

図 4　IMRT に使用される放射線治療装置
(Clinac® : Varian Medical Systems 社)

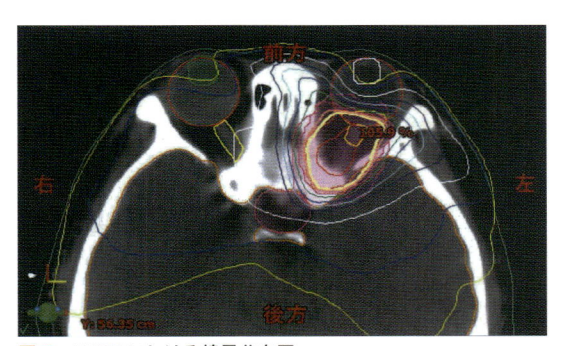

図 5　IMRT における線量分布図
1 回線量 1.8 Gy, 28 回分割, 総線量 50.4 Gy を照射した.

応は頭蓋内進展時と整容上の問題が生じたときのみである.

3. ホルモン療法

　髄膜腫は妊娠中に悪化することが以前から指摘されている. 髄膜腫細胞にはエストロゲンやプロゲステロン受容体が存在し, 抗ホルモン療法の有効性が報告されているが, 明確なエビデンスはない.

4. 放射線治療

　通常の放射線治療では効果が少なく, 近年は定位放射線治療が推奨されている. 定位放射線照射には, ガンマナイフ(Co^{60} の γ 線)やサイバーナイフ(X 線)のような 1 回照射の定位放射線手術(stereotactic radiosurgery : SRS)と分割照射する定位放射線治療(stereotactic radiotherapy : SRT)がある. 腫瘍に隣接する視神経は放射線高感受性組織で, 放射線視神経症を避けるために, 1 回線量が大きい SRS ではなく, SRT が行われる.

　海外では 2000 年代前半から, ONSM に対する SRT の有効性が報告され, 現在はこの治療法が主流である. SRT は時代とともに進化し, fractionated stereotactic radiotherapy, 3 dimensional conformal radiotherapy など様々な名前で呼ばれている. わが国でも最近は生検をせずとも臨床所見のみから診断し, SRT が行われるようになってきた. 1 回線量 2.0 Gy 以下, 総線量 50〜54 Gy の分割照射が推奨されている.

　強度変調放射線治療(intensity-modulated radiotherapy : IMRT)(図 4)は SRT よりさらに進化した方法で次世代の主流になるといわれており, 2008 年 4 月からは頭頸部腫瘍, 中枢神経腫瘍に IMRT が保険適応となった. 通常の SRT はビーム内の強度が均一であるが, IMRT は不均一である. IMRT はコンピュータの最適化技術を使って治療計画を立て, 多門照射を移動させて強度を変化させて, 入射する放射線束を不均一にして照射する(図 5). これによって, 複雑で不整な腫瘍でも治療が可能となり, 周辺の正常なリスク臓器(ここでは視神経)への線量を抑えられる新しい技術である.

V. 予後

　無治療でも数年間良好な視力を維持するものもあるが，1/4 は光覚なしに至ったとの報告もある．

　視神経乳頭萎縮がある場合は放射線治療の効果は限定的である．放射線治療で視機能が改善されても，画像上の腫瘍の縮小は認められないかあっても顕著ではない．反対に，放射線照射後に著明な縮小をみた場合はリンパ腫，サルコイドーシスなどの可能性もある．放射線治療後の視機能の長期予後や再発率に関しては，今後のデータの蓄積が必要である．放射線視神経症の合併や照射野外の腫瘍増殖に対する経過観察も必要である．

> ▶一般眼科医へのアドバイス
>
> 　前述の臨床所見から ONSM が疑われた場合は，造影画像検査は必須である．画像検査から ONSM と診断されたら，定位放射線治療が可能な病院へ紹介すべきである．

参考文献

1) Dutton JJ：Optic nerve sheath meningiomas. Surv Ophthalmol 37：167-183, 1992
2) Saeed P, Rootman J, Nugent RA, et al：Optic nerve sheath meningiomas. Ophthalmology 110：2019-2030, 2003
3) Schick U, Dott U, Hassler W：Surgical management of meningiomas involving the optic nerve sheath. J Neurosurg 101：951-959, 2004
4) Miller NR：New concepts in the diagnosis and management of optic nerve sheath meningioma. J Neuroophthalmol 26：200-208, 2006
5) Bloch O, Sun M, Kaur G, et al：Fractionated radiotherapy for optic nerve sheath meningiomas. J Clin Neurosci 19：1210-1215, 2012

〈敷島敬悟〉

E 涙腺多形腺腫

I. 疾患概念・臨床上の特徴

　涙腺部腫瘍は眼窩腫瘍の 6～25％を占める．そのなかで上皮性腫瘍の割合は 40～50％であり，リンパ増殖性病変に次ぐ．涙腺多形腺腫（pleomorphic adenoma）が上皮性腫瘍に占める割合は報告により異なるが，本邦では上皮性腫瘍の 2/3，欧米では約半数を占める．涙腺腫瘍は良性腫瘍と悪性腫瘍に大別されるが，病理組織学的に診断された涙腺良性腫瘍 ≒ 涙腺多形腺腫（良性腫瘍の 96％以上）と考えてよい．涙腺は眼瞼葉（palpebral lobe）と眼窩葉（orbital lobe）からなり，眼球突出をきたす典型的な涙腺腫瘍の大半は眼窩葉由来である．

　涙腺多形腺腫は腺腔を形成しながら増殖する（図1）．この腺腔は二層構造であり，内層の上皮細胞は管腔内に糖蛋白を含む粘液を分泌し，外層の筋上皮細胞は粘液様組織や軟骨組織といった中胚葉成分に化生しながら間質を形成していく．骨性病変を形成することもある．多形腺腫は上皮系病変と中胚葉系病変が混在しているため，「混合腫瘍」とも呼ばれる．腫瘍表面は肉眼的に平滑な偽被膜によって覆われている．

II. 臨床所見の特徴

　涙腺多形腺腫は良性腫瘍なので，徐々に増大する．眼球突出，眼球偏位，眼窩腫瘤触知といった腫瘍関連症状を自覚してから眼科医を受診するまでの平均期間は 2 年以上であ

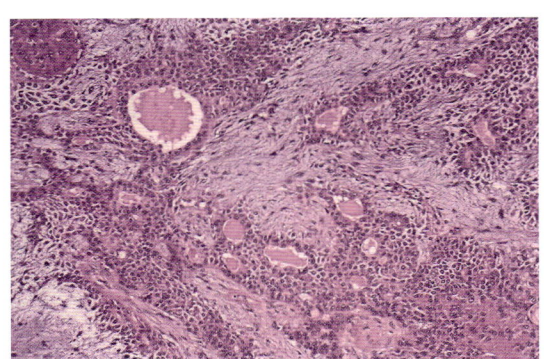

図1　涙腺多形腺腫の病理組織像
大小様々な腺腔形成がみられ，内腔には粘液性物質が存在する．腺腔は二層構造であり，内層は立方体の上皮性細胞から，外層は紡錘形の筋上皮細胞から構成される．筋上皮細胞から間質が形成されている．

III　眼窩腫瘍　303

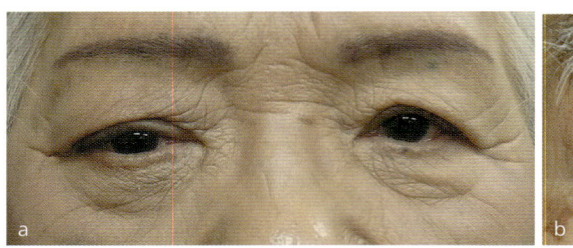

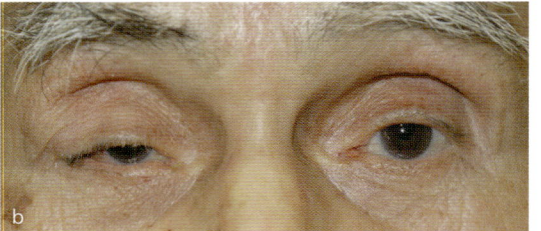

図2　眼窩葉由来涙腺多形腺腫
右涙腺腫瘍により右眼球は下方に偏位し，眼球突出をきたしている（a）．眼瞼下垂や眼瞼皮下腫瘤を呈する症例もある（b）．

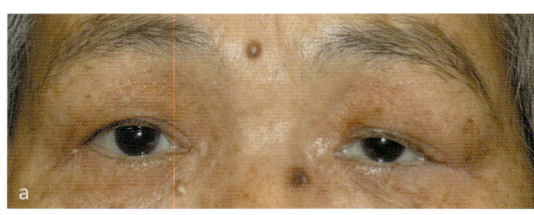

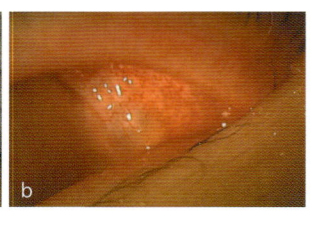

図3　眼瞼葉由来涙腺多形腺腫
左涙腺腫瘍を眼瞼耳側皮下に硬結として触知する（a）．上眼瞼を上耳側に牽引すると結膜下に涙腺腫瘤が透見される（b）．

る．眼窩腫瘍の一般的特徴として，良性で徐々に増大するものは複視の訴えが少ない．眼窩痛の訴えは無く，顔貌の変化を他人に指摘され受診することもある．

1. 眼窩葉由来

良性・悪性を問わず，涙腺腫大による占拠効果により，眼球の下方偏位と眼球突出が特徴的である（図2）．眼球突出に伴い瞼裂開大がみられるが，上眼瞼挙筋の圧迫により逆に眼瞼下垂をきたす症例もある．腫瘍の前方増大に伴い，眼瞼皮下に表面平滑な硬結を触れることがある．

2. 眼瞼葉由来

眼瞼葉が涙腺容積に占める割合は1/3～1/2であり，眼瞼葉由来の頻度は涙腺多形腺腫の20％前後である．眼窩由来に比べ前眼部に位置するため，「眼瞼腫瘍」として受診することが多い（図3）．眼窩葉由来よりも早期発見されやすいため，腫瘍サイズは比較的小さい．眼球突出や複視の訴えはほとんどない．

III. 診断・鑑別診断

1. 画像所見

涙腺腫瘍の質的診断および術式選択に重要である．

1）CT

涙腺部に球状あるいは楕円形の，辺縁整で境界明瞭な軟部濃度腫瘤として描出される．

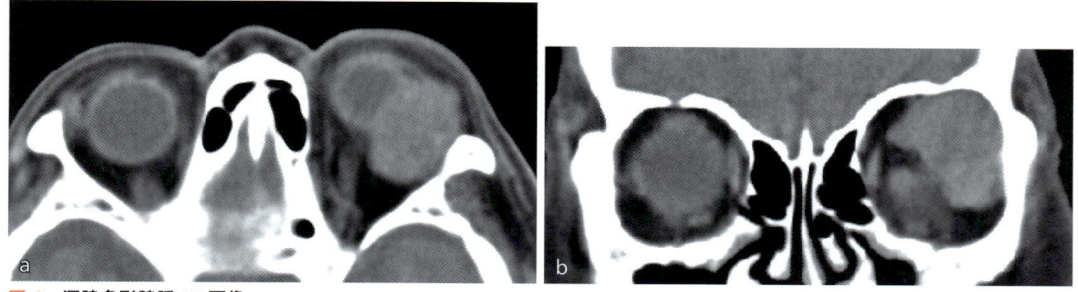

図4　涙腺多形腺腫 CT 画像
涙腺部に楕円形で境界明瞭の腫瘍を認める．腫瘍内部はほぼ均一で，脳実質と同等の軟部濃度を呈する．腫瘍による左眼球の前方偏位と（a），涙腺窩の拡大や眼窩骨変化（bone remodeling）がみられる（b）．

骨破壊像はみられないが，長期間の腫瘍圧排により涙腺窩の拡大，眼窩骨壁の菲薄化を認めることが多い（図4）．腫瘍内に石灰化がみられることもある．

2）MRI

T1 強調像で腫瘍内部は低信号を，T2 強調像では高信号域に低信号の構造物が混在することが多い（図5）．典型的な MRI 所見を呈する多形腺腫症例もあるが，涙腺腫瘍の良性・悪性を画像検査で鑑別することは困難な場合が多い．多形腺腫であっても辺縁不整，高度な骨変化，腫瘍内出血や囊胞形成など，悪性を示唆する画像所見を呈する症例もあるので，画像診断は絶対的ではない（図6）．

3）ガリウムシンチグラフィ

増殖能に乏しいため，涙腺部に集積異常を認めない．

4）PET-CT

涙腺や唾液腺は生理的集積部であるため，活動性の低い良性の多型腺腫でも集積がみられる．

2. 鑑別診断

多形腺腫の鑑別診断として，腺様囊胞癌および涙腺癌，リンパ腫，硬化性の涙腺炎をきたす IgG4 関連眼疾患，特発性眼窩炎症，サルコイドーシスなどが挙げられる．

IV. 治療方針と具体的な治療方法

腫瘍を被膜ごと完全摘出することが治療の大原則である．

1. 眼窩葉由来多形腺腫

涙腺窩から眼窩深部にかけて増大するため，眼窩骨が術野と腫瘍摘出時の障壁となる．腫瘍の大きさと局在に応じ，骨切りを併用した経眼窩縁アプローチが多用される．

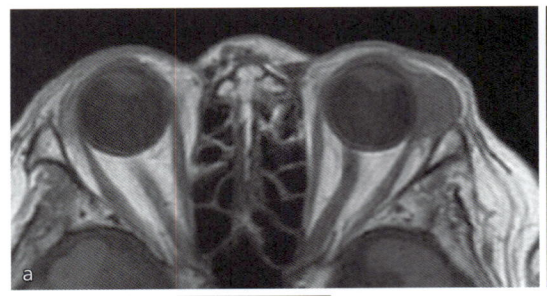

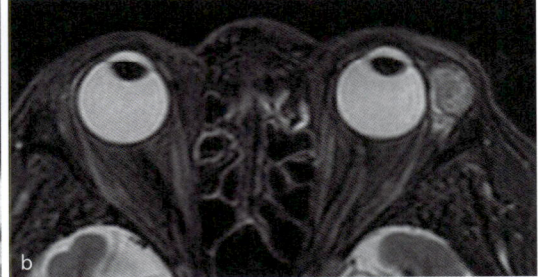

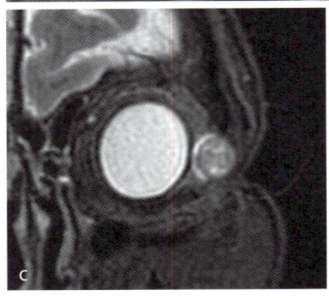

図5　涙腺多形腺腫（定型例）MRI像
T1強調像で，腫瘍内部は低信号を示す（a）．T2強調像水平断（b）および冠状断（c）では，腫瘍内部は不均一で高信号と低信号域が混在している．腫瘍は球状で境界明瞭．被膜様構造物も描出される．

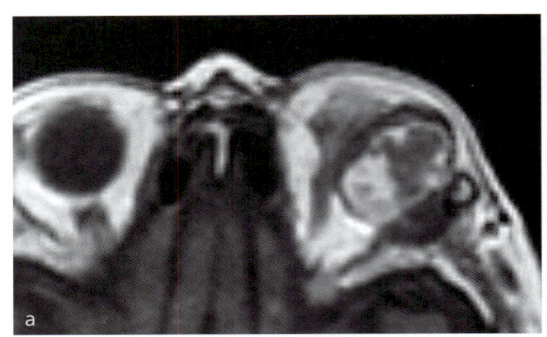

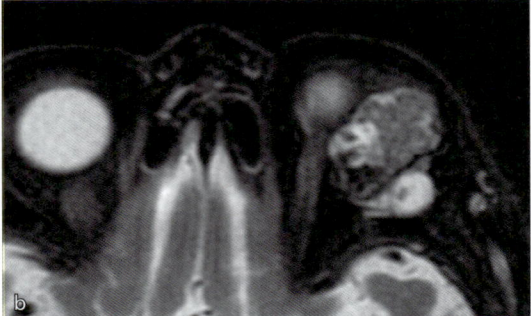

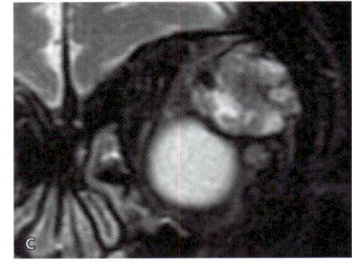

図6　涙腺多形腺腫（非定型例）のMRI像
腫瘍辺縁部は不整で分葉状．T1強調像（a）とT2強調像（b）で不均一な内部構造を示す．腫瘍耳側のT1低信号T2高信号部は囊腫形成を，腫瘍後極のT1高信号T2低信号部は腫瘍内出血を示している．冠状断（c）では眼球への圧排がみられる．CTで骨変化も強く，本症例は術前に涙腺癌が示唆されたが多型腺腫であった．

2. 眼瞼葉由来多形腺腫

　表在性であり，骨切りは不要である．眉毛下皮膚切開アプローチで，腫瘍周囲の健常涙腺組織を一部含めた腫瘍全摘出を行う．

3. 再発時

　腫瘍の不完全摘出は腫瘍細胞の散布を招き，多発病変をきたしやすい．

V. 治療に伴う合併症

　腫瘍摘出に伴い，正常涙腺の全摘あるいは亜全摘を行うことになるので，術後の涙液減少は必発である．人工涙液やヒアルロン酸ナトリウム点眼で対症療法を行う．また，眼球の半分近い腫瘍が摘出されるので，眼窩内容積の減少に伴い健眼と比較して眼球陥凹傾向となる．眼球の復位や手術侵襲に伴い，術後一過性の複視を訴えることがある．必要に応じて眼球運動訓練やトラニラストの内服処方を行う．

VI. 予後と経過観察の方法

　MRIによる定期的な経過観察を行う．腫瘍を傷つけることなく偽被膜ごと完全摘出できた症例に関しては，5年以内の再発率は0～3%である．術後平均観察期間15年以上で1例も再発を認めなかったとする報告もある．逆に不完全切除例の5年以内の再発率は30%を超える．不完全切除の20年後に再発・悪性転化した症例報告があるため，摘出時に腫瘍を損傷した可能性のある症例に対しては，最低でも20年以上の経過観察が必要であろう．

> ▶一般眼科医へのアドバイス
>
> 　涙腺腫瘍は，しばしば「眼瞼腫瘍」の診断名で紹介されて来る．眼瞼腫瘍を疑うときは上眼瞼を翻転してみるとよい．眼瞼翻転後に眼窩縁に腫瘤を触れるならば，それは眼窩腫瘍である．涙腺腫瘍が疑われたら，眼腫瘍専門医のいる総合病院へ紹介することが望ましい．
>
> 　涙腺の腫瘍性病変にはリンパ腫や炎症性病変も含まれるが，多形腺腫への生検は禁忌である．特に眼瞼葉由来多形腺腫を眼瞼腫瘍と誤認し，切開することは避けなければならない．たとえリンパ増殖性腫瘍であっても，得られた組織の外注病理検査は診断精度に乏しく，専門病院で再生検を要することとなる．各種画像診断，病理検査部門，総合的な治療体制の充実度を考えれば，一般クリニックで危ない橋を渡る必要はない．

参考文献

1) Shields JA, Shields CL, Scartozzi R：Survey of 1264 patients with orbital tumors and simulating lesions. The 2002 Montgomery lecture, part 1. Ophthalmology 111：997-1008, 2004
2) Shikishima K, Kawai K, Kitahara K：Pathological evaluation of orbital tumors in Japan：analysis of a large case series and 1379 cases reported in Japanese literature. Clin Experiment Ophthalmol 34：239-244, 2006
3) Vangveeravong S, Katz SE, Rootman J, et al：Tumors arising in the palpebral lobe of the lacrimal gland. Ophthalmology 103：1606-1612, 1996
4) von Holstein SL, Coupland SE, Briscoe D, et al：Epithelial tumors of the lacrimal gland：a clinical, histopathological, surgical and oncological survey. Acta Ophthalmol 91：195-206, 2013
5) Currie ZI, Rose GE：Long-term risk of recurrence after intact excision of pleomorphic adenomas of the lacrimal gland. Arch Ophthalmol 125：1643-1646, 2007

〈兒玉達夫〉

F 腺様嚢胞癌と涙腺癌

I. 疾患概念・臨床上の特徴

　涙腺の上皮性悪性腫瘍は，本邦では涙腺上皮性腫瘍の約 1/3，欧米では約半数を占める．隣接組織浸潤や遠隔転移により，眼腫瘍のなかでは予後不良で有名な疾患群である．内訳は，腺様嚢胞癌(adenoid cystic carcinoma)と多形腺腫を発生母地とする多形腺腫源癌(carcinoma ex pleomorphic adenoma)が大半を占める．多形腺腫源癌には，多形腺腫内に *de novo* に発生したものと，不完全切除後に悪性転化したものが含まれる．このほか，涙腺原発の上皮性悪性腫瘍として，腺癌(adenocarcinoma)，脂腺癌(sebaceous gland carcinoma)，粘表皮癌(mucoepidermoid carcinoma)の報告があるが，頻度は低く稀な病型である．本項では，これらを総称して涙腺癌と記載する．涙腺癌は 50 歳以降に好発する(多形腺腫の好発年齢は 40 歳代)．腺様嚢胞癌は男性に多く，多形腺腫は女性に多いとする報告もあれば，両者とも性差はみられないとする文献もある．

　腺様嚢胞癌の増殖パターンには複数の病理組織型があり，篩状型(スイスチーズパターン)が多い(図 1)．多形腺腫源癌の増殖形態は，腺様嚢胞癌や腺癌と類似したものが多い(図 2)．腺癌は異型腺上皮細胞が不規則に増殖し，特定の組織型を示さない．

II. 臨床所見の特徴

　涙腺多形腺腫に比べ，涙腺癌は腫瘍関連症状を自覚してから眼科医を受診するまでの平均期間が，1 年以内～数か月と短い．多形腺腫同様，眼球の下方偏位と眼球突出をきたす．腫瘍の外眼筋や末梢神経浸潤による複視と眼窩痛(80％以下)は診断価値が高いが，必発ではない．

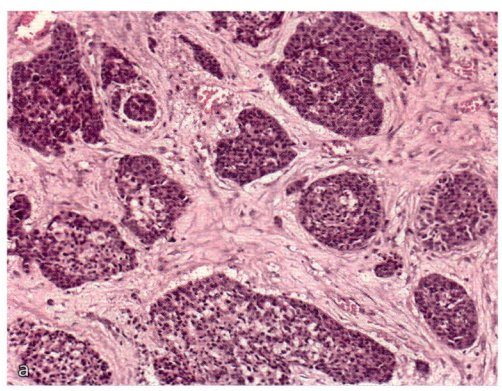

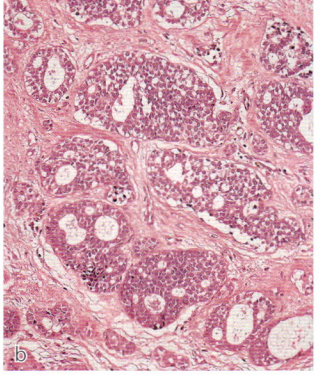

図1 腺様嚢胞癌 HE 染色像
腫瘍細胞は細胞質に乏しく，核は異型性が強くクロマチンに富む．腫瘍細胞は充実性に配列し，myxoid change を伴う間質内に巣状に増殖する（a）．腫瘍巣内には嚢胞構造が散在し，スイスチーズパターンを示すものが多い（b）．

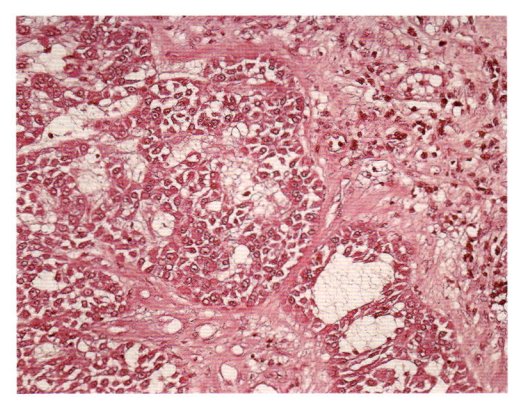

図2 涙腺多形腺腫源癌
涙腺多形腺腫不完全切除後，17年目に癌化再発した症例．核胞体比の増大した腫瘍細胞からなる胞巣が，周囲組織に浸潤性に増殖している．本症例は腺様嚢胞癌様の所見を呈していた．

III. 診断・鑑別診断

1. 画像診断

1) CT

形状は楕円形で（80％）境界明瞭（60％），均一な軟部濃度腫瘍（100％）として描出されるものが多く，多形腺腫と類似している．骨破壊所見（bony erosion，図3）は8割近くに認められ，診断価値が高い．

2) MRI

T1強調像で腫瘍内部は低信号を，T2強調像では不均一な高信号を示す（図4）．オーダー時に眼窩部だけでなく，耳前・顎下・頸部リンパ節も含めた撮影を依頼し，転移病変の有無を確認する．

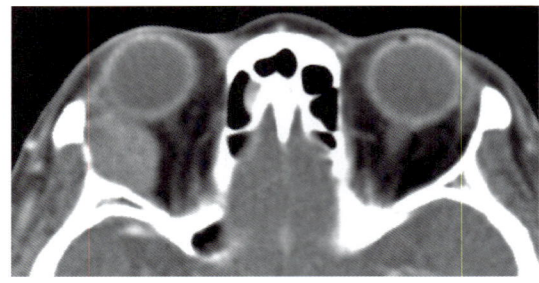

図3 腺様嚢胞癌 CT 画像
右眼窩内外側壁に接して，内部性状は均一な類楕円形腫瘍を認める．右側骨壁は菲薄し，骨破壊像を認める．

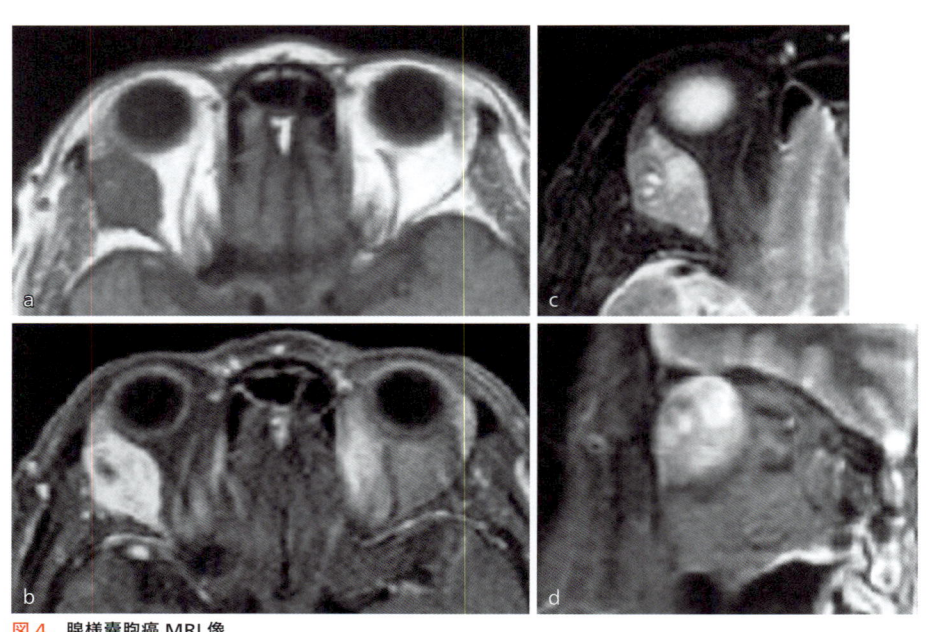

図4 腺様嚢胞癌 MRI 像
T1 強調像で，腫瘍部は低信号を示す(a)．ガドリニウム造影 T1 強調像で強い造影効果がみられるが，不染域の混在もみられる(b)．T2 強調像水平断(c)および冠状断(d)．腫瘍部分は不均一で，高信号部と低信号部が混在している．

3) ガリウムシンチグラフィ

涙腺部への集積上昇を認める(図5)．

4) PET-CT

涙腺癌や炎症性病変では，SUV(standardized uptake value)値の上昇がみられる．PET-CT あるいはガリウムシンチグラフィによる全身転移病巣の検索は，治療方針の決定に重要である．

2. 鑑別診断

涙腺癌の鑑別診断として，涙腺多形腺腫，リンパ腫，硬化性の涙腺炎をきたす IgG4 関連眼疾患，特発性眼窩炎症，サルコイドーシスなどが挙げられる．

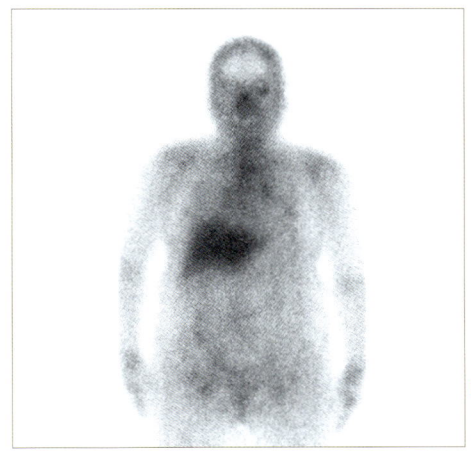

図5　ガリウムシンチグラフィ
腺様嚢胞癌の症例で，左眼窩部に核種の集積亢進を認める．明らかな遠隔転移はみられない．

3. 涙腺腫瘍に対する生検の是非

　多形腺腫に対し部分切除を行うと，残存腫瘍が生物学的に悪性腫瘍の浸潤傾向をとり，病理組織学的にも悪性転化をきたし生命を脅かすことが警鐘されてきた．それゆえ試験切除は原則禁忌である．しかしながら画像診断が絶対的価値を持たない以上，病理診断の遅れが不要な拡大切除を招く不利益もある．近年，多形腺腫への針生検あるいは直視下生検を行っても，腫瘍全摘時に生検経路も併せて切除することで再発を抑えられることが欧米で報告され，賛否両論となっている．

　涙腺癌の場合，生検による診断確定後に放射線治療や眼窩内容除去を選択する方法もあるが，境界明瞭で肉眼的に全摘出が可能な症例も多い．適切な操作に基づいた生検は診断確定の選択肢としてありうるかもしれないが，涙腺上皮性腫瘍が疑われる場合，本邦では第一選択として全摘出を目指すべきであろう．

IV. 治療方針と具体的な治療方法

1. 遠隔転移のない場合（眼窩内限局）

1）眼球温存可能な症例

① 肉眼的に腫瘍全摘出：55～60 Gy の術後照射．
② 肉眼的に腫瘍部分摘出：66～70 Gy の術後照射．
③ 陽子線，重粒子線（炭素イオン線）：涙腺癌の炭素イオン線治療において，眼球や視神経への影響回避のため照射領域を小さく設定すると，3年生存率は70％であった．眼窩内容除去に準じて照射野を広範囲に設定した場合，3年生存率は100％と良好であった．

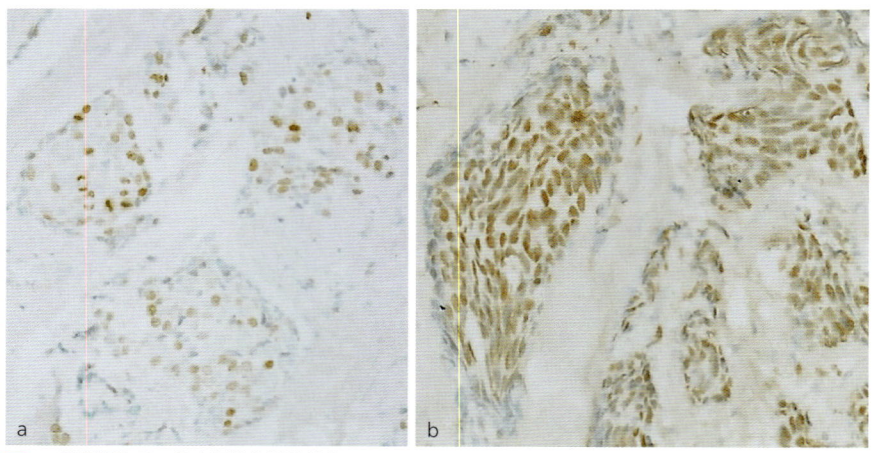

図6 腺様嚢胞癌の免疫組織化学的検索
Ki-67に対する免疫染色で，本症例の腫瘍細胞陽性率(MIB-1 index)は32％であった(a)．p53(mutant type)に対する免疫染色で，腫瘍細胞が強陽性を示している(b)．

2）腫瘍浸潤等による手術不能症例

① 眼窩内容除去術＋術後照射
② 放射線単独治療：74〜76 Gy.
③ 陽子線，重粒子線(炭素イオン線)
④ 化学療法：腺様嚢胞癌に対しシスプラチンとアドリアマイシン，他の涙腺癌に対しカルボプラチンとパクリタキセルが用いられている．chemoreduction後，手術療法＋術後照射を行う場合もある．
 ・化学療法には，全身投与の他に涙腺動注療法も試みられており，良好な治療成績を得ている．
 ・EGFR(epidermal growth factor receptor)やHER2(human EGFR 2)に対する分子標的治療は欧米で治験段階中であるが，現時点で著効はなさそうである．

2. 遠隔転移のある場合

化学療法が中心となるが，局所手術が可能であれば腫瘍摘出＋術後照射も考慮する．

V. 治療に伴う合併症

　手術により眼球を温存できた場合，多形腺腫と同様，涙腺全摘出に伴うドライアイの対症療法を行う．ほとんどの症例で眼窩全体に50 Gy以上の術後照射を併用するため，放射線網膜症は必発である．視神経障害や血管新生緑内障に伴う眼痛や視力低下，角膜穿孔をきたす可能性があるため，治療後の定期受診を注意深く行う必要がある．

VI. 予後と経過観察の方法

　腺様嚢胞癌の5年生存率は50%，10年生存率は20%以下と報告されている．腫瘍径が大きいもの（2.5 cm以上），病理組織が類基底型（basaloid type）は予後不良である．他の組織型の5年生存率が70%であるのに対し，類基底型は20%である．多形腺腫源癌の予後不良因子は，TNM stageの高いもの，癌組織の割合や浸潤範囲が大きいもの，増殖能（MIB-1 index，図6a）の高いものである．SurvivinやBcl-2，変異型p53といった，アポトーシスを抑制する遺伝子蛋白の過剰発現も予後不良と考えられている（図6b）．腺癌の生命予後は特に不良で，平均余命は1.5年以下である．しかしながら，重粒子線や陽子線の臨床応用，定位放射線治療機器やPET-CTの普及，化学療法の進歩に伴い，将来的には涙腺癌の生命予後は改善することが期待される．

　MRIによる局所再発と所属リンパ節転移のチェックに加え，定期的なPET-CTで遠隔転移の有無を確認する必要がある．予後不良の疾患群であり，生涯にわたり観察を要する．

▶一般眼科医へのアドバイス

　涙腺癌にみられる眼球突出，複視，疼痛の症状は，特発性眼窩炎症でもみられる．炎症性病変の受診までの臨床経過は数週間以内と短いため，病歴聴取が大切である．発見次第，眼腫瘍を専門とする眼科医のいる総合病院へ紹介することが望ましい．

参考文献

1) Qin W, Chong R, Huang X, et al：Adenoid cystic carcinoma of the lacrimal gland：CT and MRI findings. Eur J Ophthalmol 22：316-319, 2012
2) 溝口信貴，辻比呂志：眼手術学 1. 総論・眼窩．pp 337-340，文光堂，2014
3) Tourneau CL, Razak ARA, Levy C, et al：Role of chemotherapy and molecularly target agents in the treatment of adenoid cystic carcinoma of the lacrimal gland. Br J Ophthalmol 95：1483-1489, 2011
4) 兒玉達夫，大平明弘：眼の細胞生物学．pp 300-303，中山書店，2000
5) Mulay K, Puthyapurayil FM, Mohammad JA, et al：Adenoid cystic carcinoma of the lacrimal gland：role of nuclear survivin（BIRC5）as a prognostic marker. Histopathology 62：840-846, 2013

〔兒玉達夫〕

G 悪性リンパ腫

1 低悪性度 MALT リンパ腫

I. 疾患概念・臨床上の特徴

　低悪性度 MALT リンパ腫（以下 MALT リンパ腫）は，1980年代，胃粘膜に発生する特異な低悪性度リンパ腫として疾患概念を発した．外界抗原に接する粘膜に存在するリンパ組織（mucosa-associated lymphoid tissue：MALT）の濾胞辺縁帯（marginal zone）リンパ球からモノクローナルな細胞集団が発生して増殖するというものである．その後小腸，膀胱，咽頭，腎といった粘膜をもつ臓器のほか，甲状腺など粘膜のない実質性臓器にも同様のリンパ腫が発生することが知られるようになり，「粘膜」の語を省いた「extranodal marginal zone lymphoma」が WHO 分類として記載されたが，日常診療では現在でも MALT リンパ腫の語が頻用される．眼科領域では粘膜であるところの結膜（結膜腫瘍の項で詳説），そして粘膜と隔絶した眼窩内，いずれにも MALT リンパ腫が発生する．眼窩内には涙腺を除き既存のリンパ組織は知られておらず，リンパ腫の発生機序は不明である．眼窩腫瘍のなかで MALT リンパ腫が最も頻度が高く，また全身のなかでも（結膜および）眼窩内は MALT リンパ腫の好発部位とされる．結膜 MALT リンパ腫が若・中年女性に好発するのに対し，眼窩内の MALT リンパ腫は中高年を中心に発生し，明らかな性差はみられない．

II. 臨床所見の特徴

　眼窩内の脂肪織に発生することが最も多く，次いで涙腺，外眼筋に発生する．眼瞼腫脹，眼球突出の症状で初診することが多く，腫瘍が比較的前方にあれば眼瞼皮下に触知する．リンパ腫そのものは通常軟らかいが，眼窩隔膜を後方から押して緊満していると皮下に固く触れることもある．他の眼窩内腫瘍との違いは「炎症所見」，すなわち眼瞼や結膜の「浮腫や腫脹」がみられやすいという点が最大であろう（図1）．涙腺に原発または浸潤すると涙液減少，腫瘍が眼球を圧排または腫瘍が外眼筋に発生すると運動障害で複視を訴えるが，外眼筋炎や甲状腺眼症に比べ運動障害は軽度であることが多い．

　眼窩内腫瘍が結膜下にはみ出してくると円蓋部結膜下の扁平なサーモンピンクの腫瘤と

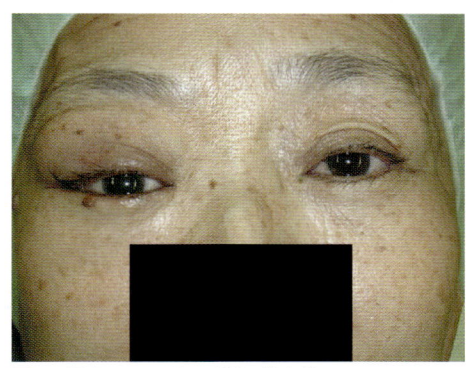

図1　眼窩 MALT リンパ腫の臨床像
右眼瞼の「腫脹」が目立つ.

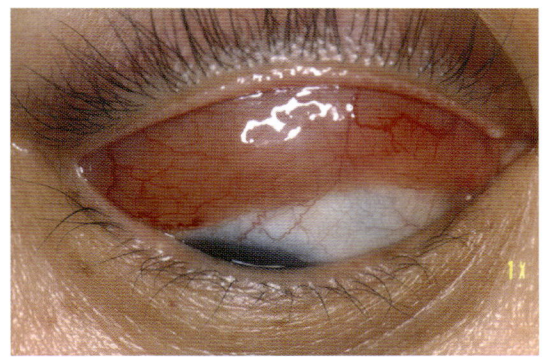

図2　結膜下に浸潤した眼窩 MALT リンパ腫
結膜リンパ腫とことなり表面平滑で, 結膜と腫瘍は容易に分離される.

してとらえられる(図2). 円蓋部結膜は「結膜 MALT リンパ腫」の好発部位でもあるが, 結膜リンパ腫が凹凸不整で結膜上皮と分離できないのに対し, 眼窩内からの浸潤の場合, 腫瘍は結膜下ないし Tenon 嚢下に存在して結膜との癒着はない.

III. 診断・鑑別診断

1. その他の眼窩腫瘍との鑑別

　リンパ腫は眼瞼の発赤や腫脹, 結膜浮腫といった炎症所見を伴いやすい

　画像診断では内部は均一, 壊死や石灰化は通常みられない. 境界は上皮性腫瘍よりは不明瞭, 眼窩炎性偽腫瘍(特発性眼窩炎症)よりは明瞭である. 上皮性腫瘍と異なり, 眼球や外眼筋を圧排せず隙間を埋めるような発育形態をとる(molding. 図3).

　血液検査で LDH, β_2 ミクログロブリン, 免疫グロブリンといった炎症関連の項目あるいは可溶性 IL-2 受容体, のいずれかが軽度でも高値になっていればリンパ腫または炎症の可能性が高い. ただしこれらが正常でもリンパ腫の否定にはならない.

　成長は緩慢, 自覚から二次病院受診までの期間は半年〜数年である. 週単位の悪化をきたすときは高悪性度リンパ腫あるいは亜急性の眼窩炎性偽腫瘍(特発性眼窩炎症)などを考える.

　IgG4 関連眼疾患は涙腺部, 両側, 対称性のことが多い. MALT リンパ腫よりさらに経過は慢性である.

2. 生検による確定診断 (図4)

　なによりも正確な診断が重要である. 炎症に対するステロイド, MALT リンパ腫に対する放射線, 上皮性腫瘍に対する手術治療, と治療が全く異なるからである. 病理所見だけでは診断がつけがたいことが多いことを認知しなければならない.

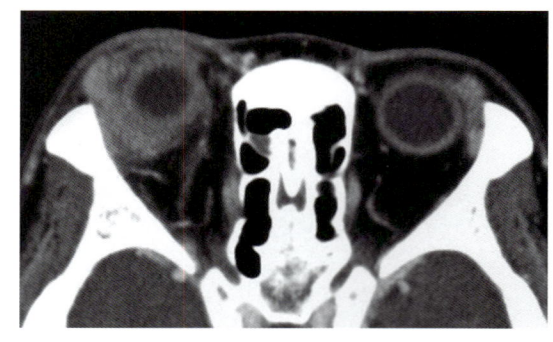

図3　眼窩MALTリンパ腫のCT所見
内部は均一，眼球や外眼筋の隙間を埋めるように発育する（molding）

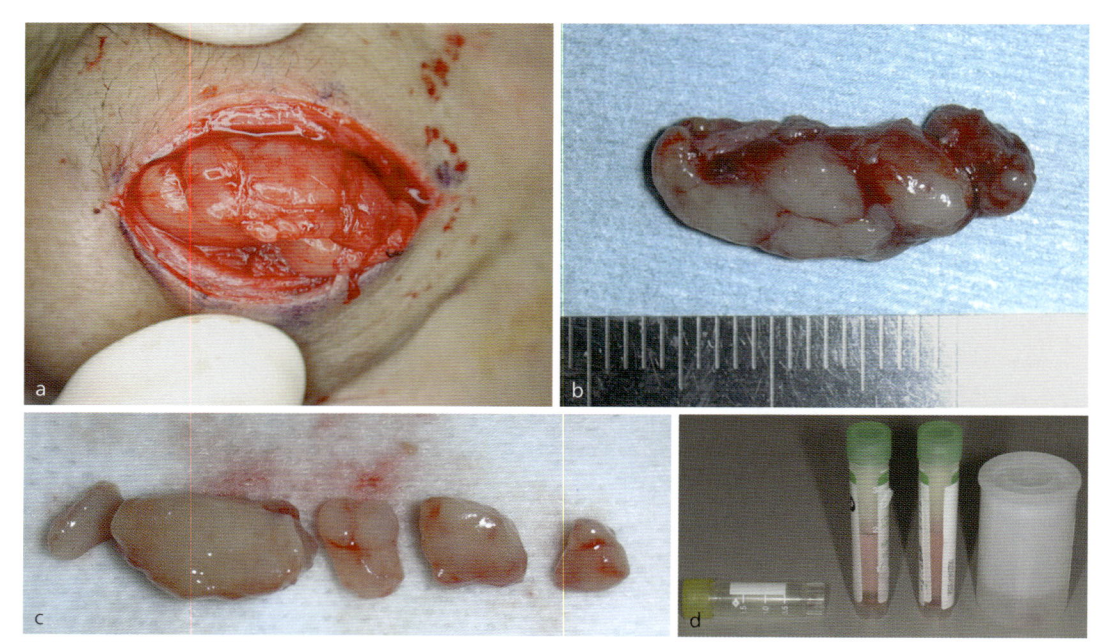

図4　MALTリンパ腫生検
a：淡紅色の軟らかい腫瘍である．
b：腫瘍の向こう側に剪刀を入れて「すくい取り」したもの．血流が途絶えると乳白色半透明である．
c：分割して最大のものを病理，以下サザンブロット，フローサイト，染色体，の優先順位で提出する．
d：左から凍結チューブ（サザン/PCR用），フローサイト/染色体用専用チューブ2本，病理検査用ホルマリンである．

　　ポイント1：摂子でつまむと容易にリンパ球が挫滅し組織評価が困難になるので，できるだけ摂子で把持せず，鋭利なメスや剪刀で，すくい取るように採取する．
　　ポイント2：炎症との鑑別には免疫グロブリン（IgH）遺伝子のサザンブロットまたはPCRが必須である（未固定凍結）．
　　ポイント3：リンパ腫組織型の判断にはフローサイトメトリーと染色体検査が重要である（培養液入り専用チューブ）．この2件の提出はあらかじめ病理検査部に相談すれば協力が得られることが多い．

IV. 治療方針と具体的な治療法

1. stage I（眼窩病変のみ）

　30 Gyの放射線照射が標準．これにより95％で完全寛解が得られる．X線で眼窩内全体に行えば基本的に照射野内には再発しないが，防護の仕方によってはこの限りではない．腫瘍のみの照射では再発しやすい．境界明瞭な単房性腫瘍を全摘できた場合は経過をみてもよい．

2. stage II

　2か所に放射線治療，主病巣のみ放射線で副病巣は経過観察，全身化学療法または放射線化学療法，のいずれかとなる．関連診療科と相談する．

3. stage III 以上

　R-CHOP（リツキシマブ，シクロホスファミド，ドキソルビシン，ビンクリスチン，プレドニゾロン）6コースなどの全身化学療法が基本で，状況により主病巣に対する放射線を併用する．

4. IgG4関連疾患合併時

　ステロイド維持内服の併用も検討する．

5. MALTリンパ腫に対するステロイド治療の是非

　生検前のステロイド投与は診断に影響するとして一般に推奨されないが，MALTリンパ腫はステロイドで一過性部分的に反応し，自覚症状も軽減することが多い．筆者は生検時，術野にステロイドを撒布したり，生検後放射線治療までの間に短期間ステロイド全身投与を行うことが多い．特にサザンブロットを待つと診断までに数週間を要することがあり，その間に眼球運動障害が進行して治療後に複視が残存するといった例があるからである．

V. 治療による合併症（表1）

　早期合併症として全例で結膜炎，全例で軽度の角膜上皮障害を生じる．結膜炎に対してはフルオロメトロン点眼などで，角膜上皮障害に対してはヒアルロン酸点眼などで対応する．結膜炎は照射中起こりにくく終了直後から顕在化する．涙液が元来少ない（Schirmer試験I法で0～1 mm）と角膜上皮障害が遷延することがある．皮膚発赤は若年者で起こりやすいが2～3か月で消失する．中期合併症として全例で脱毛が起こり回復に数か月要する．側頭部，後頭部はほぼ回復するが，眉毛睫毛は完全には戻らないことがある．軽度の放射線網膜症（後極の出血や白斑）を生じ一過性の視力低下をきたすことがあるが自験例は全例回復している．網膜症の危険因子は糖尿病である．白内障は既に瞳孔領の混濁がある場合数

表1 放射線治療（24〜30 Gy）による合併症

- 放射線結膜炎（照射終了直後1か月間）
- 放射線角膜症（照射後半から2〜3か月．低涙液分泌量が危険因子）
- 放射線白内障（多くは3年後．年齢に相関）
- 放射線網膜症（糖尿病が危険因子）
- 放射線皮膚炎（一過性の発赤）
- 脱毛（側頭部は一過性　睫毛と眉毛は残存も）

か月で進行するが，特に混濁のない高齢者では約3年後，中年では5年後に手術適応となることが多い．

VI. 予後と経過観察のポイント

stage Iの場合，画像でほぼ消失したことを確認したら半年か一年おきに血液検査（LDHや可溶性IL-2受容体など）を行い，数値の上昇があれば全身検査を行うのがよい．この場合FDG-PETまたは造影全身CTなどが最適であるが施設の事情によりなんらかの画像検査を行うことになる．進行病期（＞stage III）では2〜3か月おきの血液検査が望ましいが，化学療法後は主に血液内科での経過観察になると思われる．観察期間は基本的には一生であるが，患者への説明としては20〜30年としてもよいであろう．

▶一般眼科医へのアドバイス

　MALTリンパ腫は低悪性度で直接は生命を脅かさない腫瘍として眼科でも知識が定着してきたが，治療が遅れると視力低下や複視の残存，放射線治療による合併症，高悪性度化の可能性など，多方面の留意が必要な疾患である．特に近年IgG4関連疾患の合併など，診断の問題点が再出しており，できるだけ専門施設での生検と診断を行うのが望ましい．

（吉川　洋）

2　濾胞性リンパ腫

I. 疾患概念

眼窩領域に発症するリンパ腫のうち，頻度の最も高いものは粘膜関連リンパ組織型節外性濾胞辺縁帯リンパ腫（MALTリンパ腫）であり，次いで，びまん性大細胞型B細胞性リンパ腫（diffuse large B-cell lymphoma：DLBCL）や濾胞性リンパ腫が挙がる．濾胞性リンパ腫は，低悪性度リンパ腫の範疇に属し，概して進行は緩徐であるが，化学療法の反応が悪く，根治の難しいリンパ腫である．診断時に，病変が局所に限られる限局期であることが2〜3

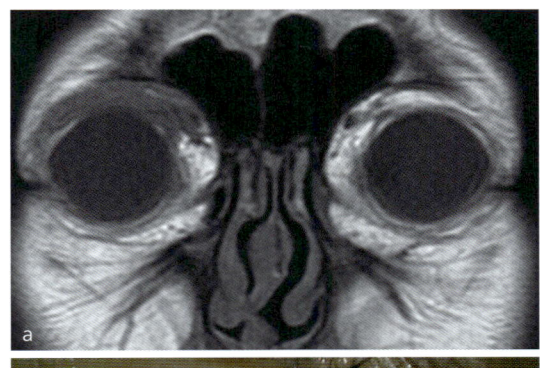

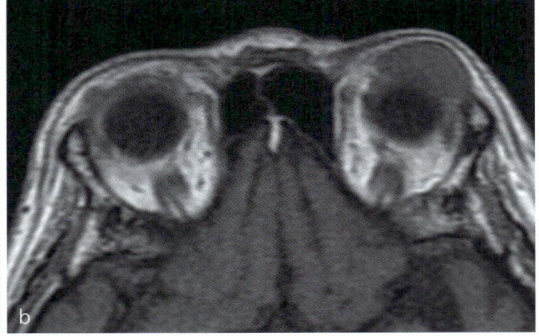

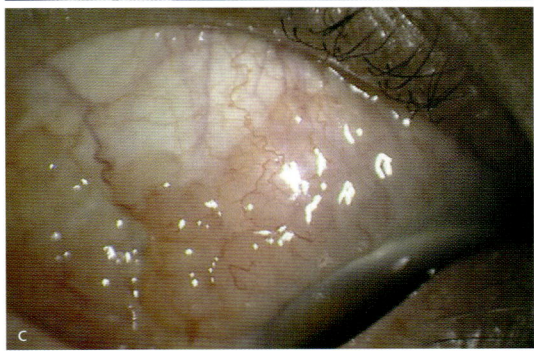

図5　眼窩部の濾胞性リンパ腫
a：37歳女性．Stage IVの濾胞性リンパ腫で化学療法の既往がある症例に生じた右眼窩部の病変．
b：74歳女性．左眼瞼皮下に腫瘤がみられ，生検で濾胞性リンパ腫と診断された初発症例．
c：68歳男性．右結膜にみられた濾胞性リンパ腫（詳細は参考文献2を参照）．

割，既に病変が多臓器にわたる進行期であることが7〜8割程度とされる．

II. 臨床所見の特徴

　眼窩にリンパ腫を疑う病変をみる場合，その臨床症状や画像所見の特徴から，最も頻度の高いMALTリンパ腫と本疾患を鑑別することは不可能であり，診断には病理検査が必須である．一般に濾胞性リンパ腫の進行は緩徐であり，初診時に著しい視力低下や眼球運動障害を呈することは稀である．CTやMRIの画像検査でも他のリンパ増殖性疾患と同様に，硬い腫瘤を形成して眼球を圧排する所見は少なく，骨破壊像をみることもない（図5）．

　眼窩病変が初発症状であり，病理検査で濾胞性リンパ腫と診断された場合，全身検索の結果他臓器病変の併発がしばしばみられるが，当初はそれらの症状を呈さないことも多い．一方で，他の臓器病変で既に診断が確定している症例に，眼窩病変を併発する場合もある（図5aの症例）．

III. 診断・鑑別診断

　確定診断には病理検査が必須である．リンパ濾胞様の構築（図6）を呈するが，これのみでは反応性リンパ過形成やMALTリンパ腫との鑑別にはならない．免疫染色においてbcl-2蛋白の陽性所見が診断に重要である．それがみられない場合にも，bcl-6蛋白が陽

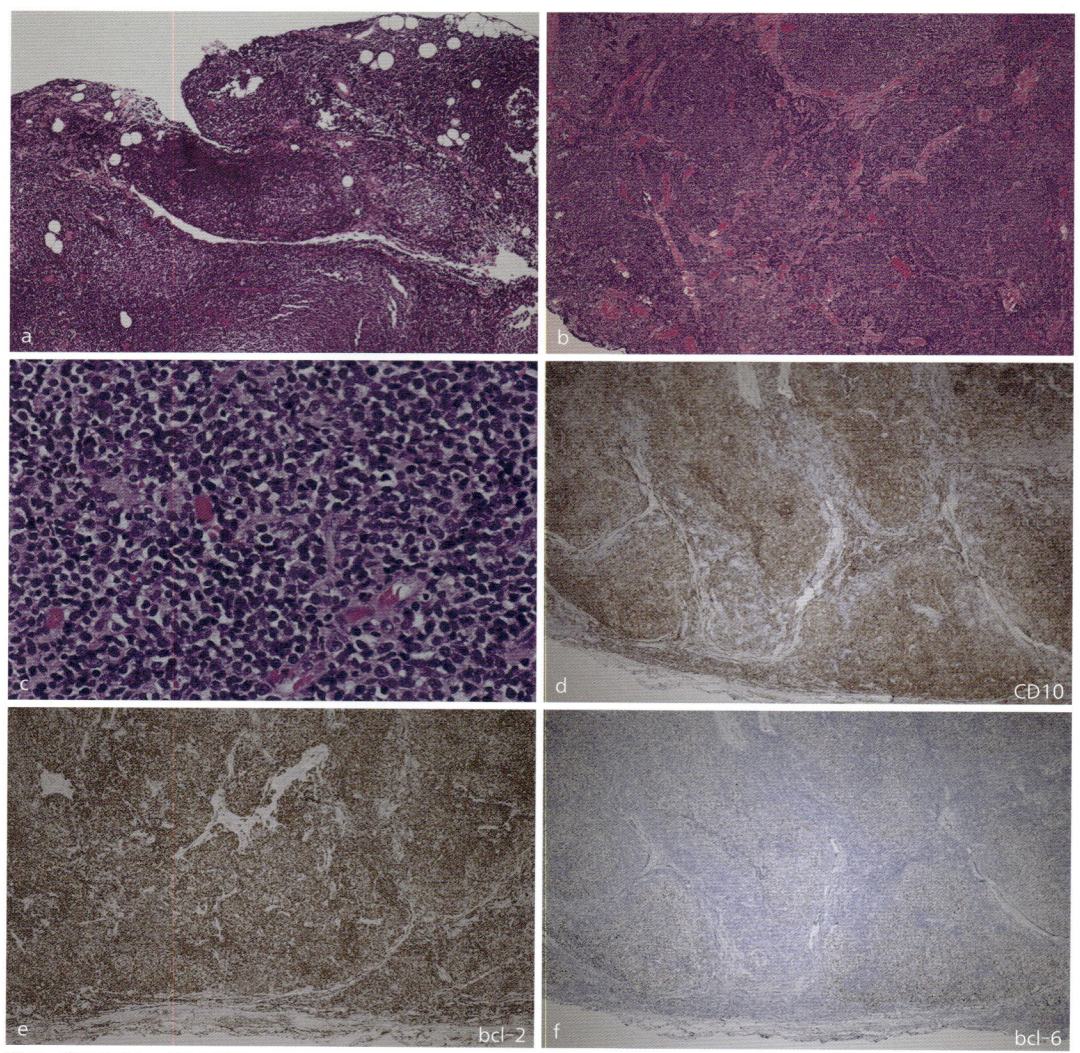

図6 濾胞性リンパ腫の病理
a：37歳女性（図1aの症例）のHE染色（×10倍）．小型リンパ球が密在し，境界の不明瞭な濾胞様構造が散見され，Grade 1と診断された．
b～f：74歳女性（図1bの症例）．濾胞状結節構造がみられ（b，×4倍），中型の細胞と，やや大型の核小体の目立つ芽球様細胞が増殖し（c，×40倍），Grade 1～2と診断された．CD10(d)，bcl-2(e)は強陽性で，bcl-6(f)も濾胞に一致して陽性像がみられた．

性であることから濾胞性リンパ腫と診断されることもある（図6）．CD10陽性率は7割ほどとされ，MALTリンパ腫との鑑別点である．WHO分類では，大型異形細胞の出現頻度によりGrade 1, 2, 3a, 3bに分類される．Grade 3bでは臨床上DLBCLと同様の悪性度として扱われることが多い．

IV. 治療と合併症

　濾胞性リンパ腫は低悪性度リンパ腫の範疇に属するが，概して化学療法に対する反応が悪く，根治困難なリンパ腫である．このため，従来いわゆるwatchful-waiting，すなわち症状や臓器障害が顕著化するまでは治療しないという方針も提唱された．現在では，抗CD20抗体療法，すなわちリツキシマブの点滴を初期から積極的に選択することが多いようである．眼窩に限局している症例での標準治療は放射線照射であり30〜40 Gy程度の線量が選択される．一方で，本症では一般に進行が緩徐なこと，しかし再発率が高く根治困難であることから，いわゆる緩和照射（4 Gy 1回照射）を行う選択肢もある．全身化学療法を行う際には，それに伴う合併症の管理は担当科に委ねることになる．眼科医にとっては眼部へ放射線照射後の合併症の管理と治療が主になる．

V. 予後と経過観察の方法

　一般に本症での視力予後は良好である．しかし，本症は化学療法に反応しにくいリンパ腫であり，長期経過では決して予後良好とは言えない．眼領域の病変が初発症状の際にも，全身の評価，管理を担当内科に委ねるべきである．

▶一般眼科医へのアドバイス

　眼窩領域でリンパ増殖性疾患を疑うような病変を診た際，筆者は，もし病変の所在が浅く，生検が比較である場合には病理検査を積極的に行うようにしている．一方で，病変が眼窩深部に存在する場合には，手術により想定される合併症と治療に際しての病理検査の重要度を天秤にかけて考えることになる．眼窩領域で頻度の多い低悪性度リンパ腫の確定診断には，ホルマリン固定しない生の検体による遺伝子再構成検査が必要である．したがって，その検査が自施設で不可能あるいは不慣れな場合には，対応可能な施設へ紹介するべきである．

参考文献

1) 伊豆津宏二：濾胞性リンパ腫（FL）．飛内賢正，他（編）：悪性リンパ腫治療マニュアル改訂第3版．pp152-155，南江堂，2009
2) Takahira M, Okumura H, Minato H, et al：Primary conjunctival follicular lymphoma treated with the anti-CD20 antibody rituximab and low-dose involved-field radiotherapy. Jpn J Ophthalmol 51：149-151, 2007

（髙比良雅之）

3 悪性度の高い悪性リンパ腫

　本項では眼窩における悪性度の高いリンパ腫について述べる．眼窩に生じるものとしては，びまん性大細胞型B細胞性リンパ腫（diffuse large B-cell lymphoma：DLBCL）や節外性NK/T細胞リンパ腫，鼻型などがある．DLBCLは眼窩における悪性リンパ腫のなかでMALTリンパ腫（extranodal marginal zone lymphoma of mucosa-associated lymphoid tissue，節外性濾胞辺縁帯粘膜関連リンパ組織リンパ腫）に次いで頻度が高く，aggressiveリンパ腫の代表で，無治療では月単位で進行するもので中悪性度リンパ腫に分類される．さらに悪性度の高いものは高度aggressiveリンパ腫と言われ高悪性度リンパ腫となり，病勢は週単位で進行していくが，幸い眼窩にはほとんど生じない．

I. 鑑別疾患

　鑑別の対象には，反応性リンパ過形成，IgG4眼関連疾患，特発性眼窩炎症や，いわゆる偽腫瘍などがあるが，腫れが強く進行の早い特発性眼窩炎症や偽腫瘍が特に鑑別として挙げられる．また小児では横紋筋肉腫なども臨床的鑑別疾患に挙がる．

II. 診断

　病理におけるHEおよび免疫染色所見が基本であるが，生の検体を用いてフローサイトメトリーによる細胞表面形質精査，遺伝子再構成などを駆使し，どのタイプの悪性リンパ腫であるかを決める必要がある．遺伝子再構成では，B細胞リンパ腫なら*Ig*重鎖遺伝子，T細胞リンパ腫なら*TCR*遺伝子の再構成を，それぞれサザンブロット法を用いてクロナリティを確かめる．同じ「悪性リンパ腫」でもサブタイプによって全く異なる疾患像を呈し，治療方針も予後も異なってくるためである．

III. びまん性大細胞型B細胞性リンパ腫

1. 疾患および臨床における特徴

　眼窩の悪性リンパ腫で最も多いのはMALTリンパ腫であるが，DLBCLはその次に多く生じ，眼窩では病勢を反映して，大きな腫瘍塊を形成したり，急速に増大するものがある．DLBCLは非ホジキンリンパ腫のなかの30〜40％の病型であり，本邦におけるB細胞性リンパ腫の70％を占めている．眼窩を含めた眼部のDLBCLの国際臨床研究によると，100例のDLBCLにおいて，57例は原発で，29例が同時に他部位にも病変が存在し，14例は他部位からの播種であった．

　悪性リンパ腫は周囲組織を壊さないびまん性増殖が特徴であり，眼球突出となるよりも眼窩内を埋めるように増殖し，図7のような顔貌となることがしばしばみられる．これ

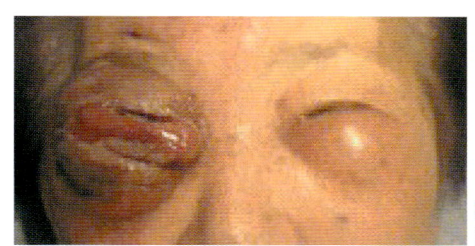

図7 両眼窩に生じた DLBCL の症例（右眼窩の生検後）．
眼窩内に充満した DLBCL によって開瞼不能となっている．

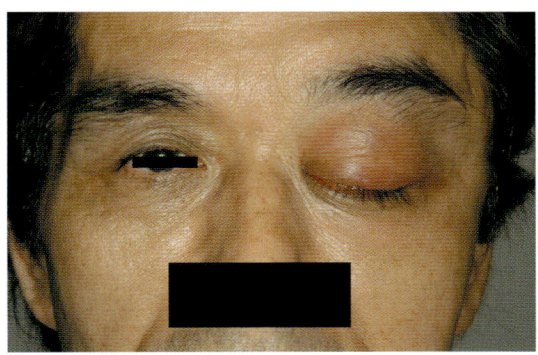

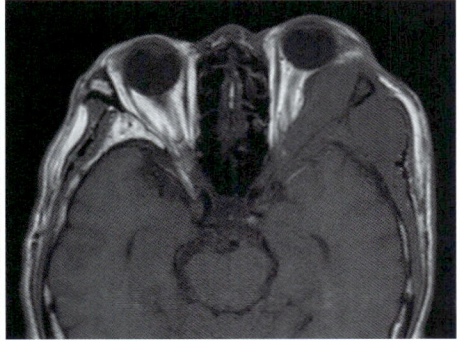

図8 眼窩内・外に跨った DLBCL
頬骨，蝶形骨を挟んだダンベル型増殖を呈している．
眼窩外壁骨は破壊されておらず，頬骨眼窩孔などの血管や神経が通じている孔を通じて molding の形態にて浸潤していったものと考えられる．

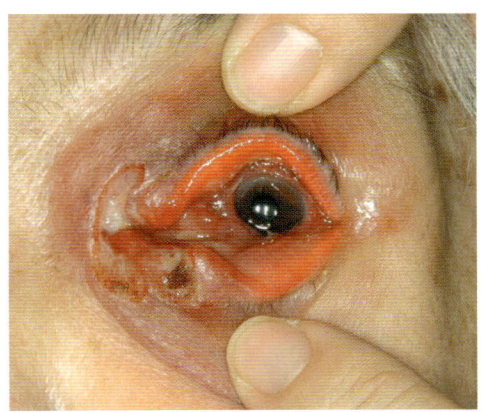

図9 EBV positive DLBCL of the elderly（加齢性 EB ウイルス陽性大細胞型 B 細胞リンパ腫）
83 歳女性の眼窩および眼瞼に生じた．

は悪性リンパ腫の特徴である molding 様の浸潤による．molding とは，鋳型をとるような，言い換えると周囲組織を圧排したりはせずに隙間を埋めるようなびまん性の増殖形態を指し，眼窩内が腫瘍に占められて全体が膨れてくる．一方，しっかりとした塊を形成する涙腺癌や多形腺腫などの場合には，眼窩内にある最も大きくて硬い組織である眼球を圧排することにより，眼球突出のみならず眼球偏位が著明となることが多い．図8 に眼窩内と外に跨って，ダンベル様腫瘤を形成した DLBCL を，図9 に EB ウイルスと加齢による免疫低下を基礎に発症した DLBCL をそれぞれ示す．

III　眼窩腫瘍　G　悪性リンパ腫　323

2. 治療と予後，および経過観察

　DLBCLの治療は，R-CHOP（リツキシマブ，シクロホスファミド，ドキソルビシン，ビンクリスチン，プレドニゾロン）療法が基本で，限局期ではR-CHOPを3コース後に病変部放射線照射，もしくはR-CHOPのみ6コースが最もよく用いられている治療である．予後は，眼部DLBCL全体では5年粗生存率は36%で，眼部原発の44%で再発を生じ，女性は男性に比べて予後が良い傾向にあった．

　治療に伴う合併症は，全身倦怠感，嘔気や脱毛など，一般の抗癌剤によるものと同様である．治療後の経過観察は，通常は血液腫瘍科などの担当内科への通院も行っており，それに合わせての受診となる．初めの半年は毎月，その後は2〜3か月，5年を過ぎると半年に1度くらいが，一般的であろう．

IV. 節外性NK/T細胞リンパ腫，鼻型

　節外性NK/T細胞リンパ腫，鼻型（extranodal NK/T cell lymphoma, nasal-type）の表記からわかるように，NK（ナチュラルキラー，natural killer）細胞から発生したNK細胞リンパ腫と，T細胞リンパ腫の2つがあるが，NK細胞リンパ腫とT細胞リンパ腫のどちらも類似の病態をとり治療方針も変わらない．そのためWHO分類においてのNK/Tリンパ腫の扱いは，ともに節外性NK/T細胞リンパ腫，鼻型として分類されている．鼻部に多いが，鼻以外の部位にも頻度は少ないが生じる．

1. 疾患および臨床における特徴

　鼻NK/T細胞リンパ腫は，本邦における全悪性リンパ腫の3%未満で，75%がNK細胞型，25%がT細胞型で，鼻部ではほとんどがNK細胞型である．NK細胞リンパ腫はEBウイルスがその成因に関与し，本邦を含めたアジアに多く，体幹中心の近傍に生じる．顔面では鼻腔および副鼻腔，口蓋，Waldeyer輪，咽頭などの上気道周辺組織に好発し，以前は致死性正中肉芽腫（lethal midline granuloma）と言われていたが，当時はフローサイトメトリーその他の技法はなかったため，このように命名されていたと推測される．上記以外の部位に発生することは稀で，その場合には皮膚や消化管，精巣，肝，脾など鼻以外や眼窩にも生じるが，リンパ節には少ない．本邦の鼻以外の原発例では男性に偏り，高齢発症が多い．眼窩内側の内直筋近傍に生じたNK細胞リンパ腫の症例を図10に示す．

2. 治療と予後，および経過観察

　悪性度としては，DLBCL同様にaggressiveリンパ腫のカテゴリーに入るが，DLBCLに較べて予後はさらに悪い．また鼻部でない部位のほうが鼻部に比べて予後は悪い．

　治療は放射線治療と化学療法を同時に行う．悪性リンパ腫に対して放射線治療を用いる場合には，総線量として40 Gy程度が多用されるが，NK/T細胞リンパ腫は放射線が効きにくく50 Gy程度の照射が必要となる．部位的に視神経や脳などが隣接しており，周辺組織にはなるべく放射線がかからないように強度変調放射線治療（intensity modulated

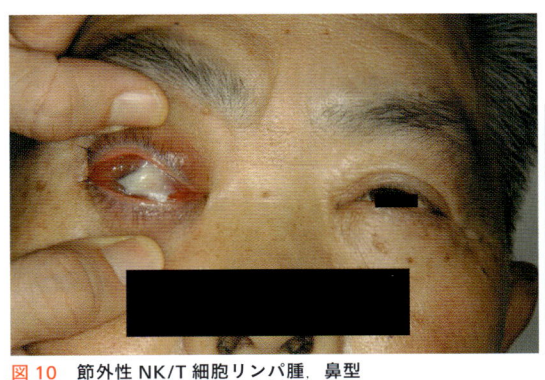

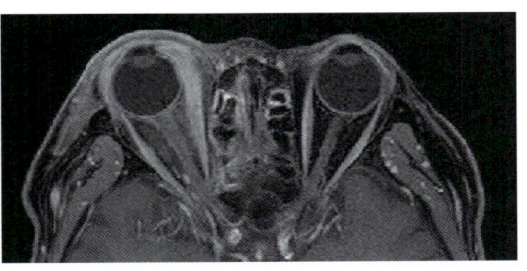

図10　節外性 NK/T 細胞リンパ腫，鼻型
68歳男性の右眼の内直筋～結膜に生じた．生検の生標本の FCM にて NK 細胞リンパ腫であった．

radiotherapy：IMRT) などの放射線治療が行われつつある．化学療法としては，2/3 減量 DeVIC(デビック)療法＝〔カルボプラチン(carboplatin：CBDCA)，イホスファミド(ifosfamide：IFOS)，エトポシド(etoposide：VP16)，デキサメタゾン(dexamethasone：DEX)〕が行われる．副作用は，全身倦怠などの一般的なものに加えて，粘膜障害による嚥下困難などが生じやすい．予後は，5年生存率で38％～46％程度であり，眼部の NK/T 細胞リンパ腫を集めた報告では，眼球および眼周囲に生じた8例中3例は眼窩原発で，5例は副鼻腔にも病変があり，7例は13か月以内に亡くなったが，1例は5年以上無病で生存している．末梢血幹細胞併用大量化学療法を追加すべきかについては，現在検討中である．

治療後の経過観察は，担当内科への通院に合わせての受診となる．はじめの半年は毎月，その後は2～3か月，5年を過ぎたら半年に1度程度，が一般的であろう．

▶一般眼科医へのアドバイス

眼部の悪性リンパ腫を理解するには，その増殖形態を念頭におくとよい．おとなしい増殖の仕方，すなわち「molding：鋳型を流し込んだような隙間を埋める増殖形態」をとる傾向がある．

参考文献

1) Ely A, Evans J, Sundström JM, et al：Orbital Involvement in Extranodal Natural Killer T Cell Lymphoma：An Atypical Case Presentation and Review of The Literature. Orbit 31：267-269, 2012
2) Woog JJ, Kim YD, Yeatts RP, et al：Natural killer/T-cell lymphoma with ocular and adnexal involvement. Ophthalmology 113：140-147, 2006
3) Munch-Petersen HD, Rasmussen PK, Coupland SE, et al：Ocular Adnexal Diffuse Large B-cell Lymphoma. A Multicenter International Study. JAMA Ophthalmol 133：165-173, 2015
4) 押味和夫(編)：みんなに役立つ 悪性リンパ腫の基礎と臨床 改訂版．医薬ジャーナル社，2011

（辻　英貴）

H 炎症性病変

I. 疾患概念

　炎症とは，発赤，腫脹，疼痛，発熱の徴候を呈する病態であり，腫瘍性病変においてもしばしばこれらの症状を伴う．本項では，腫瘍との鑑別の観点から，腫瘍以外の原因により眼窩に炎症をきたす病態を取り上げる．したがって，広義には細菌や真菌などの感染による眼窩蜂巣炎（従来は眼窩蜂窩織炎とも呼称された）も含み，実際の臨床においても鑑別すべき状況にはしばしば遭遇するので，本項でもあえてこれを含めて記載する．

　眼窩の炎症性疾患は多岐にわたるが，①感染による眼窩炎症である眼窩蜂巣炎，②疾患名や病態が特定される炎症性疾患，③その他原因不明の特発性眼窩炎症，に大別すると治療方針を考えやすい．

1. 感染による眼窩蜂巣炎

　眼窩蜂巣炎の原因は，主に細菌と真菌である．寄生虫による眼窩感染症としては，イヌ糸状虫症（dirofilariasis）の報告が散見されるが，本邦では稀と考えられる．細菌による眼窩蜂巣炎は，小児では上気道炎に続発する篩骨洞炎由来のものが多く，*Streptococcus pneumoniae*, *Hemophilus influenzae* などの単一菌が原因であることが多い．一方，成人の細菌性眼窩蜂巣炎はしばしば副鼻腔炎や外傷，抜歯などが原因となり，起因菌としては嫌気性菌の頻度が高く，複数菌が原因となることも多い．真菌による眼窩蜂巣炎（図1）は，経過が緩徐で，しばしば腫瘍や炎症性疾患との鑑別が困難である．免疫が低下した状態における日和見感染として生じるが，健常人でも副鼻腔炎からの波及などにより発症し得る．代表的な起因菌としてはアスペルギルス（図1），ムコール，クリプトコッカス，カンジダなどが挙げられる．

2. 疾患名や病態が特定される炎症性疾患

1）甲状腺眼症

　疾患名や病態が特定される炎症性疾患のなかで頻度が多いものとして，まずは甲状腺眼症が挙げられる．甲状腺機能亢進症を伴うBasedow病（図2）では通常診断は容易である．一方で甲状腺機能が正常であるにもかかわらず，眼瞼の異常，眼球運動障害，視神経症な

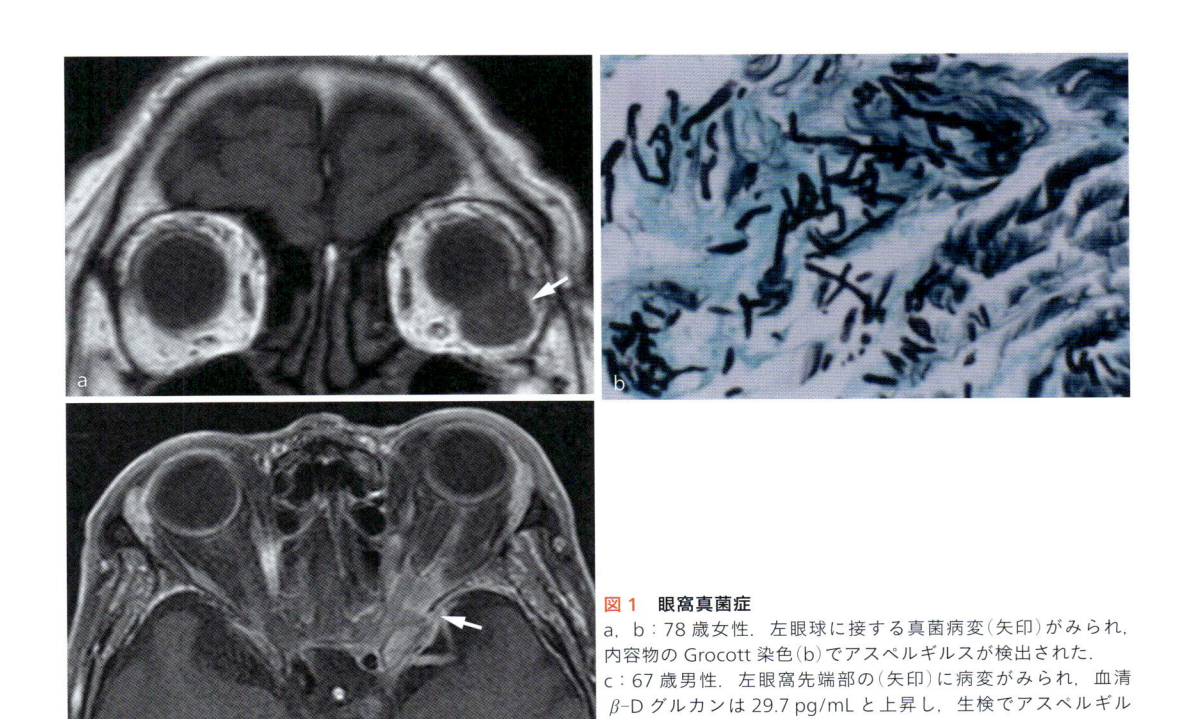

図1 眼窩真菌症
a, b：78歳女性．左眼球に接する真菌病変（矢印）がみられ，内容物の Grocott 染色（b）でアスペルギルスが検出された．
c：67歳男性．左眼窩先端部の（矢印）に病変がみられ，血清 β-D グルカンは 29.7 pg/mL と上昇し，生検でアスペルギルスが検出された．本症例は脳症に至り死亡した．

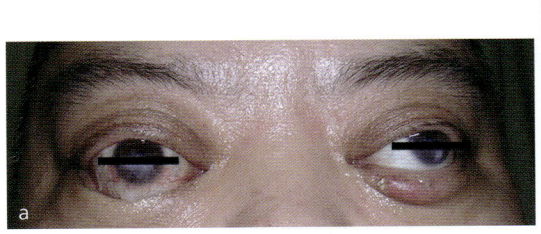

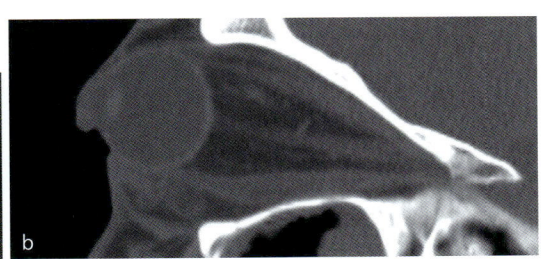

図2 甲状腺機能亢進症（Basedow 病）
43歳男性．著しい眼球突出，上眼瞼後退，角膜病変（a），視神経症がみられた．画像（b）では，外直筋筋腹の腫脹がみられた．

どの甲状腺眼症の症状をきたし，臨床所見や甲状腺関連自己抗体の異常を伴ういわゆる Euthyroid Graves 病は，甲状腺眼症の約 20％に存在するといわれる．

2）IgG4 関連眼疾患

また炎症性疾患のうち同様に頻度が高いのは IgG4 関連眼疾患（図3）である．IgG4 関連疾患の初めての報告は 2001 年の Hamano らによるもので，自己免疫性膵炎において血清 IgG4 が上昇していることを発見した．その後 2004 年に，眼窩病変としては初めて涙腺唾液腺の対称性腫脹を特徴とする Mikulicz 病で血清 IgG4 上昇を伴うことが報告された．その後も全身の様々な部位での IgG4 関連疾患の報告が相次ぎ，現在では眼窩以外にも，下垂体，髄膜，唾液腺，副鼻腔，甲状腺，肺，胆管，腎，大動脈，前立腺，後腹膜，腸間膜，リンパ節，皮膚など多彩な病変があることが知られている．また眼窩領域で涙腺以外の病変も相次いで報告され，比較的の頻度が高い病変として三叉神経腫大や外眼筋炎が知ら

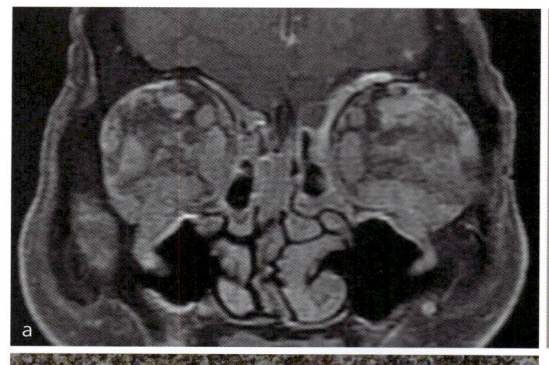

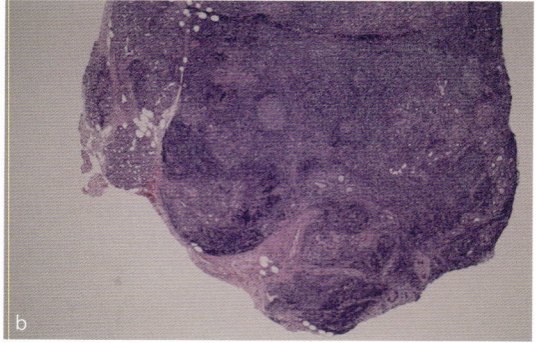

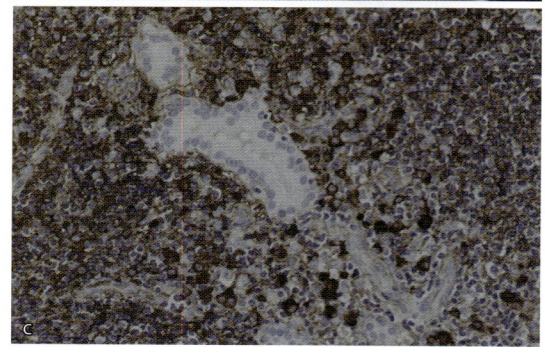

図3 IgG4 関連眼症（Mikulicz 病）の 67 歳男性
血清 IgG4 は 2,090 mg/dL と上昇．MRI（a）にて，両側の外眼筋腫脹，三叉神経 2 枝の腫大が顕著であった．涙腺病理の HE 染色（b）では濾胞形成を伴うリンパ形質細胞浸潤がみられ，線維化は軽度で，閉塞性静脈炎はみられなかった．IgG4 染色（c）では，IgG4 に染まる形質細胞が多数みられた．

れ，その他にも多彩な病変（後述）がみられる．

3）その他

その他，炎症性の眼窩病変をきたす疾患には，Wegener 肉芽腫症（図 4a）や Churg-Strauss 症候群などの ANCA（antineutrophil cytoplasmic antibody）関連血管炎，Castleman 病（図 4b），Rosai-Dorfman 症候群，木村病，サルコイドーシスなどが挙げられる．

3. 特発性眼窩炎症

腫瘍や感染症が否定され，さらに上記のような特定の炎症性疾患が除外されるような眼窩の炎症病変は，特発性眼窩炎症と呼称される（図 5）．原因不明の涙腺炎や外眼筋炎も広義には特発性眼窩炎症に含めてよいと思われる．なお，古くは眼窩偽腫瘍と呼称された病態も含むが，偽腫瘍という曖昧な疾患名は今後少なくとも眼科領域では使用しないよう奨められている．

II. 臨床所見の特徴

眼窩の炎症性疾患の症状としては，炎症の主徴である発赤，腫脹，疼痛，発熱が様々な程度や時間経過で生じる．一般に，細菌感染による眼窩蜂巣炎では，これら炎症の主徴は顕著かつ急性であり，一方，腫瘍性病変では軽度かつ緩徐である．しかし，感染によらない炎症性疾患や悪性度の高い腫瘍で急性の経過を辿るものがあり，眼窩蜂巣炎との鑑別が

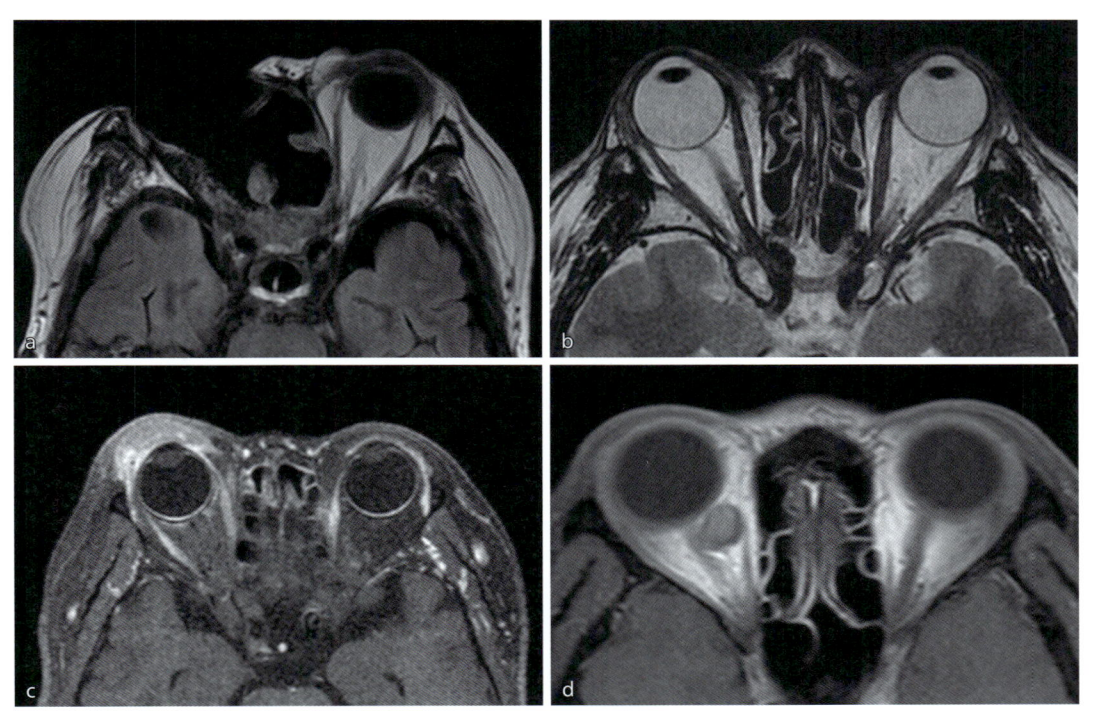

図4 様々な眼窩炎症性疾患や眼窩腫瘍病変
a：Wegener 肉芽腫．62 歳男性．右眼窩と鼻腔は組織壊死により空洞化している．
b：Castleman 病．42 歳男性．血清 IgG は 7,000 mg/dL 台，IgG4 は 897 mg/dL，IL-6 は 9.3 pg/mL と上昇．眼球突出をみるが，画像で外眼筋腫大はみられない．
c：NK/T 細胞リンパ腫．69 歳女性．右上眼瞼腫脹，眼瞼下垂がみられ，生検にて診断された．化学療法を行うも，診断から約半年後に死亡した．
d：びまん性大細胞型 B 細胞リンパ腫．50 歳女性．初診で図のような腫瘍がみられ，約 2 週間後に腫瘍は倍増し，全身の DIC を併発した．緊急に生検を行い，DLBCL と病理診断され，化学療法を開始した．

困難なこともしばしばある．

　視力障害の程度は，治療の緊急性を左右する．罹患側の相対的求心路瞳孔反応障害（relative afferent pupillary defect）がみられる場合には，視力低下は視神経症に由来すると考えてよく，速やかな対処が必要である．また，視力は良好であっても，視野障害や眼球運動障害の程度を把握することは，治療方針を決めるうえで重要である．これらを定量的に評価するためには，自動視野計（Humphrey など）による静的量的視野あるいは Goldmann 視野計による動的量的視野，Hess 赤緑試験，Goldmann 視野計による両眼単一視領域検査を行う．

1. 感染による眼窩蜂巣炎

　細菌感染では臨床経過は急性であり，発赤，腫脹，疼痛が顕著であることが多い．真菌症（図1）ではこれらの症状がより緩徐であり，しばしば腫瘍や他の炎症性疾患との区別が困難である．血液検査では，白血球数や CRP の上昇をみる．広範な真菌症では血清中 β-D グルカンが上昇することがある（図1c の症例）．CT や MRI による画像検査では，涙腺や外眼筋の腫脹，炎症部位の境界不明瞭な異常吸収域，異常信号がみられる．眼窩内に

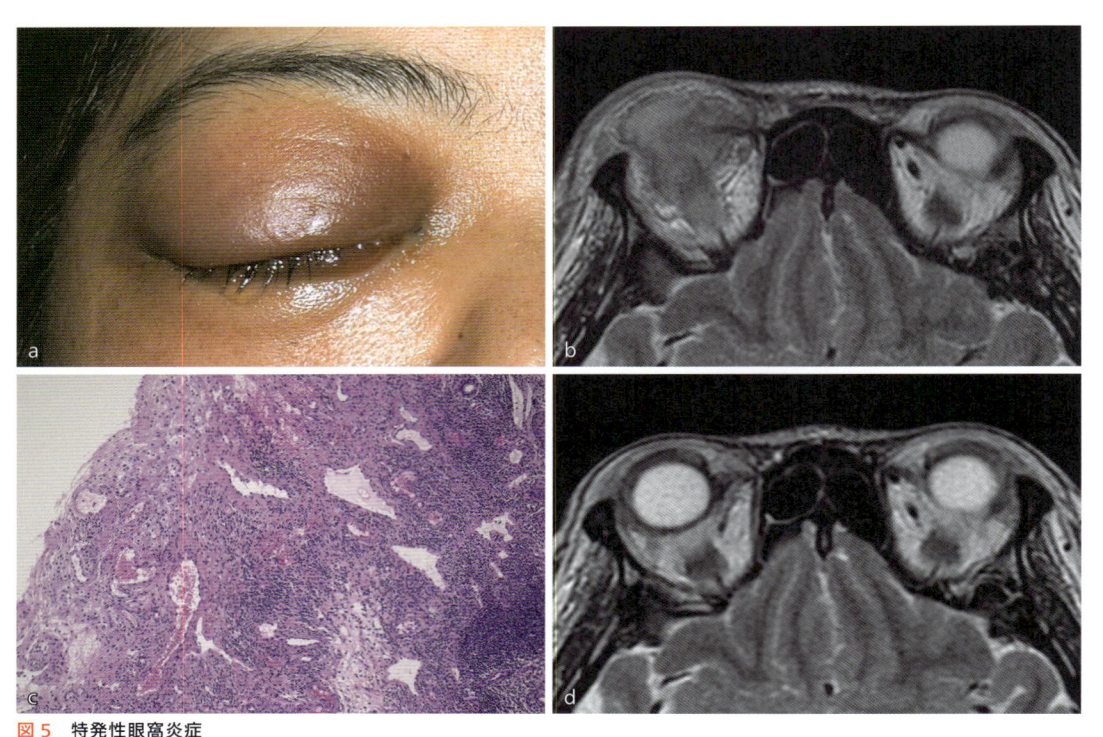

図5 特発性眼窩炎症
39歳女性．右上眼瞼腫脹がみられ(a)．画像で病変は眼窩深部に及んだ(b)．当初は蜂巣炎を疑ったが抗菌薬に反応しなかった．生検では非特異的な炎症所見であり(c)．ステロイド内服により病変は消退した(d)．

境界明瞭な腫瘤を形成する場合には膿瘍を疑う．膿瘍はしばしば骨膜下にみられ，外科的な排膿の適応となる．

2. 特定の炎症性疾患

1) 甲状腺眼症

　甲状腺機能亢進症(Basedow病)に伴う甲状腺眼症の特徴的な症状は，上眼瞼後退(Dalrymple徴候)，瞼裂開大を伴う眼球突出である(図2)．外眼筋腫脹の程度が強い症例では，眼球運動障害がみられ，さらに重篤な病態では視神経症による失明に至る場合もある．血液検査で甲状腺機能異常を伴わない場合，特徴的な徴候が軽度であると診断に迷うこともある．その際，TSHレセプター抗体(TRAb，TSAb)，抗サイログロブリン抗体(TgAb)，抗TPO抗体(TPOAb)などの抗体価が診断の一助となる(表1)．画像検査では，外眼筋腫脹は眼球の付着部を避けて筋腹が腫大する形状をとることが特徴とされる．MRIのT2強調像における高信号の程度は甲状腺眼症の活動性を把握するために有用である．

2) IgG4関連眼疾患

　しばしばMikulicz病の病態，すなわち涙腺腫大に伴う対称性上眼瞼腫脹がみられ，血

表1 眼窩炎症性疾患の鑑別診断における採血検査項目の例

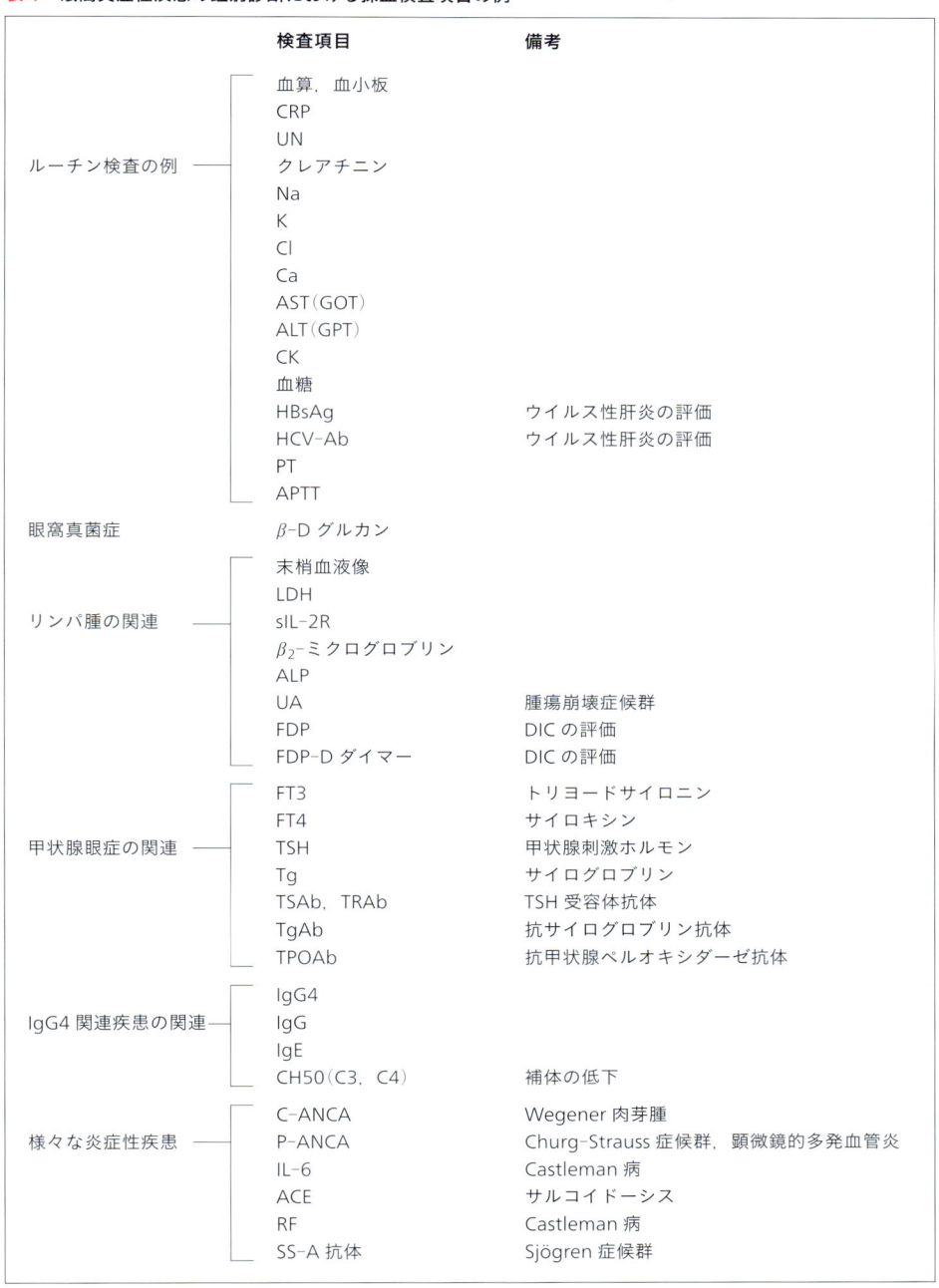

	検査項目	備考
ルーチン検査の例	血算，血小板	
	CRP	
	UN	
	クレアチニン	
	Na	
	K	
	Cl	
	Ca	
	AST（GOT）	
	ALT（GPT）	
	CK	
	血糖	
	HBsAg	ウイルス性肝炎の評価
	HCV-Ab	ウイルス性肝炎の評価
	PT	
	APTT	
眼窩真菌症	β-D グルカン	
リンパ腫の関連	末梢血液像	
	LDH	
	sIL-2R	
	$β_2$-ミクログロブリン	
	ALP	
	UA	腫瘍崩壊症候群
	FDP	DIC の評価
	FDP-D ダイマー	DIC の評価
甲状腺眼症の関連	FT3	トリヨードサイロニン
	FT4	サイロキシン
	TSH	甲状腺刺激ホルモン
	Tg	サイログロブリン
	TSAb，TRAb	TSH 受容体抗体
	TgAb	抗サイログロブリン抗体
	TPOAb	抗甲状腺ペルオキシダーゼ抗体
IgG4 関連疾患の関連	IgG4	
	IgG	
	IgE	
	CH50（C3，C4）	補体の低下
様々な炎症性疾患	C-ANCA	Wegener 肉芽腫
	P-ANCA	Churg-Strauss 症候群，顕微鏡的多発血管炎
	IL-6	Castleman 病
	ACE	サルコイドーシス
	RF	Castleman 病
	SS-A 抗体	Sjögren 症候群

清 IgG4 の上昇を伴う．画像検査においては，涙腺腫大以外には三叉神経腫大や外眼筋腫大の頻度が高く，また眼窩脂肪の炎症，視神経や眼窩内血管周囲腫瘤などの病変もみられる．最近では，強膜や涙道の病変の報告も散見される．涙腺腫大が顕著でも重症な涙液分泌低下をきたすことは少なく，また三叉神経腫大を合併していても三叉神経麻痺の症状は稀である．ただし腫瘤が眼窩先端部に及ぶ症例では視神経症による視力低下をきたす症例も存在する．

3）その他

その他の炎症性疾患の鑑別に有用な血液検査項目を表に示す（**表1**）．疾患に特異的な項目としては，C-ANCA（Wegener肉芽腫），P-ANCA（Churg-Strauss症候群，顕微鏡的多発血管炎），IL-6（Castleman病），ACE（サルコイドーシス）などが挙げられる．

3. 特発性眼窩炎症

先述のように，特発性眼窩炎症とは原因不明あるいは特定の病態に分類できないような眼窩領域の炎症の総称であり，腫瘍や上記の炎症性疾患を除外することにより診断される．したがって特発性眼窩炎症として特異な症状はないが，概して，発赤，腫脹，疼痛，発熱など炎症の主徴は眼窩蜂巣炎に比べ穏やかで，亜急性の経過を辿る傾向がある（**図5**）．

III. 診断・鑑別診断

炎症性疾患のなかでの鑑別については前述したとおりであるが，最も重要な点は悪性腫瘍との鑑別である．それは治療方針が全く異なるためである．眼窩領域で頻度が高く，かつ鑑別が困難な腫瘍の1つはリンパ腫である．近年実施された本邦における多施設共同研究によると，病理診断された眼窩部リンパ増殖性疾患のうちおよそ60％はリンパ腫であり，その2/3以上はMALTリンパ腫が占めた．残りの40％は炎症性疾患であり，その約半分はIgG4関連疾患であった．稀ではあるが，なかには白血病やNK/T細胞リンパ腫（**図4c**）などの悪性度の高い疾患の初発症状が眼窩に生じる場合もあり，留意すべきである．他の眼窩腫瘍の詳細については他項に譲る．

眼窩部炎症の症例を診た際には，まず容易に実施できる採血検査を行うことが望ましい．感染や炎症性疾患との鑑別については前述のとおりであるが，リンパ腫との鑑別に必要な項目には，末梢血液像，LDH，可溶性インターロイキン2受容体（sIL-2R），β_2-ミクログロブリンなどがある（**表1**）．また，凝固・線溶系の検査であるプロトロンビン時間（prothrombin time：PT），活性化トロンボプラスチン時間（activated partial thromboplastin time：APTT），全身的に緊急性を要するDIC併発の指標となるFDP（fibrin/fibrinogen degradation products）およびFDP-Dダイマーを測定しておきたい．血液検査や病理検査において，IgG4関連疾患など，全身に病変が併発する疾患が疑われた際には，スクリーニングとしての体幹部CTを行うことも，治療方針を決めるうえで有用である．

IV. 治療方針と具体的な治療方法

1. 抗菌薬，抗真菌薬治療

眼窩炎症性疾患の初期には，細菌感染による眼窩蜂巣炎を否定できず，諸検査の結果を待たずして抗菌薬の投与をすべき病態がある．起因菌がはっきりしない，あるいは細菌感染かどうか曖昧な時点では，広い抗菌スペクトルを有するセフェム系（フルマリン®など）や

カルバペネム系抗菌薬(チエナム®など)などを速やかに投与する．小児では髄膜炎起炎菌を考慮し，セフェム系抗菌薬(セフォタックス®やパンスポリン®)を第一選択として投与する．治療経過のなかでやはり眼窩蜂巣炎の診断で，後に起炎菌が同定された場合には，その感受性に応じて抗菌薬を変更する．眼窩真菌症が疑われる際には，ステロイドの投与は慎重に行うべきである．特に，頭蓋内に病変が及びやすい眼窩先端部での真菌症(図1c)では，生命予後にもかかわるので留意すべきである．抗真菌薬としては，イトラコナゾールやボリコナゾールなどが広く用いられ，また急性期には古典的なアムホテリシンBも有用とされている．

2. 生検の適応

一方で，炎症症状が顕著でない場合，治療に際しては腫瘍との鑑別が問題となり，生検を行うべきかどうか迷う病態も存在する．筆者は，リンパ腫などとの鑑別の観点から，病巣が涙腺や眼瞼皮下浅層など，局所麻酔で生検を行いやすいような場合には積極的に生検を行っている．一方，病変の主座が眼窩深部にある場合には，生検術による合併症も考慮し，その適否を慎重に考えるべきである．当然ながら，悪性度の高いリンパ腫の症例で，その治療には筋円錐内病変の病理診断が必須というような症例も存在する(図4d)．

3. ステロイド治療

感染による眼窩蜂巣炎も腫瘍も否定された場合，眼窩の炎症性疾患の治療の主体はステロイドの投与となる．炎症病変が全身の諸臓器に及ぶIgG4関連疾患，ANCA関連血管炎(Wegener肉芽腫，Churg-Strauss症候群など)，Castleman病および甲状腺機能異常については内科の管理が必要となる．一方で，炎症が眼窩領域に限局する場合には，眼科が主体となって治療を行う必要がある．

ステロイドの全身投与には，いわゆるパルス療法などステロイドの大量点滴を行う方法と，プレドニゾロンの内服療法とに大別される．視神経症による視力低下が生じた場合や眼球運動障害による複視が著しい場合などには，ステロイド大量点滴療法を行う．例えば，通常ステロイドパルス療法では，メチルプレドニゾロン(ソル・メドロール®)の1,000 mg/日(ないしは500 mg/日：ハーフパルス)の点滴静注3日間を1週間ごとに(4日以上空けて)2～3クール投与する．視機能障害が重篤でない症例に対しては，あるいはステロイド大量点滴治療の後療法としては，プレドニゾロン(プレドニン®)の内服漸減療法を行う．具体的な処方例として，IgG4関連疾患のステロイド内服治療で推奨されているプロトコルでは，プレドニン®内服0.6 mg/kg/日 朝1回より開始し，2週間ごとに10%ずつ漸減し，最低3か月は維持量10 mg/日を投与する(表2)．

4. 免疫抑制治療

ステロイド治療に抵抗するとき，メトトレキセートやシクロスポリンなどの免疫抑制剤が候補となりうるが，一般に眼科医はその使用経験に乏しく，その際には内科との連携が重要である．全身の状態などにより，ステロイドや免疫抑制剤の投与が禁忌の場合には，照射総線量20 Gy程度の放射線治療も選択肢となりうる．近年欧米では，眼窩炎症性疾

表2　IgG4関連疾患に対する標準的なステロイド治療プロトコル

IgG4関連疾患に対する標準的なステロイド治療プロトコル

初回投与	プレドニゾロン内服 0.6 mg/kg/日　分3
漸減	2週間ごとに10％ずつ
維持量	10 mg/日　最低3か月 その後の維持投与量は主治医の判断 多くの症例では5〜10 mg/日の維持量が必要

患に対して抗CD20抗体療法であるリツキシマブの効果が報告されているが，本邦では，現時点で腫瘍以外の疾患ではWegener肉芽腫などANCA関連血管炎に保険適用があるのみである．

V.　治療に伴う合併症

　すべての抗菌薬や抗真菌薬には，薬剤性アナフィラキシーショックを生じる可能性があるので，これらの投与に際しては，既往歴の問診と，投与直後の注意深い観察が必要である．

　生検に際しては，その合併症の可能性を考慮する必要がある．特に，眼窩の筋円錐内や先端部に病変が存在する場合には，生検手術自体によって重篤な視機能障害をきたす可能性が高くなるので，その適応は慎重に決めるべきである．

　ステロイドには様々な副作用があり，投与前に猶予があるときには，血液検査や内科受診などにより，その適否を検討することが重要である．しかし，視機能障害が重篤で緊急にステロイドパルス療法を行わざるをえない状況もある．そのような場合でも，肝炎ウイルスキャリアの有無，消化器潰瘍の既往には特に留意したい．

VI.　予後と経過観察の方法

　IgG4関連眼疾患をはじめとする眼窩炎症性疾患では，適切に治療が行われれば，概して視力予後は良好なことが多い．ただし，視神経症を併発する際には，一般に視力低下の時間経過が長くなるほど視力予後は不良となるので，速やかな治療の導入が肝要である．時に鑑別に苦慮する眼窩真菌症では，視力予後のみならず全身予後が不良（図1cの症例）な場合もあり，診断に際しては常にその可能性を念頭におくべきである．

　症状が落ち着いたあとでの経過観察では，定期的に視機能を評価し，必要に応じて，MRI画像検査で眼窩内病変の消長を確認する．病理検査を行わなかった病変では，腫瘍性疾患の可能性も念頭において経過をみるべきである．

　炎症性疾患ではステロイド投与を行うことが多く，定期的な採血検査によりステロイドの副作用をチェックすることが必要である．ステロイド投与が長期にわたる場合には，骨粗鬆症のガイドラインに準じて骨粗鬆症治療薬を処方する必要がある．特に，高齢者，女性では定期的な骨評価が必要である．

▶**一般眼科医へのアドバイス**

　眼窩の炎症性疾患では，甲状腺眼症や細菌感染による蜂巣炎など症状が典型的で診断が容易な場合もあるが，一方で腫瘍との鑑別あるいは炎症性疾患のなかでの鑑別が困難な症例にしばしば遭遇する．診断と治療に際しては，まずは血液検査とCTやMRIなどの画像検査が必須である．また，全身の諸症状を伴う場合には，内科など他科での管理を要する．自施設で実施できない場合には，速やかに実施可能な施設と連携を図ることが重要である．諸検査や治療の緊急性は視機能障害の重篤度に依存する．特に視神経症による視力低下が疑われる際には速やかな対応が必要である．

　本疾患群では，様々な原因検索にもかかわらず，最終的に原因不明の眼窩限局の炎症，すなわち特発性眼窩炎症といった疾患名に至ることが多いことを知っておくべきでる．いろいろ検査した挙句に「結局，原因はわかりませんでした」と患者に説明するよりも，原因不明の場合がむしろ多いこと，人名で呼称されるような疾患は一般により重篤であり，その鑑別のために検査が必要であることをあらかじめ説明しておくと，治療の同意も得やすくなると思われる．

参考文献

1) Hamano H, Kawa S, Horiuchi A, et al：High serum IgG4 concentrations in patients with sclerosing pancreatitis. N Engl J Med 344：732-738, 2001
2) Japanese study group of IgG4-related ophthalmic disease：A prevalence study of IgG4-related ophthalmic disease in Japan. Jpn J Ophthalmol 57：573-579, 2013
3) Masaki Y, Kurose N, Umehara H：IgG4-related disease：a novel lymphoproliferative disorder discovered and established in Japan in the 21st century. J Clin Exp Hematop 51：13-20, 2011
4) Witzig TE, Inwards DJ, Habermann TM, et al：Treatment of benign orbital pseudolymphomas with the monoclonal anti-CD20 antibody rituximab. Mayo Clin Proc 82：692-699, 2007

〈高比良雅之〉

I 転移性腫瘍と浸潤性腫瘍

1 眼窩転移

I. 疾患概念・臨床上の特徴

　　眼窩転移性腫瘍は，他臓器に発生した悪性腫瘍が眼窩内へ転移したもので，原発性や浸潤性と比較すると少なく，眼窩腫瘍の2～7％とされている．成人では上皮性悪性腫瘍(癌)がほとんどだが，小児では副腎などに発生する神経芽細胞腫が多く，両側性もしばしばみられる．またEwing肉腫や腎芽腫(Wilms腫瘍)，また白血病細胞が腫瘍塊を形成する緑色腫なども生じることがある．

　　成人においては，男性では肺癌からが最も多く，胃，肝臓，前立腺，腎臓などの癌も散見される．女性では乳癌(図1)が多く，原疾患の頻度と担癌状態での生存の長さより，最も頻度の高い原発癌である．肺，胃，腎臓，子宮，卵巣などの癌からも頻度は低いがみられることがある．男性に多いのは肝癌で，肺癌も3倍程度男性に多い．胃癌，腎癌などでは性差はみられない．

　　欧米では乳癌が圧倒的に多く，肺癌，前立腺癌や原疾患自体の多い皮膚の悪性黒色腫などもみられている．フィラデルフィアからの報告では，乳癌が53％，前立腺癌が12％，肺癌が8％，皮膚の悪性黒色腫が6％，腎癌が5％，消化管癌が5％であった．転移部位は筋円錐外が多いが，骨に転移しやすい前立腺癌では眼窩骨に生じやすい．また悪性黒色腫などは外眼筋への転移もみられる．両側に転移する頻度は1割前後である．眼窩転移は眼内転移と比べると少ないが，報告によって異なり，眼内転移と眼窩転移の割合は，1.2：1～7：1までまちまちである．がん研有明病院の33年間のデータでは，眼窩転移が33例に対し，眼内転移は67例で，眼内：眼窩＝67：33≒2：1であった．

　　転移性眼窩腫瘍では問診は極めて重要で，癌の既往の確認と再発の有無などについて念入りに調べる．悪性腫瘍既往患者の眼部腫瘍では，常に転移の可能性を頭の片隅に置いておく．

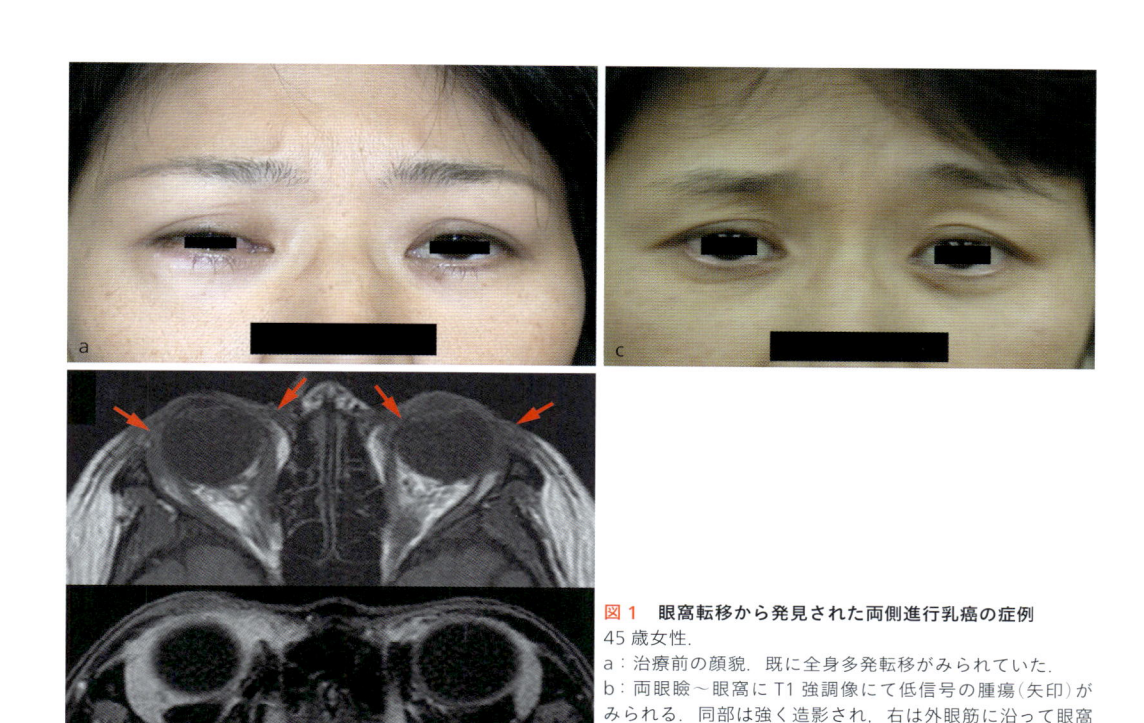

図1 眼窩転移から発見された両側進行乳癌の症例
45歳女性.
a：治療前の顔貌. 既に全身多発転移がみられていた.
b：両眼瞼～眼窩にT1強調像にて低信号の腫瘍（矢印）がみられる. 同部は強く造影され, 右は外眼筋に沿って眼窩内に浸潤している.
c：両放射線40 Gy照射後の顔貌. その後に抗癌剤とホルモン療法を施行し, 予後予想の数か月を超え, 3年以上通常の生活を送っている.

II. 臨床所見の特徴

　眼球運動障害, 複視, 眼球突出や偏位, 腫瘍の触知などがよくみられる症状である. 注意しなくてはならないものに疼痛があり, 頻度は多くないが, 他の悪性腫瘍では涙腺癌以外では起こりにくく, 炎症を伴わずに眼窩に痛みのある腫瘍の場合には, 前立腺癌の眼窩骨転移も含めて, 鑑別疾患の上位に挙がる. なお硬性癌では眼球陥凹を生じることがある（図2）. これは腫瘍の増生する線維性間質結合織が眼球を奥に引き込むことによるもので, 乳癌や胃癌のスキルスタイプに多い.

III. 診断・鑑別疾患

　癌の転移は, 筋紡錘外側に多く, 乳癌や肺癌はびまん性に浸潤し境界不鮮明な像を呈す. 一方, 腎癌, 甲状腺癌, 悪性黒色腫などは, 限局した比較的境界鮮明となりやすい. 一般にMRIでは, T1強調像外眼筋と等信号で眼窩脂肪より低信号, T2強調像では脂肪よりやや低～等となり, ガドリニウム造影で中等度から強度に染まる. 悪性黒色腫は原発同様に, T1で高, T2で低を示す傾向にあり, 血管に富む腎癌などの場合には, T1, T2ともに不均質な高信号を, また前立腺癌では造骨性変化がみられてT1で中等度信号となる. またカルチノイド（NET grade I）ではT2にて低信号を示す. 転移性眼窩腫瘍ではほと

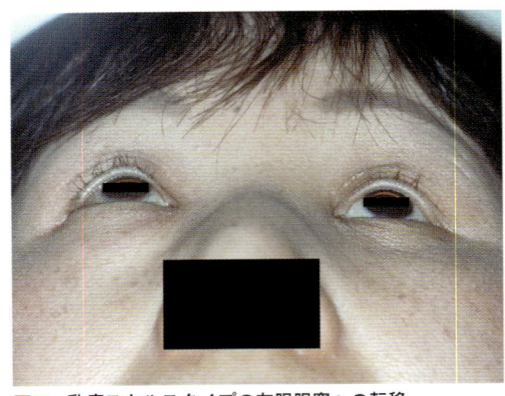

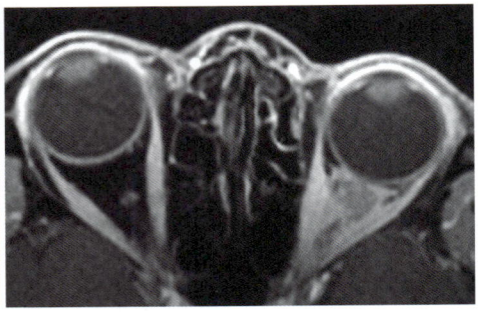

図2 乳癌スキルスタイプの左眼眼窩への転移
腫瘍の産生する線維によって眼球および外眼筋が後方へ引かれ，眼球陥凹となっている．

んどが溶骨性病変を呈するが，前立腺癌の場合には造骨性病変を示すことが多い．また眼底検査にて眼球が後方より圧迫され，脈絡膜および網膜にひだが認められることもある．

診断は，可能であれば生検を行って病理組織診断で確定するのが王道であるが，吸引細胞診（fine needle aspiration biopsy：FNAB）を用いる場合も，また，既往歴と画像などにて臨床的に診断を確定することもある．

IV. 治療方針と具体的な治療方法

眼窩転移性腫瘍の治療の目的は，腫瘍の縮小を図り，複視や疼痛などの眼症状を緩和して視機能を維持すること，すなわちQOVの維持である．これは残された日々のQOLの維持にそのまま結びつくものである．治療方法は，視機能温存と治療効果の両面から放射線治療を推奨する．化学療法やホルモン療法などが施行されている場合にはそのまま続け，腫瘍の増大がみられた時点にて放射線治療を施行する．腫瘍はびまん性にあることが多いため，スポットで照射するよりも全体に当てる外照射がより有効である．ほとんどの場合，35～50 Gyの照射にて腫瘍は縮小し，QOL，QOVの向上に寄与することができる．がん研有明病院では40 Gyを標準量としている．

V. 治療に伴う合併症

放射線治療の副作用としては，眉毛脱落や眼瞼皮膚炎などの一時的なものに加えて，SPK（superficial punctate keratopathy，点状表層角膜症）や糸状角膜炎などの放射線角膜症，白内障や，場合によっては微小循環障害による網膜症や視神経障害などもある．角膜障害にはヒアルロン酸やジクアホソルナトリウム，レバミピドなどの点眼を，網膜症には必要に応じてPRP（panretinal photocoagulation，汎網膜光凝固）などのレーザー治療を行う．

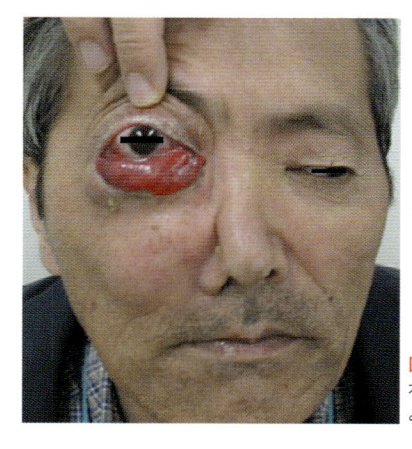

図3 眼窩浸潤腫瘍
右上顎洞扁平上皮癌の眼窩浸潤例である．頬部の発赤と腫脹もみられる．

VI. 予後と経過観察の方法

　一般に予後は悪く，過去には平均16か月とされている．最近では化学療法を急速な普及によって癌を抑えられる期間が長くなってきており，実際に予想以上に予後がよい症例も増えている（図1）．今後も様々な分子標的治療薬の開発により予後の大幅な改善が予想される．経過観察は，照射後1か月，3か月，6か月程度とし，異常時にはすぐに受診するように本人および家族に伝える．

2 浸潤性腫瘍

　眼窩浸潤性腫瘍とは，眼瞼，結膜，眼球，副鼻腔，鼻腔，鼻咽頭および頭蓋内に発生した腫瘍が，眼窩内に進展あるいは浸潤したものをいう．眼窩浸潤性腫瘍は眼窩腫瘍全体の20～30％とされており，良性では副鼻腔からの蓄膿手術後に生じる囊胞が，また悪性では鼻・副鼻腔からの悪性腫瘍の眼窩浸潤が大半を占める．なかでも上顎洞の扁平上皮癌（図3）が最多で，この場合は中年以降の男性が多い．通常，眼球は対側の上方へと偏位し，眼球運動は著しく障害される．

　Mayo Clinicにおいては，浸潤性腫瘍のうちの15％が癌によるものであったと報告している．

　画像ではCTやMRIが有用であるが，緊急時やスクリーニングなどでは頭部X線撮影でも概ね把握が可能である．Waters法は，最も多い上顎洞の悪性腫瘍の観察に適し，またCaldwell法は，眼窩壁の観察に有用で，これらによって副鼻腔などの近接部位に腫瘍が存在して眼窩に浸潤する所見があるか否かを調べることができる．さらにCTでは，腫瘍による眼窩骨の破壊像が確認でき，またMRIでは腫瘍の性状および眼窩内への浸潤の程度と周囲の組織との関係が把握できる．

　治療は，手術が基本である．良性である術後囊胞（図4）では，通常，内視鏡による囊胞

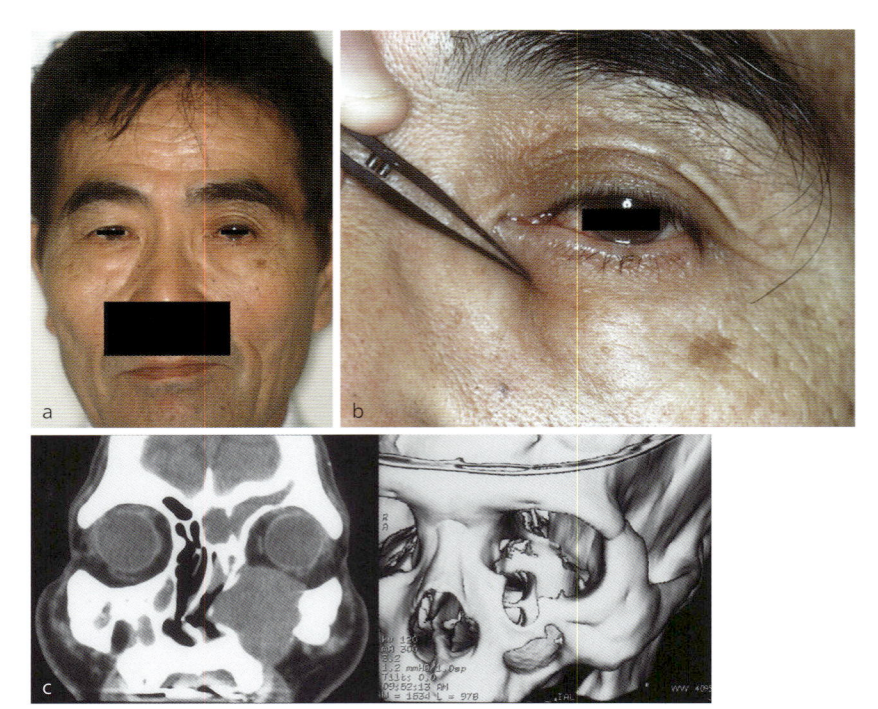

図4　上顎洞炎術後の眼窩浸潤囊胞
a, b：左の内下方の眼窩骨はなく，凹んでいる．20年以上前に口の中からの蓄膿手術を行ったとのことであった．
c：上顎洞からの術後囊胞の眼窩浸潤．20年以上前に蓄膿手術を行ったとのこと．眼窩下壁は眼窩縁から奥まで骨が破壊されていた．耳鼻科にて囊胞全摘を施行し，経過良好である．

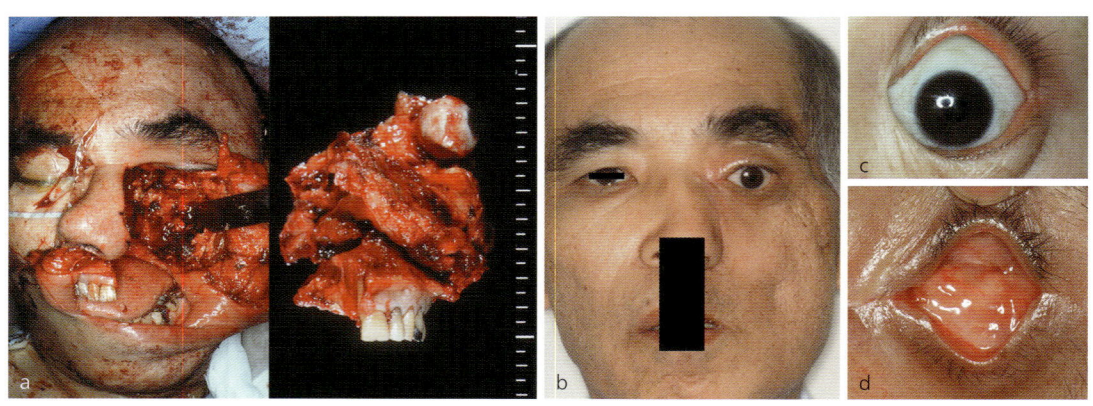

図5　左上顎洞の腺様囊胞癌
a：眼瞼と結膜を温存して拡大上顎全摘を施行
b：術後3か月．義眼装用(c)により通常の生活が可能となっている
d：義眼床も深く，結膜もしっかりと生着している．

　全摘術を施行する．上顎洞癌の眼窩浸潤の場合では，拡大上顎全摘，すなわち上顎洞全摘かつ眼窩内容除去術という大きな侵襲(図5a)が必要となり，顔貌が著しく変化してしまう．眼瞼が温存できる場合には，義眼床を作製することにより義眼装用も可能となり(図5b～d)，術後のQOLは以前(図6)に比べて著しく向上している．

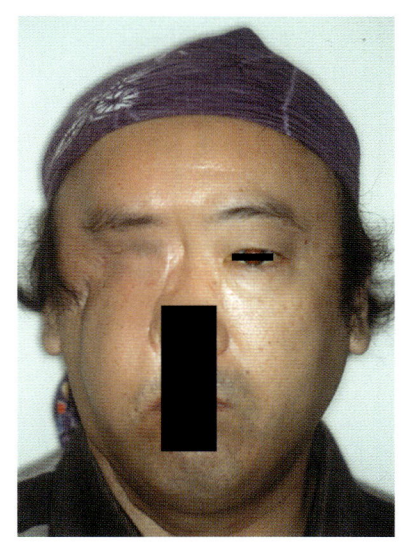

図6 以前の拡大上顎全摘術後症例
著しい顔貌の変化がみられ，眼窩部は窪んだままで皮膚が見えるだけとなっていた．

▶一般眼科医へのアドバイス

　癌や蓄膿手術の既往などは，眼窩の転移や浸潤性腫瘍の鑑別診断において大きなヒントを与えてくれるため問診は大切である．昨今の分子標的治療薬の急速な普及によって，癌を治すことはできなくても抑えられることは可能になっており，今後の担癌患者の増加に伴って眼部転移患者数も増えることが予想される．

参考文献

1) Shields JA：Metastatic cancer to the orbit：Diagnosis and Management of orbital Tumors. pp291-351, WB Saunders, Philadelphia, 1989
2) Shields JA, Shields CL, Brotman HK, et al：Cancer metastatic to the orbit：the 2000 Robert M. Curts Lecture. Ophthal Plast Reconstr Surg 17：346-354, 2001
3) Freedman MI, Folk JC：Metastatic tumors to the eye and orbit. Patient survival and clinical characteristics. Arch Ophthalmol 105：1215-1219, 1987
4) Font RL, Ferry AP：Carcinoma metastatic to the eye and orbit. III. A clinicopathologic study of 28 cases metastatic to the orbit. Cancer 38：1326-1335, 1976
5) Henderson JW：Metastatic carcinomas. Orbital Tumors, 3rd ed. pp361-374, Raven Press, New York, 1994

（辻　英貴）

IV 眼内腫瘍

A 網膜血管腫(毛細血管腫)

I. 疾患概念

　網膜血管芽腫(網膜毛細血管腫)は，周辺部網膜と視神経乳頭に好発する赤色の良性腫瘍である．腫瘍による網膜牽引，滲出性網膜剥離や硝子体出血などにより視力低下をきたすことがある．孤発もしくは von Hippel-Lindau(VHL)病に関連して生じ，孤発例の診断時平均年齢は 36 歳，VHL 病関連は 18 歳で，40 歳以後の網膜新病変発生は稀である．VHL 病は，常染色体優性遺伝性疾患で，原因遺伝子は染色体 3 番短腕 25〜26 領域にある VHL 病癌抑制遺伝子である．本邦には 600〜1,000 名(200 家系)の VHL 病患者がいると推測されている．網膜血管芽腫が眼科で孤発例として診断されたとしても，10 歳未満児の 45％がのちに VHL 病と診断される．このため，若年発症例に対しては，小児科や脳神経外科と連携して経過観察を行うのが好ましい．

II. 病理所見

　網膜血管芽腫は，2 種類の細胞で構成されており，泡沫状で脂肪に富んだ間質細胞と毛細血管である．分子生物学的研究では，この間質細胞には"ヘテロ結合性の消失(loss of heterozygosity：LOH)"がみられるため，血管芽腫形成の一次的原因と考えられており，多量に発現する血管内皮増殖因子(vascular endothelial growth factor：VEGF)，その他のサイトカインによって毛細血管が二次的に誘導される．

III. 臨床所見と診断・鑑別診断

　病変は橙赤色で必ず網膜からの流入血管と流出血管があり，これらの血管は拡張してい

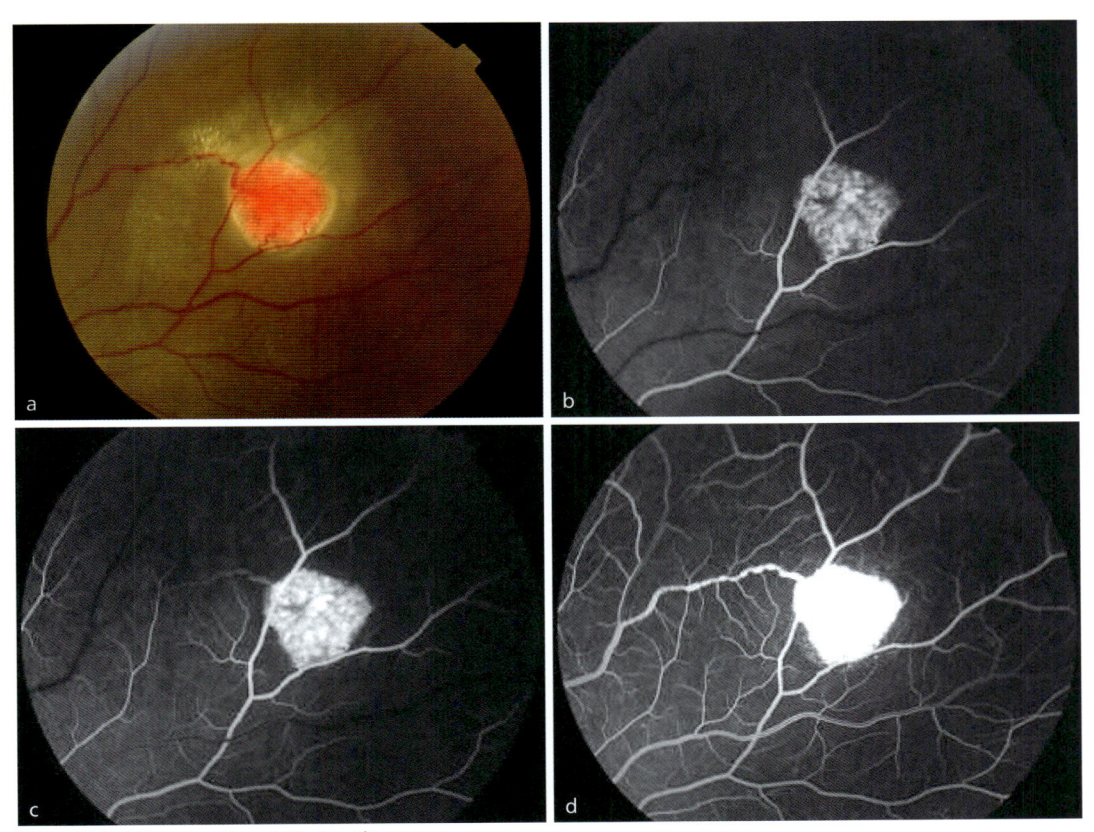

図1 28歳女性．von Hippel-Lindau 病
a：カラー眼底写真．視力(0.2)．左眼上耳側に赤色の網膜血管芽腫があり，拡張した流出血管がある．周囲には滲出性網膜剥離があり，黄斑に及んでいる．
b：FA 早期動脈相．網膜動脈が栄養血管であり，腫瘍内血管が豊富な様子がわかる．
c：FA 後期動脈相．網膜静脈は未だ描出されないが，腫瘍からの流出血管は描出され始めている．
d：FA 静脈相．流出血管は不規則に拡張しており，腫瘍は強い過蛍光を示す．

ることが多い．病変の深さや発育形態の違いにより3型の臨床分類がある．

① 内長型(endophytic)：網膜表面や視神経乳頭上に硝子体側に突出
② 外長型(exophytic)：結節性に網膜外層や網膜下に発育
③ 無柄型(sessile)：比較的扁平な腫瘍が網膜中層に存在

若年者では病変の新生もありうるので，定期的に両眼の眼底検査を行う．

1. 蛍光眼底造影

フルオレセイン(FA)とインドシアニングリーン(IA)両者で造影早期に明瞭な流入血管が描出され，続いて腫瘍内が過蛍光となり流出血管が造影される．造影後期には特にFAで旺盛な蛍光漏出が生じる(図1, 2)．

2. OCT

続発する網膜病変の評価に有用で，網膜浮腫と網膜剥離を確認することができる．

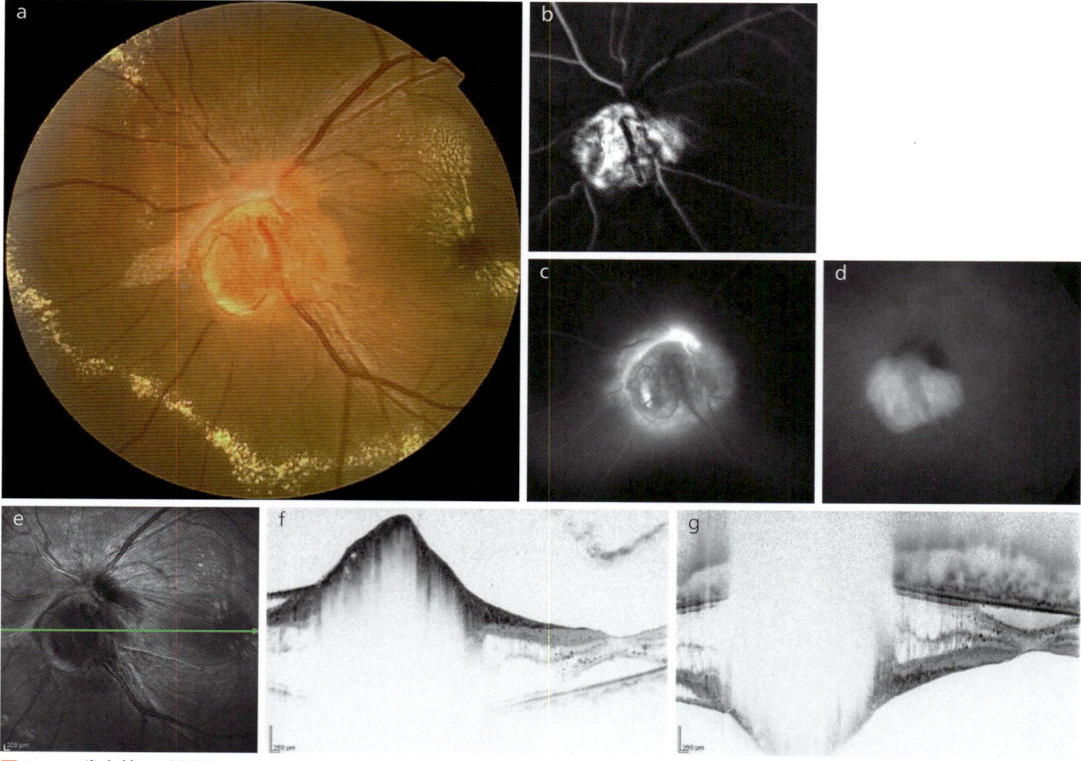

図2 36歳女性，孤発例
a：カラー眼底写真．視力(0.9)．左眼視神経乳頭上に橙色の網膜血管芽腫があり，滲出性網膜剝離が黄斑に及んでいる．
b：FA早期像．網膜動脈と同じタイミングで腫瘍内血管が造影される．
c：FA後期像．旺盛な蛍光漏出のため，硝子体内に蛍光色素が漏出している．
d：IA後期像．蛍光色素の貯留もしくは組織染で過蛍光となる．
e：赤外光写真．腫瘍は低反射を示す．
f：OCT．腫瘍表面は高反射であり，内部の構造は不明である．鼻側に硝子体牽引が生じており，耳側には網膜浮腫と中心窩網膜剝離がある．
g：EDI-OCT．腫瘍による陰影のため，後方組織は観察不可能である．

3. 放射線学的検査

CTとMRIにより，VHL病関連の病変の検索が必要である．

4. 家族歴聴取と遺伝子検査

家族歴がなく，網膜血管芽腫が単発性の場合には，VHL病である可能性は少ない．血液検査による *VHL* 遺伝子検査が可能であり，希望者には実施する．

IV. 治療方針と具体的な治療方法

現在のところ，治療に関して一定の見解はないが，近年では光線力学療法(photodynamic therapy：PDT)と抗VEGF療法の単独および併用療法の症例報告が相次いでいる．PDT単独療法では一過性に滲出性網膜剝離が増悪することがあり，この欠点を補うために抗

VEGF療法が併用される．古くからレーザー光凝固術や経瞳孔温熱療法，冷凍凝固術，小線源放射線治療，および硝子体手術による流入血管結紮や腫瘍摘出など，様々な報告がある．VHL病の有無や視機能の障害程度を勘案して治療方針を検討する．

V. 予後

　傍視神経乳頭網膜血管芽腫68例72眼の検討では，視力0.1以上の患者の初診時には割合は86％であったが，平均5.4年経過後には55％に減少し，視力不良例が増加した．視力予後が不良であった群の特徴は，VHL病患者(若年性，両眼性，多発性)および内長型発育であった(McCabe CM, et al：2000).

▶一般眼科医へのアドバイス

　網膜毛細血管芽腫は1乳頭径よりも大きなものは，滲出性変化が生じやすく視力低下の原因となりやすい．直接血管が眼底に露出していて治療しやすいように思われがちであるが，実際は非常に治療抵抗性であり視力予後が悪い．全身疾患との関連がある場合には，腫瘍の発育や新生などもある．既往歴の聴取，一般的眼科検査とカラー写真撮影およびOCTと超音波検査を行う．視神経乳頭病変以外の網膜血管芽腫は，視力低下が生じてない場合でも患者との相談で早期治療を試みる場合も多く，視力低下や患者の自覚症状の有無にかかわらず，一度，大学病院レベルもしくは眼腫瘍の専門家(眼腫瘍学会のホームページに記載されている役員など)への受診を勧めたほうがよい．紹介先でレーザー治療や抗VEGF療法，および網膜冷凍凝固術が行われた場合にも，治療後の変化を観察する必要があり，連携を保つことで患者の安心感が増すものと考えられる．

参考文献

1) Gass JDM：Retinal and optic disc hemangiomas. In：Gass JDM(ed).：Stereoscopic atlas of macular diseases, 2nd ed. pp850-859, St. Louis, Mosby, 1997
2) Singh AD, Shields CL, Shields JA：von Hippel-Lindau disease. Surv Ophthalmol 46：117-142, 2001
3) Singh AD, Nouri M, Shields CL, et al：Retinal capillary hemangioma：a comparison of sporadic cases and cases associated with von Hippel-Lindau disease. Ophthalmology 108：1907-1911, 2001
4) Chan CC, Collins AB, Chew EY：Molecular pathology of eyes with von Hippel-Lindau(VHL)Disease：a review. Retina 27：1-7, 2007
5) Gass JD, Braunstein R：Sessile and exophytic capillary angiomas of the juxtapapillary retina and optic nerve head. Arch Ophthalmol 98：1790-1797, 1980

〔古田　実〕

B 網膜血管腫（毛細血管腫以外）

網膜血管性腫瘍には，腫瘍としての性格をもつ網膜血管芽腫（retinal hemangioblastoma）〔前項の「A 網膜血管腫（毛細血管腫）」（⇒342頁）を参照〕，網膜海綿状血管腫（retinal cavernous hemangioma），動静脈奇形である網膜蔓（つる）状血管腫（retinal racemose hemangioma），炎症や虚血による反応性病変の場合もありうる血管増殖性腫瘍（vasoproliferative tumor：VPT）などがある．

1. 網膜海綿状血管腫 （図1）

低流量の拡張した静脈による孤発性，片眼性，非進行性扁平腫瘤が周辺部網膜に生じる．視神経乳頭上病変や，皮膚-中枢神経病変を伴う常染色体優性遺伝例が報告されている．通常は治療を要さないが，稀に網膜剝離や硝子体出血の原因となる．

2. 網膜蔓状血管腫 （図2）

高流量の拡張した動静脈異常吻合で，孤発性，片眼性，非進行性であるが，Wyburn-Mason症候群に伴って生じることがある．Archer分類では3群に分類される．① group1：小さな動静脈吻合で毛細血管叢の介在あり，② group2：単発もしくは多発する動静脈直接吻合で毛細血管叢の介在なし，③ group3：視力障害を伴う広範囲の複雑な動静脈吻合で高頻度に脳病変を合併する．通常は治療を要さないが，稀に網膜静脈閉塞症や硝子体出血の原因となる．

3. 血管増殖性腫瘍（VPT） （図3）

中年以後の女性に好発する，眼底周辺部，特に下耳側に好発するグリアの増殖と滲出を伴った網膜血管増殖．網膜血管芽腫やCoats病との鑑別点は，栄養血管が複数本みられ，血管拡張がないことである．原発性と続発性に分類され，原発性は片眼性孤発性，続発性はぶどう膜炎，網膜色素変性症，外傷などに関連して生じ，時に多発性両眼性である．硝子体出血，滲出性網膜剝離，網膜牽引，囊胞様黄斑浮腫などが高頻度であり，レーザー光凝固術，冷凍凝固術，光線力学療法，および近年では抗VEGF（vascular endothelial growth factor）療法も試みられている．

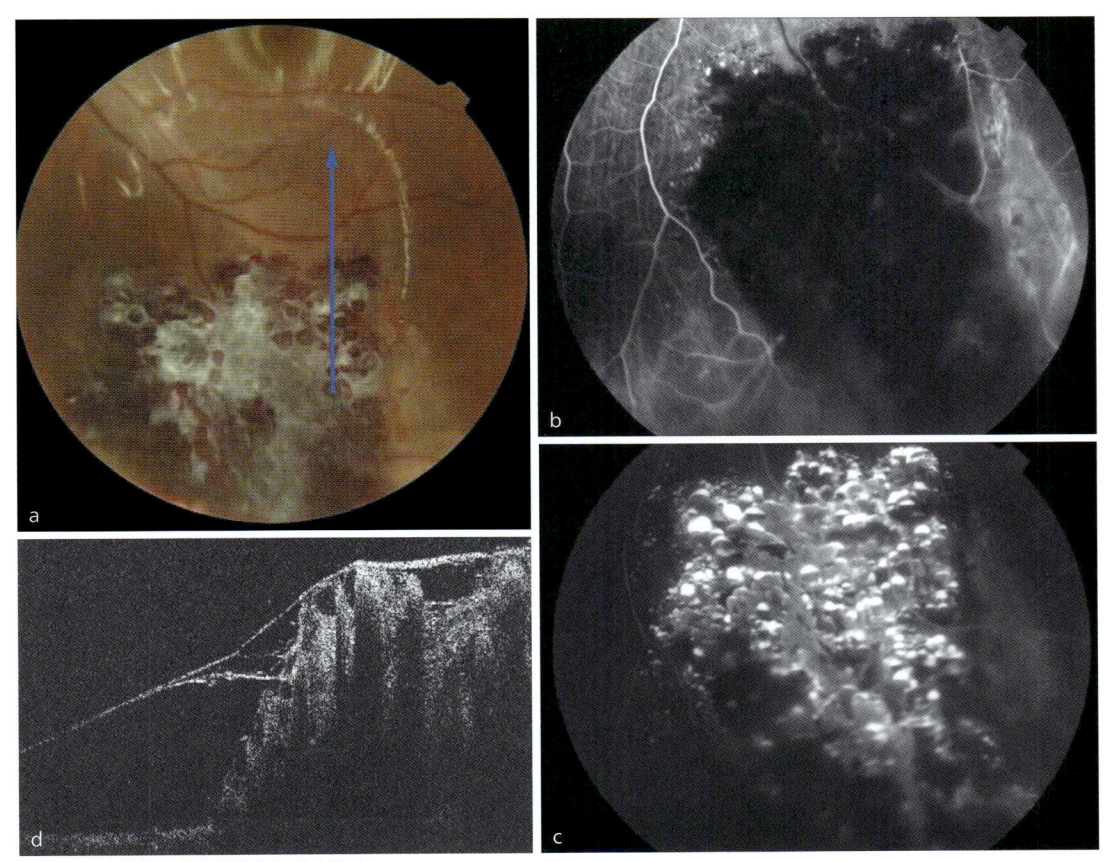

図1 20歳女性．左眼網膜海綿状血管腫
a：カラー眼底写真．視力（1.0）．無症候性．左眼下方中間周辺部に暗赤色の扁平な網膜海綿状血管腫があり，表面には線維化している．
b：フルオレセイン蛍光眼底造影（早期）．病変への血液の流入は遅い．
c：フルオレセイン蛍光眼底造影（後期）．ぶどうの房状に蛍光色素の貯留があり，よく見るとニボーを形成している．蛍光漏出はない．
d：OCT：病変の表面に，血管腔による不整がある．表面の線維化により黄斑方向に牽引が生じている．

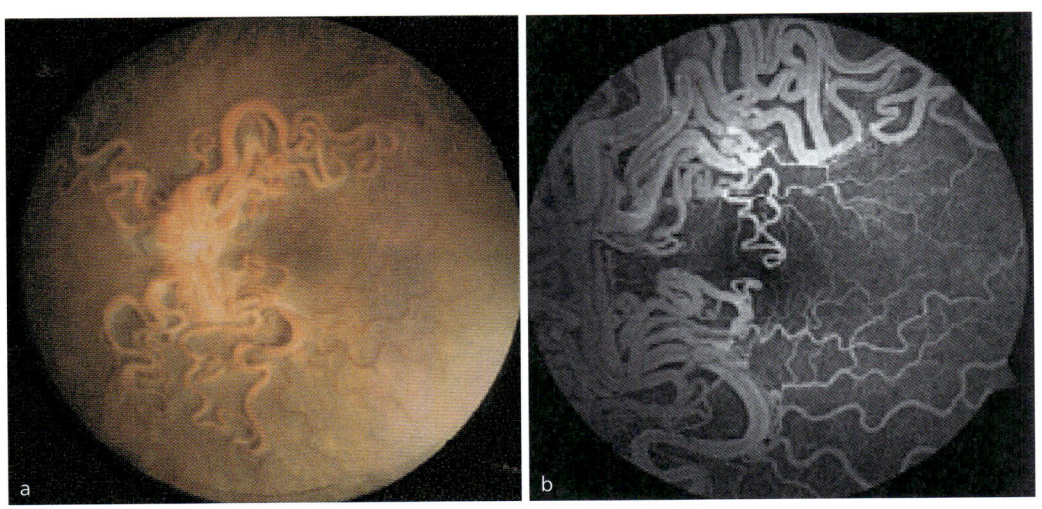

図2 13歳白人男児．左網膜蔓状血管腫
a：広角眼底カラー写真．視力（0.1）に低下して受診．Wyburn-Mason症候群なし．Archer分類group3．
b：フルオレセイン蛍光眼底造影．動脈と静脈の判別がつかない血管がみられ，毛細血管の介在はなく，蛍光漏出がない．
〔Materin MA, Shields CL, Marr BP, et al：Retinal racemose hemangioma. Retina 25：936-937, 2005 より〕

IV　眼内腫瘍　B　網膜血管腫（毛細血管腫以外）

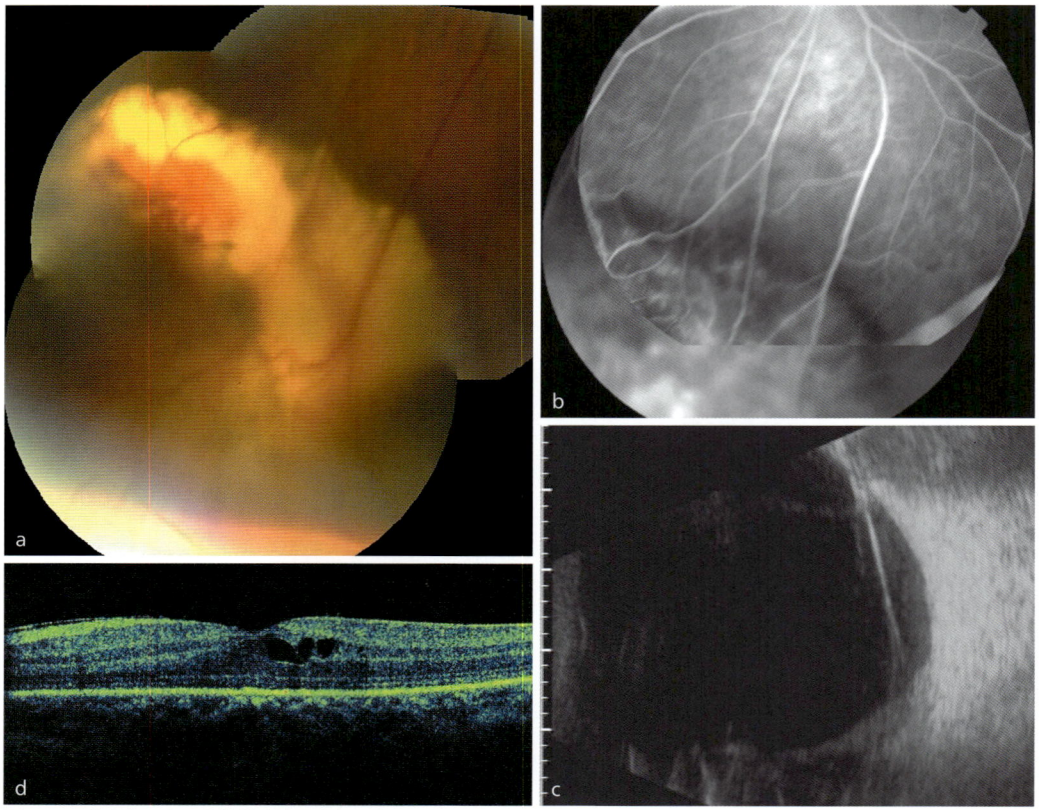

図3 54歳女性，左眼血管増殖性腫瘍（VPT）
a：カラー眼底写真．右眼下鼻側周辺部に，滲出性網膜剥離と網膜前出血を伴ったVPTがある．
b：フルオレセイン蛍光眼底造影．複数本の網膜血管が病変を栄養しており，拡張や蛇行がなく，網膜血管芽腫やCoats病と鑑別できる．
c：Bモード超音波検査．視神経乳頭と病変の間に牽引が生じている．
d：OCT．囊胞様黄斑浮腫がある．VPTは眼底最周辺部にありながら，滲出や出血，牽引や黄斑浮腫などを生じるため，しばしば視力低下する．

▶ 一般眼科医へのアドバイス

　網膜血管性腫瘍には多くの種類があり，毛細血管やグリア細胞の増殖が著明なもの以外は，ほとんどの場合は長期間不変である．一般的眼科検査とカラー写真撮影およびOCTと超音波検査を行い，診断の確認のために大学病院レベルもしくは眼腫瘍の専門家（眼腫瘍学会のホームページに記載されている役員など）への受診を勧めるほうがよい．診断が確定し，無症状もしくはすでに長期不変の場合には，患眼の視力低下を自覚した場合と年1回程度の眼底検査を推奨する．

参考文献

1) Shields JA, Shields CL：Vascular tumors of the retina and optic disc；Intraocular tumors. a text and atlas 2nd ed. Lippincott Williams & Wilkins, a Wolters Kluwer business, Philadelphia, 368-403, 2008

2）Singh AD, Rundle PA, Rennie IG：Retinal vascular tumors；Clinical Ophthalmic Oncology. Saunders-Elsevier, Philadelphia, 341-347, 2007
3）Singh AD, Rundle PA, Rennie I：Retinal vascular tumors. Ophthalmol Clin North Am 18：167-176, 2005
4）Archer DB, Deutman A, Ernest JT, et al：Arteriovenous communications of the retina. Am J Ophthalmol 75：224-241, 1973

〔古田　実〕

C 網膜星状膠細胞過誤腫

I. 疾患概念

　　網膜星状膠細胞過誤腫(astrocytic hamartomas of the retina)は，先天性の網膜グリア細胞形成と成熟異常によって生じる良性腫瘍である．結節性硬化症(Bourneville-Pringle病)の半数例に合併するが，その他，神経線維腫症1型(von Recklinghausen病)や孤発例もみられる．結節性硬化症は，原因遺伝子として9番染色体上の*TSC1*遺伝子と，16番染色体上の*TSC2*遺伝子が同定されており，全身性の過誤腫により多彩な臨床症状を呈する複合体として認識されている．古典的三主徴は知能低下，てんかん発作および顔面の血管線維腫(angiofibroma)であり，小児期に診断されることがほとんどである．病変は黄斑を除く後極部と視神経乳頭周囲に好発する神経網膜の白色腫瘤で，石灰化を伴うことがあるため，網膜芽細胞腫との鑑別疾患として重要である．通常は無症状であるが，視力障害が生じた場合は眼科的検査と同時に脳腫瘍の検索が必要である．

II. 病理所見

　　均一で小さな紡錘形核からなる星状膠細胞で構成され，典型例では境界明瞭で網膜内層に限局する．古い病変では石灰化球が集簇した石灰化がみられ，桑実様腫瘍(mulberry tumor)を呈する．大きな腫瘍では，多形性のある大円形星状膠細胞が混在する．

III. 臨床所見と診断・鑑別診断

　　非常にバリエーションに富んだ腫瘍であるが，3つの検眼鏡的分類が知られている．①平坦で透明な石灰化のない灰白色ののっぺりとした腫瘍，②結節性に隆起し桑実様石灰化を伴う黄白色のゴツゴツした腫瘍(図1)，③腫瘍中央部に石灰化を伴うが半透明で①②の両者を合わせ持つ中間型である．ほとんどの病変は無症候性であるが，稀に随伴所見として網膜牽引や滲出性網膜剥離が生じ，文献的には腫瘍増大に伴う腫瘍内血管の破綻により硝子体出血や播種，血管新生緑内障，視神経浸潤などが生じる．

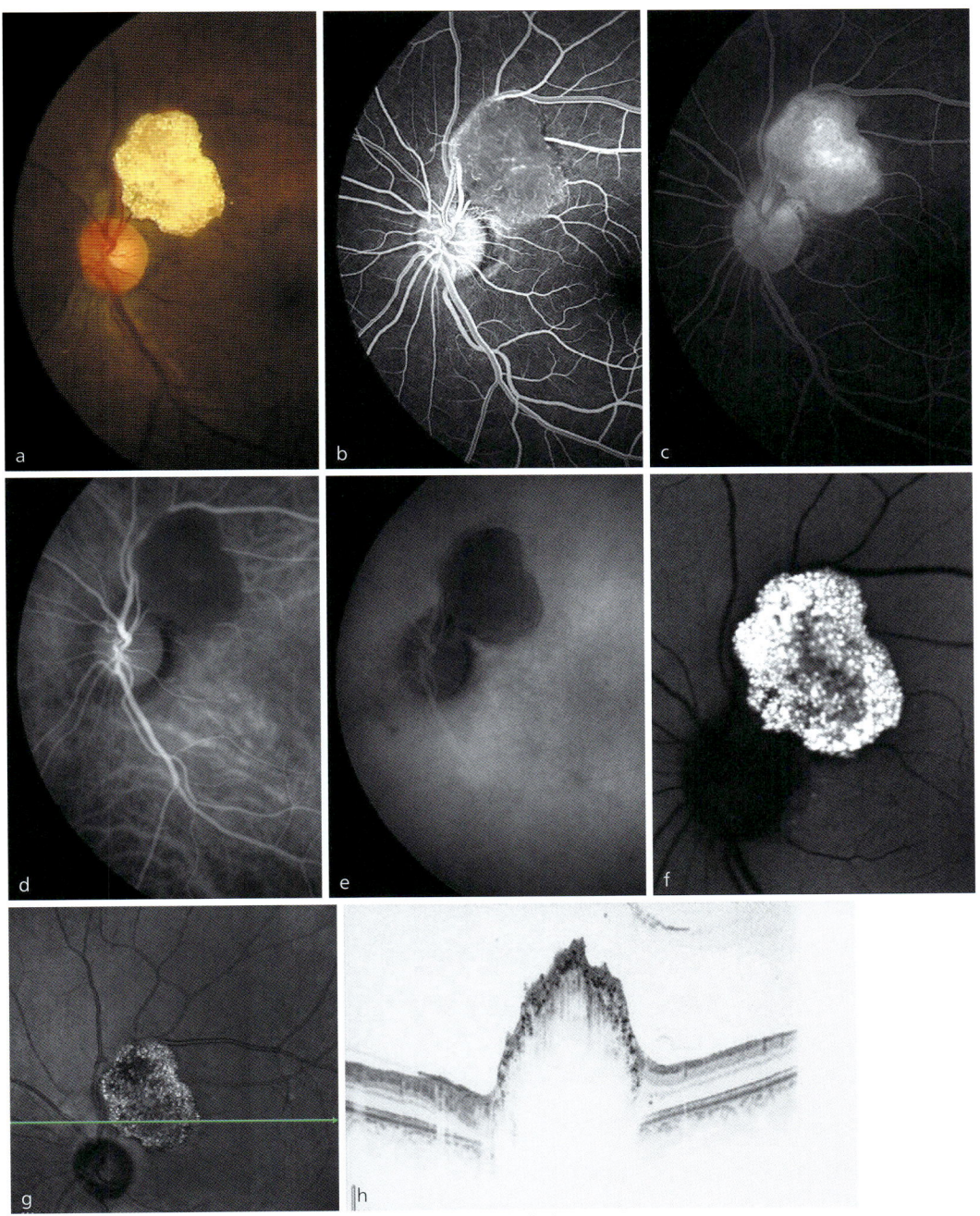

図1 45歳男性，検診で異常を指摘されて初診した網膜神経膠細胞腫

a：カラー眼底写真．視力(1.5)．左眼視神経乳頭上耳側に桑実様の黄白色網膜腫瘍がある．
b：FA(早期)．腫瘍は全体的に低蛍光で，内部の血管ネットワークが観察される．
c：FA(後期)．腫瘍は組織染による過蛍光である．
d：IA(早期)．腫瘍全体が低蛍光である．
e：IA(後期)．腫瘍全体が低蛍光で，腫瘍境界も鮮明である．
f：眼底自発蛍光．桑実様石灰化に一致した強い過蛍光を呈する．
g：赤外光写真．石灰化に一致して高反射を示す．
h：OCT．腫瘍表面は高反射で不整であり，表面近くに虫くい状の空胞がみられる．腫瘍深部と後方の観察は不能である．

IV　眼内腫瘍　C　網膜星状膠細胞過誤腫

1. 眼科画像検査

1）OCT所見

網膜層構造の異常（内層のみ20％，全層33％，評価不能47％），腫瘍内石灰化や空洞化に伴う虫くい状moth-eaten所見（67％），網膜浮腫（27％），黄斑浮腫（20％）．

2）眼底自発蛍光

桑実様腫瘍で石灰化部位が過蛍光となる．

3）蛍光眼底造影

フルオレセイン（FA）では，低蛍光で腫瘍内微小血管のネットワークが観察され，後期には組織染が生じる．インドシアニングリーン（IA）では，造影初期から後期まで低蛍光を示す．

2. 鑑別診断

最も重要なのは，網膜芽細胞腫（retinoblastoma：RB）である．最大の鑑別点は拡張蛇行した網膜栄養血管の有無である．星状膠細胞過誤腫では，網膜牽引による血管変化が生じる可能性はあるが，RBのような拡張血管は伴わない．成人に生じる後天性星状膠細胞腫（acquired astrocytoma）は，結節性硬化症との関連がなく，石灰化病変を伴わず徐々に増大することが多い．

IV. 治療方針

通常は治療を要しない．万が一，浸潤性病変や増殖性病変が生じた場合には，眼球摘出術の適応も検討する．

> ▶一般眼科医へのアドバイス
>
> 網膜星状膠細胞過誤腫は全身疾患との合併頻度が高く，既往歴聴取や全身検査が必要である．非常に稀ながら硝子体播種や出血などもきたすため，一般的眼科検査とカラー写真撮影およびOCTと超音波検査を行う．周辺部病変の場合にはOCTが不可能である場合もある．腫瘍に起因する視力低下が生じない限り経過観察されるが，視力低下や患者の自覚症状の有無にかかわらず，一度，大学病院レベルもしくは眼腫瘍の専門家（眼腫瘍学会のホームページに記載されている役員など）への受診を勧めたほうが無難である．

参考文献

1) Nyboer JH, Robertson DM, Gomez MR：Retinal lesions in tuberous sclerosis. Arch Ophthalmol 94：1277-1280, 1976
2) Rowley SA, O'Callaghan FJ, Osborne JP：Ophthalmic manifestations of tuberous sclerosis：a population-base study. Br J Ophthalmol 85：420-423, 2001
3) Shields JA, Eagle RC Jr. Shields CL, et al：Aggressive retinal astrocytomas in 4 patients with tuberous sclerosis complex. Arch Ophthalmol 123：856-863, 2005
4) Gunduz K, Eagle RC Jr. Shields CL, et al：Invasive giant cell astrocytoma of the retina in a patient with tuberous sclerosis. Ophthalmology 106：639-642, 2000
5) Shields CL, Benevides R, Materin MA, et al：Optical coherence tomography of retinal astrocytic hamartoma in 15 cases. Ophthalmology 113：1553-1557, 2006

〔古田　実〕

D 脈絡膜血管腫

I. 疾患概念

　脈絡膜血管腫(choroidal hemangioma：CH)は脈絡膜に生じる過誤腫で，発症頻度は不明である．臨床的に辺縁が観察できる限局性と，眼底に広くびまん性発育を示して辺縁が同定できないびまん性に分類される．限局性CHは眼底後極部に好発する橙赤色の緩やかなドーム状隆起病変であり，中年以後に視力低下のため診断されることが多い．小さな病変は無症候性のことが多く，他の疾患の精査中に発見される．一方，びまん性CHはSturge-Weber(S-W)症候群の40％に合併し，トマトケチャップ様眼底とも表現される境界不明瞭で不整形な鮮紅色病変を呈し，小児期に皮膚所見，視力低下や緑内障のために診断されることが多い．S-W症候群における限局性CH，逆にびまん性CHであってもS-W症候群を伴わない例もある．限局性およびびまん性CHともに腫瘍上の網膜や網膜色素上皮障害，隆起による遠視，および遷延性または再発性漿液性網膜剥離により，視力予後の悪い疾患である．

II. 病理所見

　脈絡膜血管腫を構成する血管には平滑筋はなく，血管成分は成熟した内皮細胞をもつcapillary，cavernousおよびそれらが混在するmixedに分類される．限局性CHは半数例がcavernous type，半数例はmixed typeである．びまん性病変は全例がmixed typeであり血管拡張が強く生じている．また，S-W症候群に伴うびまん性CHには上強膜や輪部結膜の血管異常を伴い，脈絡膜肥厚や隅角形成不全とあいまって小児緑内障の原因となる．限局性およびびまん性病変ともに病変上の網膜や網膜色素上皮の変性をきたす．

III. 診断・鑑別診断

1. 限局性脈絡膜血管腫

　脈絡膜橙赤色ドーム状隆起性病変を呈し，黄斑部や視神経乳頭周囲に好発し，大きさは平均腫瘍径6.7 mm，平均腫瘍厚3.1 mmである．Bモード超音波検査で病変全層が高反

射を示し，インドシアニングリーン蛍光眼底造影（IA）で，早期から過蛍光，典型例では30分以上の後期像で蛍光色素のwash-outのため周囲の脈絡膜よりも低蛍光となる（図1）．OCTでは漿液性網膜剥離（42％），網膜浮腫（64％），網膜分離（12％），黄斑浮腫（24％），視細胞消失（35％）などがみられる．代表的な鑑別疾患は，無色素性脈絡膜母斑および悪性黒色腫，および転移性眼内腫瘍である（Ramasubramanian A, et al：2010）．

2. びまん性脈絡膜血管腫

脈絡膜の鮮紅色びまん性肥厚で辺縁が同定できない．Bモード超音波検査で脈絡膜のびまん性肥厚がみられ，結節性隆起することもある．IAで，早期から過蛍光で，後期には蛍光貯留を示す（図2）．OCTでは漿液性網膜剥離（28％），網膜浮腫（14％），視細胞消失（43％）などがみられる（Ramasubramanian A, et al：2010）．代表的な鑑別疾患は，uveal effusion，Vogt-小柳-原田病，転移性脈絡膜腫瘍など，びまん性脈絡膜肥厚と網膜剥離を伴う疾患である．

IV. 治療方針と具体的な治療方法

限局性，びまん性CHともに漿液性網膜剥離による視力障害がある場合には治療の適応である．古くから行なわれていた光凝固（photocoagulation：PC），経瞳孔温熱療法（transpupillary therapy：TTT）や小線源放射線治療は現在も特殊症例への選択肢ではあるが，近年は光線力学療法（photodynamic therapy：PDT）が標準治療として認識されている．標準的なPDTの方法は，加齢黄斑変性のTAP studyに準じたもの〔第2章 総論，IV眼内腫瘍，D眼内腫瘍の治療，IV.眼内腫瘍のレーザー治療（⇒171頁）参照〕で，93％で漿液性網膜剥離の消退が得られ，100％の例で腫瘍厚の縮小がみられ，治療回数は83％が1回であり，重篤な副作用はないことが報告されている．しかし，病変が大きな例や胞状網膜剥離，びまん性CH，治療抵抗性の場合には，同部位への複数発照射（overlap法）や光感受性物質の急速静注＋早期照射（bolus PDT），さらには抗VEGF（vascular endothelial growth factor）療法との併用など，様々な治療法が試みられている．

V. 予後

CHが中心窩下にある場合には，69％の症例で最終視力が0.1以下となり，傍中心窩病変で47％，中心窩外病変であっても38％が視力0.1以下となる．自覚症状発現から6か月以後に治療を開始した症例の72％は最終視力0.1以下となり，6か月以内の症例では42％であった．最終視力に最も影響を及ぼす因子は，治療開始時の視力であり，この視力は慢性的に進行した中心窩網膜と網膜色素上皮障害の程度に依存する（図3）（Furuta M, et al：2013）．このため，近年では自覚症状発現後は，早期治療を検討するのが一般的である．

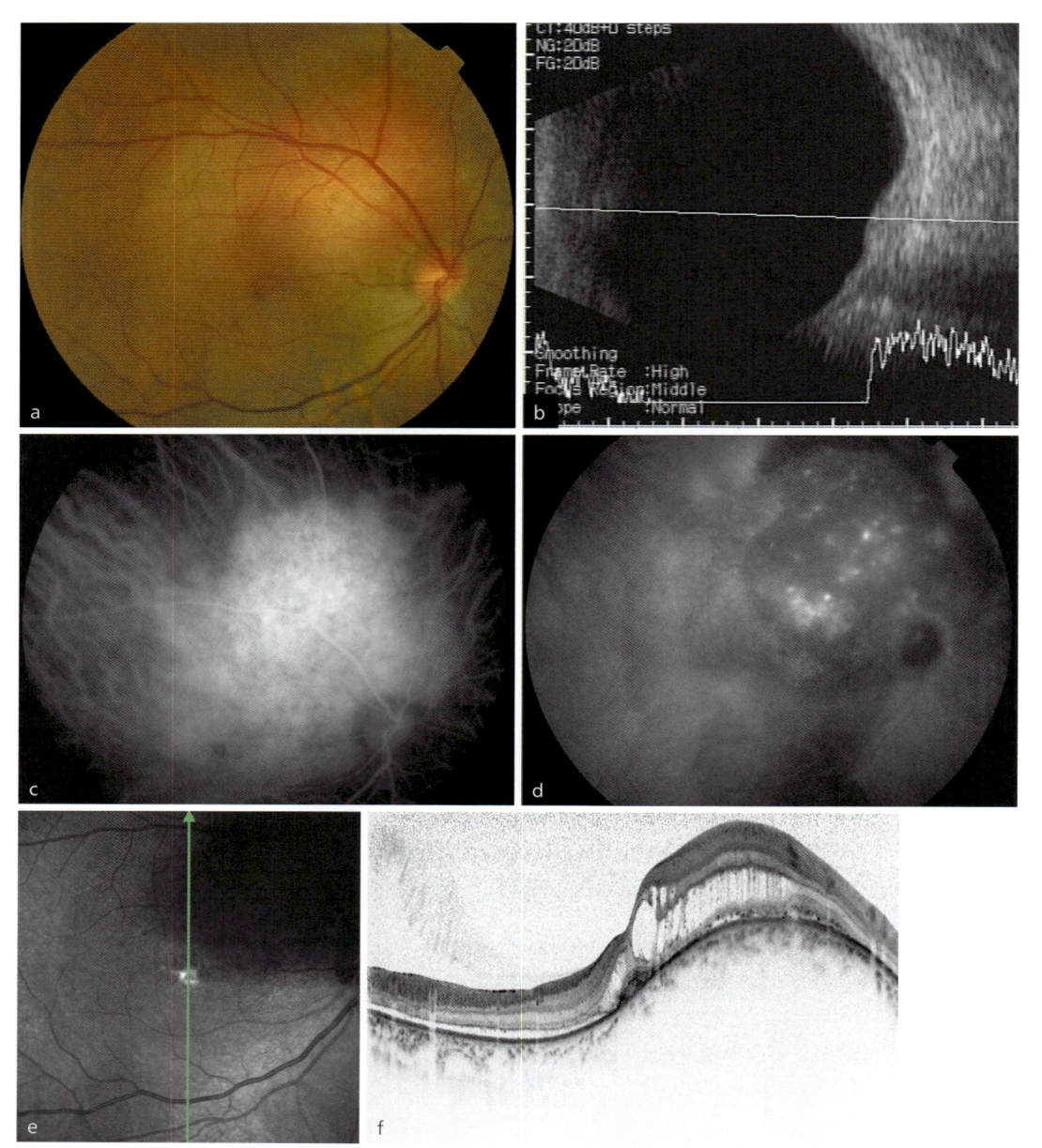

図1 35歳女性，右眼限局性脈絡膜血管腫

a：カラー写真．視力(0.5)．右眼視神経乳頭に接した上耳側に橙赤色ドーム状腫瘤がある．周囲のRPEは網膜剝離の遷延によって変性している．
b：超音波検査．腫瘤の厚みは2.6 mmで，内部は高反射を呈する．
c：IA(早期)．病変は過蛍光を示す．
d：IA(後期)．蛍光色素はwash-outされ，病変は周囲よりも低蛍光となる．
e：眼底自発蛍光．腫瘤上は低蛍光となっており，網膜色素上皮の変性が著明である．網膜剝離がある範囲が過蛍光となっている．
f：OCT(eに示す断面)．腫瘍上に網膜分離があり，網膜障害が強い．脈絡膜毛細血管板層は保たれているように見える．中心窩から下方に浅い網膜剝離がある．

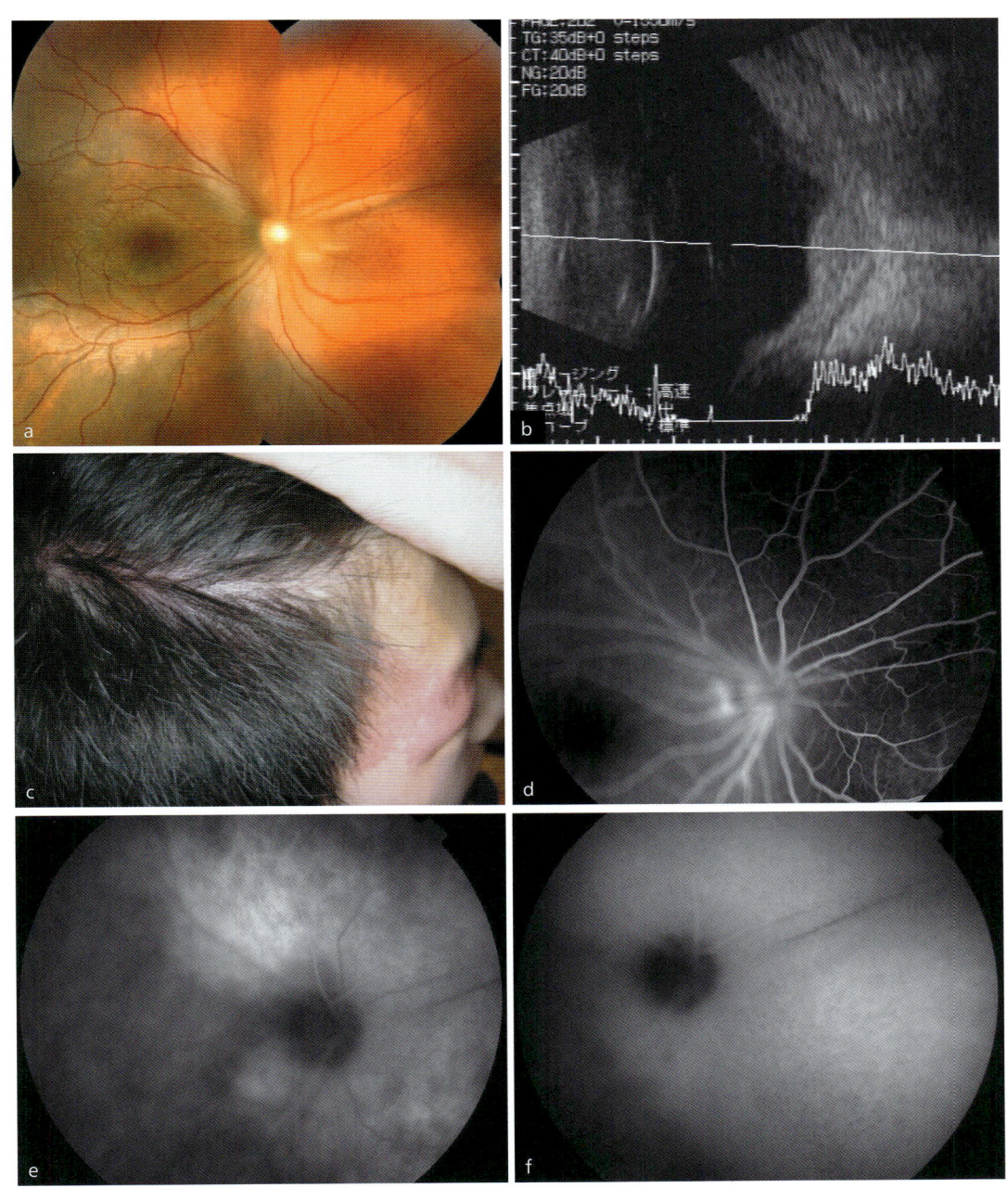

図2 15歳男性，右眼びまん性脈絡膜血管腫

a：カラー写真．視力（1.2）．右眼に鮮紅色（トマトケチャップ様）の脈絡膜隆起性病変がある．網膜剥離はなく視力は良好である．
b：超音波検査．腫瘤の厚みは4.1 mmで，内部は高反射を呈する．
c：頭部写真．三叉神経第一枝領域にSturge-Weber症候群に特有のあざがある．皮膚病変は血管腫ではなく，毛細血管拡張である．
d：フルオレセイン蛍光眼底造影（中期）．RPEの破綻はなく，網膜剥離はない．
e：IA（初期）．造影初期から非常に強い過蛍光を呈し，すでに網膜血管がシルエットに描出されている．
f：IA（後期）．病変内の蛍光貯留が著明で，限局性CHのような蛍光色素のwash-outがない．

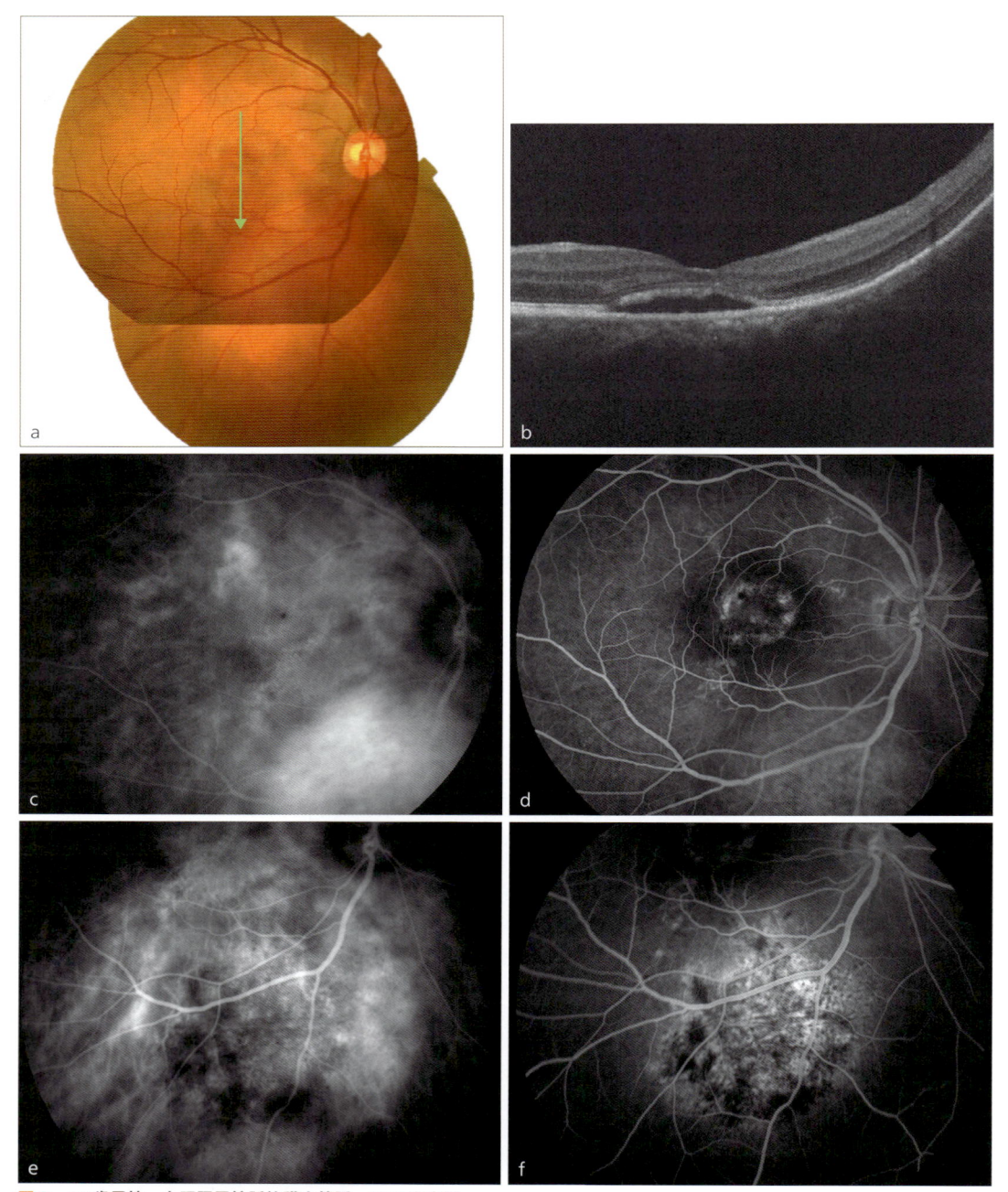

図3 64歳男性，右眼限局性脈絡膜血管腫，PDT治療例

a：カラー写真．視力(0.5)．右眼黄斑下方に橙赤色ドーム状病変がある．自覚症状発現後5年経過し，中心窩網膜剥離が再発と吸収を繰り返し，徐々に視力低下して(0.5)となった．
b：OCT．中心窩の限局性剥離が遷延している．神経網膜は菲薄化している．
c：IA(初期)．病変は過蛍光である．
d：FA(中期)．黄斑のRPE変性があり，病変上のRPE変性はほとんどない．
e：PDT後18か月のIA(初期)．PDTは標準プロトコルで1回行った．視力は(0.7)に改善し，病変内に低蛍光部位があり，血管閉塞が生じている．
f：PDT後18か月のFA(中期)．治療後徐々に病変上のRPEに変性が生じてきた．超音波検査では，腫瘍厚は3.2 mmから2.5 mmと減じた．

▶**一般眼科医へのアドバイス**

　限局性脈絡膜血管腫は，眼内腫瘍のなかでも頻度が高く成人に偶然発見されることが多い．また，若年者の非裂孔原性網膜剝離に遭遇した場合には，Bモード超音波検査で脈絡膜もびまん性肥厚の有無は確認する．近年のOCTは脈絡膜内の病変の描出も可能となってきており，診断に有用である．治療適応は漿液性網膜剝離による視力低下であるが，視力低下や患者の自覚症状の有無にかかわらず，一度，大学病院レベルもしくは眼腫瘍の専門家（眼腫瘍学会のホームページに記載されている役員など）で診断の確認を依頼しておくほうがよい．紹介先で光線力学療法や抗VEGF療法が行われた場合にも，治療後の変化を観察する必要があり，連携を保つことで患者の安心感が増すものと考えられる．

参考文献

1) Gass JDM：Stereoscopic atlas of macular diseases. Diagnosis and treatment, 4 th ed. Mosby, St. Louis, 208-213, 1997
2) Shields JA, Shields CL：Atlas of intraocular tumors. Lippincott Williams & Wilkins, Philadelphia, 170-179, 1999
3) Witschel H, Font RL：Hemangioma of the choroid. A clinico-pathologic study of 71 cases and a review of the literature. Surv Ophthalmol 20：415-431, 1976
4) Boixadera A, García-Arumí J, Martínez-Castillo V, et al：Prospective clinical trial evaluating the efficacy of photodynamic therapy for symptomatic circumscribed choroidal hemangioma. Ophthalmology 116：100-105, 2009
5) Shields CL, Honavar SG, Shields JA, et al：Circumscribed choroidal hemangioma：clinical manifestations and factors predictive of visual outcome in 200 consecutive cases. Ophthalmology 108：2237-2248, 2001

〔古田　実〕

E 脈絡膜骨腫

I. 疾患概念

　　脈絡膜骨腫は，脈絡膜が成熟骨に置換される良性腫瘍であり，90％は20～30歳代の女性に生じ，25％の症例で両眼性病変が生じ，発症原因として分離腫（choristoma）や，炎症，外傷，ホルモン異常，代謝その他が推定されているが明らかではない．黄斑部や視神経乳頭周囲に境界明瞭な皿状不整形病変が生じ，色調は骨病変の成熟度と病変上の網膜色素上皮（retinal pigment epithelium：RPE）の状態により白色から橙赤色までのバリエーションがある．約半数例で徐々に病変が拡大し，漿液性網膜剝離（serous retinal detachment：SRD），RPE萎縮，脈絡膜新生血管（choroidal neovascularization：CNV）を生じる．また，骨吸収過程で脱灰（decalcification）を生じる．半数例で視力予後不良である．

II. 病理所見

　　脈絡膜骨腫は脈絡膜実質が海綿骨に置換されており，内皮細胞で覆われた海綿状構造の骨梁がみられる．骨細胞，骨芽細胞，破骨細胞，および海綿構造内の間葉系細胞，マスト細胞，線維血管成分などで構成されている．海綿状構造に血流がある部位では，脈絡膜毛細血管板との血流交通がみられ，RPEも健常に保たれている．脈絡膜毛細血管板が障害された部位では，RPE変性や萎縮が様々な程度に生じる．

III. 臨床所見と診断・鑑別診断

　　白色，黄色，橙色の皿状もしくは不整な表面，そして楕円から不整形の広がりを呈し，腫瘍境界は明瞭である．海綿骨，石灰化，骨吸収を示す部位が混在し，見た目のバリエーションを形成する．腫瘍径は2～20 mm，腫瘍厚は通常2 mm程度であるが，最大6 mmまでの報告がある．20～30歳代女性に好発するが，男性や小児，高齢者にも発症する．後極部，特に視神経乳頭周囲と黄斑に生じ，両眼性病変は25％の例にみられる．無症候性のことが多いが，黄斑病変，SRD，CNVがあれば視力低下をきたす（図1）．視力予後不良な疾患であるため，長期的観察が必要である．

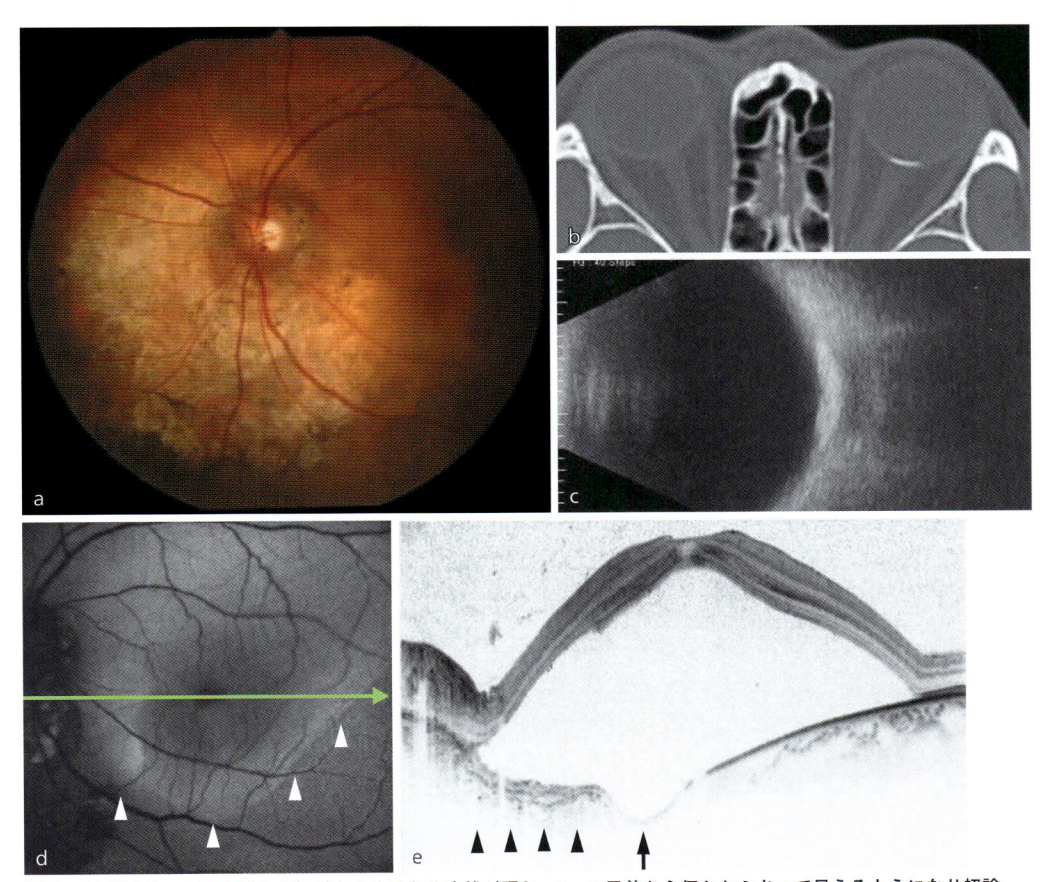

図1 44歳女性．1週間前から物が大きく見える症状が現れ，2～3日前から何かかぶさって見えるようになり初診
a：眼底カラー写真．視力(0.6)．左眼視神経乳頭を中心に中心窩下まで白色から橙色の脈絡膜骨腫がある．
b：眼窩部単純CT検査．左眼底に骨と同程度の吸収がある．
c：Bモード超音波検査．高反射腫瘤とその後方の音響陰影がある．
d：眼底自発蛍光．矢頭より上方に漿液性網膜剥離があり，過蛍光を示す．
e：OCT．胞状の網膜剥離があり，矢頭の範囲でRPE萎縮がある．矢印の部位で陥凹がある．脈絡膜骨腫では，病変表面の不整を示すことが多い．

1. 画像診断

　骨病変の確認には，Bモード超音波検査での高反射病変と後方の音響陰影，単純CT検査での高吸収を確認する(図1)．内部構造の観察には，OCTが有用で，海綿状に広がる血管腔が脱灰のない部分にみられる(図2)．その他，SRD(38%)と，その遷延による網膜浮腫，病変上の網膜色素上皮/Bruch膜/脈絡膜毛細血管板の消失，網膜下線維組織(27%)とCNV(19%)などがみられる．骨吸収による脱灰は古い病巣にみられ，眼底の陥凹をきたす(図3)．フルオレセイン蛍光眼底造影(FA)では，黄白色部位はRPE変性や萎縮が進行しており，早期から過蛍光を呈し腫瘍内血管がみられ，斑状低蛍光は変性したRPEや網膜下沈着物によって生じる．後期には病変内の組織染が著明である．健常なRPEが病変上にある場所も後期には組織染を示す．インドシアニングリーン蛍光眼底造影(IA)では，

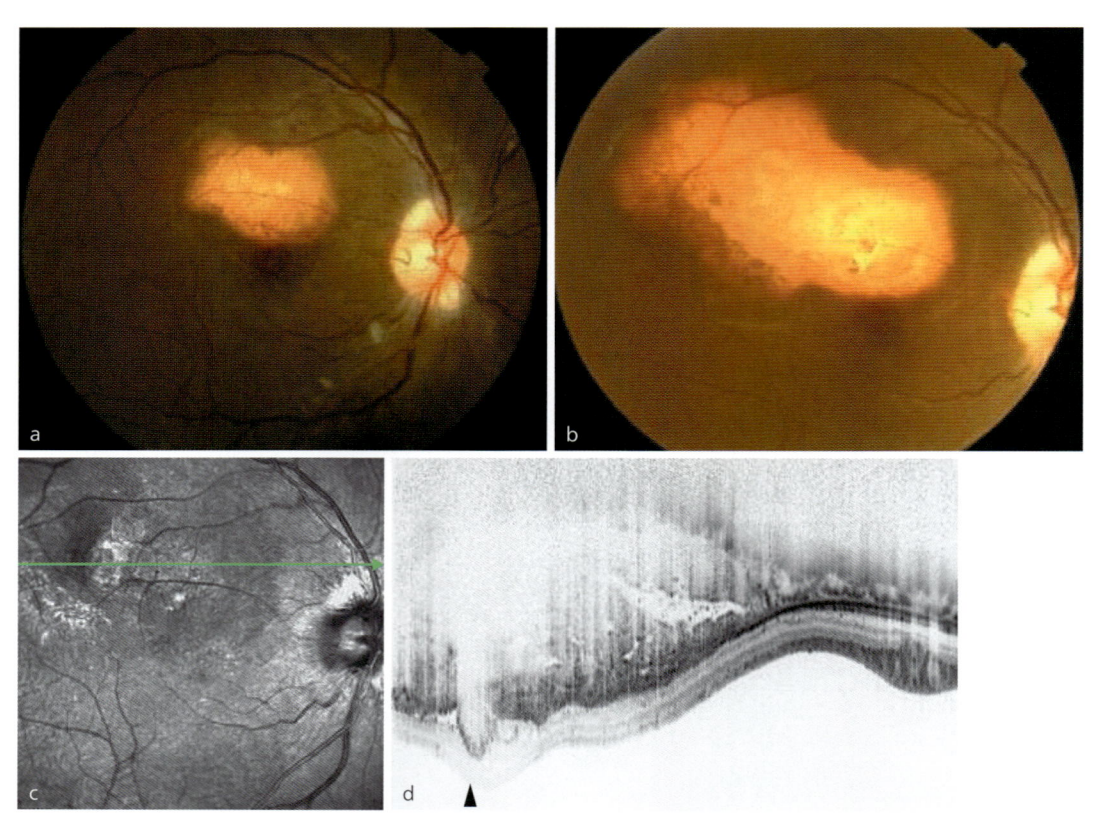

図2 33歳女性．糖尿病の精査のため内科から紹介されて初診
a：初診時の眼底カラー写真．右眼中心窩上方に橙色不整形の脈絡膜骨腫があり，周囲に漿液性網膜剥離を伴う．糖尿病網膜症による軟性白斑がある．
b：2年後の眼底カラー写真．病変が耳側に拡大したが，中心窩下には病変がない．
c：赤外光写真．病変上の網膜下に線維化によると思われる高反射部位がある．
d：EDI-OCT．骨腫内に海綿状血管腔が多数ある．網膜下に著明な線維化があり，脈絡膜毛細血管板とRPEは消失しており，退縮したCNVがみられる（矢頭）．

図3 26歳女性，4か月前からの視力低下のため初診
a：初診時の眼底カラー写真．右眼視力（0.6）．左眼黄斑部に白色から橙色の不整形の脈絡膜骨腫がある．
b：7年後の眼底カラー写真．右眼視力（0.1）．病変全体の拡大はないが，橙色病変部が白色病変に置換されており，中心窩付近のRPE過形成がみられる．
c：初診時のOCT．病変部は全体的に陥凹しており，骨腫表面は不整である．
d：7年後のOCT．骨腫の脱灰により，陥凹がさらに深くなっており，網膜分離が著明である．
e：初診時FA早期像．骨腫は過蛍光を示し，腫瘍内血管がある．RPEの変化により斑状蛍光ブロックがある．
f：初診時FA後期像．骨腫全体に組織染が生じる．
g：初診時IA早期．骨腫自体は幾分低蛍光を示し，腫瘍内の描出が良好である．下方に広がる点状過蛍光も腫瘍内血管である．
h：初診時IA後期．脱灰が生じている部分は低蛍光であり，腫瘍活性のある分は弱い組織染が生じる．

　初期には脈絡膜毛細血管板の消失に伴い，病変全体は低蛍光となるが，骨腫内の海綿状血管構築が観察され，垂直方向に発育する血管が点状に描出される．後期には組織染がみられる（図3）．

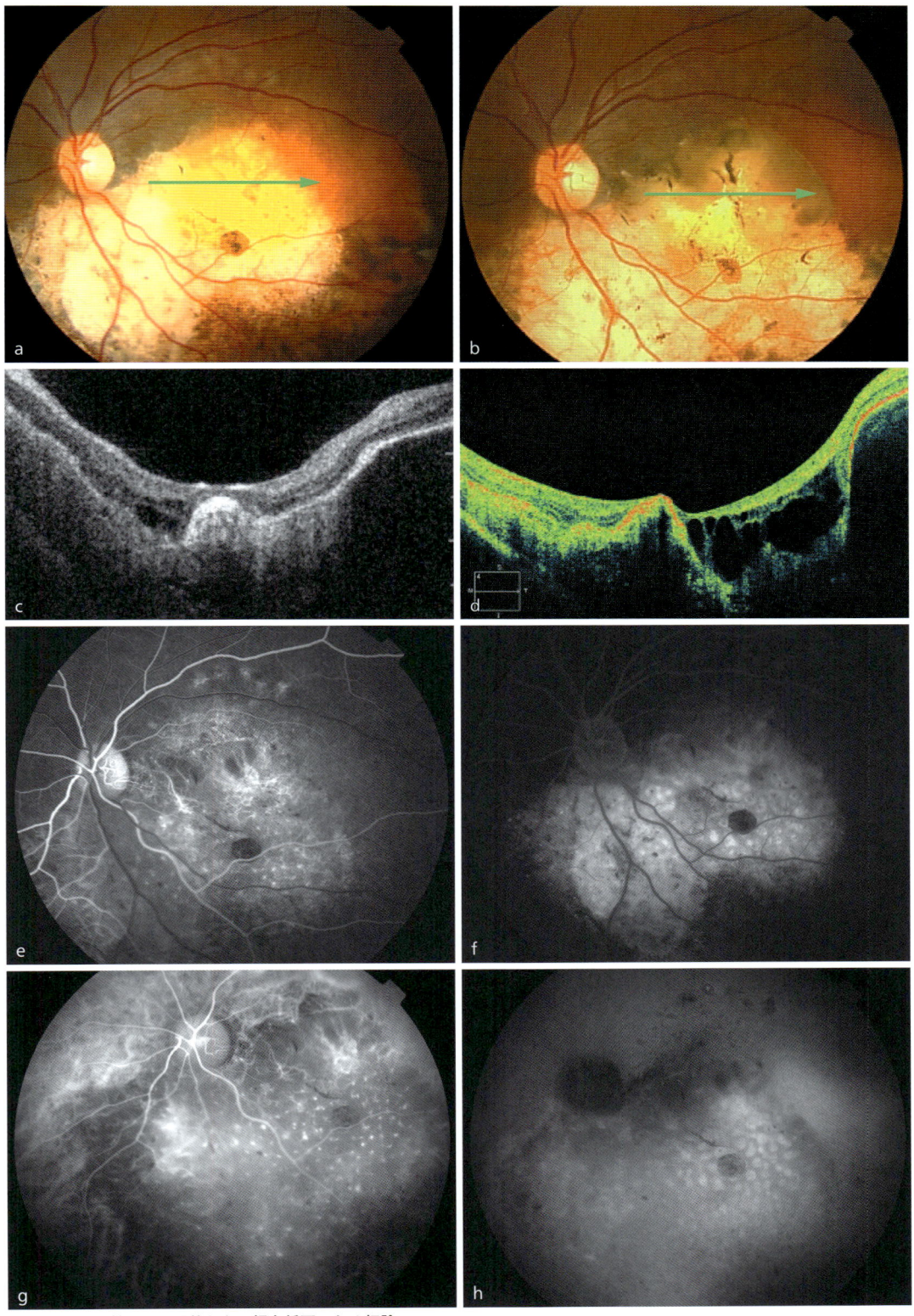

図3 26歳女性，4か月前からの視力低下のため初診
（図説は前頁を参照）

IV 眼内腫瘍　E 脈絡膜骨腫

2. 鑑別診断

強いて挙げれば，無色素性脈絡膜母斑と悪性黒色腫，限局性脈絡膜血管腫などである．ぶどう膜炎や外傷の既往など脈絡膜骨腫の発症背景となりうる疾患の確認が必要である．また，眼内のカルシウム沈着の原因には，高齢者の赤道部にみられる強膜脈絡膜石灰沈着（sclerochoroidal calcification），副甲状腺機能亢進症，慢性腎不全，ビタミンD過剰摂取，網膜色素上皮の骨化生などがある．

IV. 治療方針と具体的な治療方法

脈絡膜骨腫の治療は古くから行われており，主にCNVに対する光凝固術（photocoagulation：PC）や経瞳孔温熱療法（transpupillary thermotherapy：TTT）が行われてきた．しかし，基本的に白色病変であり，熱凝固の効率が悪いことに加え，視神経乳頭や黄斑に好発する疾患であるため，必ずしも有効ではなかった．近年では，光線力学療法（photodynamic therapy：PDT）が応用され，CNVだけでなくSRDに対しても有効であることが報告されている（Singh AD, et al：2005）．また，抗VEGF薬による治療も期待される（Song JH, et al：2010）．興味深いことは，PC，TTT，PDTなどによる病変内血管の閉塞により，脱灰が誘導されることが経験的に知られるようになり，比較的小さな中心窩外病変に対しては，早期に治療を開始すれば，長期的に比較的良好な視力を維持できる可能性が示唆されたことである（Shields CL, et al：2008）．

V. 予後

Shieldsらによる74眼の検討で，10年間に予測される病変拡大は51％，病変の脱灰は46％，CNVは31％と長期的に経過観察が必要な疾患である．初診時視力から3段階以上の視力低下リスクは45％，0.1以下の視力不良は56％にのぼる．病変の拡大は，病変上のRPEが健常な部分に生じ，脱灰が生じている部分での病変拡大はない．視力低下の危険因子はSRFで，視力0.1以下の危険因子は脱灰であった．

▶**一般眼科医へのアドバイス**

脈絡膜骨腫は両眼性に起こる可能性がある疾患であるが，成人例の初診時に片眼性であれば，両眼性に発展することはほとんどない．病変が中心窩下にあるかどうかで長期的な視力予後に大きな違いがあるため，中心窩外病変からの網膜剥離で視力低下をきたしている症例は，特に積極的治療を検討する．治療は光線力学療法や抗VEGF療法が主体であり，大学病院レベルもしくは眼腫瘍の専門家（眼腫瘍学会のホームページに記載されている役員など）に紹介したほうがよい．OCTで病変上の網膜変化や脈絡膜の病変を観察することにより，脈絡膜骨腫の活動性が判断できるため，経過観察には有用であり，紹介先との連携に役立つ．

参考文献

1) Gass JD, Guerry RK, Jack RL, et al：Choroidal osteoma. Arch Ophthalmol 96：428-435, 1978
2) Kadrmas EF, Weiter JJ：Choroidal osteoma. Int Ophthalmol Clin 37：171-182, 1997
3) Williams AT, Font RL, Van Dyk HJL, et al：Osseous choristoma of the choroid simulating a choroidal melanoma：association with a positive 32P test. Arch Ophthalmol 96：1874-1877, 1978
4) Shields CL, Sun H, Demirci H, et al：Factors predictive of tumor growth, tumor decalcification, choroidal neovascularization, and visual outcome in 74 eyes with choroidal osteoma. Arch Ophthalmol 123：1658-1666, 2005
5) Shields CL, Perez B, Materin MA, et al：Optical coherence tomography of choroidal osteoma in 22 cases：evidence for photoreceptor atrophy over the decalcified portion of the tumor. Ophthalmology 114：e53-58 Epub, 2007

〔古田　実〕

F 毛様体腫瘍

I. 疾患概念・臨床上の特徴

　ぶどう膜を構成する毛様体は，虹彩や脈絡膜と同様，メラノサイトと血管に富み，血流が豊富であるとともに，房水産生機能を有する色素上皮と調節機能にかかわる毛様体筋（平滑筋）が存在する．発生学的には毛様体筋や毛様体内の血管は中胚葉に由来し，毛様体色素上皮と無色素上皮は神経外胚葉に由来する．毛様体ではこのような組織学的な特徴を背景に，頻度は低いものの他の眼組織にはない特異な腫瘍が発生することがある．加えて毛様体腫瘍はその解剖学的な特殊性，すなわち虹彩の後方かつ眼底の最周辺部に位置するために，病変が小さい間は視機能への影響もみられない反面，細隙灯顕微鏡を含めた一般的な検査では病変そのものを観察することが極めて困難であるという特徴がある．言い換えれば，臨床的に診断可能となる頃には腫瘍はそれなりの大きさに増大しており，治療法に苦慮することにもなる．

　良性毛様体腫瘍には嚢腫，黒色細胞腫，腺腫，平滑筋腫，中胚葉性平滑筋腫，神経鞘腫，神経線維腫，血管腫などがあり，悪性毛様体腫瘍には悪性黒色腫，腺癌，髄上皮腫，転移性毛様体腫瘍などがある．

II. 臨床所見の特徴

　臨床的に毛様体腫瘍が診断に至る理由としては，腫瘍が大きくなり視力，視野障害の直接的な原因となる場合のほか，健診などで偶然に腫瘍自体が発見される場合，さらには何らかの合併症を生じることによって，その原因検索の過程で腫瘍の存在が明らかとなっていく場合などがある．偶然に発見されるきっかけとしては，散瞳下の細隙灯顕微鏡検査に際して虹彩後方に腫瘤が見つかる場合や（図1），非散瞳時の虹彩周辺部の局所的な隆起が診断のきっかけとなる．毛様体腫瘍の合併症には腫瘍が水晶体に接触することによって生じる限局性の混濁（白内障）や水晶体の偏位（図2）があり，これらの器質的変化によって引き起こされる霧視や乱視の増強などの視機能障害が診断のきっかけとなる．稀に黄斑浮腫や視神経乳頭から新生血管を生じ，その原因検索の過程で毛様体腫瘍が発見されることがある．腫瘍が一定以上の大きさになると，その由来は毛様体であるのか，それとも眼底周辺部の網脈絡膜由来であるのか，判然としなくなる．

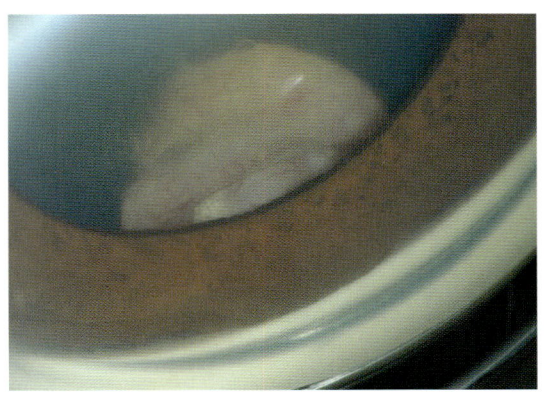

図1 散瞳検査によって観察される毛様体腫瘍
検診で偶然に発見されたが，視機能には全く影響ない．

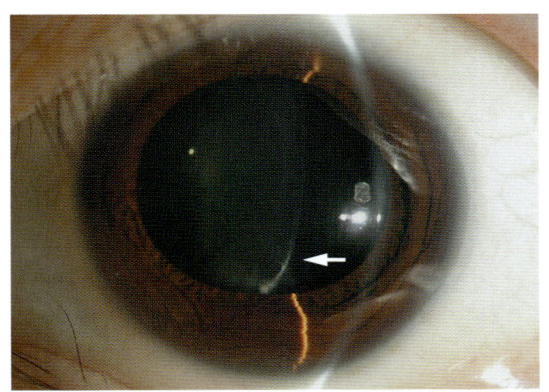

図2 水晶体偏位による乱視の増強と視力低下が発見動機となった毛様体腫瘍
6時方向の毛様体腫瘍によって水晶体が後方に傾斜するとともに，後嚢下に限局性の混濁（矢印）を生じている．

III. 診断・鑑別診断

　細隙灯顕微鏡などで腫瘍が検眼鏡的に観察可能な場合は，三面鏡なども駆使して全体像の把握に努める．どのような組織型の腫瘍であれ，毛様体腫瘍は円形もしくは類円形の形を呈し，色調は白色調のこともあるが多くは茶色から茶褐色ないし黒褐色を呈する．したがって臨床的に毛様体腫瘍の多くは悪性黒色腫が疑われることになる．

　腫瘍の全体像，大きさ，後方への進展の程度を把握するには超音波生体顕微鏡（ultrasound biomicroscopy：UBM）による精査が望ましい（図3）．腫瘍の発生部位や大きさによっては通常のBモード超音波検査で描出されることもある（図4）．毛様体腫瘍の場合，前眼部OCTで全体像を評価することは不可能である．CTやMRIは，腫瘍の局在や形状などを把握するのに有用なことがある（図5, 6）．しかし，小さな毛様体腫瘍の場合，通常の3〜4mmのスライス幅で撮像しても，評価に堪えうる十分な画像所見が得られるとは限らない．さらに，MRIではどのような組織型であっても毛様体腫瘍はT1強調像で高信号を，T2強調像で低信号を示すことが多いため，質的診断に有用な検査とは言い難い．このように毛様体腫瘍に対してはCTやMRIの果たす役割は限定的と考えたほうがよい．

　眼内腫瘍の質的診断，特に良・悪性の評価にPET（positron emission tomography）などが行われることがあるが，毛様体腫瘍は基本的にサイズが小さいため，悪性腫瘍であっても偽陰性となる可能性も高い．また，脈絡膜悪性黒色腫の診断に応用されている[123]I-IMP SPECT（N-isopropyl-p-［123I］-iodoamphetamine）は，毛様体腫瘍，特に色素上皮由来の腺腫や腺癌などではしばしば偽陽性となることから，診断における感度，特異度は脈絡膜の悪性黒色腫ほど高くはないと考えるべきであろう．

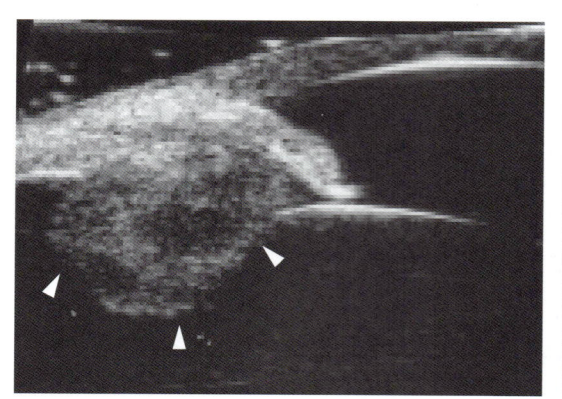

図3　UBMによる毛様体腫瘍の観察
虹彩の後方に腫瘍がみられる(矢頭).

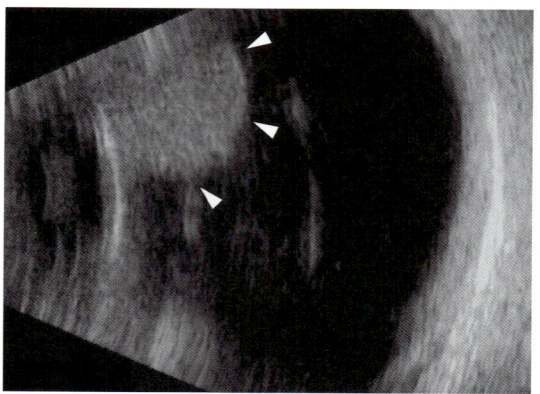

図4　超音波検査による毛様体腫瘍の観察
一定以上の大きさになるとBモード超音波検査でも十分に観察可能となる.

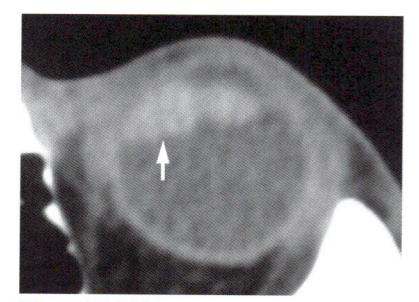

図5　毛様体腫瘍のCT所見
腫瘍(矢印)により水晶体が圧排されている.

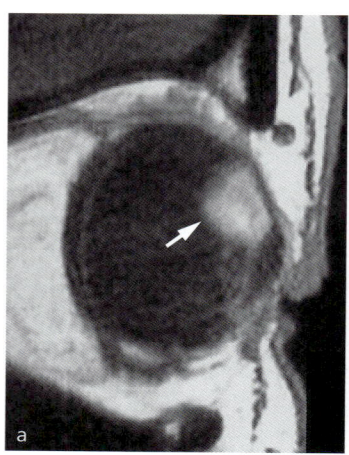

図6　毛様体腫瘍のMRI所見
T1強調像(a)で高信号に,T2強調像(b)で低信号を呈しているが,悪性黒色腫ではない(矢印).

IV. 治療方針と具体的な治療法

　毛様体腫瘍では,まずは治療の適応の有無について判断する必要がある.悪性腫瘍の可能性が疑われる場合や,良性腫瘍であっても視機能障害を生じている場合は治療の適応となるが,言い換えれば,それ以外では定期的な経過観察が選択されることになる.
　腫瘍の摘出方法には眼球摘出術と局所切除術(図7)がある.前者は悪性腫瘍が疑われ,かつ局所切除術が困難な場合に行われる.後者の具体的な方法については「第2章 総論,IV眼内腫瘍,D眼内腫瘍の治療」(⇒152頁)に詳述されているので,そちらを参考にされたい.
　悪性腫瘍,なかでも悪性黒色腫であることが確実な場合には重粒子線照射などの放射線治療も選択肢の1つとなる.しかし,毛様体腫瘍を生検による組織学的裏付けなしに臨床的に確実に診断することは極めて困難であり,悪性黒色腫であるという確信なしに放射

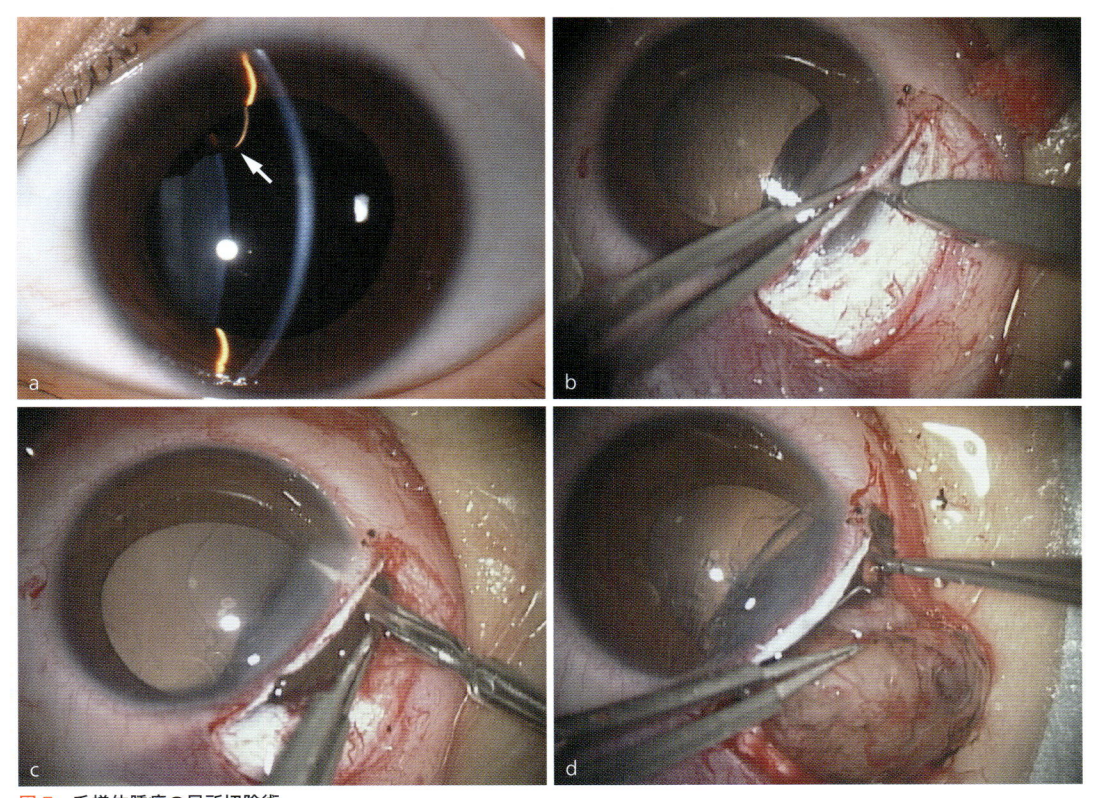

図7 毛様体腫瘍の局所切除術
a：虹彩後方に腫瘍の一部が観察される（矢印）．b：輪部切開．c：虹彩全幅切開．d：腫瘍摘出．

線治療，特に重粒子線治療を行うことはできない．一方，生検，特に切開生検による組織診断は，針生検も含めて手技的には問題はないとしても，得られた微量な組織の評価，解釈は容易ではない．切除生検，すなわち腫瘍の局所切除術が可能であるならば診断と治療を兼ねた最適な治療法と言えるのではないだろうか（図8）．

V. 治療に伴う合併症

局所切除術に伴う合併症には角膜の浮腫，眼底出血（硝子体出血），網膜剥離などの他，水晶体を温存した場合には白内障の進行などがある．詳細については「第2章 総論，IV 眼内腫瘍，D 眼内腫瘍の治療」（⇒152頁）を参照されたい．

VI. 予後と経過観察の方法

前述したように毛様体腫瘍はすべての症例に治療の適応があるわけではない．健診などで偶然に発見され，その後も年余にわたって変化がなく，視機能には影響を及ぼさないこともあり，そのような場合は当然のことながら経過観察のみでよい．細隙灯顕微鏡検査な

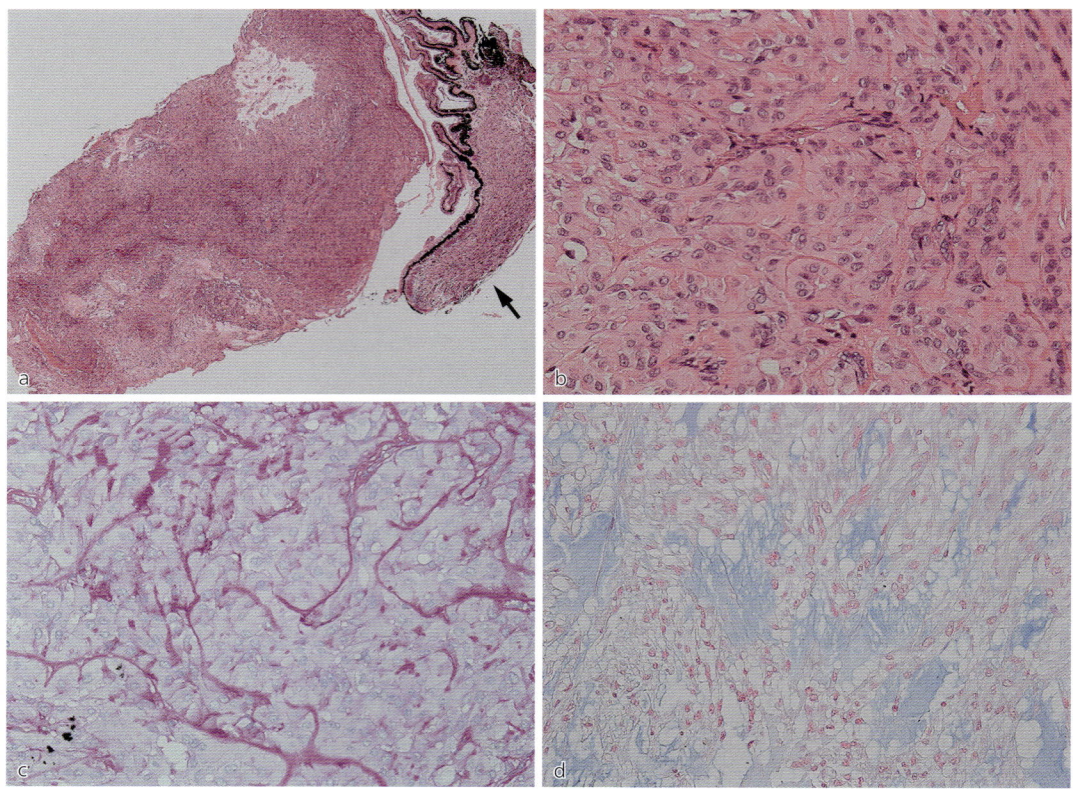

図8　局所切除された毛様体腫瘍無色素上皮由来腺腫の病理組織像
a：虹彩(矢印)後方の毛様体上皮に連続した腫瘍(HE染色).
b：腫瘍細胞が密に増殖し，腺腔構造を形成している(HE染色).
c：胞巣状に増殖した腫瘍細胞の間には基底膜様の構造がみられる(PAS染色).
d：腫瘍の間質には粘液の存在が確認される(アルシアンブルー染色).

どのほか，検眼鏡的に腫瘍の観察が困難であるならば，UBMなどでサイズの変化などを評価していく．毛様体腫瘍の多くは，一見悪性黒色腫のような外観を呈するが，一般に良性腫瘍であるならば短期間で増大することはないので，はじめのうちは3か月ごとに，変化がなければ半年から1年に1度程度の定期検査で十分なことが多い．

治療後，特に局所切除後は眼内出血や網膜剥離などの合併症の発生に注意していくことになる．詳細は「第2章 総論，Ⅳ眼内腫瘍，D眼内腫瘍の治療」(⇒152頁)に譲る．

▶**一般眼科医へのアドバイス**

毛様体腫瘍は眼内腫瘍のなかでも極めて稀な腫瘍であり，専門医が考えられるすべての検査を行ったとしても，一部の例外的な症例を除けば正確な臨床診断は難しいと言わざるをえない．いずれにしても疑わしきはUBMなどの画像診断検査が行える施設に紹介し，早急な治療の必要性のないことが確認された場合には病診連携のもと，保存的に経過観察していくのがよい．

参考文献

1) Hogan MJ, Alvarado JA, Weddell JE：Histology of the human eye. pp260-319, Sounders, Philadelphia, 1971
2) Suzuki J, Goto H, Usui M：Adenoma arising from nonpigmented ciliary epithelium concomitant with neovascularization of the optic disk and cystoid macular edema. Am J Ophthalmol 139：188-190, 2005
3) Goto H：Clinical efficacy of 123I-IMP SPECT for the diagnosis of malignant uveal melanoma. Int J Clin Oncol 9：74-78, 2004

〔後藤　浩〕

G 虹彩嚢胞

I. 疾患概念，臨床上の特徴

　虹彩嚢胞は虹彩に発生する表面が平滑な嚢胞で，先天性と後天性に分類される．先天性虹彩嚢胞は，特定の原因がなく，生下時から虹彩に嚢胞が存在するもので，女児に多い．後天性虹彩嚢胞は外傷や内眼手術，ぶどう膜炎などに続発するものと点眼薬によって生じる薬剤性のものが報告されている．薬剤性虹彩嚢胞は，長期間の縮瞳剤（抗コリンエステラーゼ薬）やプロスタグランジン製剤などによって発症するとの報告がある．

　虹彩嚢胞は，嚢胞の発生部位により，虹彩色素上皮内嚢胞と虹彩実質内嚢胞に区別される．虹彩色素上皮内嚢胞とは，嚢胞が虹彩色素上皮内にあり，有色素性の上皮細胞に覆われているものをいう．また，虹彩実質性嚢胞は，嚢胞が虹彩実質にあり無色素性の上皮細胞に覆われるものをいう．

II. 臨床所見の特徴

　虹彩の表面，または実質に様々な大きさの腫瘤が形成される．基本的には単発であるが多発することもある．細隙灯顕微鏡（図1）で観察すると嚢胞の多くは透光性があるので診断は容易であるが，色素上皮細胞で覆われたものは黒色のため透光性に乏しいため悪性黒色腫との鑑別が大切になる．嚢腫が大きくなると，瞳孔の変形や偏位を生じたり，嚢胞壁が角膜後面に接触あるいは癒着して角膜の混濁が生じる．

III. 診断・鑑別診断

　確定診断には摘出腫瘤の病理学的検査がかつては必要であったが，現在では超音波生体顕微鏡（ultrasound biomicroscope：UBM）を用いることで悪性黒色腫との鑑別が容易になった．また，隅角検査時に部分的な狭隅角領域後面に虹彩嚢腫が見つかることもある．多発性嚢腫の場合，虹彩前面が台形に偏位することもある．

　有水晶体眼の場合，虹彩裏面にある嚢腫を直視することは非常に難しいため，白内障手術の術中・術後の散瞳下で初めて判明することもある．

　鑑別診断としては，虹彩に発生する隆起性病変が鑑別の対象となる．特に悪性黒色腫や

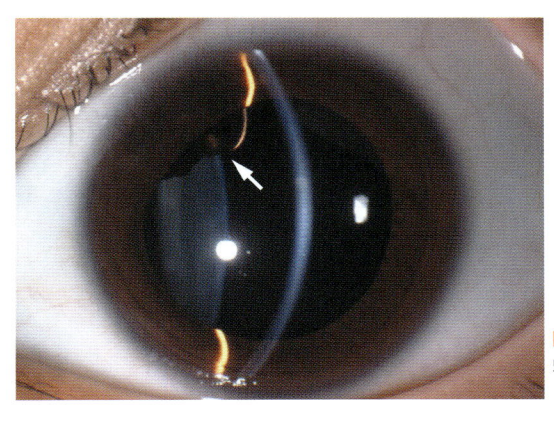

図1 虹彩囊胞
虹彩囊胞をみとめる(矢印).
(写真は東京医科大学・後藤浩先生のご厚意による)

転移性腫瘍などの充実性腫瘍では，血管新生や進行の早い増大を特徴とするため鑑別を必要とする．UBMで囊胞性か充実性かを鑑別する必要がある．

IV. 治療方針と具体的な治療方法

　囊胞が小さい場合は，放置しても障害を起こすことは少ない．自然消退する場合や稀に自然破裂することもある．

　囊胞が大きくなってくると部位によって症状が変わってくる．周辺にある場合は，閉塞隅角緑内障や角膜内皮障害を生じ，瞳孔付近にある場合は視力障害や視野障害をきたす可能性がある．また，囊腫の圧迫により白内障が進行することもある．視機能障害が生じる場合は外科的治療の対象とする．

　治療方法は，切除，穿刺吸引，光凝固などの方法があるが確立された方法がない．切除法は囊胞を丸ごと摘出する方法である．穿刺吸引は角膜輪部から穿刺し，囊胞内の内容物を吸引する．最近では光凝固による方法が侵襲が少なく有効であるとされている．従来のアルゴンレーザーによる方法に加えてYAG(yttrium aluminum garnet)レーザーも用いられている．光凝固の手技としては，①囊胞壁を穿孔させて囊胞を虚脱させる方法，②囊胞壁を穿孔させず凝固壊死させて囊胞を縮小させる方法がある．

V. 治療に伴う合併症

　治療方法は前述したように複数存在するが，いずれの方法も長所，短所があり確実な治療法がなく，症例によっても治療効果が一定していないのが現状である．

　いわゆる外科的切除方法であるが，利点としては囊胞の内容物を眼内に排出しないですむため眼圧上昇が少ないこと，基本的に摘出するので再発が少ないことである．欠点としては，侵襲が大きいこと，外傷性虹彩囊胞など囊胞が周囲の組織と癒着している場合には囊胞をすべて切除しきれない可能性があること，切除範囲が広くなると視機能に悪影響を与える可能性があることなどが考えられる．

吸引穿刺術は手技は簡単であるが，囊胞を摘出しているわけでないので多くの症例で再発すること，囊胞内容物の粘性が高い場合は吸引できない可能性があることなどが考えられる．

光凝固で囊胞壁を穿孔させて囊胞を虚脱させる方法は，単純に穿孔するだけのため外来で行える利点があるが，ムチンなどの内容物が眼内に放出されるため術後の急激な眼圧上昇や続発性虹彩炎が生じること，穿孔部の大きさによっては閉塞してしまうため再発する可能性があることが考えられる．もう1つの方法の囊胞壁を穿孔させず凝固壊死させて囊胞を縮小させる方法は，眼内に内容物が放出されないため眼圧上昇は回避できる利点があるが，光凝固の条件の設定が難しいこと，施行できない症例（囊胞が角膜後面と接触している場合など）があるなどの欠点がある．

VI. 予後と経過観察の方法

治療後は再発することがありうるので定期的な観察を必要とする．

経過観察に際して，UBMがあると容易である．大きさの変化などを定期的に検査していく．超音波生体顕微鏡がない場合，細隙灯顕微鏡，隅角検査，眼圧，視野検査を定期的に行っていく．治療後は眼圧が急激に上昇すること，続発性虹彩炎が生じる可能性が高いので術後は内眼術後に準じて薬物療法などを行う必要がある．

▶一般眼科医へのアドバイス

虹彩囊胞は小さいうちはそのまま経過をみていればよいが，外傷性などの後天性の場合は徐々に大きくなることがある．UBMがあれば外来で経過を追いやすいが，無くても定期的に外来で経過をみていれば判断できる．視機能に障害を起こすようであれば治療を行う必要が生じてくる場合がある．白内障手術を行える設備とアルゴンレーザーがあれば治療は可能である．治療法によっては高眼圧（60 mmHg以上）になる場合もあるので，術後のケアはしっかり行う必要がある．

虹彩囊胞が大きくなり視機能障害を生じてきているが手術できる設備がない場合，悪性黒色腫などとの鑑別に苦慮する場合には一度専門医にみてもらうとよい．

参考文献

1) 網野憲太郎，西嶋一晃，羽白多恵子，他：自然縮小した特発性虹彩囊胞の1例．日眼紀 49：870-873，1998
2) 塚本秀利，中野賢輔，三島弘，他：虹彩囊胞の6例．日眼紀 41：1195-1201，1990
3) 遠藤寛子，勝島晴美，丸山幾代，他：原発性虹彩囊胞の超音波生体顕微鏡による観察．臨床眼科 51：1069-1072，1997

〔金子博行，溝田　淳〕

H 母斑

I. 疾患概念，臨床上の特徴

　脈絡膜母斑は，眼底検査で見つかるメラニン色素性の病変である．その大きさは通常1.5〜5mm程度の大きさで，厚さが2mm以下である．日本人では健常人のおよそ300人に1人の頻度で認められる．乳幼児や若年者にはあまり認めないが，加齢に従い出現する頻度が増える．脈絡膜母斑の出現する部位は，89％が後極から赤道部にかけてである(図1)．

II. 臨床所見の特徴

　ほとんどの脈絡膜母斑は眼底検査や検診の眼底写真で偶然見つかる．典型的な所見は扁平ないし，わずかな盛り上がりがあり，茶色から濃い灰色であるが，稀に無色素性のものもある．正常組織との境界は，はっきりしているものもあればはっきりしていないものもある．脈絡膜新生血管を伴うことも稀にある．

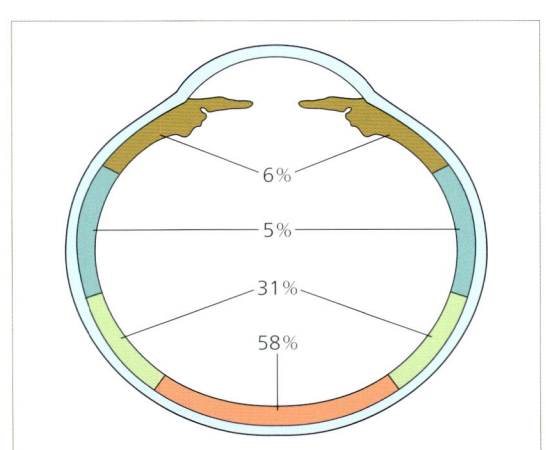

図1　母斑の眼内での分布割合
〔Naumann GOH, Hellner K, Naumann LR：Pigmented nevi of the choroid. Clinical study of secondary changes in the overlying tissue. Trans Am Acad Ophthalmol Otoraryngol 75：110-123, 1971 より〕

表1 メラニン色素性病変のハイリスク因子

1. 腫瘍の高さ（2 mm 以上）
2. オレンジ色の色素斑
3. 自覚症状の出現
4. 黄斑部や乳頭部の近くに病変があること
5. 漿液性網膜剥離がある
6. 腫瘍径
7. ドルーゼン
8. 腫瘍近くの網膜色素上皮の変化

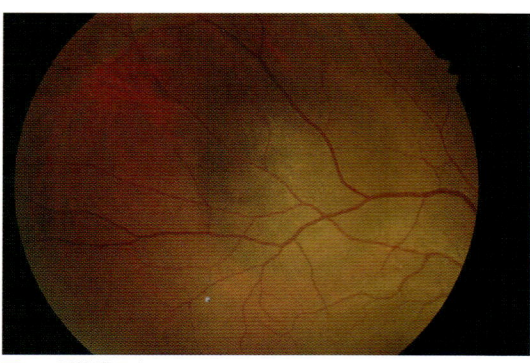

図2 脈絡膜母斑
中央にドルーゼンを認める．
（写真は東京医科大学・後藤浩先生のご厚意による）

III. 診断・鑑別診断

1. 視野検査

母斑によって視細胞の変性が生じた場合，scotoma として欠損する．scotoma の拡大が生じると脈絡膜悪性黒色腫と考えられていた時代もあるが，現在では必ずしも断定できないので他の方法を併用して診断する．

2. 蛍光造影検査

蛍光造影のパターンは決まっていない．母斑が深層にあると低蛍光になる．また，ドルーゼンが母斑上にあるとその部分は過蛍光になる（図2）．

3. Bモード超音波検査

検出できないことが多いが，1〜2 mm の厚さがあると診断がつくことが多い．しかし，小さい脈絡膜悪性黒色腫でも類似の所見になるので他の所見と併せて診断する．

4. 光干渉断層計検査（OCT）

母斑の位置に一致して網膜厚の増加と反射の亢進を認めることが多い．

5. 鑑別診断

最も大切なのは脈絡膜悪性黒色腫である．メラニン色素性の病変を観察したときは，その高さと腫瘍径を測定して検討する．腫瘍径が 15 mm を超えてかつ厚さも 2 mm 以上あるようであれば脈絡膜悪性黒色腫を疑う．腫瘍径が 5〜15 mm で厚さが 1〜3 mm の母斑の場合は，小さい脈絡膜悪性黒色腫が混じっている可能性も否定できない．そのため，リスク因子（表1）を検討し因子が多いようであれば脈絡膜悪性黒色腫を疑う．

IV. 治療方針と具体的な治療方法

通常，無症状，非進行性のため経過観察となるので手術適応はない．

V. 治療に伴う合併症

経過観察が主な治療方針であるので治療に伴う合併症はない．しかし，後述するように漿液性剝離を生じる場合があるので，症状に応じた治療が必要になる．

VI. 予後と経過観察の方法

基本的に予後は良好であるが，母斑が増大をする場合がある．扁平である母斑の高さが増してくるようであれば，脈絡膜悪性黒色腫との鑑別が必要になってくる．また，疾患自体での失明はないが，黄斑までの漿液性剝離(50%)，網膜剝離を伴わない視細胞の変性(42%)，脈絡膜新生血管(8%)による二次性の失明報告がある．そのため，定期的に視力，眼底検査などを行う必要がある．また，Bモード超音波検査やOCTを利用して母斑の高さを計測をする．診察間隔は6～12か月程度とし，必要に応じて間隔を調節する．

▶一般眼科医へのアドバイス

母斑は比較的よく見る疾患であるが，脈絡膜悪性黒色腫との鑑別に非常に気を遣うことが多い．しかし，明確な区別は未だに確立されておらず，大きさと高さと進行具合で判定せざるをえない．患者には母斑自体が良性か悪性かはっきり言わず，含みを持たせて説明することがよいと思われる．進行しているか不安があるようであれば比較的短い期間で経過をみるのと，眼底写真を毎受診時に撮影しておく．

徐々にその大きさが大きくなるようであれば，精査目的にて腫瘍専門医に紹介する方向で考える．なお，大きくなる前と比較できる写真や所見があれば紹介状に記載しておくことと，眼底写真を添付してもらうと紹介先での病状の把握がわかりやすい．

参考文献

1) Shields CL, Furuta M, Berman EL：Choroidal nevus transformation into melanoma：analysis of 2514 consecutive cases. Arch Ophthalmol 127：981-987, 2009

（金子博行，溝田　淳）

I 先天性網膜色素上皮肥大

I. 疾患概念，臨床上の特徴

　本疾患は，扁平で境界明瞭な円形ないし卵円形の黒色または褐色の色素斑で，病巣辺縁に沿って脱色素輪(hallo)と病巣内部に脱色素斑(lacuna)がみられる．臨床上の特徴として，乳児でも認められること，後述するように家族性大腸線維腫症やGardner症候群で高率に合併することがある．

II. 臨床所見の特徴

　本疾患自体には自覚的症状はなく，検診などで発見される．
　家族性大腸線維腫症(familial adenomatous polyposis：FAP)は大腸全域に多数の腺腫がみられる常染色体優性遺伝の疾患である．Gardner症候群は腸管外病変が合併するが基本的に同じ範疇の疾患である．FAPの遺伝子座は第5染色体長腕にあり，抑制遺伝子であるAPCの機能失活により引き起こされる．大腸以外に胃や十二指腸にも腺腫が認められる．腺腫の癌化は20歳頃から発生する．40歳で50％の症例が，60歳ではほぼ全例が癌化する．癌化する前の20歳代前半に予防的大腸切除術を行うことが望ましいため，FAPの遺伝子を有する可能性のある家族は消化器の検査が必要である．若年期に診断することは手術時期の決定や長期経過観察のため重要である．現在はまだ遺伝子検査法が確立していないため，乳幼児から眼底検査を行うことは非常に有用である．

III. 診断・鑑別診断

　診断は眼底所見(図1)，蛍光造影眼底検査，OCTで行う．
　先天性網膜色素上皮肥大の眼底所見では，典型的には非遺伝性，片眼性，孤発性である．FAPに合併する場合は，遺伝性，両眼性，多発性である．両者の個々の眼底所見は類似し，光顕や電顕の病理組織所見も相同であり，両者の明確な線引きがされていないのが現状である．
　典型的な色素斑は下耳側〜上耳側に多く，赤道部〜中間周辺部に多い．周辺部には黒色の小色素斑や小脱色斑などの典型的でない色素異常が存在することがある．

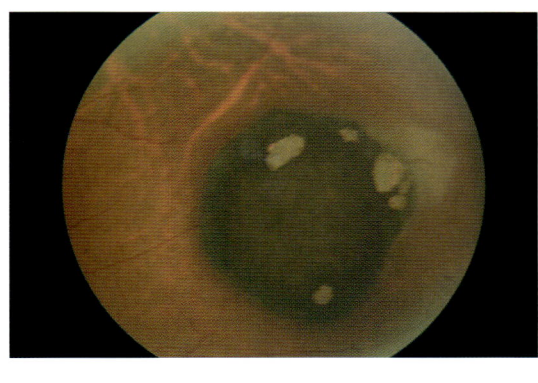

図1　先天性網膜色素上皮肥大
境界明瞭な黒色の色素斑を認める．部分的に色素が脱落しているところもある．
（写真は東京医科大学・後藤浩先生のご厚意による）

　蛍光造影眼底検査の所見は，色素斑に一致して低蛍光を示し，脱色素部はwindow defectにより過蛍光を示す．

　OCTの所見は，網膜色素上皮肥大の病変部位に一致して網膜厚の増加と反射の亢進を認めることが多い．

　鑑別診断としては，脈絡膜悪性黒色腫，脈絡膜母斑，黒色細胞腫，過誤腫，トキソプラズマ（非活動性）などが考えられる．これらを鑑別するため，Bモード超音波検査，CT，MRI，PET-CTが必要になる場合もある．

IV.　治療方針と具体的な治療方法

　通常，無症状，非進行性のため，他疾患との鑑別が必要であれば経過観察のみ行う．家族歴に家族性大腸線維腫症やGardner症候群がある場合には，消化器外科にコンサルトをする．

V.　予後と経過観察の方法

　本疾患自体の予後はよい．FAPの家族歴があれば，乳児期から眼底検査を開始し40歳代まで定期的に経過観察を行う．消化器に異常を認めないのであれば年1回程度の経過観察とする．

▶一般眼科医へのアドバイス

　本疾患自体は視力には影響しないが，大腸癌を併発する可能性がある．FAPの家族歴のある患者に本疾患を認める場合には，消化器外科に紹介する．また，未治療の家族がいるなら，乳幼児も含めて眼底検査を行うことを勧める．

参考文献

1) 橋本加奈, 牧野伸二, 金上千佳, 他：視神経乳頭周囲にみられた先天性網膜色素上皮肥大. 臨床眼科 60：1562-1564, 2006
2) 斎藤あゆみ, 小川月彦, 米良明子, 他：家族性大腸ポリポージスの1家系にみられた網膜色素上皮異常の1例. 眼科臨床医報 94：1114-1116, 2000
3) 志田かおる, 城間正, 平良明美, 他：家族性大腸腺腫症に合併した網膜色素上皮肥大の2症例. 眼科 46：301-304, 2004

〔金子博行, 溝田　淳〕

J 眼内悪性黒色腫

I. 疾患概念，臨床上の特徴

　脈絡膜悪性黒色腫は，本邦での発生頻度は欧米に比べて約 1/20 といわれ，1 人/400 万人/年（年 30 人程度の発症）と報告されている．発症リスクとして，太田母斑が挙げられている．

II. 臨床所見の特徴

　自覚症状として，視力低下，歪視，視野異常などがある．これらは腫瘍がある程度大きくなってから自覚する．後極部にあれば，検診の際に小さい腫瘍が早期発見される場合もある．しかし，ほとんどの場合は無症状で経過し，飛蚊症，硝子体出血，続発性網膜剥離，ぶどう膜炎，緑内障として発症することが多い．

　脈絡膜悪性黒色腫は，その名前の通り黒色調である．初期には扁平な黒色円形の病巣で，徐々に増大し硝子体中に突出する．腫瘍の存在する深さによって色調が変わり，脈絡膜毛細血管板や色素上皮で覆われているとオレンジ色，壊死や線維化した部分は灰白色，腫瘍表面に色素上皮過形成を生じたり Bruch 膜を破って網膜下に露出すると黒色になる．これらが腫瘍の表面で混在すると不均一な色調になる．

III. 診断・鑑別診断

　診断は，眼底検査，蛍光造影眼底検査，超音波検査，CT，MRI などを行って判断する．また，全身転移の有無を知るには PET-CT が有用である．

1. 眼底検査

　ほとんどの場合，眼底検査で診断が可能になる（図 1, 2）．双眼倒像鏡で立体的に観察を行う．また，眼底観察用 90 D レンズや Goldmann 三面鏡を用いて詳細に高さや色調などを観察する．

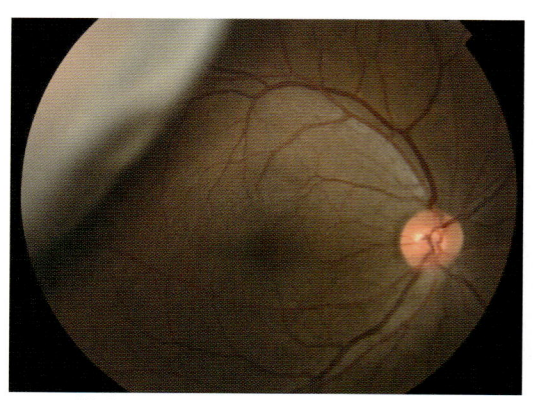

図1　脈絡膜悪性黒色腫の眼底写真
周辺が隆起して剥離を生じている.

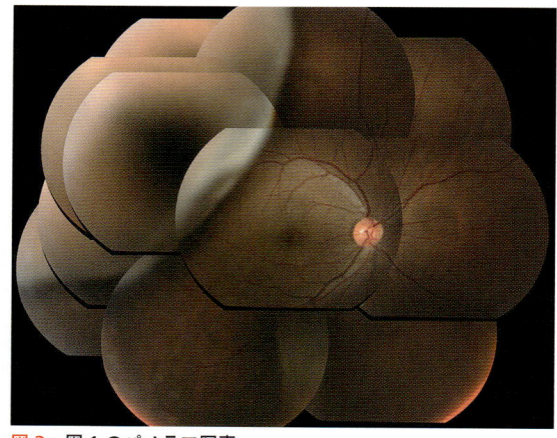

図2　図1のパノラマ写真

2. 蛍光造影検査

　小さな腫瘍は低蛍光になる．しかし，網膜色素上皮まで広がった場合，萎縮した部分にwindow defect が生じ，時間の経過とともに腫瘍に蛍光色素が貯留し，硝子体にも色素が漏出する．インドシアニングリーンでは，終始低蛍光を示すことが多い．

3. 超音波検査

　外来で行うことができ，硝子体混濁や併発白内障により眼底検査が困難な場合でも観察可能なため有用である(図3)．腫瘍本体以外に，choroidal excavation や acoustic hollowness も描出することができる．また，腫瘍の大きさを計測できるので，経過観察や治療効果判定に有用である．

4. CT・MRI

　眼球外(眼窩，脳内)への進展を確認することと，腫瘍の全体像の可視化に有用である(図4)．MRIでは特に続発性網膜剥離の描出に有用である．悪性黒色腫は，T1強調像では高吸収域になり，T2強調像では低吸収域になるが，眼底検査や超音波検査に比べて診断上の有用性は劣る．

5. 光干渉断層計検査(OCT)

　悪性黒色腫と他の眼内腫瘍を鑑別するのはできないが，腫瘍の成長による網膜の微小な変化をとらえることができる．また，母斑との鑑別に用いることができる．

6. 穿刺生検

　それ以外の方法で診断困難な悪性黒色腫の確定診断に用いることがある．本邦での報告は少ない．25G針を毛様体扁平部より挿入して腫瘍を吸引する．穿刺部位からの腫瘍が

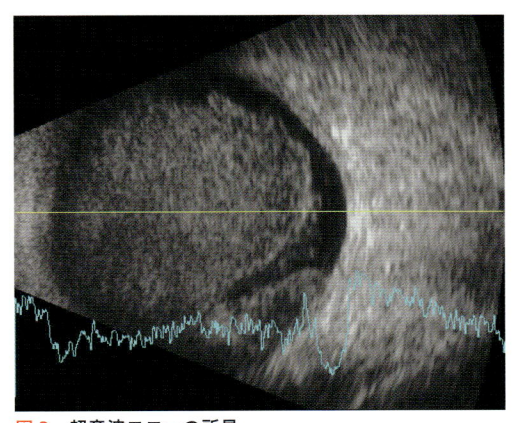

図3　超音波エコーの所見
眼球中央に腫瘍を認める．

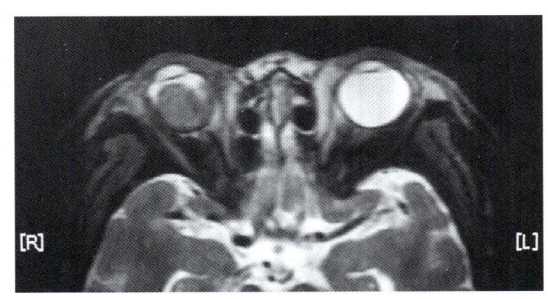

図4　CTの所見
眼球外に浸潤はしていないが，眼球内に腫瘍を認める．

播種したり，腫瘍以外の部を穿刺することがある．

7. ポジトロン断層法（PET）

　全身転移の精査を目的として行うが，本邦では局在をはっきりさせるためPET-CTを用いることが多い（図5）．指標としてフッ素-18標識デオキシグルコース（FDG）を用いる利点として，①全身に及ぶ腫瘍検索を容易に行えること，②定量化指標（standard uptake value：SUVなど）による客観的な腫瘍診断が可能なこと，③治療後瘢痕にはFDGの集積が低いため残存腫瘍の鑑別や再発の診断が容易，④従来のガドリニウム（Ga）やテクネシウム（Tl）を用いた核医学検査よりコントラストや分解能に優れていることが挙げられる．欠点として，①高血糖時にはブドウ糖と競合するため取り込みが減少するので描出能が低下する，②生理的集積部位に生じた腫瘍や糖代謝の少ない腫瘍は検出が難しい，③炎症細胞にも取り込まれるため悪性腫瘍の輪郭を厳密にはとらえられない．また，現在のPET装置では直径10 mm以下の病変は検出できない場合がある．

8. 鑑別診断

　各種の腫瘍性疾患が挙げられる（表1）．特に，脈絡膜母斑と網膜色素上皮肥大が大切である．脈絡膜母斑は，均一な灰黒色から茶色の腫瘤で扁平であることが多い．一般に厚さが1 mm以下であるが，それ以上に厚くなれば悪性黒色腫の可能性が高くなり，3 mm以上では悪性黒色腫を強く疑う．網膜色素上皮肥大も円形から楕円形をした黒みのある扁平な腫瘤である．この疾患の場合も母斑と同様，厚さが増してくるようであれば悪性黒色腫を疑う．家族性大腸線維腫症を伴うことがあるため大腸癌や大腸ポリープの既往を診断の参考にする．

IV. 治療方針と具体的な治療方法

　①罹患眼の視力，②腫瘍の大きさ，位置，広がり，活動性，③他眼の状態，④患者の

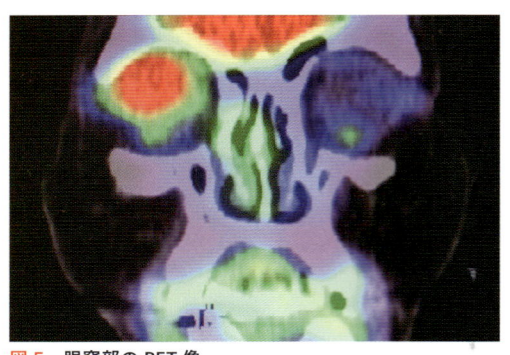

図 5　眼窩部の PET 像
右眼に集積像を認める.

表 1　メラノーマの鑑別疾患

色素性	非色素性
・脈絡膜母斑	・転移性腫瘍
・先天性網膜色素上皮肥大	・脈絡膜血管腫
・網膜色素上皮の反応性過形成	・脈絡膜骨腫
・加齢黄斑変性	・後部強膜炎
・周辺部円板状変性	・網膜と網膜色素上皮の過誤腫
・メラノサイトーマ	・眼内異物
・脈絡膜出血	
・脈絡膜剝離	

全身状態と年齢といった要素を勘案して治療法を選択する.

　現在，治療として行われているのは，経過観察(無治療)，光凝固療法，温熱療法，放射線治療として陽子線，小線源療法，重粒子線療法，局所切除術，眼球摘出，眼窩内容除去，化学療法である．これらを組み合わせた複合療法もある．

1. 経過観察（無治療）

　母斑とも悪性黒色腫とも判断しがたい厚さが 2 mm 程度の腫瘍や，全身状態が不良で積極的な治療を行えない症例が対象となる．眼底検査，超音波検査で高さや広がりを確認する．a)厚さが 2 mm 以上，b)網膜下液，c)自覚症状，d)オレンジ色の色素，e)視神経乳頭から腫瘍までの距離の 5 つの因子が進行に影響するとの報告がある．どの因子もない場合は 5 年間で 3% しか進行しないが，2 つ以上の要素がある場合は，5 年間で 50% 以上進行する可能性がある．

2. 光凝固療法・光線力学療法

　小さい腫瘍から中程度の腫瘍に行われる．眼科で通常に行われる光凝固は最近ではあまり行われなくなっており，温熱療法に移行している．

3. （経瞳孔）温熱療法

　810 nm の半導体レーザーを用いて低エネルギー密度のレーザーを長時間照射し，治療直後の組織破壊を生じさせない治療法．エネルギーの吸収は，ほとんどが網膜色素上皮層および脈絡膜で行われ，感覚網膜に対する侵襲は少ない．一番効果があるのは，高さが 2 mm 以下の悪性黒色腫とされている．

4. 放射線治療

　海外ではコバルト 60 強膜縫着療法と陽子線を使用している．強膜縫着療法は直接強膜越しに照射できるため，4 mm 程度の高さの腫瘍にも効果があるため海外ではよく利用さ

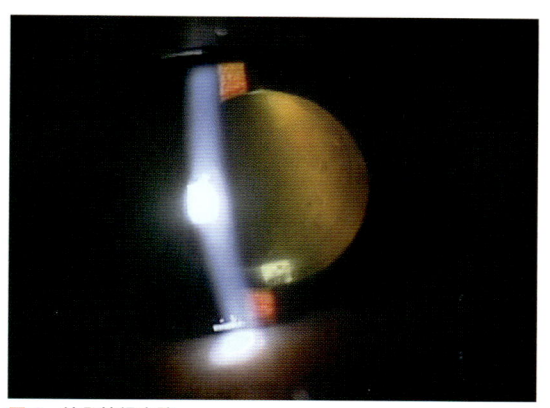

図6　続発性緑内障
腫瘍により虹彩ルベオーシスを生じている．

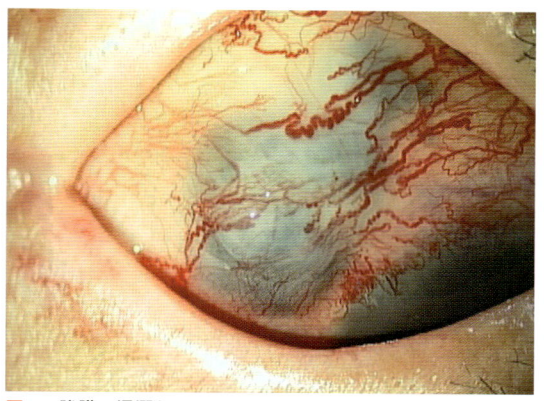

図7　強膜に浸潤している所見
悪性黒色腫が強膜まで浸潤しており，結膜越しに透見できる．

れている．しかし，本邦では特殊管理施設（シールドルーム）が必要なため，一部の施設でしか使用されていない．陽子線は，悪性黒色腫の厚さが5 mm以内であれば効果が期待できる．しかし，5 mm以上の厚さのある腫瘍は適応外である．

5. 重粒子線療法

炭素イオン線を用いた外部照射療法で，本邦では2001年から治療が始まった．陽子線治療では視力の温存が難しく治療対象とされなかった大きな腫瘍（腫瘍の長径が15 mm以上または腫瘍の厚みが5 mm以上），または，視神経乳頭の3 mm以内の脈絡膜悪性黒色腫が対象である．厚さが2 mm以下で長径が10 mm以下の腫瘍は対象にしない．炭素イオン線は140 MeV，現在の線量および分割法は70 GyE/5回（1回14 GyE）である．

6. 局所切除術

近年，腫瘍の局所切除が試みられている．腫瘍の周囲に事前に光凝固をした後，強膜を半層切開し，腫瘍，網膜，強膜半層を切除する．また，硝子体手術による腫瘍切除も試みられている．しかし，様々な合併症や播種の問題があるため慎重に取り組むべきである．

7. 眼球摘出

現在のように種々の治療法が開発される前は，眼球摘出が唯一の方法であった．現在では眼球摘出の適応として，a）長径が18 mm以上か厚さが10 mm以上で放射線治療の適応がない場合，b）硝子体内播種を生じて眼球内にびまん性に広がっている場合，c）腫瘍が強膜に浸潤して強膜が菲薄化している場合，d）視神経に浸潤している場合，e）二次性の緑内障や炎症により，光覚がなく眼痛がある場合（図6），f）種々の治療法で効果がなかった場合が挙げられる．眼球摘出する際に，強膜が腫瘍浸潤により菲薄化している場合，隆起部分の結膜は残したまま摘出することで腫瘍細胞の眼外流出を予防する（図7, 8）．また，眼球を過度に圧迫しないよう手術する必要がある．

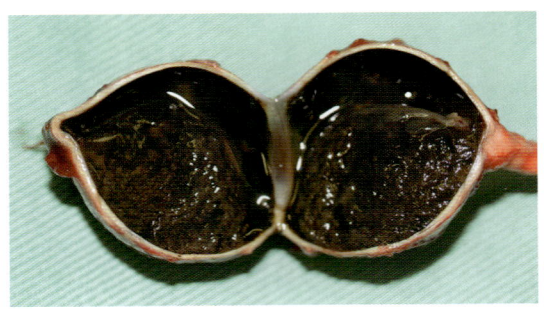

図8　眼球摘出後の割断像
図7の眼球を摘出した時の所見.

8. 化学療法

残念ながら現時点で奏効する抗癌剤や免疫療法はない．分子標的療法や予防的全身療法の実用化が模索されている．

V. 治療に伴う合併症

脈絡膜悪性黒色腫の治療法は種々ある．治療法ごとに合併症を記載する．

1. 経過観察（無治療）

無治療なので基本的には合併症はないが，腫瘍が進行してきた場合の対処法を考えておく必要がある．そのままにしておくと，硝子体出血を生じて視力の低下を生じたり，眼球外に進展する可能性があるので，眼球摘出や放射線治療などを検討する．

経瞳孔的温熱療法：網膜静脈閉塞症，網膜牽引，網膜裂孔，二次性網膜剝離はよく生じる合併症である．

2. 放射線治療（電子線，陽子線，重粒子線）

放射線による眼球への合併症として，角膜障害（放射線性角膜炎，ドライアイ），白内障，網膜症，視神経症が生じやすい．また，新生血管緑内障や硝子体出血が生じることもある．特に重粒子線では照射後2～3年をピークとして患者の1/4～1/2に網膜症が発生する．

3. 局所切除

手技がまだ発展途上のため合併症は多い．硝子体出血は全例に認められる．脈絡膜悪性黒色腫からの硝子体出血に対し誤って硝子体手術を行った症例で，硝子体ポートから腫瘍細胞が漏出し眼窩内に播種し，脳内転移した症例もある．安全性を確認できるには，時間がかかると思われる．

4. 眼球摘出

眼球内に腫瘍がとどまっているのであれば，基本的には問題がないと考える．しかし，

病理診断の結果，眼球外浸潤が判明すれば放射線照射を追加する，あるいは経過を厳重に観察するべきである．眼球摘出による合併症は比較的少なく，レジン球の脱出，感染，出血などである．

VI. 予後と経過観察の方法

予後に関して，原発巣からの再発と転移に分けて考える．原発巣の再発に関しては腫瘍の活動性，これまでの治療方法，全身状態などの要素が絡んでくるため必ずしも一定ではない．

転移に関して，最近では遺伝学的に，腫瘍細胞の3番染色体が1つ欠損している場合，転移リスクが高いことが判明している．モノソミー3（第三因子欠落）の検出は遺伝子発現シグネーチャほど正確ではないが，遺伝子発現シグネーチャを行えない場合は，代替手段となりうる．

経過観察の方法としては，肝機能検査（採血），胸部X線，肝臓を中心とした腹部の超音波検査，CTもしくはMRI検査が一般的である．可能であれば，PET検査を年1回程度行って転移の有無を確認する．

無治療で経過観察のみ行っていると，5年以上かけてゆっくり進行する腫瘍もあるので，気長に粘り強く経過をみていく．

▶一般眼科医へのアドバイス

脈絡膜悪性黒色腫と聞くと，一般眼科の先生方は不安に思うことが多い．かつては見つかり次第すべて眼球摘出をしていたが，近年では眼球保存していても生存率が変わらないことから経過観察していくことが多くなった．

確かに，進行してくると種々の治療を考える必要があるが，初期の頃は母斑と見分けがつきにくいことが多い．OCTや超音波エコーなどを用いてもはっきりしないことが多いので，結局は検眼鏡や90Dなどのレンズによる定期的な経過観察につきる．

腫瘍が大きくなってきたら専門医に紹介するが，画像診断装置，PETなどがない施設であれば，大きさと症状によっては大きくなる前に紹介してもよい．一度，専門医に診てもらい，経過観察を紹介元の病院で分担して診察するのが理想的である．なお，患者によっては腫瘍があるのに治療をしないことに不安を感じることがあるので，現在の状況の説明が必要である．

参考文献

1) 臼井嘉彦：ぶどう膜悪性黒色腫の遺伝子診断による予後判定．眼科 52：287-292, 2010
2) Singh P, Singh A：Choroidal melanoma. Oman J Ophthalmol 5：3-9, 2012
3) 原浩昭：眼科における腫瘍治療 Update．県立がんセンター新潟病院医誌 52：52-57, 2013

〈金子博行，溝田 淳〉

K 眼内リンパ腫

I. 疾患概念・臨床上の特徴

　眼内リンパ腫の歴史は比較的浅く，1950年代に主に摘出眼球を対象とした病理組織学的研究から reticulum cell sarcoma として報告され，認識が広まっていったことに端を発している．本症はその臨床所見の類似性からぶどう膜炎と誤診されやすいこと，すなわち診断や治療が遅れがちとなる代表的な仮面症候群の1つとして知られる．また，60〜90％の症例が中枢神経系(central nervous system：CNS)リンパ腫を併発し，この CNS 症状が顕在化した後の生命予後は極めて不良であることが臨床上の最大の問題点である．
　眼内リンパ腫は原発眼内リンパ腫と，全身のリンパ腫の経過中に眼症状を呈してくる続発眼内リンパ腫に大別される．CNS リンパ腫が眼病変に先行し，既に診断が確立している場合の眼病変対する診断は比較的容易であるが，眼症状が先行した場合には眼科医がこの疾患に最初に遭遇することになり，本症を鑑別診断の1つとして想起しない限り，診断は覚束ないことになる．本項ではこの原発眼内リンパ腫の特徴，診断，治療について概説する．なお，最近は硝子体網膜リンパ腫(vitreoretinal lymphoma)の表現も使用されつつあるが，本項では従来どおり，眼内リンパ腫と称することにする．

II. 臨床所見の特徴

　眼内リンパ腫の臨床所見は多岐にわたり，同一症例であっても発症時と再発時で眼所見が大きく異なることもあるが，主たる病変は硝子体混濁と網膜下の浸潤病巣の形成であり，これらの変化が混在していることもある．

1. 硝子体混濁の特徴

　硝子体混濁は眼内に浸潤したリンパ腫細胞や反応性の炎症細胞によって構成されるが，混濁は硝子体腔内で一様ではなく，濃淡を伴っていることが多い．典型例では帯状，索状の混濁を示し，しばしば眼底の後極から周辺方向に放射状に広がる特徴的な混濁パターンを呈する(図1)．これらの帯状の混濁が眼球運動に伴って揺れ動く様子は，北海の天空に漂うオーロラを彷彿とさせることがある．また，これらの硝子体混濁が高度であるにもかかわらず，矯正視力は良好に保たれていることがあるのも特徴である．

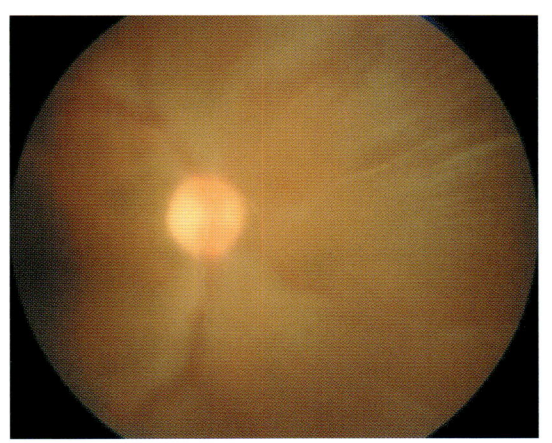

図1　眼内リンパ腫にみられる硝子体混濁
眼底の後極から周辺に拡がる索状の混濁．

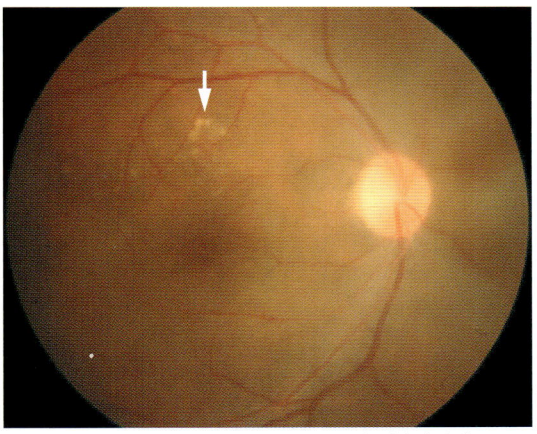

図2　眼内リンパ腫の発症初期にみられる網膜色素上皮レベルの変化
ドルーゼンを思わせる眼底所見（矢印）．

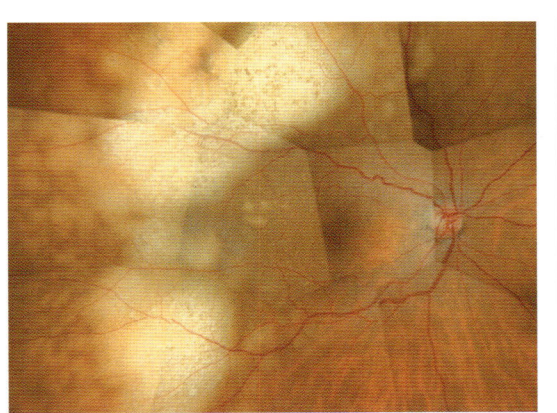

図3　進行した眼内リンパ腫の眼底所見
癒合，拡大した網膜下の浸潤病巣．

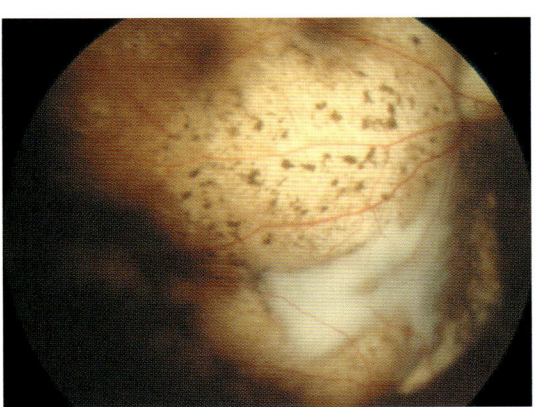

図4　網膜下浸潤病巣にみられる色素斑
網膜色素上皮レベルにおける色素斑．

このような硝子体混濁に対して非感染性ぶどう膜炎の診断のもとにステロイドの全身投与や眼球周囲注射が行われた場合，わずかに反応することもあるが，一般的には抵抗性であり，本症を疑う根拠の1つとなる．

2. 網膜下病変の特徴

網膜色素上皮レベルから上皮下にリンパ腫細胞が浸潤し，初期には眼底の小さな斑状病巣として観察される（図2）．単発あるいは散在性の黄白色病巣は次第に拡大し，境界明瞭で大きな病巣を形成していく．わずかに隆起を伴っていることがあり，病巣が癒合，拡大し，眼底の広範囲に及ぶこともある（図3）．黄白色の病巣内にはしばしば茶色ないしは黒褐色を呈する多数の小色素斑がみられるのが特徴である（図4）．

一定の大きさとなった網膜下の病巣は時間経過とともに徐々に，あるいは後述する治療によって速やかに縮小し，萎縮瘢痕化していく（図5）．この萎縮性変化が黄斑部に及んだ場合は著しい視力低下の原因となる．

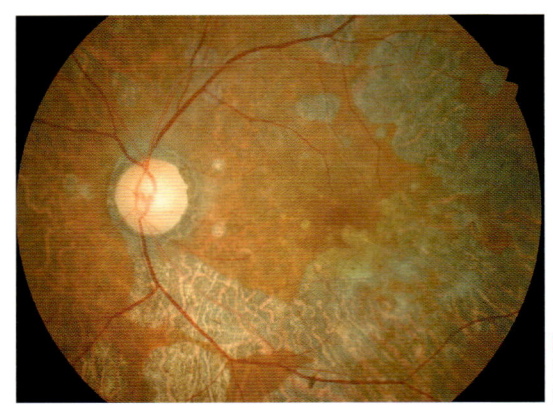

図5 網膜下浸潤病巣が消退した後の網脈絡膜萎縮
放射線治療などの後，あるいは自然経過でもみられる萎縮性変化．

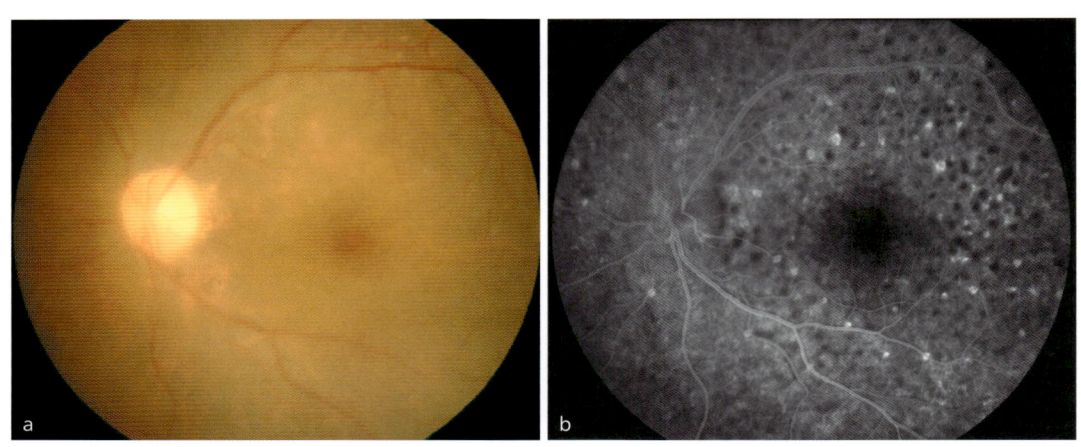

図6 眼内リンパ腫の FA 所見
硝子体混濁以外，検眼鏡的には異常は認められないが，過蛍光や低蛍光を呈している．

　蛍光眼底撮影では浸潤細胞が網膜色素上皮へ及ぼす影響に応じて様々な所見を呈する．すなわち，網膜色素上皮下病巣による脈絡膜背景蛍光のブロックは低蛍光を，色素上皮の萎縮は window defect による過蛍光を示す．検眼鏡的に明らかな異常所見が観察できなくても，蛍光眼底撮影では低蛍光や過蛍光を呈することがある（図6）．
　病理組織学的には網膜下の浸潤病巣は網膜色素上皮と Bruch 膜の間に存在し，その様子は光干渉断層計で確認することができ，他の眼底疾患との鑑別に役立つことがある（図7）．

3. その他の眼所見

　前房症状，すなわち，前房内への細胞浸潤は顕著でないことが多い．ただし，再発時には細胞浸潤とともにしばしば棘状，あるいは粗い網目状の角膜後面沈着物が観察される（図8）．
　眼内リンパ腫の初発時，あるいは発症初期の段階で網膜出血をきたすことは少ないが，病期が進行した場合や再発時にはこの限りではなく，サイトメガロウイルス網膜炎やBehçet 病などとの鑑別を要する（図9）．稀に網膜血管炎を思わせる白鞘の形成がみられる．

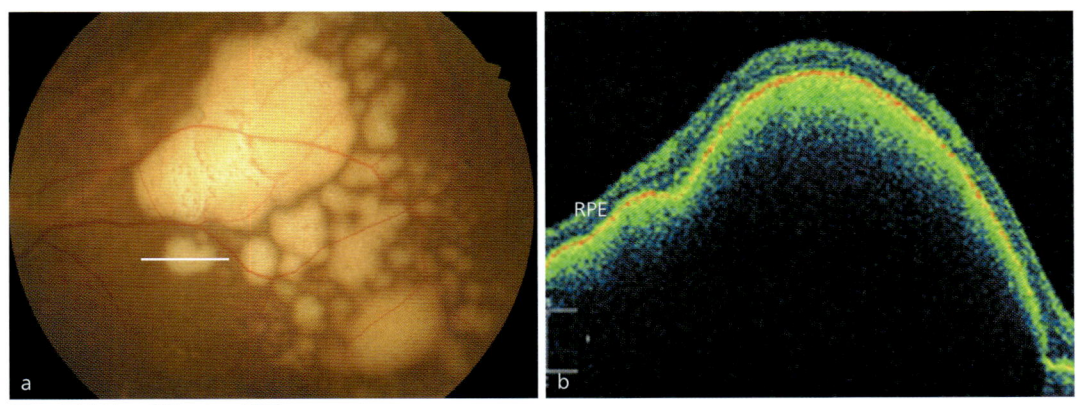

図7 眼内リンパ腫のOCT所見
網膜色素上皮（retinal pigment epithelium：RPE）の下にみられる病変．

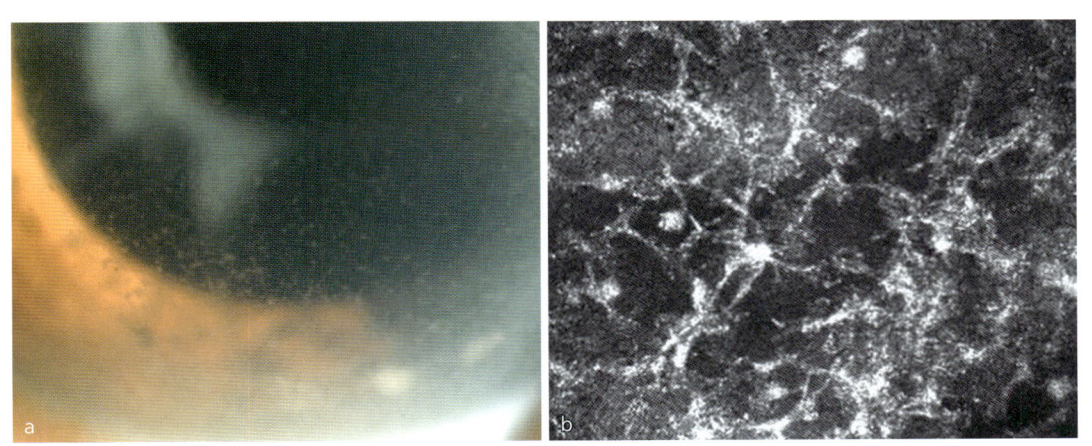

図8 眼内リンパ腫の再発時にみられる角膜後面沈着物
a：棘状の粗な角膜後面沈着物．b：共焦点顕微鏡所見．

　リンパ腫細胞が視神経乳頭およびその周囲に浸潤すると，乳頭の発赤，腫脹とともに乳頭周囲に強い滲出性変化を生じる．これらは比較的頻度の低い所見であるため，診断に苦慮することがある（図10）．

III. 診断・鑑別診断

　まずは臨床所見ならびに臨床経過から眼内リンパ腫の可能性を疑うことが診断への第一歩となる．発症早期には非感染性ぶどう膜炎の診断のもと，ステロイドによる治療が行われることはやむをえないが，このステロイド投与に対する反応が乏しいとき，特に60歳以上の症例の場合には本症の可能性を念頭におき，以下のしかるべき検索を行う必要がある．

1. 硝子体混濁が存在する場合

　硝子体中に本症の可能性を思わせる細胞が観察される場合は，通常の硝子体手術に準じ

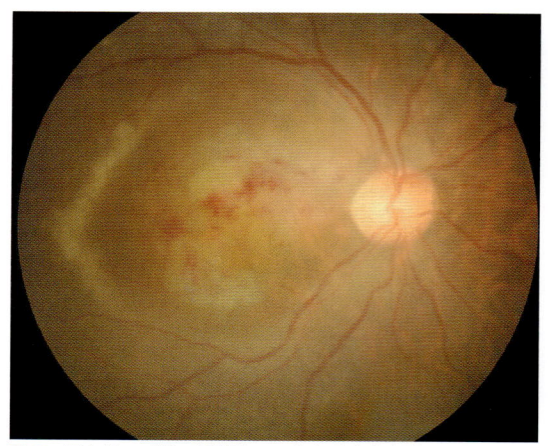

図9　眼内リンパ腫の再発時にみられる出血を伴った網膜病変
サイトメガロウイルス網膜炎やBehçet病との鑑別を要する．

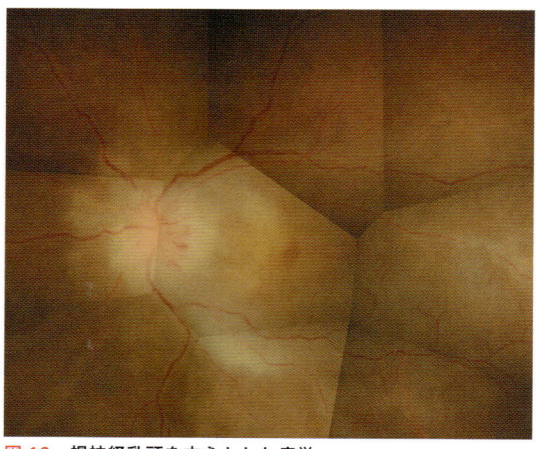

図10　視神経乳頭を中心とした病巣
リンパ腫細胞の浸潤と滲出性変化による特異な眼底所見．

てこれを採取し，診断に利用する．混濁した硝子体の切除によって視機能の改善も期待できる．25ゲージカッターによる硝子体切除でもほとんど問題ないが，細胞診目的の採取ではcut rateを低目に設定したほうが細胞形態への影響は少ない．灌流液を流入する前の硝子体を，カッターの吸引チューブに接続した10 mLのシリンジなどを用いて用手的に0.5～1.0 mLほど採取する．吸引に際しては眼球の虚脱に十分注意する．得られた硝子体を用い，①細胞成分を用いた形態学的評価（細胞診），②サイトカインの測定，③PCR（polymerase chain reaction）による免疫グロブリン遺伝子再構成〔T細胞性リンパ腫の場合はT細胞受容体（T cell receptor：TCR）〕の最低3項目を検索する．その他，④フローサイトメトリーによる浸潤細胞の表面マーカーや，⑤染色体異常の検索を行う場合もある．③～⑤については灌流液で希釈された硝子体も利用可能であるが，細胞成分が少ないと診断に結びつくデータを得ることはできない．

1）細胞診

適切に処理された硝子体サンプルからは，N/Cの大きな，やや大型の異型リンパ球が検出される（図11）．この異型リンパ球は免疫染色ではほとんどの症例でCD20陽性となり，B細胞由来であることがわかる．細胞診は本症の診断に極めて重要であるが，それだけで眼内リンパ腫の診断が確定できるとは限らない．その理由は得られる細胞数が少ない場合や，反対に標本上，細胞が密になり過ぎて評価困難な場合のほか，検体の処理が不適切なために細胞が破壊されてしまう場合などが考えられる．また，反応性に眼内に浸潤した炎症細胞（T細胞）の存在も混乱の原因となる．さらに浸潤リンパ球の異型性の程度の判断については診断医の経験に左右されることもある．明らかな異型性とともに免疫染色などの裏づけが得られる場合は別として，細胞形態のみで診断を行うには慎重を要することも多い．

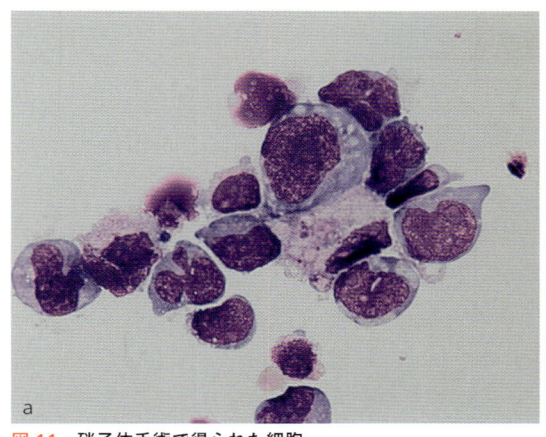

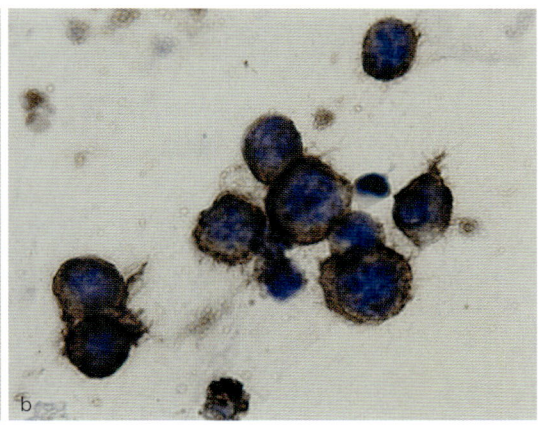

図11　硝子体手術で得られた細胞
a：N/C 比の高い異型リンパ球．b：抗 CD20 抗体陽性細胞．

2）サイトカインの測定

　硝子体液中のサイトカインの測定はぶどう膜炎との鑑別上，極めて大切であるとともに，本症の診断では最も重要な情報の1つとなる．眼内リンパ腫ではほとんどの症例で硝子体中インターロイキン（interleukin：IL）-10 が，炎症性のサイトカインである IL-6 よりも高値を示す．反対にぶどう膜炎では一般に感染性，非感染性を問わず，IL-6 が IL-10 よりも高値となるため，診断的価値が高い．IL-10 と IL-6 の測定値の「比」だけを評価するのであれば，眼内灌流液が混入した硝子体液も利用可能であるが，希釈されていない硝子体中の IL-10 値を確認することにも意義がある．例えば IL-10 が 1,000 pg/mL を超えるような場合は，それだけでもリンパ腫である可能性が高く，時に 10,000 のオーダーを超えることもある．なお，IL-10 値が極めて高い値を示すときには，IL-6 の測定値も高くなることがある．硝子体液中のサイトカインについては，IL-10 と IL-6 以外にもリンパ腫とぶどう膜炎では大きく異なることから，補助診断として活用される可能性がある．

　なお，全身性の悪性リンパ腫に続発する眼内リンパ腫では，IL-6 が IL-10 よりも高値を示すことがあるので注意を要する．

3）免疫グロブリン遺伝子再構成の確認

　眼内リンパ腫のほとんどは B 細胞由来であることから，単クローン性の細胞増殖であることを確認するために PCR による免疫グロブリン遺伝子再構成の検索が行われる．眼内のリンパ球が腫瘍性に増殖している場合には，PCR で増幅された遺伝子産物が電気泳動によってバンドとして検出される．

　いずれにしても眼内リンパ腫の診断では，臨床経過を含めた臨床所見を第一に重視し，それとともに眼内液の多角的な検索結果をふまえ，総合的に判断することが重要である．

2. 硝子体混濁が少ない，あるいは存在しない場合

　硝子体中に浸潤している細胞が少ない，あるいはほとんど存在しない場合は，硝子体手術により網膜下組織を採取し，生検組織として診断に用いることがある．採取すべき病巣が眼底の後極にみられる時はよいが，周辺の場合には技術的に困難となる．また，組織の採取過程，すなわち硝子体鑷子による把持や強膜ポートから組織を取り出す際に標本に人工産物が加わりやすく，組織診断自体が困難となることがある．

　一方，硝子体混濁はわずかであっても硝子体中のIL-10は高値を示すことが多いため，リンパ腫としての組織学的な裏づけが得られなければ，臨床所見と経過に加え，この硝子体中のサイトカインの測定値をもって診断する場合もある．

IV. 治療方針と具体的な治療法

　眼内リンパ腫に対する望ましい治療法について，統一した見解は得られていないのが現状である．特に眼病変に対する全身化学療法の位置づけについては議論が多い．いずれにしても眼病変に対していかなる治療を行ったとしても，現状ではCNS病変の発症を完全に防ぐことはできないと考えたほうがよい．なお，CNSリンパ腫と眼-CNSリンパ腫を比較した場合，両者の間で生命予後に有意差はなく，眼症状に対して積極的に治療を行うことでCNSリンパ腫の生命予後が改善されることもないことが報告されている．

1. 放射線治療

　放射線照射は眼病変に対して確実に効果が期待できる治療法の1つである．通常，眼部に1.5〜2.0 Gy/日，計30〜40 Gyの照射が行われ，網膜下に浸潤した病巣は照射開始後から徐々に縮小し，萎縮瘢痕化していく．しかし，眼部への放射線治療によってCNS病変の発症が予防できるわけではなく，治療後も一定の割合で眼病変の再発がみられる．

　CNS病変に対しては全脳照射が行われる．40 Gy以上の照射により90%以上の症例でリンパ腫の縮小がみられるが，多くの症例で再燃をきたす．後述する化学療法が積極的に行われるようになる以前の検討では，全脳照射のみを行った場合の生存期間は12〜18か月と報告されている．

2. 局所化学療法

1) メトトレキサート（methotrexate：MTX）

　葉酸代謝拮抗薬であるMTXには免疫抑制作用もあることから，様々な病態の治療に用いられており，眼内リンパ腫にも局所化学療法として応用されている（図12）．具体的にはMTX 400 μg/0.1 mLを最初の4週間は週に2回，次の8週間は週に1回，その後9か月間にわたって月に1回注射する．このプロトコルに従って治療を行った場合，平均6.4±3.4回の注射で眼症状は寛解状態となり，平均13回以下の注射でリンパ腫細胞が駆逐されるという．しかし，眼部への放射線治療と同様，この治療法によって眼病変が完全に

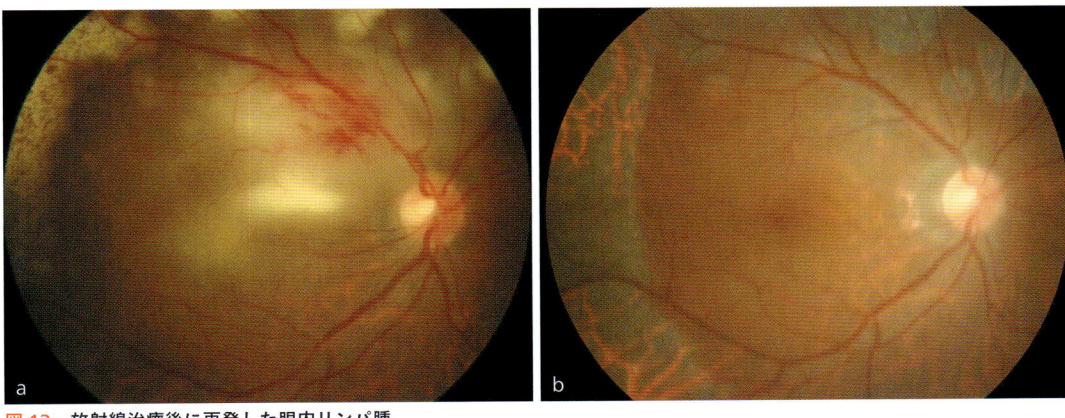

図12　放射線治療後に再発した眼内リンパ腫
a：網膜出血を伴った病巣．b：MTX 硝子体注射による治療後．

鎮静化したとしても CNS リンパ腫の発生を抑制しうるものではない．
　MTX の硝子体注射については前述した投与方法の他にも，眼所見の改善に応じて適宜，注射回数を調整し，投与間隔を延長するなどの工夫が試みられている．

2）リツキシマブ

　CD20 陽性の悪性リンパ腫の治療薬として広く用いられている抗ヒト CD20 ヒト・マウスキメラ抗体からなるモノクローナル抗体，リツキシマブ 1 mg/0.1 mL の硝子体注射の有用性が報告されている．特に MTX 硝子体内注射無効例や，MTX の副作用により注射の継続が困難な症例では有用な選択肢となる．長期予後に関する報告も散見されるが，いまだ症例数が限られており，至適投与量や投与期間などについても議論の余地がある．薬剤自体が高価な点も難点である．

3．全身化学療法

　生命予後を左右する CNS リンパ腫に対しては，血液-脳関門を比較的通過しやすい MTX の全身投与が治療の中心となる．高用量で静注する，いわゆる high dose（HD）-MTX 療法と呼ばれる方法であるが，高齢者では副作用も多いため，3〜4 g/m^2 の用量で治療されることが多い．HD-MTX に加え，びまん性大細胞型 B 細胞性リンパ腫の治療方法として確立されている R-CHOP（リツキシマブ，シクロホスファミド，ドキソルビシン，ビンクリスチン，プレドニゾロン）を組み合わせた治療法も行われている．HD-MTX 単独による治療よりも，リツキサン®を加えたほうが明らかに完全寛解の占める割合と生存率の向上が望めるとする報告もみられる．
　なお，CNS リンパ腫のみならず，眼内リンパ腫に対しても HD-MTX 単独による治療の報告はあるが，約半数例が治療に対して抵抗，または再発をきたすとされる．

4．併用療法・ほか

　放射線治療との組み合わせについては，HD-MTX 療法を行った後に全脳照射を行うこ

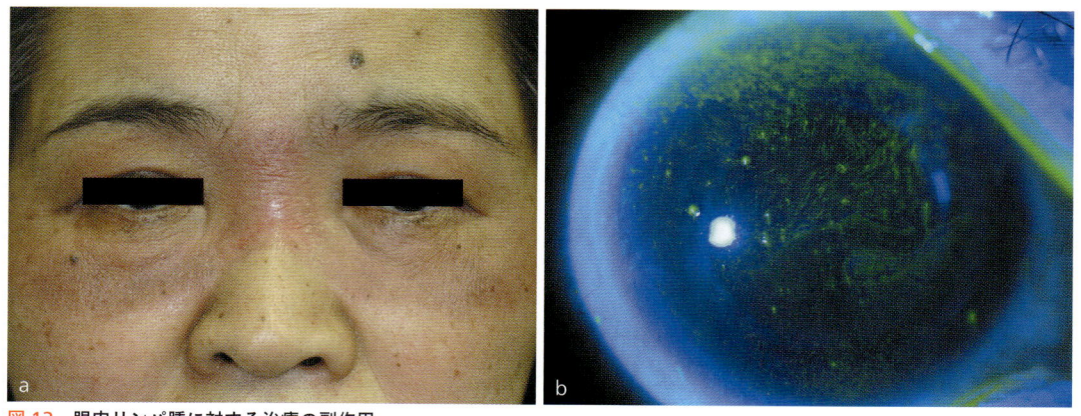

図 13 眼内リンパ腫に対する治療の副作用
a：放射線照射後に生じた皮膚炎．b：MTX 硝子体注射により生じた角膜上皮障害．

とによって生命予後が改善されるという報告がある一方，HD-MTX 療法と放射線治療のコンビネーション療法を行っても，生存率の延長には寄与しないという見解もある．いずれにしても 60 歳以上の高齢症例が多くを占める CNS リンパ腫の治療では，全脳照射に伴う副作用を回避するためにも，まずは全身化学療法を単独で行い，無効時や再発例には全脳照射が追加されることが多くなりつつある．

CNS リンパ腫に対してイホスファミド・カルボプラチン・エトポシド・デキサメタゾンや大量 MTX などのサルベージ化学療法を施行した後に自家幹細胞移植を行うと，生存期間が延長するという報告もみられる．

V.　治療に伴う合併症

眼部への放射線照射の合併症として，急性期には照射野に一致した皮膚炎(図 13a)や角膜上皮障害，睫毛脱落など，亜急性期にはマイボーム腺機能不全や慢性結膜炎，ドライアイなどを生じる可能性がある．特にマイボーム腺機能不全は高率にみられる．晩発性合併症として白内障，網膜症などが生じる．しかし，30 Gy 程度の照射であれば重篤な症状に至ることは少なく，仮に白内障が進行したとしても多くは手術により視機能の回復が期待できる．

全脳照射を行った場合，急性期の有害事象としては皮膚炎，頭痛，嘔気，疲労感などが，晩発性の有害事象には白質脳症による認知機能の低下がある．照射に際して海馬への線量を少なくすることで認知機能の低下が軽減できる可能性が報告されている．

MTX の硝子体注射では結膜充血や角膜上皮障害(図 13b)などの副作用がみられる．多くは一過性であるが，なかには角膜上皮幹細胞の疲弊によって重篤な角膜上皮障害を生じ，遷延することがある．

リツキシマブの硝子体腔内注射は MTX と異なり，角膜上皮障害などの合併症を生じる可能性は極めて低いとされる．ただし，どのような薬物であっても，硝子体注射に際しては，一過性の眼圧上昇のほか，水晶体損傷，感染(眼内炎)などの可能性を常に留意しなく

てはならない．

　MTXの大量全身投与は腎機能障害のほか，白質脳症による遅発性の神経障害を生じることがあり，特に60歳以上の高齢者ではその危険性が高い．

VI. 予後と経過観察の方法

　一般に眼病変に対する初回治療については，放射線照射と局所化学療法のいずれにもよく反応し，軽快していくことが多い．しかし，CNS病変発症後の生命予後は厳しく，5年生存率は60％前後であるのが現状である．一方で，最近はCNSリンパ腫に対する治療成績の向上とともに長期生存例が増えつつあることも事実で，経過観察期間の延長により，眼病変の再発例を経験する機会も確実に増えつつある．

　眼科的に眼内リンパ腫の診断が確立し，しかるべき治療を行った後は，まずは放射線照射や局所化学療法による副作用の有無をチェックしていくことになる．副作用の有無や程度にもよるが，治療実施後しばらくは，おおよそ2～4週間ごとに診察する．眼病変の再発をチェックするためには，一般的には3か月ごとの診察が望ましい．眼病変の活動性の評価には眼底検査とともに前房水中のIL-10を測定することが理想的であるが，現実には診察のたびに前房穿刺を実施していくことは難しい．

　CNS病変の早期発見には定期的な頭部造影MRIの撮像が必要であり，血液腫瘍科，神経内科，脳神経外科などと協力して継続していくことになる．MRI撮像の間隔については定まった見解はないが，筆者らは眼科の診察に併せて3か月に1度の撮像を原則としている．しかし，もともと高齢者に発症することが多い疾患であることに加え，CNSリンパ腫を発症した後は治療による副作用の影響もあってパフォーマンスの低下は避けられず，経過観察の継続が困難となることも少なくない．

▶一般眼科医へのアドバイス

　最近でこそ広く知られるようになってきた眼内リンパ腫であるが，非常に稀な疾患であることに変わりはない．国内の多施設調査の結果によれば，本疾患の眼症状出現から最終的な確定の診断に至るまでの期間は平均12.8か月というデータもある．眼内リンパ腫が診断に至るきっかけは本疾患の可能性を疑うことに尽きるが，ぶどう膜炎の診断のもと，結果的に効果のないステロイド治療が行われてしまったとしても，それが無効であるならば，その事実が本疾患を疑う重要な根拠となる．

　残念ながら現状では眼症状に対して然るべき治療を行ったとしても，いずれ高い確率でCNSリンパ腫を発症してしまうのが本疾患の最大の問題点である．状況にもよるが，診断が確定した後はこの事実を患者本人および周囲に十分説明し，継続的に定期検査を受けていただくことの必要性とともに，何らかの神経症状が現れた際には速やかに当該診療科（血液腫瘍科，神経内科，脳神経外科など）を受診するよう日頃から指導しておくことが，本疾患の予後を向上させることになる．かつては非常に予後不良であったCNSリンパ腫であるが，最近は長期生存例も増えてきており，粘り強い診療体制の構築が望まれる．

参考文献

1) Chan CC, Rubenstein JL, Coupland SE, et al：Primary vitreoretinal lymphoma：A report from an international primary central nervous system lymphoma collaborative group symposium. The Oncologist 16：1589-1599, 2011
2) Kimura K, Usui Y, Goto H, et al：Clinical features and diagnostic significance of the intraocular fluid of 217 patients with intraocular lymphoma. Jpn J Ophthalmol 56：383-389, 2012
3) 後藤浩：眼内悪性リンパ腫. 眼科 50：161-170, 2008
4) Usui Y, Wakabayashi Y, Okunuki Y, et al：Immune mediators in vitreous fluids from patients with vitreoretinal B-cell lymphoma. Invest Ophthalmol Vis Sci 53：5395-5402, 2012
5) Grimm SA, McCannel CA, Omuro AM, et al：Primary CNS lymphoma with intraocular involvement：International PCNSL Collaborative Group Report. Neurology 71：1355-1360, 2008

〔後藤　浩〕

L 網膜芽細胞腫

I. 疾患概念・臨床上の特徴

網膜芽細胞腫は小児の網膜に生じる悪性腫瘍であり，未分化な網膜細胞ががん化したものと考えられている．視細胞由来，水平細胞由来など諸説あるが，起源は同定されていない．

発症頻度は 15,000〜23,000 出生に 1 人であり，人種差，性差はない．現在のわが国では年間発症数が 70〜80 人で推移していて，網膜芽細胞腫全国登録委員会によりほぼ全例の発症登録が行われている．正確な発病時期を同定することはできないが，95％の症例は 5 歳以下で発見されている．片側性，両側性の場合があり，片側性は平均 21 か月，両側性は平均 8 か月で発見されている．

本疾患の原因は 13 番染色体長腕にある *RB1* 遺伝子の変異で説明される．*RB1* 遺伝子は細胞分裂の重要な役割を担う RB1 蛋白をコードしているため，*RB1* 遺伝子変異により細胞分裂の制御ができなくなり発がんに至る．これまでの研究から *RB1* 遺伝子変異は網膜芽細胞腫発症の必要条件であることは確実であるが，他の遺伝子変異の関与，またエピジェネティックスの関与などは未だ解明されていない．

1 細胞には 2 遺伝子座がある．*RB1* 遺伝子は劣性遺伝子であり，1 遺伝子座の変異があっても細胞機能は正常であるが，2 遺伝子座の両方に変異を生じて初めて細胞機能障害を示す，すなわち癌化する(図1)．2 段階発がん説(two-hit theory)といわれるゆえんであり，Knudson は本疾患の疫学調査からこの概念を導き出した．体細胞に変異がなく網膜の 1 細胞で 2 段階の変異を生じた場合を体細胞変異(somatic mutation)と呼び，確率的に多発す

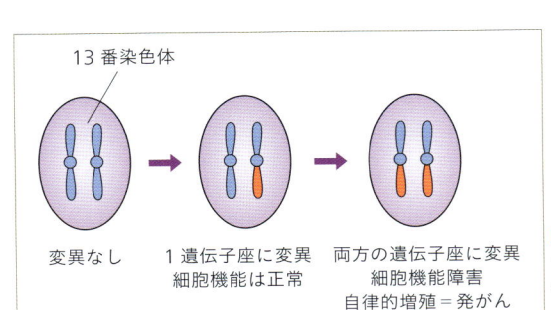

図1 2段階発がん説(two-hit theory)
1 細胞には 2 遺伝子座があり，1 変異だけでは細胞機能は正常，2 遺伝子座に変異を生じると細胞機能に異常を生じがん化する．

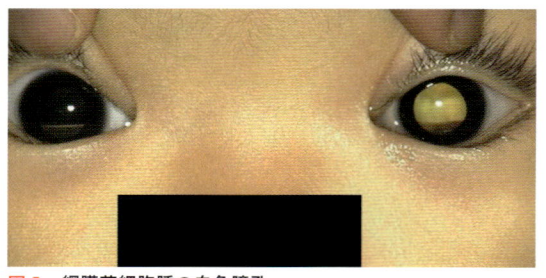

図 2　網膜芽細胞腫の白色瞳孔
左眼の水晶体直後に腫瘍があり，瞳孔が白く見える．暗いところでは光が反射するため猫眼（Cat's eye）を呈する．

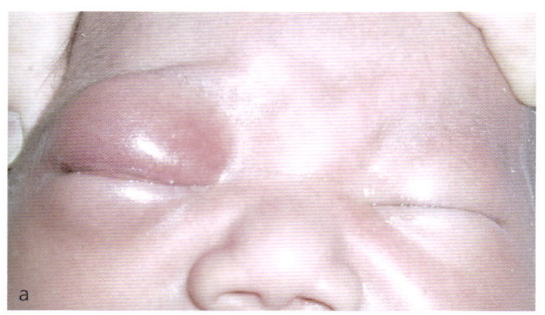

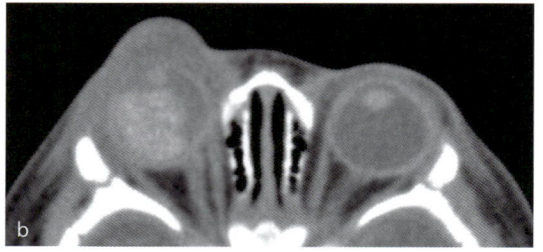

図 3　眼窩蜂巣炎様炎症を呈した網膜芽細胞腫
a：右眼瞼は著明に腫脹している．b：a の CT 画像．右眼内に腫瘍があり，眼球周囲に著明な浮腫を生じている．腫瘍の眼球外浸潤はない．

ることはなく単発・片側性であり，*RB1* 遺伝子の関与する二次がんの懸念はなく，子どもへ遺伝しない．生殖細胞の段階で 1 遺伝子座に変異がある場合を生殖細胞系列変異（germline mutation）と呼ぶが，体細胞すべてに第 1 段階の変異が備わっている状態であり，複数の細胞で第 2 段階の変異を生じると多発・両側性となる．体細胞では第 2 段階の変異を生じることにより肉腫など RB1 経路の関与する二次がんの頻度が高くなる．また生殖細胞は減数分裂により 1/2 の確率で変異を引き継ぐため，子どもへの遺伝は 1/2 の確率で生じることになる．

II.　臨床所見の特徴

　腫瘍が 3 乳頭径以下の小さい場合には無症状のことが多く，この段階で発見されることは少ない．両側性の非進行眼の場合か，黄斑部に生じた比較的小さな病変により視力不良，斜視を生じた場合には，3 乳頭径以下でも発見されることがある．多くの場合は腫瘍が増大，もしくは滲出性網膜剝離が進行して白色瞳孔を呈した状態で発見される（図 2）．腫瘍が眼球内で更に増大すると，水晶体を前方に圧排し隅角が閉塞して緑内障を発症，また虚血のため血管新生緑内障を発症し，角膜浮腫，結膜充血，牛眼などを生じる．腫瘍の増大が急速で血液供給が相対的に不足すると腫瘍壊死を生じ，強い炎症反応を呈して眼瞼腫脹や眼窩蜂巣炎様の炎症を生じる（図 3）．腫瘍が視神経浸潤や眼窩内浸潤を生じると眼球突出を生じる（図 4）．頭蓋内病変を生じると，頭痛，ふらつき，神経症状などを呈する．臨床所見から，ある程度は腫瘍の進行状況を推測することが可能である．発見のきっかけとなった初発症状と頻度は，網膜芽細胞腫全国登録で**表 1** のように報告されている．

　眼底所見は，腫瘍の増大により種々の臨床像を呈する．1 乳頭径程度の初期病変は網膜がわずかに白濁する程度であるが，増大とともに病変は白色となり隆起も明らかになる

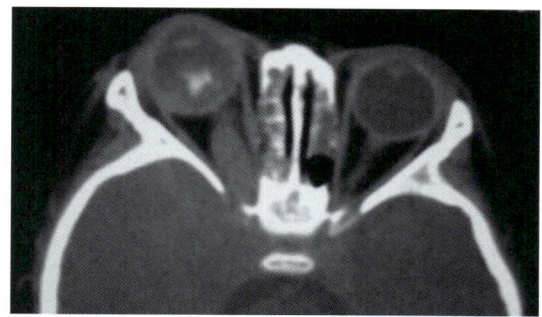

図4　視神経浸潤に伴う眼球突出
右眼内に石灰化病変があり，視神経は明らかに腫大し眼球は突出している．網膜芽細胞腫が視神経浸潤した像である．

表1　網膜芽細胞腫の初発症状と頻度

初発症状	頻度（％）
白色瞳孔	69.3
斜視	13.2
結膜充血	4.8
低視力	2.3
角膜異常	1.9
眼瞼腫脹	1.3
眼球突出	0.5
その他	6.2
不明	0.5
計	100.0

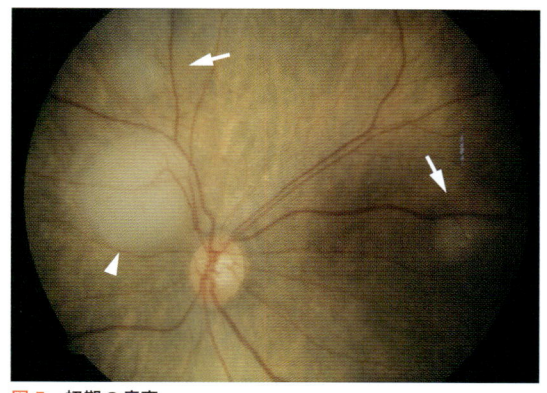

図5　初期の病変
1乳頭径程度の病変は軽度白濁して見えるが（矢印），増大に伴い白色で明らかな隆起を伴うようになる（矢頭）．

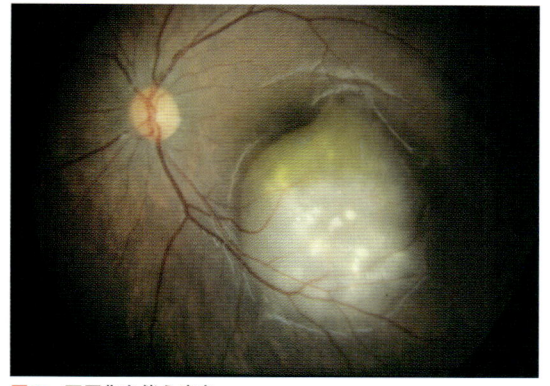

図6　石灰化を伴う病変
黄斑の半分を含む腫瘍で，腫瘍内に小石灰化が散在している．

（図5）．3乳頭径を超えると腫瘍内に石灰化を伴うようになる（図6）．さらに増大すると，腫瘍周囲に滲出性網膜剥離や網膜下播種を生じる場合（外長型，図7），硝子体播種を生じる場合（内長型，図8），びまん性浸潤型などの増殖様式を呈する．滲出性網膜剥離は化学療法（後述）を行うと吸収するが，残された腫瘍細胞が増殖しびまん性網膜下播種を生じることがある（図9）．

　眼球内に生じた腫瘍は，進行に伴い眼球外へ広がることがある．経路としては，①篩状板を越え視神経浸潤・中枢神経直接浸潤，②主に脈絡膜浸潤から血行性転移，③前房浸潤から結膜下浸潤・リンパ節転移，④強膜浸潤もしくは強膜穿通枝を通り眼窩浸潤，⑤視神経浸潤から髄液へ散布し髄膜播種などが考えられる．

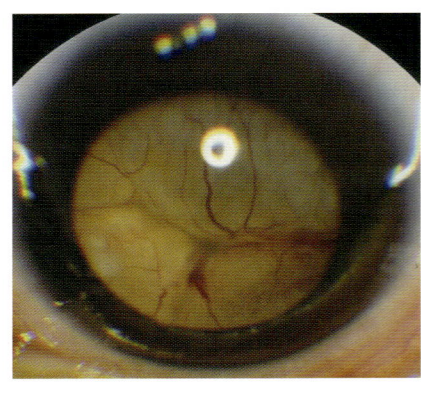

図7 網膜全剥離の状態
下方の網膜下に腫瘍があり，上方網膜は全剥離の状態で，剥離
網膜に斑点状の播種病巣（網膜下播種）が見える．

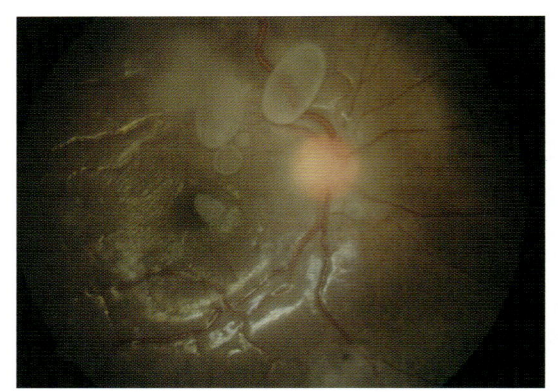

図8 硝子体播種
雪玉様と呼ばれる硝子体播種が後極に散在している．

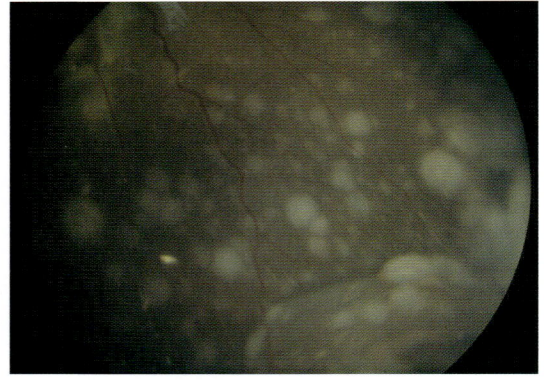

図9 びまん性網膜下播種
滲出性網膜剥離の吸収後，網膜下で散布された腫瘍細胞が増殖
し，びまん性網膜下播種を生じることがある．

III. 診断・鑑別診断

1. 診断のためのアプローチ

1）細隙灯顕微鏡検査

　診断のために最も重要なのは眼底検査であるが，眼底検査の前に必ず細隙灯顕微鏡検査を行う．緑内障を伴う場合は角膜浮腫，虹彩新生血管，浅前房の有無を確認する．血管新生緑内障が長時間持続すると血管自体は消退し，ぶどう膜外反だけが観察されることがある．腫瘍の前房浸潤の有無は非常に重要な所見であり，浮遊細胞の有無や，虹彩面や隅角に付着した白色腫瘤を確認する．微細な腫瘍を見落とさないよう慎重に観察する（**図10**）．その後焦点を奥に移し，水晶体および前部硝子体の観察を行い，硝子体播種や出血などを確認する．

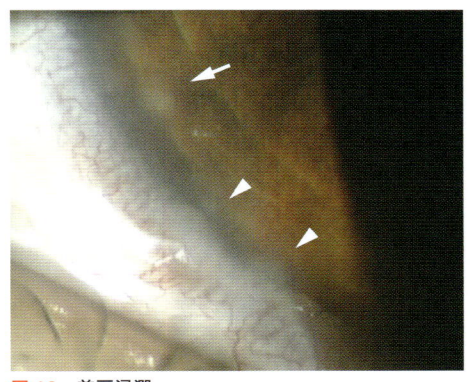

図10 前房浸潤
虹彩面に淡い白色腫瘤（矢印）があり，隅角にも同様の病変が確認される（矢頭）．

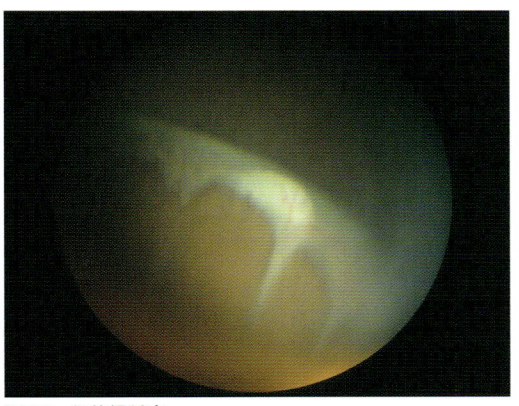

図11 鋸状縁腫瘍
強膜圧迫により鋸状縁まで観察でき，1乳頭径ほどの小病変が確認された．

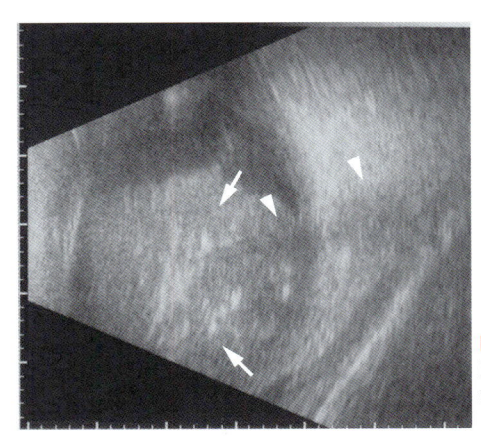

図12 超音波像
眼内に巨大腫瘍があり，腫瘍内に石灰化による高反射がある（矢印）．石灰化後方は超音波の減衰がみられる（shadowing，矢頭）

2）眼底検査

　細隙灯顕微鏡検査の後に眼底検査を行う．多発腫瘍の可能性も考え，必ず両眼とも網膜周辺部まで強膜を圧迫して観察する．鋸状縁の小病変を見落とさないことが重要である（**図11**）．小児の眼底に白色充実性腫瘤があり，内部に石灰化を伴う典型的所見の場合には網膜芽細胞腫と確定診断してよい．腫瘍の位置，大きさ，厚み，網膜剥離や硝子体播種の有無などを確認し，眼底図へ記録する．詳細な観察には全身麻酔下における眼底検査（examination under anesthesia：EUA）が望ましいが，外来での診察でも病態は把握可能である．

3）超音波検査

　続いて超音波検査を行う．腫瘍の大きさと厚み，腫瘍内石灰化を確認する（**図12**）．網膜剥離や中間透光体の混濁が強い場合には必須の検査であり，充実性腫瘤の有無，腫瘤内の石灰化の確認が診断に有用である．硝子体の出血塊や網膜下血腫と腫瘍の鑑別は困難な場合も多いが，眼球運動に伴う腫瘍の動きなど動的所見が重要であり，医師自身が行うとよい．

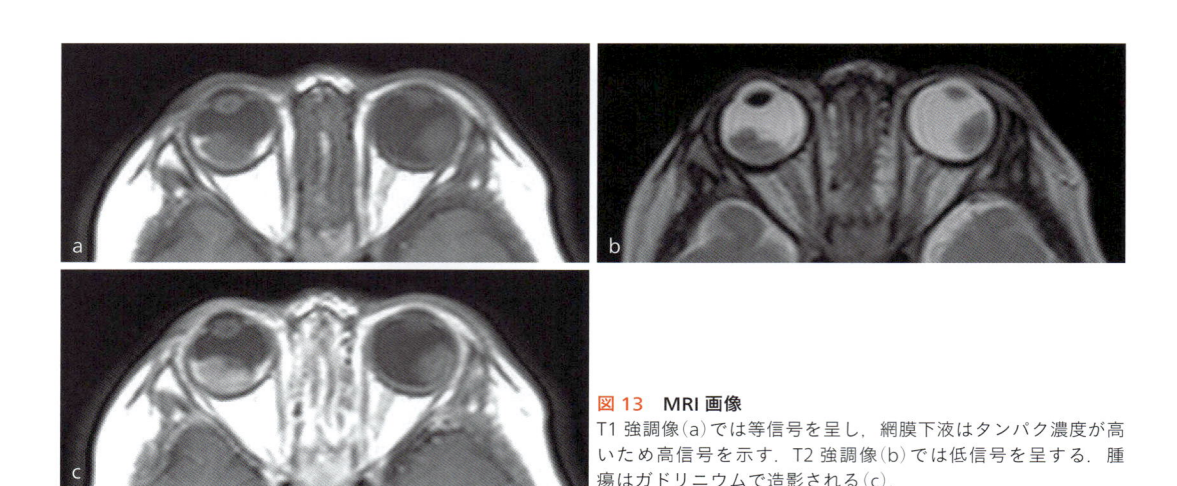

図13 MRI画像
T1強調像(a)では等信号を呈し、網膜下液はタンパク濃度が高いため高信号を示す。T2強調像(b)では低信号を呈する。腫瘍はガドリニウムで造影される(c)。

　超音波検査までは眼科外来で行うことができる。CT，MRIなどの画像検査は眼底検査および超音波検査で確定診断に至らない場合に検討すべきである。ただし検査待機期間の長い場合もあり，鎮静を要する検査であるため，必須の検査ではなく治療を優先すべきこともある。2～3日で検査が可能であれば診断の補助となるため行うことを検討する。

4）CT

　短時間で検査可能であり，鎮静を行わなくても撮影可能な場合がある。検査の目的は眼球内の腫瘍の確認，石灰化の有無，視神経浸潤の有無（視神経の左右差），頭蓋内病変の確認などである。ただ，これらの所見はMRIで確認することが可能であり，石灰化も超音波検査と組み合わせることでほぼ検出できる。したがってCTを行わなければ検出できない所見はほとんどない。一方でCTは被曝を伴う検査であり，1回の撮影による被曝の影響は少ないと考えるが，複数回のCTによる経過観察は行うべきではなく，また転移の検索として漫然と全身CTを行うことは避けるべきである。

5）MRI

　体動の影響を大きく受け，また長時間を要する検査であり大きな音を伴うことから，小児の場合鎮静を必要とし，小児科医の協力が必須である。眼球内病変は，T1強調像で軽度高信号，T2強調像で低信号を呈し，ガドリニウムで造影される（図13）。網膜剥離を伴う場合，CTでは腫瘍と鑑別困難な場合も多いが，MRIでは鑑別が容易である。眼球表面コイルを用いると，脈絡膜浸潤，視神経浸潤の評価もある程度可能である。MRIのもう1つの目的は三側性網膜芽細胞腫（図14）のスクリーニングである。これは松果体部など大脳正中線上に生じる腫瘍で，網膜類似細胞に生じる「第三の眼」の腫瘍と考えられている。無症状の段階のスクリーニング検査で発見された場合には長期生存の報告があり，特に両側性の場合にはMRIを行うよう推奨する。

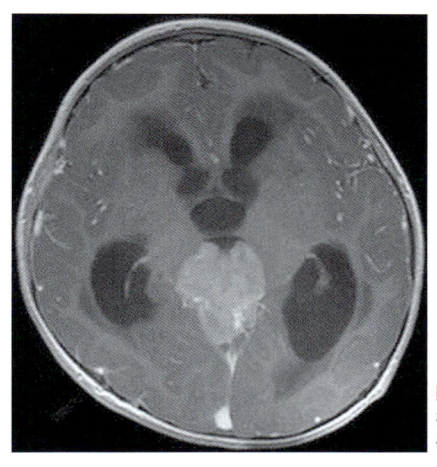

図14 三側性網膜芽細胞腫
松果体部に腫瘍があり，水頭症を生じている．病理検査で松果体芽腫（三側性網膜芽細胞腫）と診断された．

6）核医学検査

　PETや骨シンチグラフィなどの核医学検査は内部被曝を伴う検査である．眼球外病変を伴う場合には全身疾患として検討すべきであるが，眼球内に限局している場合にはその時点で転移していることは皆無であり，意義の乏しく有害な検査を行うべきではない．

7）髄液検査・骨髄検査

　これらも同様で，眼球外病変のない場合には検査のリスクを考えると行うべきではない．眼球摘出を行い視神経浸潤の確認された場合には，全身疾患の可能性を考えて行うべき検査である．

8）血液検査

　腫瘍マーカーとしてNSE（neuron specific enolase）がある程度役立つ．NSEは個体差が大きく，眼球内に充満する腫瘍であっても正常値のことが多いが，明らかな遠隔転移を生じた場合には高値を示す．しかしながら，溶血があると高値を示し，横紋筋肉腫など他腫瘍でも上昇するなど特異性は低い．治療前の全身検査として血液検査を行う場合に血清NSE値を測定しておくことは，将来転移や二次がんを生じた場合に役立つ可能性がある．

9）病期分類の決定

　これらの臨床情報から病期分類を決定する．放射線治療主体であった1990年代まではReese-Ellsworth分類を用いていたが，現在では眼球内網膜芽細胞腫の国際分類（international classification for intraocular retinoblastoma：ICRB），またこれを参考として改訂されたTNM分類を用いる．TNM分類は数年ごとに改訂されていて，2014年は第7版が使われている（**表2**）．

表2　TNM分類（第7版，T分類の要約のみ）

T1　眼球体積の2/3未満で硝子体や網膜下への播種なし
　T1a　腫瘍≦3 mm，視神経/中心窩から1.5 mm以上
　T1b　腫瘍＞3 mmまたは視神経/中心窩から1.5 mm以内
　T1c　T1bかつ腫瘍基底から5 mmをこえる網膜剥離/網膜下液
T2　眼球体積の2/3未満で，硝子体播種または網膜剥離を伴う網膜下播種を伴う
　T2a　限局性播種
　T2b　著しい播種
T3　重篤な眼内腫瘍
　T3a　眼球の2/3をこえる
　T3b　新生血管緑内障などの合併症眼
T4a　眼球外腫瘍
　T4a　視神経浸潤
　T4b　眼窩
　T4c　視交叉までの頭蓋内浸潤
　T4d　視交叉をこえる頭蓋内浸潤

2. 白色瞳孔の鑑別疾患

　白色瞳孔の鑑別診断は，網膜芽細胞腫以外にも第一次硝子体過形成遺残（persistent hyperplastic primary vitreous：PHPV），Coats病，犬回虫症，種々の原因による網膜剥離などがある．

1）PHPV

　最近は胎児血管遺残（persistent fetal vasculature：PFV）と呼称される．典型例は水晶体後面の線維性膜様組織と乳頭から伸びる索状物からなり，硝子体動脈系の遺残と考えられる．前部型と後部型，混合型に分類されるが，前部に病変のある場合に白色瞳孔を呈する．細隙灯顕微鏡検査で水晶体後面中央に通常の網膜と異なる線維性血管膜（post-lental fibrous membrane）を確認することが第一であり，付随所見として小眼球，膜様組織の収縮に伴う毛様体突起の延長，球状水晶体，浅前房も特徴である．通常片側性で，生まれながらに眼が小さいため開瞼不良を主訴とする場合がある．線維性血管膜は薄い場合から腫瘤を疑う厚みのあるものまで種々であるが，超音波検査やMRIにより網膜との位置関係，腫瘤の有無，石灰化の有無などを確認する．

2）Coats病

　滲出性網膜症とも呼ばれ，年長児の網膜血管の多分枝，末梢血管拡張，血管瘤，滲出性網膜剥離が特徴であり，進行すると白色瞳孔を呈する．陳旧性の場合には膜様の石灰化を伴うことがあるが，腫瘤を形成することはなく，この点で網膜芽細胞腫と鑑別できる．網膜芽細胞腫では剥離網膜の血管自体に異常所見がない．鑑別には，細隙灯顕微鏡もしくは眼底検査による観察が重要であり，超音波検査やMRIで実質性腫瘍がないことも重要な所見である．

3）犬回虫症

　眼内炎症を伴う肉芽腫を形成する疾患で，欧米では頻度が高い．腫瘤の大きさに比べ増

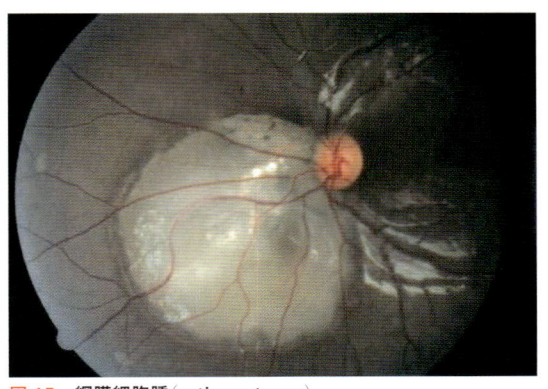

図15　網膜細胞腫(retinocytoma)
透明感のある白色病変で，境界が明瞭で周囲に網膜色素上皮の変性を伴う．

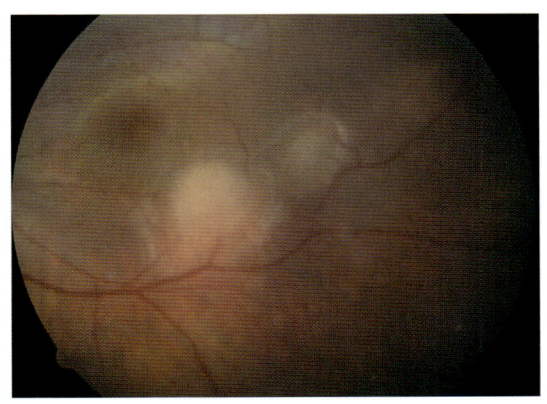

図16　星細胞過誤腫
白色隆起病変が多発している．網膜芽細胞腫と比べ境界が不明瞭である．

殖網膜症を高度に生じる．

4）網膜剝離

高度の網膜剝離では白色瞳孔を呈する．Coats病以外にも，通常の裂孔原性網膜剝離，家族性滲出性硝子体網膜症(familial exudative vitreoretinopathy：FEVR)，未熟児網膜症でも生じうる．眼内に充実性腫瘍がないことを眼底検査および超音波検査で確認することが診断に有用である．

3. 網膜白色腫瘤の鑑別疾患

中間透光体に出血などの混濁がない場合，実際に診察したことのある眼科医であれば網膜芽細胞腫の診断は難しくない．しかしながら網膜細胞腫(retinocytoma)，星細胞過誤腫(astrocytic hamartoma)は鑑別困難な場合がある．

1）網膜細胞腫

網膜芽細胞腫の良性版と考えられる病態であり，石灰化を伴うが腫瘍自体は血管に乏しく網膜芽細胞腫に比べ透明感があり，周囲に網膜色素上皮の変性を伴う(図15)．臨床像は放射線もしくは化学療法で治療した後の瘢痕組織に類似する．経過観察しても増大しないこと，蛍光眼底造影検査で蛍光漏出のないことが重要である．稀に悪性化する報告もあるので，長期の経過観察が必要である．

2）星細胞過誤腫

グリア細胞である星細胞が増殖した病態であり，多発性硬化症に随伴する場合と孤発性の場合がある．眼底所見としては桑の実様と表現される表面に凹凸を伴うドーム状の外観を呈する場合と，網膜芽細胞腫類似の平坦な白色半透明病変として観察される場合がある(図16)．いずれも通常は増大傾向を示さないため経過観察を行えばよい．しかし，稀に

表3　網膜芽細胞腫の治療手段

局所治療	レーザー（網膜光凝固・経瞳孔温熱療法） 冷凍凝固術
放射線治療	X線外照射治療 粒子線治療 小線源治療（局所放射線治療）
全身化学療法	眼球温存目的 転移予防目的 転移に対する大量化学療法
局所化学療法	選択的眼動脈注入 硝子体注入
手術治療	眼球摘出術 眼窩内容除去術

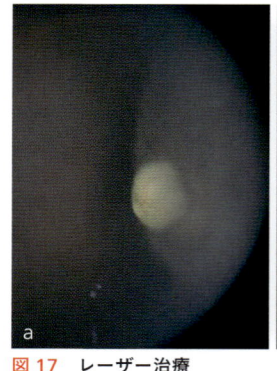

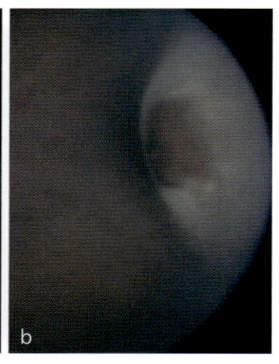

図17　レーザー治療
強膜圧迫により周辺部の小病変が確認され（a），レーザー直接凝固により瘢痕化した（b）

急速増大，出血を伴い，網膜芽細胞腫との鑑別が困難で眼球摘出後に確定診断される症例もある．

IV. 治療方針と具体的な治療方法

　腫瘍の位置，大きさ，播種および網膜剥離の有無，片側性か両側性などの情報から治療方針を決める．病期分類は目安になるが，あくまで過去の治療成績に基づく分類であり，実際の治療方針を決定するまでには至らない．さらに全身疾患の有無，家族の希望を考慮して最終的な治療方針を決定する．

　実際の治療は種々の治療手段を用いる（表3）．原則として，小病変は局所治療，眼球内進行病変は初期化学療法＋局所治療あるいは眼球摘出，眼球外病変を伴う場合は眼球摘出と術後化学療法±放射線治療が選択される．眼球摘出以外の治療は専門施設で行われる．

1. 局所治療

　レーザー治療は，色素レーザーによる腫瘍周囲および腫瘍血管の凝固が行われていたが，確実性に劣ること，周囲を凝固することにより瘢痕が大きくなることが問題であり，現在では赤外線レーザーによる腫瘍の直接照射が行われている．小病変に対しては数秒の照射により網膜色素上皮層を中心とした凝固反応を生じる（図17）．比較的大きな腫瘍に対しては1分程度の連続照射により組織内温度を50℃程度まで上昇させる経瞳孔温熱療法が行われる．腫瘍厚が3 mm程度までは治療可能といわれているが，スポットサイズの制限があり，広範囲の病変を完全に治療することは難しい．合併症として出血，網膜裂孔，広範囲の照射による滲出性網膜剥離を生じることがある．

　冷凍凝固は，赤道部より周辺の2 mm程度の厚みの病変が適応である．結膜を切開し深部病変を凝固することも可能である．網膜剥離用のプローブを用い，−80℃で60秒程度の凝固を3回繰り返す，triple freeze-thaw法を行う．凝固する際には眼底を確認し，腫瘍が凍結していることを確認する．術後炎症予防にステロイド外用を処方する．合併症と

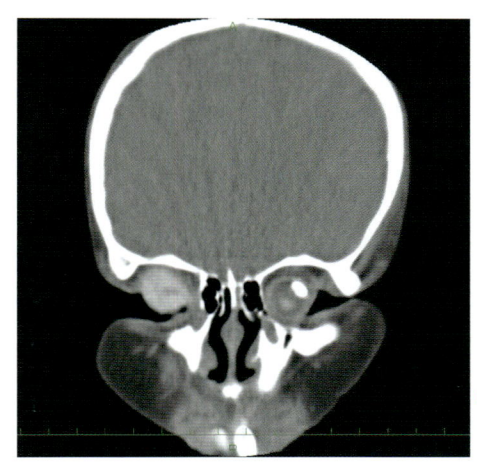

図18 放射線外照射による眼窩骨形成障害
X線の両側側方照射により眼窩の形成不全を生じ，砂時計様と称される容貌を呈する．

しての眼底出血，腫瘍崩壊による硝子体播種はレーザーより生じやすい．治療後比較的広い網脈絡膜萎縮を残す．

2. 放射線治療

　放射線治療は，1990年代前半までは眼球温存治療の第一の手段であったが，骨形成障害による顔貌の変容，また二次がんの発症リスクの増加が認識され，現在では難治例に限り行われている．X線照射は，側方から水晶体を避ける照射野を設定する方法と，前方から眼窩側壁を避けて全眼球照射を行う方法がある．側方照射は白内障発症を回避でき，両眼の同時照射が可能であるが，硝子体基底部の治療が困難であり，骨の照射による顔面の変形を生じやすい（図18）．前方照射は硝子体基底部も含めた治療が可能であるが，白内障は必発であり，眼窩後方の骨への照射は避けられない．粒子線治療は深部線量を回避できることが最大のメリットであり，眼窩骨の照射を避けることが可能であるが，体動および眼球運動の影響を受けやすいため小児の治療は困難が多く，現在国内では眼球内病変の治療は行われていない．定位放射線治療も同様で，固定の問題があり，さらには周囲の低線量領域が広くなることにより二次がんの発症への影響が避けられず，実際の治療メリットが乏しいため行われていない〔Topics．なぜ網膜芽細胞腫を重粒子線・サイバーナイフで治療しないのか（⇒192頁）参照〕．

　小線源治療は，欧州およびわが国では ^{106}Ru，米国では ^{125}I 線源を用いた治療が行われている〔第2章 各論．Ⅳ眼内腫瘍．D 眼内腫瘍の治療．V．放射線治療（⇒177頁）参照〕．^{106}Ruは β線源であり5mm程度，^{125}I は γ線源であり8mm程度の厚みまでが治療対象になる．距離による減衰が大きいこと，眼球外方は金属で厚く被覆されているため，周囲の骨の被曝放射線量は少なく，二次がんの発症は増加しないと考えられている．線源を強膜に縫着するため眼球運動の影響を受けない．周辺部病変がよい適応であるが，視神経周囲の病変にnotchのある線源を用いることも可能である．局所制御率は80〜90％である．術後合併症として外眼筋切離に伴う斜視・複視を生じることがある．

3. 全身化学療法

　治療目的により眼球温存目的，転移の予防目的，転移および眼球外病変の治療目的に分けられる．

　眼球温存目的の全身化学療法は腫瘍縮小が目的であり，縮小後は局所治療により地固め治療を行う．そのため治療効果より安全性が優先される．これまで比較試験は皆無であるが，多くの施設ではビンクリスチン，エトポシド，カルボプラチンを併用したVEC治療を採用している．免疫抑制も軽度であり，輸血の必要な例は少なく，3～4週ごとに繰り返すことが可能である．6コースが標準であるが，施設により2～8コース行われている．有害事象としては免疫抑制による感染症をはじめ，長期的にはエトポシドによる二次性白血病，カルボプラチンによる難聴，化学療法の妊孕性に対する影響などが考えられる．これまでの10数年の症例蓄積では白血病の発症は非常に少なく，難聴の評価は分かれ，妊孕性については今後の検討が必要である．腫瘍は治療によく反応するが，大きな腫瘍ほど縮小が著明であり，小病変の反応は不良である．また化学療法による一過性の滲出性網膜剥離の悪化，それに伴う増殖網膜症の発症，網膜下播種の出現が問題である．

　眼球摘出後に転移の危険因子があれば顕微鏡的残存があると判断し，後療法として化学療法を行う．最適な治療法は確立していないが，上記と同様VEC治療を行う施設，神経芽腫に準じた化学療法を行う施設がある．断端は陰性であるが篩状板を越える視神経浸潤のある場合，高度の（3 mm以上の）脈絡膜浸潤を伴う場合は術後再発のリスクが高いと考えられ，前房浸潤，毛様体浸潤，緑内障併発，強膜浸潤なども一定のリスクがあると考えられている．

　視神経断端陽性，眼窩内浸潤および再発，遠隔転移の場合は根治を目指すため強化化学療法を行う．多くの場合，ビンクリスチン，ドキソルビシン，シクロホスファミド，イホスファミドなどを併用した化学療法を選択する．化学療法により腫瘍の縮小がみられれば，末梢血幹細胞移植を併用した大量化学療法を行い，放射線照射を併用するか根治切除を行う．中枢神経浸潤を伴う場合は髄注，放射線治療を併用した集学的治療を行うが未だ予後は不良である．

4. 局所化学療法

　選択的眼動脈注入は，カテーテルを用いて眼動脈へ抗癌剤を投与する局所化学療法の手段である．局所へ高用量の抗癌剤を投与できる一方で全身は希釈された少量の抗癌剤が灌流するため，高い治療効果と全身副作用の軽減を期待できる．筆者らはバルーンカテーテルを用いて内頸動脈遠位を閉塞することで脳血流を遮断し眼動脈へ薬剤を投与する方法を第一選択として行っている〔「Topics，なぜ悪性黒色腫を眼動注で治療しないのか」の図1を参照（⇒193頁）〕．海外ではマイクロカテーテルを用いて眼動脈へ直接薬剤を注入する手技が行われている．使用する薬剤は保険適応外のメルファランであり，海外ではノギテカン，カルボプラチンなど他薬剤も併用されている．上記手技の比較，薬剤の最適化などは行われておらず，施設ごとのプロトコルに基づき行われている．カテーテル治療に伴う血栓塞栓，感染症，また治療回数が多くなると眼動脈障害による虚血性眼症を生じることがある．

硝子体注入は，無血管構造のため薬剤移行の不良である硝子体へ薬剤を投与する局所化学療法の1つであり，硝子体播種に対し行われる．希釈したメルファランを，32 G 針など細い針を用いて毛様体扁平部から直接注入する．複数回の治療を要し，眼底検査で播種の消失を確認できるまで行う．腫瘍細胞の眼球外播種，出血，ぶどう膜炎などの危険性が否定できないため，専門施設で治療を行うべきである．

5. 手術治療

眼球内進行例では眼球摘出を考慮する〔第2章 総論，IV 眼内腫瘍，D 眼内腫瘍の治療，I. 眼球摘出（⇒152頁）参照〕．眼球内限局期の網膜芽細胞腫は転移を生じることはほとんどないため，眼球摘出を行うことで多くの場合治癒が期待できる．術後眼球外浸潤を認めた場合は上記のごとく後療法を行うことにより，生命予後を改善することができる．眼球摘出の適応は，眼球外病変を疑う場合，緑内障や蜂巣炎様炎症など合併症を伴う場合，眼球内進行例で視機能の期待できない場合などである．眼球摘出後は義眼床に合わせて義眼を調整する．眼球摘出の合併症は一過性眼瞼腫脹，眼瞼下垂などであるが，長期的には下眼瞼下垂や内反，上眼瞼溝の陥凹などを生じることがある．

画像上明らかな視神経浸潤を認めた場合に，前方アプローチで可能な限り視神経を長く切断することが重要であり，断端陰性となるよう心掛ける．このような症例に対して，開頭手術まで行い断端陰性を目指す意義は確立していない．同様に眼窩内腫瘤を生じた場合に眼窩内容除去を行う意義は確立していない．また眼球外病変のある場合に眼球摘出後に化学療法を行うことと，化学療法を先行して腫瘍縮小後に手術を行うことの予後の比較はなされていない．眼球外病変を疑う画像所見を見た場合，小児腫瘍医，脳神経外科医，眼科医の協力可能な専門施設での治療が望ましい．

6. 眼球温存治療の実際

実際の治療は上記手段を組み合わせて行うことになり，症例により異なり，臨機応変な対応が必要である．実際の治療例を1例提示する．

白色瞳孔で発見された両側性網膜芽細胞腫の2か月男児で，両眼後極に大きな腫瘍が多発し，視神経乳頭が確認できない状態であった（図19）．全身化学療法（VEC 治療）を2コース行い腫瘍は縮小し，視神経乳頭も見えてきた．残存腫瘍に対して治療反応をみながら選択的眼動脈注入を計8回，レーザー，硝子体注入など局所治療も併用し，放射線治療を回避して，最終的に両眼とも寛解が得られた．最終治療から9年経過し再発・転移はなく，視力も右 0.15, 左 0.4 で普通学校に通学している．

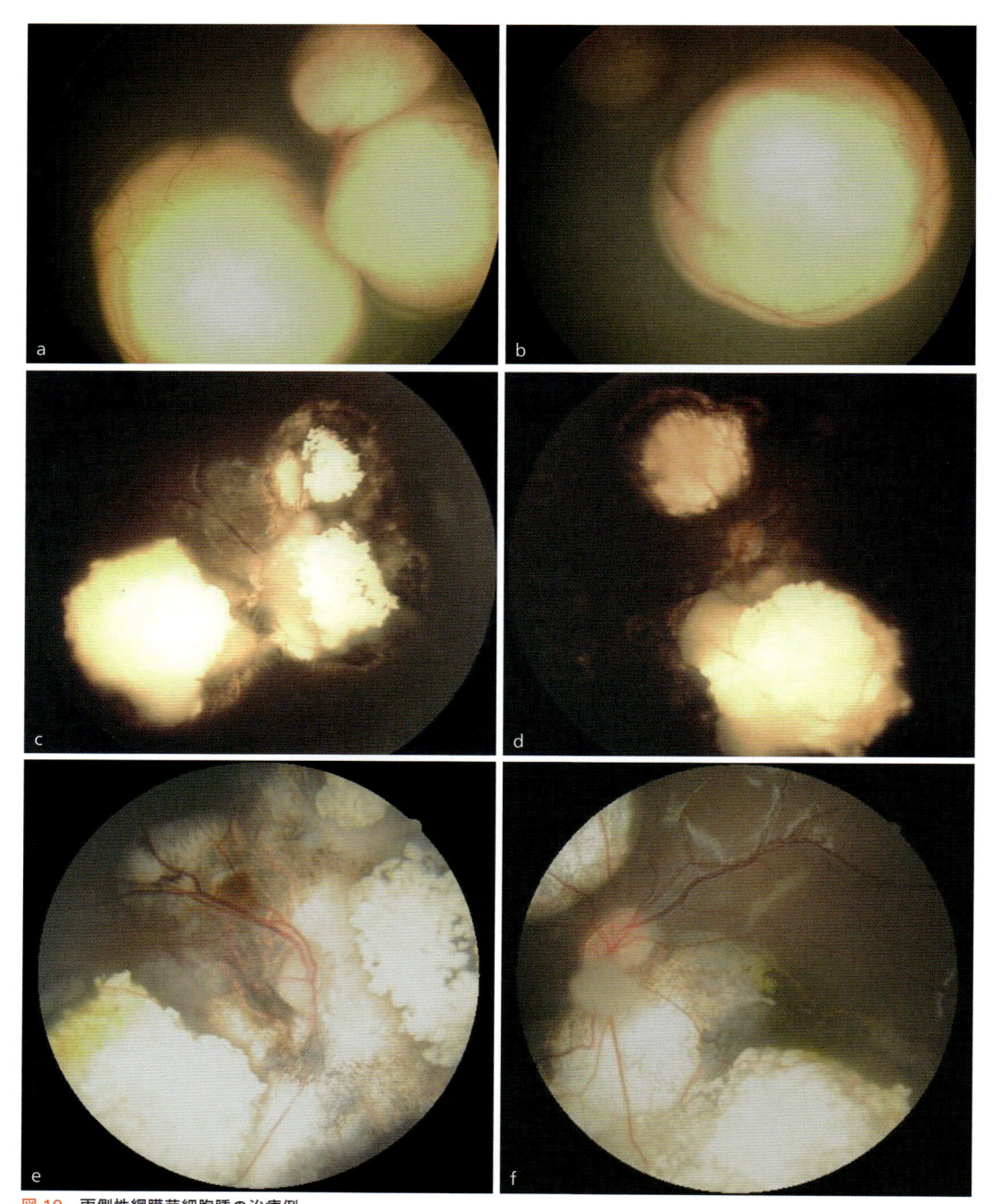

図 19 両側性網膜芽細胞腫の治療例
両眼の後極に大きな腫瘍が多発している（a：右眼，b：左眼）．全身化学療法で腫瘍は縮小した（c：右眼，d：左眼）．局所治療により寛解が得られ，視力は右 0.15，左は 0.4 である（e：右眼，f：左眼）

表4　治療に伴う合併症

治療	主な合併症
局所治療	出血，裂孔原性網膜剝離，硝子体播種
放射線治療	骨障害（眼窩骨発育不全），二次がん
全身化学療法	免疫抑制，難聴，臓器障害，（不妊）
局所化学療法	脳梗塞，感染症，虚血性眼症
眼球摘出	術後腫脹，眼瞼下垂，眼窩発育不全

V. 治療に伴う合併症

　個々の治療手技に伴う合併症は前述の治療方法の項に記載した．治療関連の合併症の主なものを表4にまとめた．それ以外に，治療法によらず眼球に対する侵襲が大きい場合には血管障害に伴う虚血により増殖硝子体網膜症，新生血管緑内障，眼底出血，白内障などを生じ，最終的に眼球癆に至ることも少なくない．

VI. 予後と経過観察の方法

　網膜芽細胞腫の生命予後は，先進国では5年生存率95％が達成されている．国内のデータは20年前の全国登録委員会の報告しかないが，5年生存率93.0％，10年生存率90.3％であり，現在はさらに改善していると推定される．一方で眼球温存率は約50％であり，病期に大きく依存する．予後を改善するためには治療法の開発以上に早期発見が重要であり，患者家族会が保健所などに働きかけを行っている．視力予後は腫瘍の部位，大きさに依存し，光覚なしから1.0以上まで症例により異なる．

　治療後の経過観察の目的は，腫瘍再発の早期発見と，多発腫瘍・二次がんの早期発見であり，さらには患児の家族や子どもへの遺伝の啓発による早期発見も期待される．経過観察は，その目的により検査，間隔を考慮する．

1. 眼球摘出を行った場合

　摘出眼球の病理検査で転移の危険因子があれば前述の後療法を行うべきである．危険因子がない場合には転移・再発はほぼ生じないが，病理検査の偽陰性も否定できないこと，血行性転移の可能性は皆無ではないことなどから，数年は観察すべきである．眼窩内再発については腫瘍による圧排で義眼の偏位を生じていないかを確認し，義眼を外して眼瞼の上から眼窩内の触診を行う．眼窩内腫瘍を疑った場合にはMRIで評価する．無症状の場合にスクリーニングMRIを行うことの意義は確立しておらず，定期的なCTやPETなど被曝を伴う検査は回避すべきである．

2. 眼球温存治療を行った場合

　眼球内再発の可能性があり，多くは術後1年以内に生じるため，治療終了後半年は月1回，その後は2か月ごとに最周辺部までの眼底検査を行う．1年経過後は3か月ごとなど間隔を適宜延ばしつつ，治療後5年間は慎重に経過観察を行う．

3. 片眼性の場合の他眼の観察

当初腫瘍のなかった眼球に腫瘍を生じて両側性であったと判明することがあり，4歳までは2～3か月ごとの眼底検査を行うことが望ましい．稀に10歳頃に出現することも経験されており，定期検査を継続する意味はあり，自覚症状に注意を払う．

4. 三側性網膜芽細胞腫

既報では中央値21か月，最大144か月までに発見されている．多くの症例が5歳までに発症していること，神経症状を呈してから発見された例は全例死亡しているもののスクリーニング検査で発見された症例では長期生存例があることから，スクリーニング検査の重要性が指摘されている．両側性症例では5歳頃まで，半年ごとの頭部MRI検査が推奨される．片側性症例では発症頻度が0.5％程度と推定されており，スクリーニング検査の負担が大きく推奨されない．

5. 二次がん

二次がんの頻度は，遺伝性症例に関して20年の時点で15.7％と報告されている．全身に生じること，肉腫が多いことが特徴で，有効なスクリーニング方法はない．全身病変を検出するために全身CTもしくはPET-CTを行うことは被曝を伴うことになり，これによる発がんが問題となるため推奨されない．症状に応じて適切な画像検査を行うために問診が最も重要である．放射線治療を行った症例では照射野（頭頸部）の二次がんが約3倍になると報告されているため，スクリーニングMRIが早期発見に一定の意義がある可能性はある．

▶**一般眼科医へのアドバイス**

網膜芽細胞腫は，小児の眼疾患で数少ない「生命にかかわる」疾患であり，重篤な視機能障害を生じうる疾患であり，家族内発症や子どもへの遺伝など遺伝子についての知識も要求され，眼科医にとってはハードルの高い疾患である．治療に関しても，放射線治療や抗癌剤，眼球摘出など，いわゆる眼科的治療ではないものが多い．

本来致死的疾患であり，途上国では未だに生命予後不良であるが，先進諸国では95％以上の生命予後が達成されている．これは適切な治療を行うことができることも一因であるが，医療体制が整備されほとんどの症例が生命を脅かす前の段階で早期発見されることが最大の理由である．網膜芽細胞腫が発見された場合にはスピードも重要であり，診断に自信の持てない場合には種々の検査を行い時間を費やすよりセカンドオピニオンなども含めて専門施設へ紹介することが大切である．

紹介する際，医師の不安というものに対して患者（家族）は非常に敏感である．わからないことははっきりと伝え，そのうえで紹介する，という態度で挑むことが重要である．医学は万能ではなく，また絶対安全で確実な治療などは存在しないことをしっかりと理解していただくことが第一歩である．そのうえで，生命の危険は否定しないが，しっかりとした治療を

行うことで生命の危険は低く抑えることができること，半数程度の眼球は温存可能であること，視機能は腫瘍および眼球の状態に依存するがある程度期待できることを説明し，早期治療につなげることが重要である．

　治療終了後の経過観察では，治療後数年は局所再発の可能性を考慮し，眼球温存された場合は定期的眼底検査，眼球摘出後は眼窩内再発の有無および義眼の不具合の有無を確認する．10歳頃までは腫瘍の再発や多発が問題となり，特に両眼性症例では10歳以降は二次がんの危険性を考慮し，患者の訴えに耳を傾け必要な検査を行う．20歳以降は子どもへの遺伝の可能性について十分説明し，早期発見につなげる．転移や眼球外病変を伴う例を除けば天寿を全うできることの多い疾患であり，患者の一生を担う心構えでの対応も必要であろう．

参考文献

1) 網膜芽細胞腫全国登録委員会：網膜芽細胞腫全国登録(1975〜1982)．日眼会誌 96：1433-1442, 1992
2) UICC日本委員会，TNM委員会(訳)：TNM悪性腫瘍の分類．pp274-279, 金原出版, 2009
3) 日本小児がん学会(編)：小児がん診療ガイドライン 2011年版．pp161-201, 金原出版, 2011
4) Canadian Retinoblastoma Society：National Retinoblastoma Strategy Canadian Guidelines for Care：Stratégie thérapeutique du rétinoblastome guide clinique canadien. Can J Ophthalmol 44：S1-88, 2009

〔鈴木茂伸〕

M 転移性眼内腫瘍

　転移性眼内腫瘍（intraocular metastatic tumor）は，悪性腫瘍が眼内に血行性転移を生じたものである．最も頻度の高い原発腫瘍は上皮性悪性腫瘍すなわち「癌」であり，眼内の転移部位ではぶどう膜，なかでも脈絡膜転移が最多である．ほとんどが悪性腫瘍の進行期で生命予後は悪いが，近年は様々な抗悪性腫瘍薬によって大幅な生命予後の改善がみられ，残された日々におけるQOL，QOVを低下させないように眼科医が貢献可能な疾患である．

I. 疾患概念・臨床上の特徴

　悪性腫瘍患者213人中10人（4.7％）に眼内転移がみられ，剖検例では，737例中40例（5.4％）に眼球・眼窩への転移が存在していた．右眼/左眼の優位差などは通常みられない．
　原発巣は，女性では乳癌，男性では肺癌が圧倒的に多く，米国東海岸における眼内転移性腫瘍の原発部位は，乳腺が40％，肺が30％，腎が4％，精巣が3％などとなっており，また原発不明癌が18％であった．近年では，前立腺からのものも増加している．乳腺と肺は重要な原発部位で，肺癌は女性においても乳癌に次いで多い．乳腺は女性の77％において原発部位で最も多い原発巣である．肺は男性の49％および女性の11％において原発部位で，このうち44％においては先に眼内転移が見つかり後日に原発の肺癌が確定されている．
　好発年齢は報告によりまちまちであるが，乳癌の好発年齢である40～60歳の数年後以降が多い．欧米ではぶどう膜悪性黒色腫が本邦に比べてはるかに多いが，それでも転移性眼内腫瘍のほうが頻度は高い．最も頻度の高い眼内悪性腫瘍である．今後は，分子標的治療薬などの抗癌剤の進歩によって，担癌患者が眼科受診する機会が増加し，眼内転移例に遭遇する機会が増えると予想される．
　転移してくる悪性腫瘍の種類としては，癌（carcinoma）がほとんどであるが，悪性リンパ腫の眼内播種や，気管支などからのカルチノイド（neuroendocrine tumor Grade I）などもある．悪性腫瘍の既往歴，特に眼以外への転移の既往など，病歴をとらえておくことは必須である．

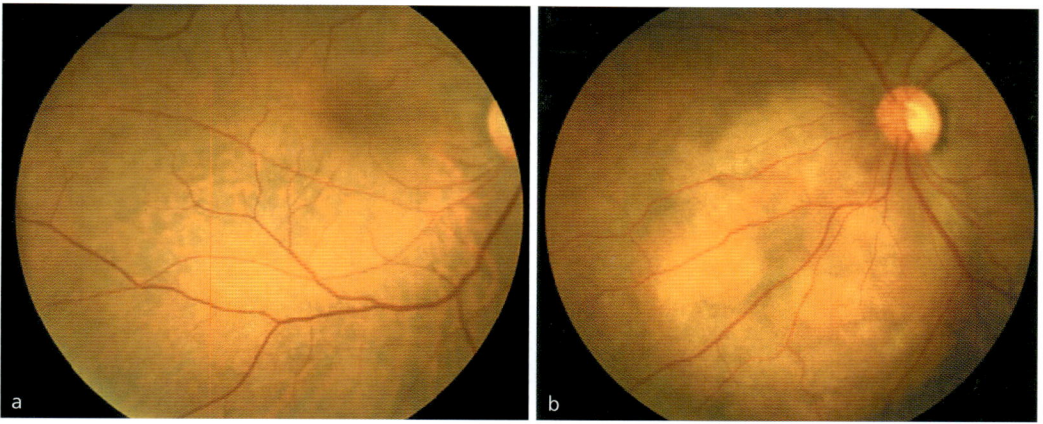

図1 脈絡膜転移の眼底所見
両症例とも乳癌からの脈絡膜への転移．黄白色の転移が脈絡膜にみられ，bでは腫瘍が粒状に集簇している様子がわかる．周囲に漿液性網膜剥離がみられる．

II. 臨床所見の特徴，診断・鑑別診断

脈絡膜転移の自覚症状としては，後極に腫瘍がある場合は見えにくさや視力低下感，視野異常を訴える．その他，飛蚊症，変視症，光視症，羞明などがある．

1. 診断

眼底所見およびフルオレセイン蛍光眼底撮影(fluorescein fundus angiography：FAG)所見にて診断とすることがほとんどである．重要なのは，癌などの原病の既往歴である．転移性眼内腫瘍の疑いはあるが悪性腫瘍の既往がない場合には，肺のCT，女性では乳腺の検索，またPETなどによる全身検索を行う．

脈絡膜転移の典型的な眼底所見は，後極から中間周辺部に，境界やや不鮮明な網膜下液を伴う非裂孔原性網膜剥離があり，その部分の脈絡膜に，白色～クリーム色をした斑状の腫瘍がある(図1)．色は原発巣によって若干異なり，甲状腺癌，腎癌，気管支カルチノイドなどでは赤みを帯びた色調を呈する．FAG所見では，腫瘍内に多発する点状・斑状の過蛍光が時間とともに広がっていく(図2)が，これは悪性腫瘍による色素上皮の破壊を意味し，診断のポイントとなる．転移性眼内腫瘍では点状過蛍光の1つひとつが悪性黒色腫に比べ，よりfineな印象がある．また腫瘍周囲に低蛍光輪を生じる．進行して胞状剥離となり腫瘍本体の様子がわかりにくい場合には，転移性眼内腫瘍では胞状多発剥離を呈することが多く，MRIでは悪性黒色腫では，T1強調像で高信号およびT2強調像で低信号となることが鑑別に有用である．OCTでとらえられる場合には，脈絡膜レベルに腫瘍塊を示唆する所見がみられる．

2. 鑑別診断

悪性黒色腫とは色素量すなわち黒色かどうかが鑑別診断のポイントとなる．無色素性悪性黒色腫との鑑別が問題となることがあるが，よく観察すると悪性黒色腫ではどこかに色

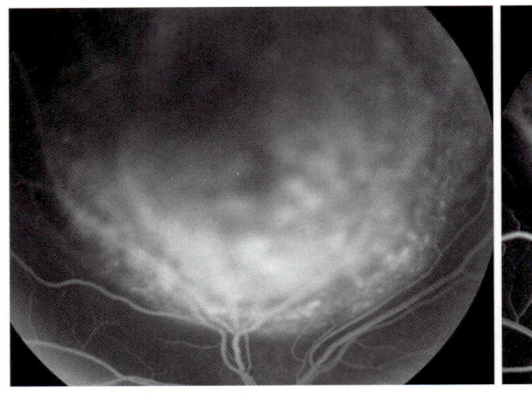

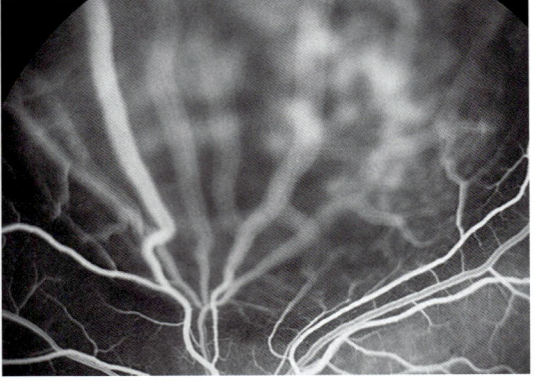

図2 脈絡膜転移のFAG所見
乳癌の脈絡膜転移の初〜中期と中〜後期のFAG所見．腫瘍内に多発する点状・斑状の過蛍光および周囲に低蛍光部がみられる．

のついたように見える部位が存在する．転移性眼内腫瘍の場合にはflatな傾向があり，悪性黒色腫のように強い突出を示すものは稀である．すなわち転移性眼内腫瘍ではなだらかな盛り上がりであるのに対して，悪性黒色腫ではBruch膜を破ってキノコ状に硝子体側に突出する様子がBモード超音波検査で観察される．腫瘍が赤色調の場合には血管腫との鑑別が問題となる．血管腫ではFAGにて早期から網目状の造影が広がっていく所見を呈するが，転移性眼内腫瘍では点状過蛍光の増強および腫瘍を取り囲む低蛍光がみられる．

III. 眼内転移の部位

1. ぶどう膜転移

1）脈絡膜

眼内転移は血行性に生じる．最も血流の豊富な脈絡膜は，眼内転移の最多部位となる．脈絡膜転移は眼内転移の9割程度を占め，ぶどう膜転移における両眼性の割合は19％で，がん研有明病院眼科の自験例でも19％であり，乳癌のみでは4割程度となる．また1眼あたりに複数個の転移があるものは自験例では45％にみられた．

2）毛様体

脈絡膜に続く毛様体にも転移は生じるが稀である．毛様体には腺腫や腺癌，平滑筋系の腫瘍などの毛様体原発の腫瘍がこちらも稀ではあるが生じる．原発腫瘍の場合には，転移性眼内腫瘍よりもしっかりとした塊を形成するため，水晶体を偏位させ白内障を生じさせやすい．転移性眼内腫瘍の場合には毛様体炎に似て前房内に腫瘍細胞がみられることがある．

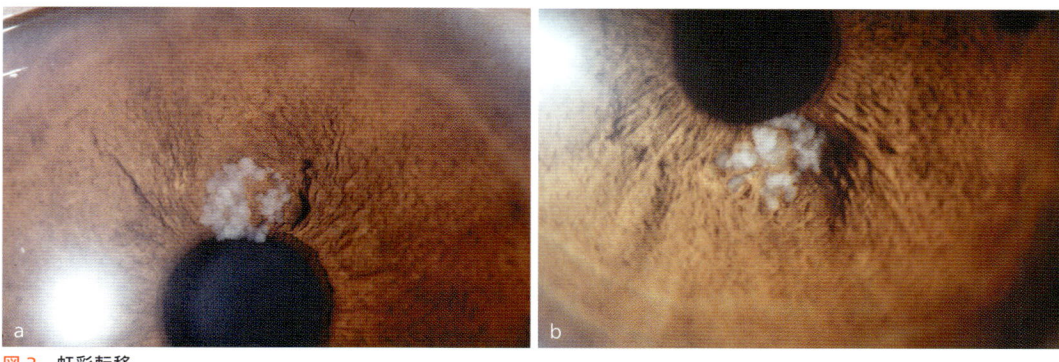

図3 虹彩転移
a：右眼，b：左眼．乳癌，41歳女性，両眼虹彩転移．

3）虹彩

　細隙灯顕微鏡では白色～ピンク色の腫瘍塊として観察される．前房内の細胞散布を生じて虹彩炎症状を呈する．腫瘍部の隅角閉塞と持続的な線維柱帯の目詰まりにより難治な眼圧上昇が続く場合が多い．続発緑内障，ルベオーシス，前房出血，瞳孔不整などがみられることがある．乳癌では原石水晶に似た，白色の粒状の腫瘍塊となることが多い．虹彩転移に対しては，前房穿刺によるFNAB（fine needle aspiration biopsy，吸引細胞診）にて病理診断するのが確実であるが，全身状態が悪い場合が多く臨床所見のみにて診断することが多い．
　図3に虹彩転移の症例を示す．

2. 視神経転移

　視神経への転移は稀であるが存在し，眼部転移例の227例中において視神経転移が3例（1.3％）にみられたという報告がある．眼内転移のうちでは約5％で，傍乳頭の脈絡膜浸潤を伴わない単独の乳頭転移は1％程度にみられる．
　視神経転移性腫瘍の原発巣として最も多いのはやはり乳癌，次いで肺癌となっている．視力および視野障害が急激に生じて進行するため，早急に放射線治療を開始すべきである．図4に肺癌からの単独視神経乳頭転移症例を示す．

3. 網膜・硝子体転移

　網膜および硝子体への転移は極めて稀であるが存在し，欧米では原疾患の多い皮膚悪性黒色腫からの転移が多い．本邦においてはこのような症例に出会う可能性は低いと考えられる．

4. 血液系疾患の眼内播種

　悪性リンパ腫が眼球内へ血行性に播種することがある．二次性眼内悪性リンパ腫（secondary IOL：SIOL）といわれ，臨床的には原発性（primary IOL）と差はみられず，硝子体混濁を呈したり，網膜下浸潤がみられる．自験例ではIOL（intraocular lymphoma）のうちの18％

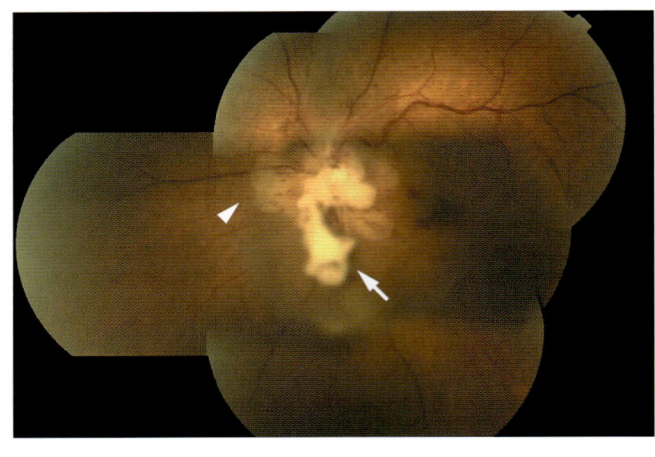

図4　視神経乳頭転移
69歳男性．肺癌からの視神経乳頭転移．
矢印：視神経乳頭から硝子体中へ発育する転移巣．
矢頭：視神経乳頭鼻側の網膜下浸潤．

にSIOLがみられた．また白血病でも眼内に播種することがある．SIOLのほとんどがびまん性大細胞型B細胞性リンパ腫（diffuse large B-cell lymphoma：DLBCL）であり，原発部位は消化管，乳腺，精巣など様々である．詳細については「IV眼内腫瘍，G悪性リンパ腫」（⇒322頁）を参照されたい．

IV. 具体的な治療方針

　治療の目的は，腫瘍の縮小を図り，眼症状を緩和して視機能を維持すること，すなわちQOVの維持である．これは残された日々のQOLの維持にそのまま結びつくものである．治療方法は，視機能温存と治療効果の両面から放射線治療を推奨する．化学療法やホルモン療法などが施行されている場合にはそのまま続け，腫瘍の増大がみられた時点にて，最も切れ味がよい放射線治療を施行する．通常はリニアック外照射が行われ，脈絡膜の場合には最低10回以上の分割にて30～50 Gy（当院では通常40 Gyを20分割）の照射を行う．虹彩，毛様体への転移は30 Gy程度を施行する．腫瘍の縮小は約9割にみられ，たとえ黄斑を含んでいても早期に照射を行うことにより視力維持が望める（図5），いったん胞状剝離を生じてしまうと，照射によって転移巣は治癒しても視力の改善は望めない（図6）．特に肺癌などの進行の速い癌が原発の場合には早期に治療を行う必要がある．近年抗癌剤の発達によって眼部転移後，10年以上も生存している症例もある．放射線治療開始前に放射線網膜症による視機能障害の可能性を説明し，同意を得ておく必要がある．

V. 予後

　1974年の報告では，眼内転移後の平均生存期間は7.4か月（FerryとFontによる）であったが，近年乳癌転移例の生存率は1年で6割以上，5年で2割以上となっている．また肺癌転移例でも腫瘍関連死が1年で54%と改善している．

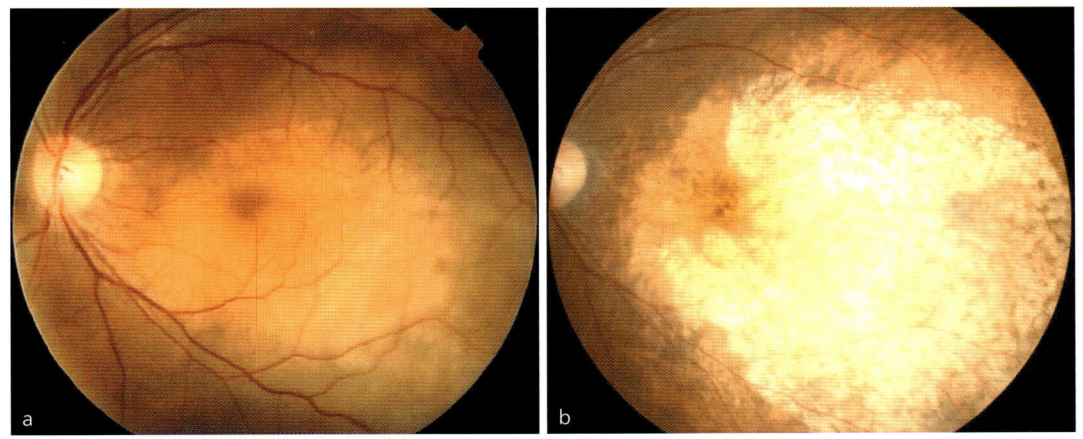

図 5　脈絡膜転移，乳癌
a：56 歳女性の黄斑を含む乳癌の脈絡膜転移黄斑を含んで Vd＝(0.3)と低下していた．
b：放射線外照射を 40 Gy/20fr を施行．腫瘍は瘢痕となり，白内障も生じ PEA＋IOL を施行し，照射 3 年半後も Vs＝(1.0)である．

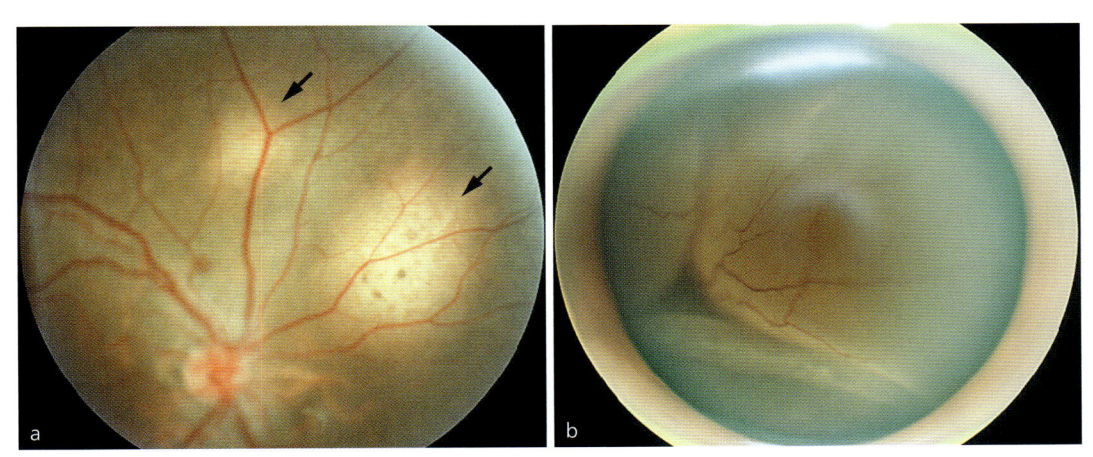

図 6　放射線外照射
a：右眼 Vd＝(1.0)，b：左眼 Vs＝sl＋．
両眼の肺癌からの脈絡膜転移に対して 40 Gy/20fry 施行後の眼底写真．
右眼は 2 か所あった転移巣（矢印）は瘢痕化して視力も良好であるが，左眼は放射線の対腫瘍効果がみられても網膜剝離は治癒せず視力の回復は不可能であった．

▶一般眼科医へのアドバイス

　転移性眼内腫瘍の診断に至るには何よりも問診が大切である．悪性腫瘍の既往を聞き漏らさないようにする．悪性腫瘍の既往を隠す患者や家族もいる．眼内転移を疑う所見をみた際には，原発腫瘍の既往を，患者と家族の心情に沿う形で聞き出すことが必要である．転移性眼内腫瘍を疑う場合には，原発腫瘍の治療を行った病院の眼科への紹介状を書くことが原則となる．原発巣を治療した主治医がいて，カルテがあり，病状や現在の状態，患者の生活背景などがわかっているので，治療までの流れが最もスムーズにいきやすい．

近年の悪性腫瘍の生存率の向上，および分子標的治療薬を中心とする抗癌剤の目覚ましい進歩による担癌生存患者の増加に伴い，悪性腫瘍の眼内転移をみる機会が増えていくことが予想される．最も多くみられる脈絡膜転移および虹彩転移の所見を頭の片隅においておき，早期診断・早期治療を行うことができれば，残された日々を有意義に過ごす手助けが可能となり，眼科医冥利に尽きると思われる．

参考文献

1) Albert DM, Rubenstein RA, Scheie HG：Tumor metastasis to the eye, Part 1：Incidence in 213 adult patients with generalized malignancy. Am J Ophthalmol 63：723-726, 1967
2) Bloch RS, Gartner S：The incidence of ocular metastatic carcinoma. Arch Ophthalmol 85：673-675, 1971
3) Ferry AP, Font RL：Carcinoma metastatic to the eye and orbit. I. A clinicopathologic study of 227 cases. Arch Ophthalmol 92：276-286, 1974
4) Shah SU, Mashayekhi A, Shields CL, et al：Uveal metastasis from lung cancer：clinical features, treatment, and outcome in 194 patients. Ophthalmology 121：352-357, 2014
5) Shields CL, Shields JA, Gross NE, et al：Survey of 520 eyes with uveal metastases. Ophthalmology 104：1265-1276, 1997

〔辻　英貴〕

V 小児から若年者に発症しやすい疾患

A 角結膜デルモイド

I. 疾患概念

　デルモイドは先天性の良性腫瘍であり，生後に大きさは変化しない．角膜輪部に好発するが，結膜円蓋部に生じることもある．病理学的には分離腫（choristoma）と呼称され，発生異常により皮膚組織が角結膜に迷入して異所性に増殖したものである．腫瘍内部は脂肪組織，毛髪，皮脂腺，汗腺，軟骨組織などを含んだ結合組織で構成される（図1）．

　デルモイドを合併する全身異常としてGoldenhar症候群（輪部デルモイド，副耳，耳瘻孔が三主徴）が有名で，これら以外に脊椎異常，下顎骨形成不全，眼瞼コロボーマなどを伴う．

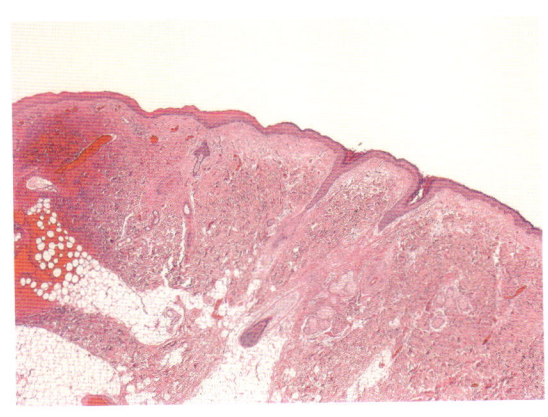

図1　デルモイドの病理組織像（HE染色）
結合織の中に，脂腺，汗腺，毛囊，脂肪組織がみられる．

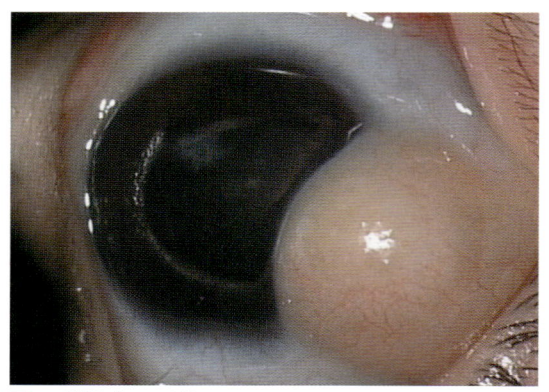

図2　輪部デルモイド
下耳側の輪部に隆起性，半球状の腫瘤がみられる．

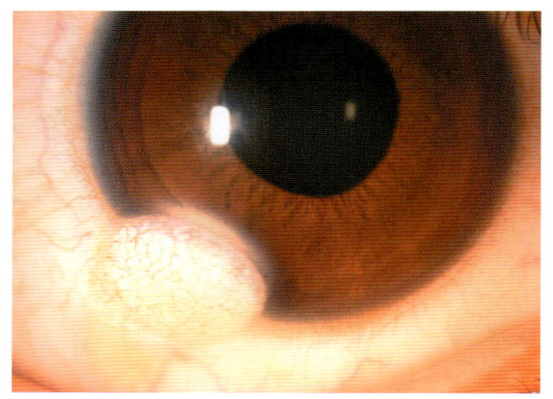

図3　輪部デルモイド
デルモイドの角膜側には脂質沈着による三日月状の黄白色混濁を伴うことがある．手術時には脂肪沈着も含めて切除する．

II. 臨床所見の特徴

　輪部デルモイドの典型例は，輪部をまたぐような隆起性，半球状の充実性腫瘤として観察される（図2）．乳白色から薄い茶褐色の間の色調を呈し，表面に毛髪をみることがある．角膜側に淡い黄白色の三日月状の実質混濁を伴うことが多く，これは角膜への脂質沈着である（図3）．大きさは直径3〜5 mm 程度のものが多く，瞳孔領を覆うことは少ない．深さも通常は Descemet 膜までは達していない．

　輪部デルモイドの8割は下耳側に生じるが，上耳側や下鼻側の例もあり，腫瘍が複数個（輪部デルモイドが2つ，あるいは輪部デルモイドと結膜デルモイドなど）存在することもある．生下時から存在し，眼表面の目立つ部位にあるため発見は早く，ほとんどは新生児期や乳児期に眼科を受診する．

　特殊なケースとして，デルモイドが角膜を貫通し，Descemet 膜が欠損していたり，ぶどう膜に達していたりすることがある．また，角膜中央を覆うデルモイドも稀にみられ，central dermoid と呼ばれる．デルモイドの深達度を判断するには前眼部超音波検査（ultrasound biomicroscope：UBM）や前眼部 OCT が有用である．

III. 診断・鑑別診断

　出生時から存在し，大きさが変化しないこと，外観の特徴から診断は通常容易である．Central dermoid の場合，Peters 異常や強膜化角膜など前眼部形成異常との鑑別を要する．

IV. 治療方針と具体的な治療方法

　輪部デルモイドで問題となるのは主に整容面と考えられがちだが，斜乱視や遠視性不同視による弱視を6割の症例で伴う．大きなデルモイドほど乱視度数が大きく，遠視が強い傾向にあり，乱視の軸は弱主経線上にデルモイドを含む場合が多い．屈折検査を必ず行

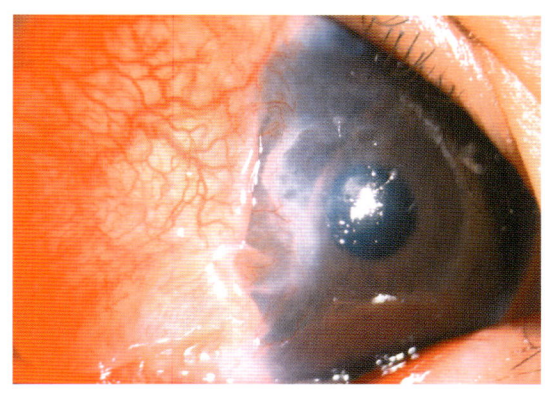

図4 輪部デルモイドの表層切除術後
表層切除だけで対処したが，病変の残存があり，強い炎症反応を生じた．

い，乱視や遠視が強い症例では早期から弱視治療に努める必要がある．

　治療は手術療法が基本となる．小さなデルモイドでも角膜の半層程度まで達していることが多いので，腫瘍切除によって欠損した組織を充填するために表層角膜移植を併用することが多い．表層移植に用いる角膜は保存角膜でよい．

　手術時期に関しては，手術による角膜乱視の軽減効果は少ないこと，乳幼児では術後の炎症反応が強いこと，抜糸などの術後管理も難しいことなどから早期手術は必ずしも推奨されない．まず屈折異常に対する弱視治療を行って，ある程度の視力向上が得られてから，就学前に相当する5〜6歳で手術を行うのがよい．

V. 治療に伴う合併症

　デルモイドは再発しない．ただし，腫瘍を取り残すと強い炎症が持続しやすいので注意を要する（図4）．幼児で表層角膜移植を行った場合には，抗菌薬とステロイドの点眼を継続し，術後3〜4か月で抜糸を行う．

VI. 予後と経過観察の方法

　発生異常に伴う先天性腫瘍であり，生後に増大したり悪性化したりすることはない．ただし弱視の原因となりやすいので，視機能の発達への配慮を忘れないようにする．

　手術で整容面が改善すると本人も両親も治癒したと思ってしまい，弱視治療の継続が困難になる場合がある．見た目が良くなったことと視機能は別であることを繰り返し説明する必要がある．

▶一般眼科医へのアドバイス

　デルモイドの診断は比較的容易であるが，屈折や視機能を含めた長期的な管理が必要となる．両親への病態，治療方針の説明などで専門的知識と経験が必要となるため，早めに一度，小児眼科の専門医を紹介受診させるとよい．

参考文献

1) Mansour AM, Barber JC, Reinecke RD, et al：Ocular choristomas. Surv Ophthalmol 33：339-58, 1989
2) 真島行彦, 村田博之, 植村恭夫, 他：角膜輪部デルモイド手術例の視力予後. 臨眼 43：755-758, 1989
3) 古城美奈, 外園千恵：小児のデルモイド. あたらしい眼科 23：43-46, 2006
4) 谷井啓一, 羽藤晋, 横井匡, 他：角膜輪部デルモイドの屈折異常と弱視に関する検討. あたらしい眼科 27：1149-1152, 2010

〔山田昌和〕

B 毛細血管性血管腫

I. 疾患概念・臨床上の特徴

　　毛細血管性血管腫(capillary hemangioma)は異常な血管内皮細胞が腫瘍性増殖をきたした疾患であり，苺状血管腫(strawberry hemangioma)，小児良性血管内皮腫(benign hemangio-endothelioma in childhood)とも呼ばれる．近年，国際血管腫・血管奇形学会(the International Society for the Study of Vascular Anomalies：ISSVA)による分類が国際的標準となりつつあり，乳児血管腫(infantile hemangioma)と呼称される．乳児血管腫は生下時には病変が存在しても基本的には平坦であり，生下時に腫瘤を形成している先天血管腫(congenital hemangioma)とは別の疾患とされている．乳児血管腫は小児の眼窩内血管系腫瘍で最も多い．発生頻度には人種差があり，白人では1歳で10〜12％の有病率であるのに対して，日本人では0.8％とされる．また，女児に多い．頭頸部が好発部位であり，特に眼瞼・眼窩の乳児血管腫では形態覚遮断弱視や乱視などの合併症に注意が必要である．

II. 臨床所見の特徴

　　通常，生下時または生後1〜2週間に出現し，6か月まで急速に増大し(増殖期)，その後大きさのほとんど変わらない安定期があり，2〜3年から数年の間に縮小(消退期)する．腫瘍の局在により，真皮内にある局面型，真皮から皮下に連続し，腫瘤を形成する腫瘤型，皮下に病変を認める皮下型がある．局面型，腫瘤型では特徴的な鮮紅色の境界明瞭な腫瘍として診断に困ることは少ない．一方，皮下型では，青灰色〜皮膚色の腫瘤となり，乳幼児期にみられるその他の腫瘤性病変との鑑別が困難となる(図1a)．啼泣時やいきんだときなど，眼瞼腫脹などの症状が強くなることがある．触診時に圧迫すると退色，縮小し，圧迫を解除すると血流が再開し元に戻る．これらのことは診断の助けになる．ほとんどが片側性であるが，眼周囲以外に体幹，頭皮，口腔内などにも病変を認めることがある．眼瞼に血管腫が存在する場合，高率に眼窩内にも血管腫を認めるとされる．

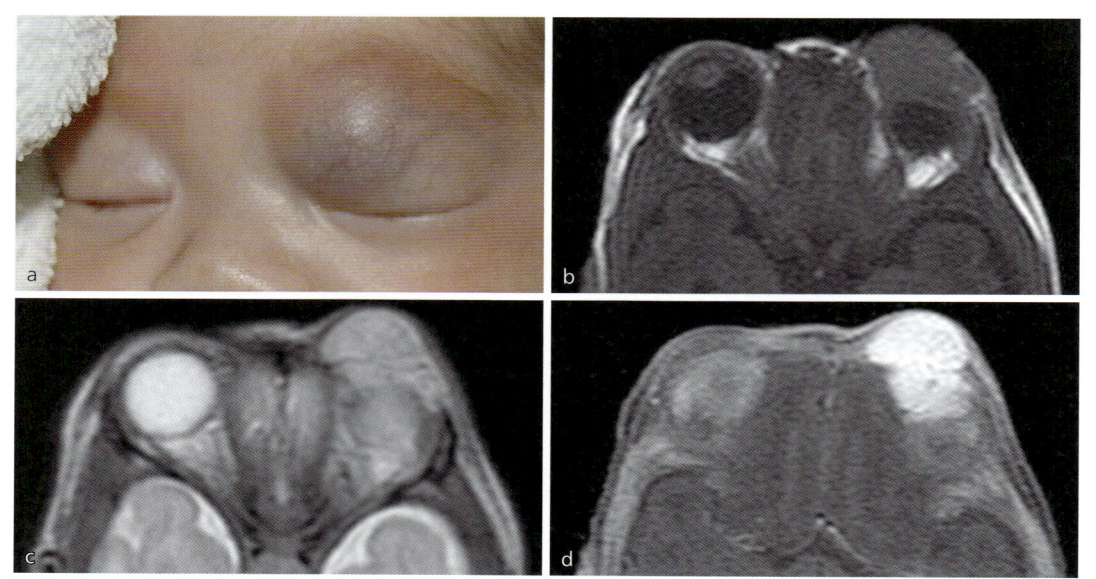

図1 左上眼瞼に赤~青紫色の腫脹を認める症例
a：皮下型の乳児血管腫.
b：MRI T1 強調像（軸位断）脂肪よりは低信号で，脳の灰白質と等信号を示す.
c：MRI T2 強調像（軸位断）筋や脳と比較して高信号を示す.
d：ガドリニウム造影 MRI 脂肪抑制 T1 強調像（軸位断）非常に強い造影効果を示す.
（a~d は同一症例）

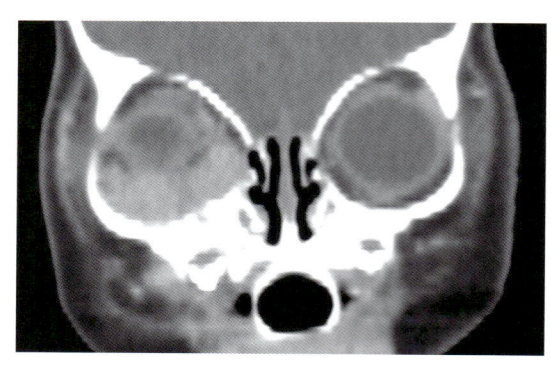

図2 造影 CT 画像（冠状断）
右の眼窩下方に腫瘍があり，外眼筋との境界は不明である．患側眼窩が拡大している（図1とは別症例）．

III. 診断・鑑別診断

　眼瞼の真皮内に腫瘍がある場合（局面型，腫瘤型）は特徴的な肉眼所見により，診断は容易である．一方，皮下および眼窩内にのみ腫瘍が存在する場合（皮下型）は，青灰色~皮膚色となり，診断が難しいことがある（図1a）.

　超音波検査では腫瘍の内部に高輝度反射を認める．CT では軟部組織と比べて等吸収ないしやや高吸収で，造影効果が強い．また眼窩内血管腫では，眼窩骨の発育期と腫瘍の増殖期が重なることから，眼窩骨が拡大することがある（図2）．MRI では T1 強調像で外眼筋や灰白質と等信号，T2 強調像で高信号となる．ガドリニウム造影で一様に強く造影される（図1b~d）.

　鑑別疾患として，血管奇形やその他の小児に好発するほとんどすべての腫瘍が対象とな

る．特に横紋筋肉腫や神経芽腫などの悪性腫瘍と鑑別が困難な場合は生検による病理診断をためらってはならない．

病理所見では増殖期，消退期，消失期のそれぞれで病理像が異なる．増殖期では異常に肥大した内皮細胞からなる毛細血管様構造が増生し組織塊を形成する．退縮期では異常内皮細胞が縮小し，血管内腔がはっきりしてくる．消失期では間質が線維化し，腫瘍細胞の退縮後は脂肪組織に置きかわる．いずれの時期でも異常な内皮細胞がグルーストランスポーターの1種であるGLUT-1に陽性を示すことが知られており，GLUT-1の免疫染色が診断に有用である．

IV. 治療方針と具体的な治療法，治療に伴う合併症

自然消退する良性腫瘍のため，経過観察を行うことが治療の基本である．しかし，増殖期に形態覚遮断弱視の危険性や乱視の惹起，角膜潰瘍，腫瘍からの出血や潰瘍などの合併症を起こす場合は積極的治療の適応となる．治療は薬物療法（局所または全身）が中心となるが，色素レーザーや手術治療の報告も散見する．薬物療法として，近年，効果が高く，副作用の比較的少ないプロプラノロールが第一選択として急速に広まりつつある．ステロイド治療も依然として治療の選択肢の1つである．

1. プロプラノロール内服療法

降圧薬として広く用いられている非選択的β遮断薬であるが，本症に対する作用機序は不明である．喘息や心不全のある患児には禁忌である．初回投与は通常，数日～1週間程度の入院で，内服前後の血糖，24時間血中酸素濃度，心電図をモニターし，不整脈などの合併症を管理しながら行う．具体的な用量・用法は報告により様々であり標準化されたものはないが，通常プロプラノロール（インデラル®錠）0.5～1 mg/kg/dayを1日3回に分けて初回内服し，3日間の内服後，異常を認めなければ，2～3 mg/kg/dayを1日3回まで増量し，問題がないことを確認したうえで，通院での内服に切り替える．腫瘍が縮小し，かつ大きさに変化がなくなった時点で内服終了とするが，増殖期が続く6か月までの内服を推奨する報告もある．内服終了の際は心臓への感受性が上昇しているため，1～2週間かけて漸減する．プロプラノロールの副作用として徐脈，低血圧，低血糖，四肢冷感，気道過敏症状，肝機能異常，不眠・不穏，高カリウム血症などの報告があるが，いずれも一過性で可逆的であり，これまでに重症な合併症を生じたとする報告はない．局所治療として，同じβ遮断薬であるチモロール点眼液の点眼または塗布で腫瘍の縮小を得たとする報告もあるが，眼窩や深在性腫瘍に対して効果は不明である．

2. ステロイド治療

通常プレドニゾロン1.5～2 mg/kg/day朝1回の内服から開始し，治療効果が認められない場合は3 mg/kg/dayまで増量する．数か月（通常，生後6か月以降）かけて漸減する．消化性潰瘍の予防のためファモチジンの内服を併用する．長期内服による副作用は，感染症，成長抑制，骨粗鬆症，耐糖能異常，精神障害，消化性潰瘍，Cushing症候群，白内障，

緑内障など非常に多岐にわたる．特に小児においては感染症増悪や成長抑制などで重篤な後遺障害を残す可能性もあり，保護者に十分な説明を行ったうえで，同意を得ることが必要である．また，予防接種はステロイド投与中は施行せず，治療後も6か月程度は行わない．局所治療として皮下注射を行うこともある．トリアムシノロン3〜5 mg/kg（max 60 mg）を27 Gまたは30 G針で注入する方法が推奨されているが，即効性を期待しベタメタゾンを併用することもある．正常皮膚から刺入し，腫瘍内に入り逆流のないことを確認し，ゆっくりと時間をかけて注入する．効果が不十分な場合は4週間以上の間隔を空けて行う．治療の合併症としては眼瞼壊死，眼窩脂肪の萎縮，網膜中心動脈閉塞症，球後出血など，重篤なものが含まれる．特に眼窩深部の治療では注意が必要である．

3. インターフェロン療法

ステロイド治療に反応しない乳児血管腫に対して，インターフェロン療法が有効とする報告もある．インターフェロンαを体表面積あたり100〜300万単位皮下注射する．全身の副作用として倦怠感，嘔気，白血球減少のほか，永続的な対麻痺など重篤な合併症も報告されている．

4. 色素レーザー治療

色素レーザー治療が局面型の乳児血管腫に対して有効か否か定まった見解はない．照射条件は報告によって異なり，標準化されていない．レーザーの深達度に限界があるため，病変が皮下に達する腫瘤型や皮下型には適さない．

5. 手術療法

薬物療法が無効で早期の治療が必要な場合，手術を考慮しなければならない．しかし，血流に富む腫瘍であり，時に腫瘍の境界が不明瞭であるため手術の難度は高い．手術の際には眼窩手術に習熟した専門機関へ紹介することが望ましい．

V. 予後と経過観察の方法

自然退縮傾向のある腫瘍であり，約30％が3年で完全消失し，75〜90％が7年で完全消失する．そのため，ほとんどの症例で経過観察を行うことになる．その際，腫瘍の増大に伴う形態覚遮断や角膜乱視による弱視を予防することが最も重要である．弱視は眼周囲の血管腫を持つ患児の44〜63％に生じるとされる．特に腫瘍が急速に増大する最初の数か月は注意深く経過観察を行い，弱視となる可能性がある場合には積極的な治療を行うべきである．また，腫瘍の消失後に乱視や不同視が残存することもある．治療終了後も視機能の経過観察や弱視治療が必要である．

▶**一般眼科医へのアドバイス**

　乳児血管腫の管理は，腫瘍が急速に増大する最初の数か月（増殖期）の注意深い経過観察により，治療の時期を逃さないことが最大のポイントである．治療開始時期を決定し，治療後の視機能の経過観察や弱視治療を行うのは眼科医であるが，治療についてはプロプラノロールやステロイドの全身投与など全身管理が必要となるため，小児科との連携が必要不可欠である．そのため，積極的治療が必要な可能性がある場合には，連携不足による治療の遅れがないように，早めに小児科にコンサルトするようにしたい．

参考文献

1) 難治性血管腫・血管奇形についての調査研究班：血管腫・血管奇形診療ガイドライン 2013. http://www.dicomcast.com/va/guidline.html
2) Shields JA. Shields CL：Eye lid, Conjunctival, and Orbital Tumors An Atlas and Textbook 2nd ed. pp132-139, 516-521, Lippincott Williams & Wilkins, a Wolters Kluwer business, Philadelphia, 2008
3) 尾山徳秀：毛細血管性血管腫．後藤浩（編）：眼窩プラクティス 24．見た目が大事！眼腫瘍．pp112-113, 文光堂，2008
4) 渡辺あずさ，渡邊彰二：乳児血管腫（苺状血管腫）に対する薬物療法．PEPARS 71：26-35, 2012
5) 林憲吾，嘉鳥信忠，板倉秀紀，他：外科的に摘出した眼瞼・眼窩乳児血管腫の 2 例．あたらしい眼科 28：1747-1752, 2011

（張　大行）

C 眼窩リンパ管腫

I. 疾患概念

　眼窩に生じるリンパ管腫(orbital lymphangioma)は小児での発症が多く，突然の眼球突出や眼瞼腫脹を生じる眼窩良性腫瘍として知られている．眼窩リンパ管腫の発症頻度は10万人に1.4人で，原発性眼窩腫瘍における頻度としては数％である．先天的に眼窩に病変が存在すると考えられているが，基本的には無症状であり，上気道感染や囊胞内部での出血を契機に片眼の眼球突出や眼瞼腫脹などの臨床症状を生じる．臨床症状の出現年齢は幼児から10歳前後の小児に多いが，成人や高齢者における発症例もある．

　最近では，リンパ管腫はInternational Society for Study of Vascular Anomaliesによる分類(ISSVA分類)や「血管腫・血管奇形診療ガイドライン2013」においてリンパ管奇形(lymphatic malformation)の名で記載されている(**表1**)．ISSVA分類では従来の血管腫やリンパ管腫を「-angioma(血管腫)」と「malformation(奇形)」の2つに大きく分けており，従来のリンパ管腫は後者に分類されている．しかし，骨軟部腫瘍のWHO分類や組織学の教科書ではこれらを明確に鑑別・分類するのは困難との立場をとるものもあり，今後も議論が重

表1　ISSVA分類と従来の分類の対比

従来の分類		ISSVA分類	
苺状血管腫	Strawberry hemangioma	**血管性腫瘍**	**Vascular tumor**
		乳児血管腫	Infantile hemangioma
海綿状血管腫	Cavernous hemangioma	**血管奇形**	**Vascular malformation**
静脈血管腫	Venous hemangioma	静脈奇形	Venous malformation(VM)
筋肉内血管腫	Intramuscular hemangioma		
滑膜血管腫	Synovial hemangioma		
動静脈血管腫	Arteriovenous hemangioma	動静脈奇形	Arteriovenous malformation(AVM)
単純性血管腫	Hemangioma simplex	毛細血管奇形	Capillary malformation(CM)
毛細血管拡張症	Teleangiectasia		
ポートワイン斑	Port wine stain		
リンパ管腫	Lymphangioma Cystic hygroma	リンパ管奇形	Lymphatic malformation(LM)

従来「-angioma(血管腫)」とされてきた多くの疾患が「malformation(奇形)」に分類されている．
〔難治性血管腫・血管奇形についての調査研究班：血管腫・血管奇形診療ガイドライン2013．http://www.dicomcast.com/va/guideline.html より改変〕

ねられていくと思われる．本項では，従来通り眼窩良性腫瘍として知られるリンパ管腫の名称を使用する．

II. 臨床所見の特徴

　先天性の脈管奇形で病変が存在するだけでは無症状だが，上気道感染や囊胞内部の出血，外傷，月経や妊娠などを契機に突如病変が増大し臨床症状が出現する．症状としては突然の眼球突出や眼瞼下垂，眼瞼腫脹や眼瞼後退が多く時に疼痛を伴う．眼瞼皮下や結膜下の出血を生じることもあり，病変の位置や大きさによっては眼球運動制限を認める．患側眼の対光反射異常や視力低下が生じていれば視神経圧迫の可能性を考え，緊急手術の適応も考えながら精査する必要がある．

　画像検査は MRI が有用である．MRI では眼窩内に多房性の囊胞状病変を認め，囊胞内部はリンパ液や新旧入り混じった出血を含むため各囊胞ごとに多彩な信号強度を示す．CT では軟部組織陰影を呈するが，炎症や出血により境界が不明瞭になることもある．造影効果は MRI，CT ともに囊胞壁がわずかに造影されるが，内部は造影効果を認めないことが多い．画像からの情報量は MRI のほうが多く，可能であれば速やかに MRI を施行することが望ましい（図1）．

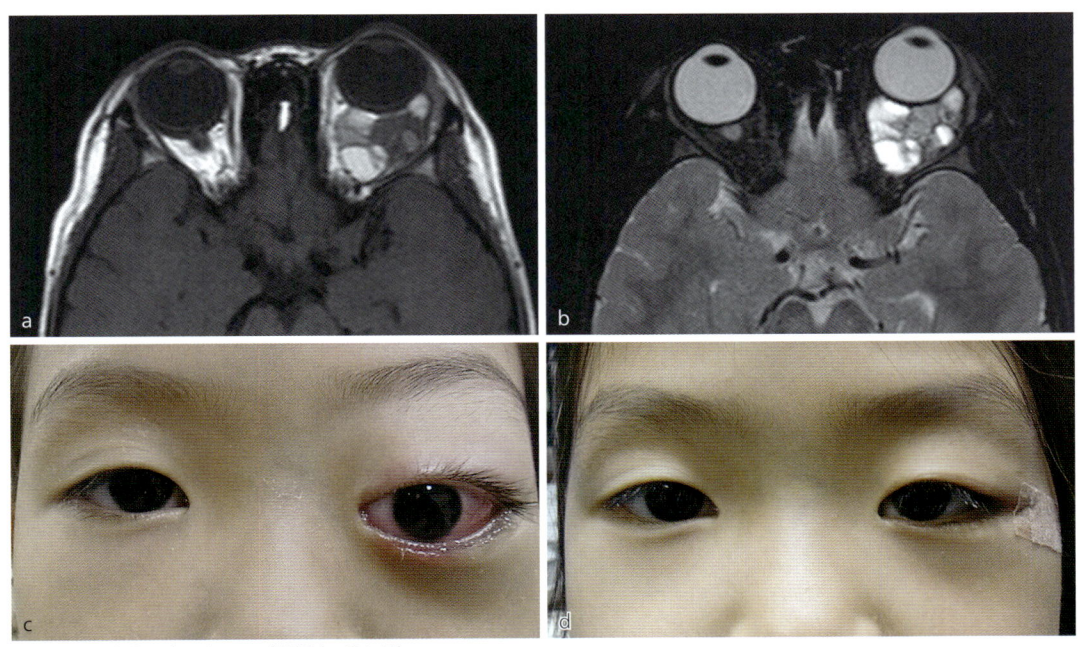

図1　左眼窩内に生じたリンパ管腫（6歳女児）
a：MRI T1 強調像．
b：MRI T2 強調像．眼窩内に多房性の囊胞状病変を認める．T1，T2 いずれも内容物は多彩な信号強度を示す．
c：急性増悪時の顔写真．左眼の充血と著明な眼球突出を認める．
d：切除術後4か月の顔写真．眼球突出は改善している．

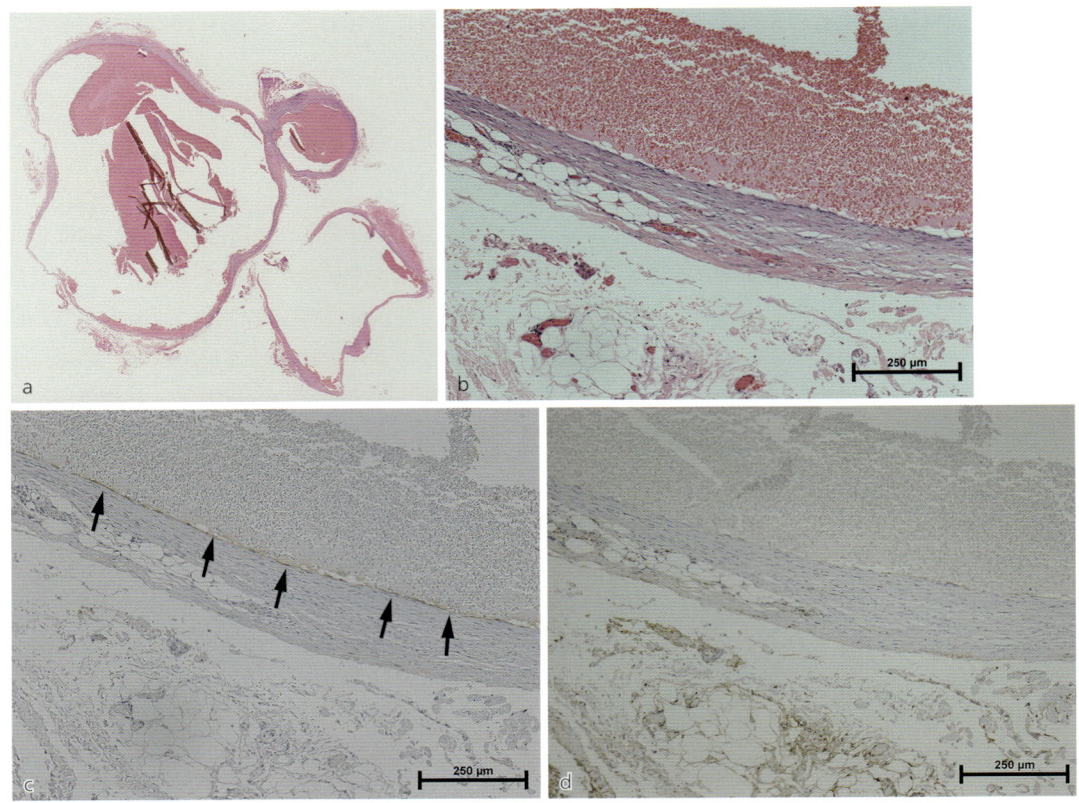

図2 リンパ管腫の病理組織写真（24歳女性）
a：HE染色（ルーペ像）．嚢胞状の病変で内部に出血を伴う．
b：HE染色（100倍）．内腔は一層の扁平な内皮細胞で裏打ちされている．
c：Podoplaninに対する免疫染色（100倍）．内皮細胞にPodoplaninの発現を認める（矢印）．
d：CD34に対する免疫染色（100倍）．CD34の発現も認めるが，Podoplaninと比較すると弱い．

III. 病理組織所見

　　リンパ管腫の嚢胞は拡張した脈管系の構造を示し，正常リンパ管に類似するがやや消退した内皮細胞で裏打ちされている．内腔はリンパ液や血液で満たされている．間質にはリンパ球をはじめとした慢性炎症細胞浸潤を認めることが多い．二次的な出血を伴う場合，静脈奇形との鑑別を要することがある．このような場合は，リンパ管内皮マーカーであるPodoplaninや血管内皮マーカーであるCD31，CD34に対する免疫染色が診断補助に有用である．リンパ管腫では内皮にPodoplaninの発現が免疫染色で確認できる（図2）．CD31やCD34がリンパ管内皮に発現することもあるがその発現は弱いとされる．

IV. 診断・鑑別診断

　　急激に生じる症状と特徴的な画像所見から，比較的速やかに診断に至るケースが多いと思われる．小児で急激な眼球突出を生じる鑑別診断としては，眼窩内横紋筋肉腫をはじめとする骨軟部悪性腫瘍や白血病の眼窩内進展といった疾患が重要である．これらの悪性腫

瘍は画像所見では造影効果を伴う充実性の腫瘤であることが多く，鑑別は比較的容易であると考えられるが，横紋筋肉腫では時に出血性の囊胞病変を認めることがあり注意を要する．眼窩蜂巣炎も鑑別に挙げられるが，副鼻腔炎など背景疾患が存在することが多く，画像で眼窩周囲に感染や炎症のfocusが無いかどうかを確認する．その他の血管奇形や血管腫も鑑別の対象となるが，これらは画像所見で強い造影効果を示すことから鑑別が可能と考えられる．

V. 治療方針と具体的な治療方法，治療に伴う合併症

リンパ管腫の治療の目標は，腫瘤による眼球・視神経圧迫症状の軽減および整容面の改善である．治療方法は様々な報告があるが，症状が軽度で視機能に影響が出ていなければ経過観察も1つの選択肢となる．囊胞内出血は自然に吸収されることもしばしばある．

1. リンパ管腫切除術

圧迫性視神経症がみられる，あるいは眼球突出が著しい場合は侵襲的治療を検討する．リンパ管腫切除術は，圧迫性視神経症や眼球突出を改善させる根治的手段であるが，術中および術後の出血コントロールが難しく，術中出血や術後血腫により視機能障害をきたす可能性もあるため，その適応は慎重に見極める必要がある．手術操作に伴い出血を生じやすいので，切除の際はあまり深追いせず，治療効果が望めて安全に切除できる範囲で可及的に囊胞壁の切除を行う．リンパ管腫では，囊胞状で一塊に摘出できる場合を除いて，病変の境界がはっきりせず全摘出が困難で，病変が残存することが多い．前述のとおり術後再出血や眼窩内血腫を生じやすいため，囊胞に流入する脈管や残存する囊胞壁は，術中に安全な範囲で十分焼灼する．手術終了時のペンローズドレーン留置は，術後眼窩内血腫の予防に有効である．

2. 眼窩減圧術

視機能障害の可能性があるにもかかわらず病変の切除が困難な場合は，眼窩減圧術も治療の選択肢となりうる．眼窩壁の一部を切除し，眼球突出および腫瘤による圧迫症状の改善を目的とする．術後に複視症状が生じたり，将来的に副鼻腔に病変が進展したりする可能性はあるため，術前に十分説明をする必要がある．他の治療法として眼瞼や結膜から囊胞を狙って穿刺する方法もあるが，穿刺に伴い囊胞内で再び出血する可能性もあり，合併症には十分注意して行う．

3. 薬剤注入による硬化療法

診療ガイドラインでは，薬剤注入による硬化療法を侵襲的治療の第一選択に挙げている．囊胞内に投与する硬化剤として無水エタノール（最大0.5〜1.0 mL/kg），ポリドカノール（最大2 mg/kg），ブレオマイシン（1 mg/kg）などが用いられている．他にはOK-432が硬化剤として普及しており，眼窩リンパ管腫に対する硬化療法ではOK-432を硬化剤に用いた報告例が多い．しかしOK-432は特に炎症や組織浮腫が強く出るため，眼窩病変に使

用する際は合併症に十分注意する．筋円錐内病変に対しては合併症リスクが高いと考えられるため，筋円錐外の病変に限って使用するなどの工夫が必要と思われる．さらに，硬化剤は全身毒性の問題があるため，投与の際は血中濃度が急激に上昇しないように1回の硬化療法に時間をかけて，こまめに投与する方法が推奨されている．眼窩以外の頭頸部や四肢病変において，硬化療法は皮膚に瘢痕を残さず治療ができるという観点から第一選択となっているが，起こりうる局所合併症として皮膚壊死や筋拘縮，神経麻痺などが挙げられている．眼窩は眼球をはじめ重要な構造物が多く，脳にも近い特殊な部位であり，眼窩リンパ管腫に対する硬化療法は合併症のリスクを十分考慮したうえで検討する必要がある．

VI. 予後，経過観察の方法

　発症が急激で視機能障害を伴う場合は速やかな治療が必要となるが，減圧などの適切な対処が可能であれば視力予後は良好である．手術切除後の症例でも残存病変における再出血・再増大が生じる可能性があり，また囊胞内出血は自然吸収されても，時期をおいて再出血する可能性があるため，経過観察の際は常に眼球突出や眼瞼後退の悪化の有無に注意する．画像による経過観察も並行していくことで，病変のサイズを的確に把握することができる．また，再増大した場合の次の治療の一手を考えておくことが重要である．

（謝辞）図2の標本を作製いただきました新潟大学医学部臨床病理学分野（旧第一病理学教室）へ深謝いたします．

▶**一般眼科医へのアドバイス**

　「小児の突然の眼球突出」という遭遇すると慌ててしまう疾患であるが，経過と臨床所見，画像検査から診断に至るのはさほど難しくはないと思われる．年齢によっては鎮静下での画像検査が必要になり，その場合は小児科との連携が必要となる．診断がつき，手術加療を含めた侵襲的治療が必要であると判断したら，治療可能な施設へ速やかにコンサルトすることが大切である．紹介あるいは手術までの間も，出血・炎症・高眼窩内圧に対する一般的な治療として，止血剤やステロイドの静注，マンニトールの急速静注，外眥切開を行うことで，わずかだが眼窩内圧の減圧や抗炎症作用が期待できる．

参考文献

1) 難治性血管腫・血管奇形についての調査研究班：血管腫・血管奇形診療ガイドライン 2013. http://www.dicomcast.com/va/guideline.html
2) Shields JA, Shields CL：Eyelid, Conjunctival, and Orbital Tumors An Atlas and Textbook 2nd ed. pp534-541, Lippincott Williams & Wilkins, a Wolters Kluwer business, Philadelphia, 2008
3) 江口功一：リンパ管腫．後藤浩（編）：眼科プラクティス 24．見た目が大事！眼腫瘍．pp116-117, 文光堂，2008
4) 田邉美香，嘉鳥信忠，板倉秀記，他：急性増悪時の眼窩リンパ管腫に対し外科的摘出術を行い良好な経過が得られた4例．眼科手術 25：137-142, 2012

5）尾山德秀，江口功一，張大行，他：さまざまな眼窩リンパ管腫の治療─眼窩減圧術を施行した症例とOK-432硬化療法を施行した症例．日眼会誌 113：732-740, 2009

（大湊　絢）

D 眼窩横紋筋肉腫

I. 疾患概念・病態

　横紋筋肉腫（rhabdomyosarcoma：RMS）は横紋筋への分化能を有する原始間葉系細胞から発生する悪性腫瘍である．眼窩 RMS は原発性と周囲の鼻腔・副鼻腔からの浸潤による続発性があるが，ここでは原発性 RMS を述べる．眼窩 RMS は小児眼窩悪性腫瘍の代表であるが，非常に稀で，海外でも国内でも全眼窩腫瘍の 1〜3％，小児眼窩腫瘍の 4〜6％である．好発年齢は平均 8 歳であるが，新生児，成人での報告もある．男児に多い（約 2：1）．

II. 臨床所見の特徴

　視力低下は初期では軽度である．急速に増悪する，眼球突出，眼球偏位をきたす．腫瘍は上方や内上方に多い（70％）ため，下方や外方の眼球偏位や眼瞼下垂が生じやすい．眼瞼腫脹，結膜浮腫もみられ，あたかも炎症性疾患様である（図1）．眼痛は少なく，あっても他の炎症様所見に比し軽度である．眼底には，腫瘍の圧迫による脈絡膜皺襞，網膜中心静脈の蛇行拡張，視神経乳頭浮腫がみられることがある．

　画像所見では辺縁が比較的明瞭な円形や卵円形の腫瘤を筋円錐外に認め，内部は充実性，均一で，高度に造影される（図2）．進行すると，外眼筋を巻き込み，周囲の骨破壊もみられ，頭蓋内浸潤が観察されることもある．

III. 診断・鑑別診断

　臨床所見から RMS を疑ったら，生検もしくは摘出術を施行し，確定診断は後述の病理所見によってなされる．臨床的に鑑別を要する疾患は小児での急速な悪化をみる眼窩内病変である．眼窩蜂巣炎，特発性眼窩炎症，皮様嚢腫の破裂（重篤な炎症を惹起する），毛細血管腫，リンパ管腫，Langerhans 細胞組織球症，骨髄性白血病細胞の眼窩内腫瘍（緑色腫），神経芽細胞腫の眼窩内転移などである．

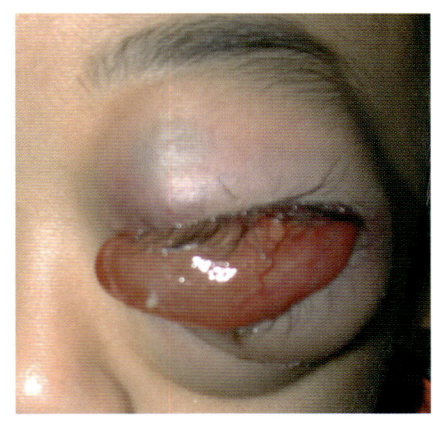

図1 胞巣型横紋筋肉腫の9歳男児の眼部写真
1か月で急速に増悪した著明な眼球突出を呈していた．結膜浮腫もみられたが，痛みは軽微であった．

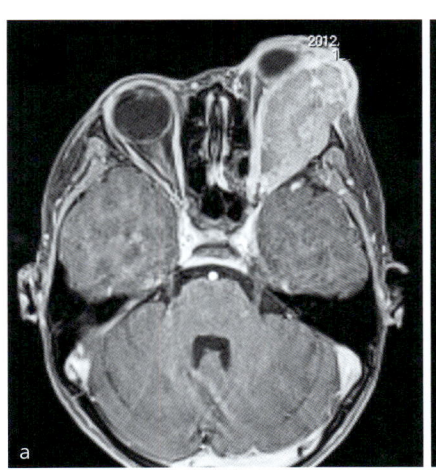

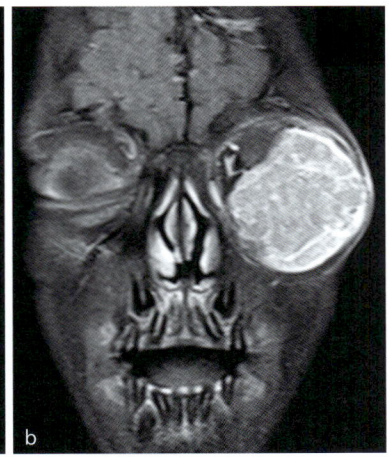

図2 図1症例の造影 MRI
著明に造影される巨大な眼窩内腫瘍を認める．腫瘍は外眼筋にも及んでいる．
a：軸状断，b：冠状断．

IV. 病理組織所見

　病理所見は特徴的である．胎児型(embryonal type)と胞巣型(alveolar type)に分類され，好発年齢，好発部位，予後が大きく異なる(表1)．小児の眼窩 RMS は胎児型がほとんどである(90％)．胎児型 RMS は円形・紡錘形細胞で，細胞質は好酸性で，横紋を認めることもある(図3)．胞巣型 RMS は隔壁で肺胞状に分画され，未分化な小円形細胞が粗に分布し，隔壁にぶら下がっているようにみられる(図4)．免疫組織化学では筋原性マーカーである desmin，myogenin，muscle-specific actin，smooth muscle actin，myoglobin が陽性で，vimentin も陽性となる．

　近年，RMS での染色体異常が報告され，腫瘍発生機転が注目されている．胎児型 RMS では 11 番染色体短腕にある 11p15 領域の異常(70％)，胞巣型 RMS では t(2;13)(q35;q14) と t(1;13)(q36;q14) の転座によるキメラ遺伝子(*PAX3-FOXO1* もしくは *PAX7-FOXO1*)が高頻度(各々70％，20％)で報告されている．

表1 横紋筋肉腫の病理型

	胎児型	胞巣型
好発年齢	小児	若年～成人
好発部位	頭頸部	四肢，頭頸部
眼窩での頻度（%）	90	10
予後	良好	不良

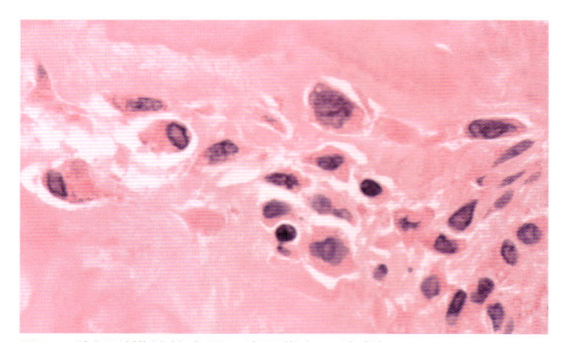

図3 胎児型横紋筋肉腫の病理像（HE染色）
水滴状の細胞を認める．

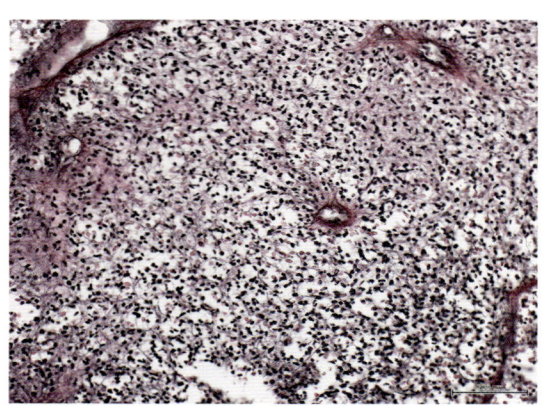

図4 胞巣型横紋筋肉腫（図1症例）の病理像（鍍銀染色）
線維性隔壁と小円形細胞がみられる．

V. 治療方針と具体的な治療方法

1. 治療方針

　小児で臨床所見からRMSが疑われたら，まず生検ないし摘出を行い，診断を確定する．手術療法のみで根治することは困難で，術後の化学療法が基本となる．

2. 手術

　近年の化学療法の進歩によって予後は大きく向上したため，手術は診断目的が主体で，深追いせず一部の生検にとどめることが多い．国際横紋筋肉腫研究グループ（Intergroup Rhabdomyosarcoma Study Group：IRSG）の術前stage分類では眼窩は予後良好の部位であるstage Iに属している．しかしながら，初期の段階で病変が小さく，辺縁が明瞭で周囲の正常組織（視神経や外眼筋など）への浸潤がない場合は，可及的に全摘出を目指すほうが予後のためにはよいといわれている．IRSGの術後の化学療法を考慮したgroup分類では肉眼的に全摘出された場合はgroup 2で，部分切除ではgroup 3となる（表2）．

　化学療法や放射線治療後に効果が不十分な場合，再発例では眼窩内容除去術も必要となる．

表 2　国際横紋筋肉腫研究グループによる術後 group 分類

group 1	限局性，完全摘出，顕微鏡的残余（－）
group 2	全摘出
A	肉眼的切除，顕微鏡的残余（＋）
B	完全摘出，顕微鏡的残余（－），リンパ節病変など（＋）
group 3	不完全切除もしくは生検，大きな残余
group 4	遠隔転移

3. 化学療法

　小児の眼窩 RMS の大部分は胎児型で，定型の化学療法によって生命予後も局所制御も比較的良好である．最近では IRSG によるプロトコル（D9602 protocol）に基づき標準的治療が行われている．ビンクリスチン（vincristine：V），アクチノマイシン D（actinomycin D：A），シクロホスファミド（cyclophosphamide：C）を組み合わせた VA 療法や VAC 療法が主体である．

4. 放射線治療

　化学療法に併用して放射線治療も行われる．group 2 で 41.4 Gy，group 3 で 50.4 Gy 照射されている．

VI. 予後

　RMS は基本的には悪性疾患で，従来は予後不良であった．しかしながら，近年の化学療法の進歩によって予後は大きく向上してきた．小児に発生する眼窩 RMS の多くは胎児型で，化学療法，放射線治療によって 5 年生存率は 94％ と比較的良好である．一方，胞巣型 RMS は，化学療法に抵抗性で 5 年生存率は 74％ にとどまる．局所再発率は 20％ といわれており，眼窩内容除去術に至ったのは 6％ と報告されている．頭蓋内進展，遠隔転移が生命予後を左右する．転移は血行性に生じ，所属リンパ節転移は稀である．転移先は肺や骨が多い．

　治療後の全身的な経過観察は小児腫瘍専門医が中心となり定期的に行う．放射線治療後の合併症チェックのため数か月ごとの眼科的検査も必要である．定期的な眼窩の画像検査は術後の group や臨床像によってその頻度は左右される．

▶**一般眼科医へのアドバイス**

　小児で急激に増悪する眼窩病変に遭遇したら，早急に眼窩手術が可能な病院に紹介すべきである．画像検査後，臨床所見から眼窩腫瘍が疑われたら早々に手術を施行し病理診断を行う．横紋筋肉腫の診断に至ったら小児腫瘍専門医に治療を委ねる．

参考文献

1) Shields JA, Shields CL：Rhabdomyosarcoma：review for the ophthalmologist. Surv Ophthalmol 48：39-57, 2003
2) Shields CL, Shields JA, Honavar SG, et al：Clinical spectrum of primary ophthalmic rhabdomyosarcoma. Ophthalmology 108：2284-2292, 2001
3) Parham DM, Barr FG：Classification of rhabdomyosarcoma and its molecular basis. Adv Anat Pathol 20：387-397, 2013
4) Raney B, Huh W, Hawkins D, et al：Outcome of patients with localized orbital sarcoma who relapsed following treatment on Intergroup Rhabdomyosarcoma Study Group(IRSG)Protocols-III and-IV, 1984-1997：a report from the Children's Oncology Group. Pediatr Blood Cancer 60：371-376, 2013
5) Mannor GE, Rose GE, Plowman PN, et al：Multidisciplinary Management of Refractory Orbital Rhabdomyosarcoma. Ophthalmology 104：1198-1201, 1997

（敷島敬悟）

E 視神経膠腫

I. 疾患概念・臨床上の特徴

　視神経膠腫(optic pathway glioma)は，大脳後頭葉の視角野の皮質まで至る視路(視神経→視交叉→視索→視放線)に発症する腫瘍である(図1, 2)．幼若な小児に多く眼科的症状を初発症状とすることが多く，視機能低下の鑑別診断において重要である．診断時期は，視機能予後を大きく左右する可能性があり，眼科医の役割は非常に重要である．

1. 疫学

　小児脳腫瘍の4〜6％，小児神経膠腫の20〜30％を占める．年齢では，10歳までの発症が最も多く，発症に性差はない．稀に成人での発症も報告される．

2. 原因

　視神経膠腫の25〜60％は神経線維腫症1型(neurofibromatosis type 1：NF1)患者に発症する．他はNF1と無関係に発症する．NF1患者にスクリーニングとしてMRI検査を施行すると15〜20％に視神経膠腫を認める．病理学的には毛様性星細胞腫(pilocytic astrocytoma, WHO grade I)が多く，他に毛様粘液性星細胞腫(pilomyxoid astrocytoma, WHO grade II)などの低悪性度神経膠腫がある．近年，網羅的遺伝子異常解析が行われ，発症メカニズムが明らかにされている．*NF1*遺伝子は癌抑制遺伝子であり遺伝子産物は，リン酸化を介しRASの機能を抑制する．その欠損によりRASシグナルの制御が解除され細胞増殖につながる．一方NF1の不活化によりRAS/PI3 K/AKTシグナル経路のmTOR(mammalian target of rapamycin)の過剰活性化が起こり，細胞増殖と腫瘍化に至る．染色体7q34の*BRAF*遺伝子異常が本疾患で明らかにされ，RAS/RAF/MEK/MAPK経路を介し腫瘍化に関与することが示唆されている．mTOR阻害薬，BRAF阻害薬，アバスチンが本疾患に対する分子標的治療薬として臨床試験が行われている．

3. 自然経過

　NF1合併の有無，発症部位，発症時年齢に左右される．NF1患者の視神経膠腫は，合併のない患者の腫瘍と比較して予後が良く，多くは発症しないまま経過する．視交叉に発症した腫瘍は，視床下部まで進展し，閉塞性水頭症を起こすなど，侵襲的な経過をたどる

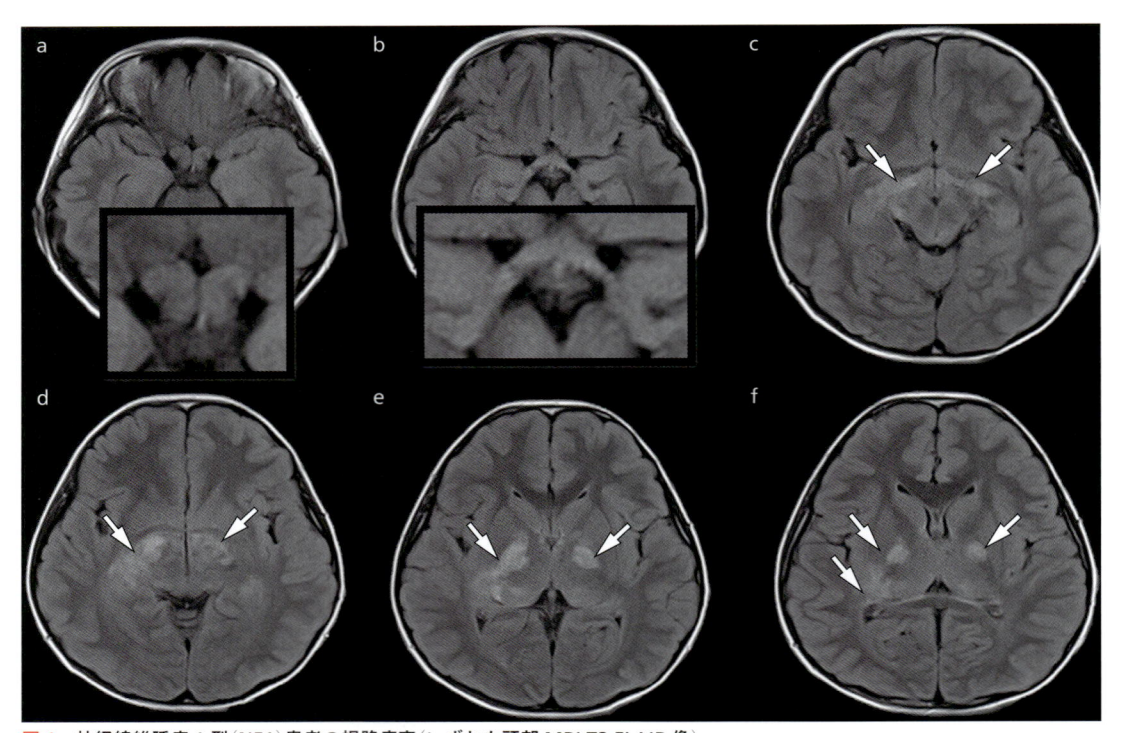

図1 神経線維腫症1型(NF1)患者の視路病変(いずれも頭部MRI T2 FLAIR像)
視神経および視交叉の腫大(a),視神経(a),視交叉(a, b),視索(b, c)から視放線(d, e, f)に至るまでT2 FLAIR高信号の部位を認め,広範な病変の広がりを示唆する.

傾向がある.乳幼児期に発症するものは,年長児で発症する腫瘍に比較して,より侵襲的で予後が悪い傾向が認められている.

II. 臨床症状の特徴

眼科学的には,視力低下,色覚異常,視野欠損,斜視,眼振,RAPD(relative afferent papillary defect),眼球突出,視神経乳頭蒼白を認め,水頭症併発時には,頭蓋内圧亢進所見を認める.腫瘍の局在,発症時年齢により臨床症状が左右され,次のような特徴がある.

1. 視神経に限局した腫瘍

眼球突出と片側の視機能低下で発症するのが典型的である.

2. 視交叉の腫瘍

年長児では,本人の訴えが契機となり眼科を受診するが,幼若児では,深刻な視機能低下をきたすまで家人が気づかないことが多い.内斜視,眼振を認める症例では,脳腫瘍も鑑別の対象に加えるべきである.

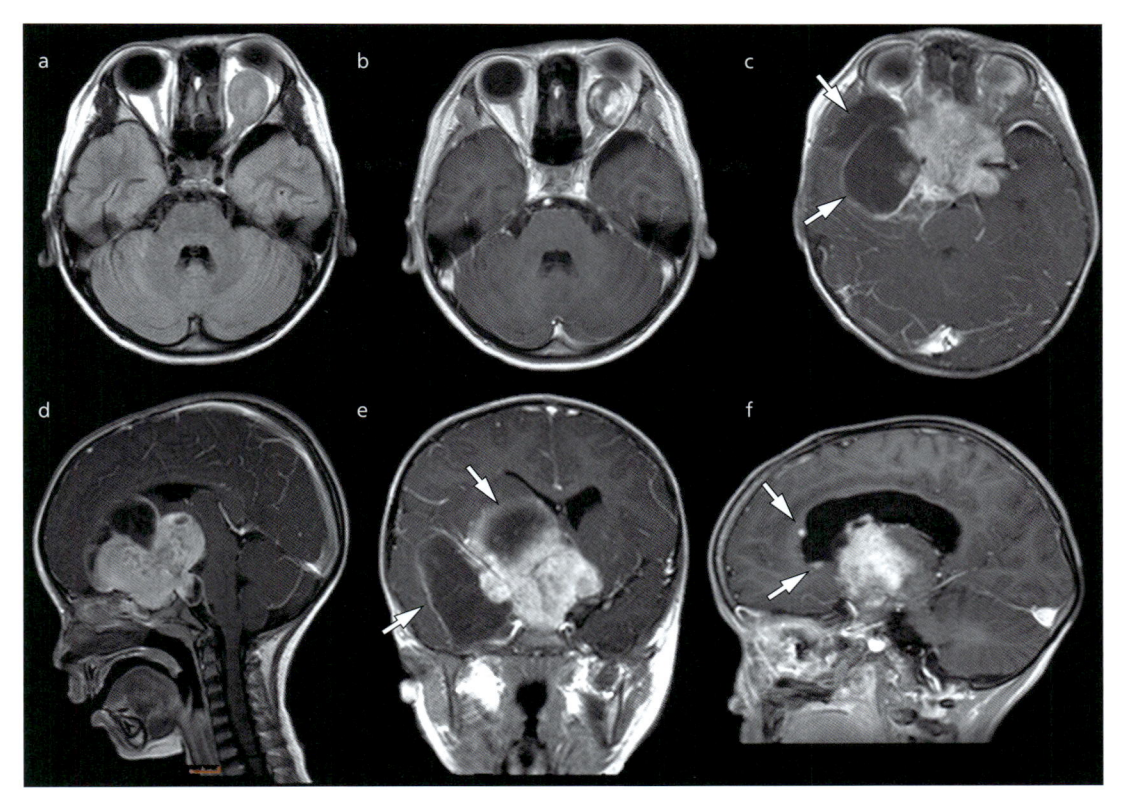

図2　視神経膠腫の MRI 所見
a, b：左視神経に限局した腫瘍（a：T2 FLIAR 水平断像, b：T1 強調ガドリニウム造影水平断像）
c, d, e：囊胞（矢印）を伴う視路視床下部腫瘍（T1 強調ガドリニウム造影　c：水平断像, d：矢状断像, e：冠状断像）
f：頭蓋内播種（矢印）をきたした視路視床下部腫瘍（f：T1 強調ガドリニウム造影矢状断像）

3. 視床下部に及ぶ腫瘍

　腫瘍が進展して Monro 孔を塞ぎ，閉塞性水頭症を生じ，頭蓋内圧亢進をきたして朝の頭痛・嘔吐などの症状を認める．年長児では，内分泌障害をきたして，成長障害，思春期早発，体重増加を認めることがある．乳幼児で，視床下部腫瘍のため，著しいいそうを認めることがある（間脳症候群，diencephalic syndrome）．

III. 診断・鑑別診断

1. 診断

　症状，眼科学的所見から本疾患を疑い，画像検査により視路に腫瘍の存在が描出されて診断に至る．CT では，周囲組織との関係，腫瘍の進展を判定するのが困難であり，造影 MRI 検査が必須である（図1, 2）．幼若な患者では，鎮静なしに検査を行うことは困難であり，専門施設に検査を依頼するのが望ましい．本疾患を疑う場合，放射線科医に伝え，視路との関連を明確に描出できるよう，スライスなど撮像条件を設定する必要がある．囊胞

を伴い発症する場合もある(図2). 病理学的には低悪性度でも, 髄液播種(転移)することがあり, 診断時には, 脊髄造影MRIも行い, 頭蓋内・脊髄播種の有無を確認する. 腫瘍の造影性には差異があるが, 造影性と予後との相関は明らかではない.

2. 生検

NF1患者では, 画像検査により臨床的に診断するのが国際的なコンセンサスとなっており, 原則として生検は行わない. NF1以外の場合でも, 臨床的に診断して生検を行わずに治療を開始することがある.

3. 鑑別診断

腫瘍性疾患として, 眼窩内の海綿状血管腫, 血管芽腫, 横紋筋肉腫, 海綿静脈洞腫瘍, 頭蓋咽頭腫, 胚細胞腫などが, 眼科学的症状を初発症状とすることがある.

IV. 治療方針および治療方法

1. 治療方針

治療適応の判断が非常に重要である. 無症状のNF1患者にスクリーニングとしてMRI検査を行い腫瘍を認めた場合, 後に腫瘍が増大し治療が必要になるのは10〜20%とされ, ただちに治療を開始する必要はない. NF1合併のない患者で症状が軽微な場合, 諸検査からその後の経過を予知することは困難である. もし視機能が悪化したとしても, 早期の治療により回復可能なことがあるため, 定期的に神経眼科学的診察, MRIによる経過観察を行う. この方針は, 既に視機能障害を有する症例にはあてはまらない. このような患者では急速に視機能が低下する場合が多いので, 臨床的に診断し, 生検の時間も惜しんで緊急に治療を開始するのがよい. MRIで巨大な病変が描出された乳幼児の場合も, 腫瘍が急速に増大して症状が悪化することが多いため, 早急に治療を開始するのがよい.

2. 外科的治療

片側視神経に限局する腫瘍に関して外科的腫瘍摘出の適応が変化しつつある. 視交叉への腫瘍進展を防ぐため以前は予防的摘出が行われていた. しかしこれらの多くはNF1患者で, 視神経に限局する腫瘍が自然経過として視交叉まで進展することはほとんどないことが示された. 現状では予防的摘出手術の効果は疑問視されており, 眼球突出を認め, 視機能が失われている場合にのみ, 摘出手術を行うことが多い. 視交叉に病変が及ぶ場合は, 化学療法, 放射線治療などがまず選択される. しかしこれらの初期治療に不応性で腫瘍が増大し, 症状が悪化した場合に減量手術(debulking surgery)が用いられる. 腫瘍の減量手術が初期治療として用いられることは少ない.

3. 放射線治療

放射線治療は, 以前は切除困難な視神経膠腫の治療の標準的治療であった. 腫瘍進行阻

止，症状改善に効果的である．しかし，治療後の長期経過観察から様々な重篤な合併症が明らかになった．すなわち放射線治療は，治療後に重篤な高次脳機能障害，内分泌機能障害を起こす．さらに二次がん発症，ウイリス輪損傷からもやもや病などの血管障害のリスクが高くなる．NF1 患者ではそのリスクが一層高く，今日では放射線治療は禁忌とされる．成人低悪性度神経膠腫と異なり，視神経膠腫が自然に悪性転化を起こすことは稀であるが，放射線治療は悪性転化を誘発する可能性が示されている．最新技術を用いた定位放射線照射は，一般的に治療効果を保ちながら後遺症を軽減できることが示されている．しかし定位放射線照射を用いても本疾患では，乳幼児での高次脳機能障害，また二次がん・血管障害の問題を完全には回避できないことが示されている．将来的には，他の治療が困難な場合に適応を限って採用される可能性が高い．

4. 化学療法

　放射線治療の重篤な合併症の問題から，化学療法は初期には，乳幼児で放射線治療を遅らせる「時間稼ぎ」として導入された．しかし，その後化学療法の効果が明らかになり，対象年齢を年長児に広げる形で，広く初期治療として用いられるようになった．今日では，視神経膠腫治療の第一選択となっている．世界的に広く用いられているのは，カルボプラチン・ビンクリスチン併用の化学療法である．同様に広く用いられる治療として，thioguanine・プロカルバジン・lomustine・ビンクリスチン併用（TPCV 療法）があり，腫瘍制御効果は前者を上回るが，二次がん誘発の可能性から NF1 患者では用いられない．化学療法の効果は NF1 患者のほうが，NF1 合併のない患者より良好である．ビンブラスチンは再発腫瘍で治療効果が示されているが，初期治療でも用いられる．化学療法によりほとんどの例で進行・増大が阻止されるが，縮小するものは少ない．画像上腫瘍を認めなくなる完全奏効率は数％以下で，多くは終了時に腫瘍が残存している．化学療法終了後は半数近くで腫瘍が増大するため，再度の治療が必要になる．以前は再発時に放射線治療が用いられたが，放射線による合併症を回避するため，まず化学療法を試みる傾向にある．本疾患は長期生存が期待できるため，化学療法の毒性への配慮も重要である．二次がん誘発（エトポシド，テモゾロミドなど），聴神経毒性や腎毒性（シスプラチン）の可能性に留意しこれらの薬剤はできるだけ用いないか，他の治療での治療抵抗例に限定して用いるべきである．

V.　視機能予後

　初期治療として化学療法を用いた場合の視機能予後についての最近の報告では，約 2/3 で症状改善または不変，1/3 は悪化している．視機能予後が不良となる因子として，乳幼児期発症，視放線の病変の存在が挙げられている．視機能改善の程度は，腫瘍縮小の程度とは相関せず，縮小をほとんど認めない例でも著しい改善を認める場合がある．

VI. 予後と経過観察の方法

　小脳星細胞腫などの切除可能な腫瘍に比較して生命予後は悪い．視神経に限局する腫瘍が生命を脅かすことはほとんどないが，視床下部に及ぶ腫瘍では，腫瘍の進展のため大きな障害を残すことがあり，生命が脅かされることもある．治療終了後の経過は多様であり，終了時の状態からは予想することは困難である．最近北米より本疾患を含めた小児低悪性度神経膠腫の長期経過の報告がされ，成人期以降にはほとんど悪化しないことが明らかにされている．多くの場合，思春期までには腫瘍が活動性を失うため，この時期までいかに後遺症の少ない治療で腫瘍を制御するかが重要である．

> ▶一般眼科医へのアドバイス
>
> 　視神経膠腫をはじめ，小児の眼窩内腫瘍，頭蓋内腫瘍は眼科学的症状を初発症状として眼科を受診し，眼科医の注意深い診察により，それ以外の症状を認めない状態で診断されることも少なくない．視神経膠腫では患者が幼若な場合，家人が視機能低下に気づくのが遅れ，受診時には深刻な視機能低下をきたしている場合が多い．神経眼科学的な評価が困難な場合も多いが，早期診断により治療を始めることができれば，機能温存治療により視機能の改善や維持が可能なことがある．この観点からは診断に緊急性を要する場合が多い．本疾患も含めた腫瘍性疾患を鑑別診断に挙げ，その可能性を除外していくことが重要で，腫瘍の可能性が否定できない場合は，画像診断から治療まで一貫して可能な専門医療機関に紹介するのが望ましい．

参考文献

1) Listernick R, Ferner RE, Liu GT, et al：Optic pathway glioma in neurofibromatosis 1：Controversies and recommendations. Ann Neurol 61：189-198, 2007
2) Avery RA, Fisher MJ, Liu GT, et al：Optic pathway glioma. J Neuro-Ophthalmology 31：269-278, 2011

〈柳澤隆昭〉

和文索引

あ
アスペルギルスによる眼窩蜂巣炎　326
アテローマ　218
アポクリン汗嚢腫　228
悪性眼窩腫瘍
　――，診療の目標　16
　――の治療　121
悪性眼瞼腫瘍
　――，診療の目標　3
　――の疫学　28
　――の治療　50
悪性黒色腫　63, **279**
　――，眼内　381
　――，基底細胞癌との鑑別　230
　――，転移性眼内腫瘍との鑑別　417
　――，母斑との鑑別　276
悪性リンパ腫　63, 85
　――，悪性度の高い　322
　――，眼窩　314
　――，結膜　271
　――，結膜下　271
　――との鑑別，眼窩炎症性病変　331
　――に対する放射線治療　177
　――の眼内播種　419
圧迫性視神経症，海綿状血管腫　285

い
イットリウム(⁹⁰Y)イブリツモマブ　64, 132
イピリムマブ　197
イボ　32
インターフェロン α-2b 点眼，PAM　282
インターフェロン β の結膜下注射，結膜悪性黒色腫　282
インターフェロン療法
　――，悪性眼瞼腫瘍　62
　――，毛細血管性血管腫　430

インドシアニングリーン蛍光眼底造影，眼内腫瘍　147
異形成症　252
　――の病理像　255
遺伝子検査，眼窩腫瘍　106
遺伝子再構成，角結膜腫瘍　76
遺伝性良性上皮内異角化症　256
遺伝相談，神経線維腫　296
犬回虫症，網膜芽細胞腫との鑑別　407
苺状血管腫　427

え
エクリン汗嚢腫　226, **228**
エピテーゼ　21, 122
エベロリムス　133
エルロチニブ　64, 132
疫学
　――，角結膜腫瘍　67
　――，眼窩腫瘍　83
　――，眼瞼腫瘍　28
　――，眼内腫瘍　134
炎症性病変，眼窩　326

お
黄斑上膜，経強膜腫瘍術後の合併症　162
黄斑浮腫，経強膜腫瘍術後の合併症　162
黄斑部障害，化学療法の合併症　184
黄色腫　221
黄色板症　221
横紋筋肉腫，眼窩　438
音響陰影　144

か
カフェオレ斑　292
ガリウムシンチグラフィ
　――，眼窩腫瘍　18, 104
　――，腺様嚢胞癌　310
ガンマナイフ　59, 179

化学療法
　――，眼窩横紋筋肉腫　441
　――，視神経膠腫　447
　――に伴う眼合併症　182
化膿性肉芽腫　265
可溶性インターロイキン 2 受容体　78
家族性滲出性硝子体網膜症，網膜芽細胞腫との鑑別　407
家族性大腸線維腫症　378
過誤腫　350, 354
画像所見，眼窩腫瘍　18
画像誘導放射線治療　61, 181
海綿状血管腫　113, 116, 119, **285**
　――，神経鞘腫との鑑別　289
　――，網膜　346
開放療法
　――，眼瞼結膜腫瘍　47
　――，瞼縁から離れた良性腫瘍　43
　――，瞼縁の良性腫瘍　41
外眥切開　50
外側眼窩皮弁　55
角化の有無，角結膜腫瘍　71
角結膜腫瘍　244
　――，初診時の外来診察　69
　――，診断の 4 つのポイント　69
　――，診療の目標　11
　――，臨床診断のためのフローチャート　73
　――の疫学　67
　――の記録　70
　――の経過観察　13
　――の検査　75
　――の写真撮影　72
　――の手術　12
　――の診断　11
　――の診療概論　11
　――の治療　12, 80
　――の定義　11
　――の放射線治療　13
　――の薬物療法　12
角結膜デルモイド　423

449

角結膜点状びらん，放射線による　9
角膜後面沈着物，眼内リンパ腫　390
角膜障害，化学療法の合併症　184
角膜浮腫，経強膜腫瘍術後の合併症
　　162
顎下腺の触診　97
仮義眼　154
汗腺由来の囊胞，眼瞼　226
完全眼窩内容除去術　121
間脳症候群　445
緩和照射　60
　──，放射線治療　177
　──，濾胞性リンパ腫　321
鑑別，眼瞼腫瘍の　32
眼圧上昇，眼窩腫瘍　94
眼位異常，眼窩腫瘍　93
眼窩悪性腫瘍　85
眼窩悪性リンパ腫　17
眼窩炎症性病変　326
　──　の鑑別に有用な血液検査
　　　　330
眼窩横紋筋肉腫　438
　──，眼窩リンパ管腫との鑑別
　　　　434
　──　の病理所見　439
眼窩減圧術，眼窩リンパ管腫　435
眼窩腫瘍　285
　──，原発性　84
　──，初診時の外来診療　88
　──，診断の7つのポイント　88
　──，診療のフローチャート　89
　──，診療の目標　15
　──，続発性　87
　──，転移性　85, 98
　──　の疫学　83
　──　の経過観察　19
　──　の検査　99
　──　の手術　19, 121
　──　の種類　17
　──　の重粒子線治療　125, 130
　──　の診断　17
　──　の診療概論　15
　──　の治療　19
　──　の定義　15
　──　の放射線治療　19, 129
　──　の薬物療法　19, 131
眼窩腫瘍摘出術の手術合併症　108
眼窩浸潤，上顎洞癌の　340
眼窩浸潤性腫瘍　339
眼窩転移性腫瘍　336
眼窩内髄膜腫　298
眼窩内における腫瘍の存在部位　96

眼窩内容除去術　121
　──　の分類　121
　──　を行った場合の経過観察，眼
　　窩腫瘍　20
眼窩蜂巣炎　326
　──，眼窩リンパ管腫との鑑別
　　　　435
　──，細菌による　326
　──，真菌による　326
　──　の臨床所見　329
眼窩蜂巣炎様炎症　400
眼窩葉由来，涙腺多形腺腫　303
眼窩リンパ管腫　432
　──　の治療　435
眼窩リンパ増殖性疾患　17
眼窩良性腫瘍　84
眼球運動障害，眼窩腫瘍　93
眼球運動制限，海綿状血管腫　285
眼球温存治療の実際，網膜芽細胞腫
　　411
眼球陥凹，眼窩転移　337
眼球摘出
　──，眼内腫瘍　152
　──，脈絡膜悪性黒色腫　385
　──，網膜芽細胞腫　411
　──　の適応　152
眼球摘出術
　──　の合併症　155
　──　の手技　153
眼球突出
　──，海綿状血管腫　285
　──，眼窩横紋筋肉腫　438
　──，眼窩腫瘍　93
　──，眼窩リンパ管腫　433
　──，甲状腺眼症　330
　──，神経鞘腫　289
　──，網膜芽細胞腫　400
　──，涙腺多形腺腫　303
眼瞼
　──　からのリンパ流　188
　──　の色素沈着，化学療法の合併
　　症　184
　──　の囊胞　226
眼瞼炎，脂腺癌との鑑別　234
眼瞼下垂，神経線維腫　292
眼瞼後葉の再建　6
眼瞼腫脹
　──，海綿状血管腫　285
　──，神経線維腫　292
　──，網膜芽細胞腫　400
眼瞼腫瘍　204
　──，初診時の外来診察　30

　──，診療の目標　3
　──，臨床診断のためのフロー
　　チャート　35
　──　の疫学　28
　──　の鑑別　32
　──　の経過観察　7
　──　の検査　36
　──　の手術　6, 50
　──　の術後管理・処置　57
　──　の診断　4
　──　の診療概論　2
　──　の治療　6, 47
　──　の定義　2
　──　の放射線治療　7, 58
　──　の薬物療法　62
眼瞼皮下の病変　34
眼瞼皮膚に生じる病変　32
眼瞼葉由来，涙腺多形腺腫　303
眼底検査
　──，眼内腫瘍　140
　──，網膜芽細胞腫　403
眼底所見，転移性眼内腫瘍　417
眼底チャート　140
眼動脈注入　193
眼内悪性黒色腫　193, **381**
　──　に対する放射線治療　177
眼内腫瘍　342
　──，初診時の外来診察　136
　──，診療の目標　22
　──，転移性　416
　──，放射線治療　177
　──，レーザー治療　171
　──　の疫学　134
　──　の鑑別　136
　──　の局所切除術　157
　──　の経過観察　25
　──　の検査　140
　──　の診断　23
　──　の診療概論　22
　──　の治療　24, 152
　──　の定義　22
眼内転移の部位　418
眼内良性腫瘍に対する放射線治療
　　177
眼内リンパ腫　388
　──，治療に伴う合併症　396
　──　の診断　391
　──　の治療　394
　──　の臨床所見　388
眼表面扁平上皮新生物　63, **252**
眼輪筋皮弁　54

き，く

木村病 328
切り出し，眼瞼腫瘍 5
既往歴
　——，眼窩腫瘍 98
　——，眼瞼腫瘍 30
基底細胞癌 4, 28, 33, **229**
義眼台 154, **156**
　——と医療制度 157
義眼と義眼床のチェック，眼内腫瘍 26
鋸状縁腫瘍，網膜芽細胞腫 403
挟瞼器 39
強度変調放射線治療 **59**, 181, 324
　——，視神経鞘髄膜腫 301
強皮症型基底細胞癌 229
頬部回転皮弁 53
局所化学療法
　——，眼内リンパ腫 394
　——，網膜芽細胞腫 410
局所切除術
　——，脈絡膜悪性黒色腫 385
　——，毛様体腫瘍 369
局所皮弁 123
　——，良性眼瞼腫瘍 45
くさび形切除，眼瞼腫瘍 38

け

ゲフィチニブ 64, 132
形質細胞腫，血管腫との鑑別 265
経眼窩アプローチ，良性眼窩腫瘍摘出術 110
経強膜的腫瘍切除
　——，眼内腫瘍 157
　——，術後の合併症 162
　——，脈絡膜腫瘍 162
　——の実際 158
　——の適応 157
経結膜切開法，霰粒腫 206
経硝子体的腫瘍切除
　——，眼内腫瘍 164
　——，術後の合併症 167
経頭蓋アプローチ，良性眼窩腫瘍摘出術 118
経瞳孔温熱療法
　——，眼内腫瘍 171
　——，脈絡膜悪性黒色腫 384
　——，網膜芽細胞腫 408
経皮切開法，霰粒腫 207
経副鼻腔アプローチ，良性眼窩腫瘍摘出術 119

蛍光眼底造影
　——，眼内腫瘍 147
　——，転移性眼内腫瘍 417
血液検査
　——，角結膜腫瘍 78
　——，眼窩腫瘍 106
血管奇形 265
血管腫 265
血管造影検査，眼窩腫瘍 104
血管増殖性腫瘍 346
結節潰瘍型基底細胞癌 229
結節性硬化症 350
結節性上強膜炎，瞼裂斑との鑑別 244
結膜MALTリンパ腫 315
　——の生検 77
結膜悪性黒色腫 279
結膜下
　——の悪性リンパ腫 271
　——の反応性リンパ過形成 272
結膜腫瘍 252
結膜充血
　——，眼窩腫瘍 94
　——，母斑切除の合併症 277
結膜の悪性リンパ腫 271
結膜嚢胞 259
　——，リンパ管腫との鑑別 269
結膜浮腫，眼窩横紋筋肉腫 438
結膜母斑 275
結膜良性腫瘍の頻度 67
牽引性網膜剥離，endoresection後の合併症 167
瞼縁
　——から離れた良性腫瘍の治療 43
　——にある良性腫瘍の治療 41
　——に生じる腫瘍 32
瞼結膜の肉芽腫 47
瞼板内角質嚢胞 32, **208**
瞼板に発生する病変 32
瞼裂斑 244
瞼裂斑炎 244
限局性脈絡膜血管腫 354
　——に対するレーザー治療 172
原発性眼窩腫瘍 84
原発性後天性メラノーシス 279
原発組織の同定，眼内腫瘍 141
減量手術，視神経膠腫 446

こ

コイロサイトーシス 215
甲状腺眼症 326

　——の臨床所見 330
甲状腺機能亢進症 330
光線性角化症 237
光線力学療法
　——，眼内腫瘍 171
　——，脈絡膜血管腫 355
　——，脈絡膜骨腫 364
　——，網膜血管腫 344
抗VEGF療法，網膜血管腫 344
抗癌剤点滴治療に伴う眼合併症 186
抗菌薬治療，眼窩炎症性病変 332
抗腫瘍性抗生物質 62
抗腫瘍薬 62
　——の点眼治療，PAM/結膜悪性黒色腫 282
　——の副作用 65
抗真菌薬治療，眼窩炎症性病変 332
虹彩色素上皮内嚢胞 372
虹彩実質性嚢胞 372
虹彩転移 419
虹彩嚢胞 372
後天性虹彩嚢胞 372
後天性網膜星状膠細胞腫 352
後葉の再建 55
高眼圧，endoresection後の合併症 167
硬化療法，眼窩リンパ管腫 435
硬口蓋を用いた再建 6, 56
骨切り経眼窩アプローチ，良性眼窩腫瘍摘出術 110
骨髄異形成症候群，DAV-Feron療法による 196
骨破壊所見，腺様嚢胞癌 309
根治照射，放射線治療 60, 177
混合腫瘍 303

さ

サイトカインの測定，眼内リンパ腫 393
サイバーナイフ 60, 179
　——による網膜芽細胞腫の治療 192
サザンブロット法 76
サンドイッチ療法，眼内腫瘍 171
再建，眼瞼腫瘍 52
再発・転移のチェック
　——，角結膜腫瘍 14
　——，眼窩腫瘍 21
　——，眼瞼腫瘍 9
　——，眼内腫瘍 26

和文索引　451

細菌による眼窩蜂巣炎　326
細隙灯顕微鏡検査，網膜芽細胞腫　402
細胞診，眼内リンパ腫　392
三側性網膜芽細胞腫　404
　── の予後　414
霰粒腫　28, 32, **204**
　──，脂腺癌との鑑別　234
　──，マイボーム腺嚢胞との鑑別　208
　── の診断・鑑別診断　205
　── の治療　206

し

シース誘導内視鏡下穿破法　183
シグナル阻害薬　197, **198**
脂腺癌　233
　──，pagetoid spread を伴う　63
　──，角結膜腫瘍　68
　──，眼瞼腫瘍　4, 28, 32
　──，基底細胞癌との鑑別　230
　──，霰粒腫との鑑別　205
脂漏性角化症　28, 32, **214**
　──，基底細胞癌との鑑別　230
視交叉の視神経膠腫　444
視床下部に及ぶ視神経膠腫　445
視神経炎，視神経鞘髄膜腫との鑑別　300
視神経膠腫　443
　──，視神経鞘髄膜腫との鑑別　300
視神経障害，化学療法の合併症　184
視神経鞘髄膜腫　298
視神経転移　419
視神経に限局した視神経膠腫　444
視神経乳頭腫脹，眼窩腫瘍　94
視神経乳頭所見
　──，眼内リンパ腫　391
　──，視神経鞘髄膜腫　298
視神経乳頭転移　419
視診
　──，眼窩腫瘍　97
　──，眼瞼腫瘍　30
試験切除
　──，角結膜腫瘍　80
　──，眼窩腫瘍　18
　──，眼瞼腫瘍　5, 7, 37
篩骨洞粘液嚢胞　120
自家製剤　66
耳下腺の触診　97
色素性ぶどう膜悪性黒色腫　151

色素法，センチネルリンパ節生検　188
色調の評価，眼内腫瘍　141
写真撮影
　──，角結膜腫瘍　72
　──，眼窩腫瘍　18
　──，眼瞼腫瘍　5, 31, 36
手術
　──，角結膜腫瘍　12
　──，眼窩腫瘍　19
　──，眼瞼腫瘍　6
　── に伴う合併症の経過観察，角結膜腫瘍　14
主訴，眼瞼腫瘍　30
腫瘍再発，endoresection 後の合併症　167
充実性義眼台　156
重瞼線切開　110
重粒子線治療
　──，眼窩腫瘍　125, 130
　──，脈絡膜悪性黒色腫　385
　──，網膜芽細胞腫　192
術後出血，霰粒腫治療に伴う合併症　207
初診時の外来診察
　──，角結膜腫瘍　69
　──，眼窩腫瘍　88
　──，眼瞼腫瘍　30
　──，眼内腫瘍　136
小線源治療
　──，眼内腫瘍　180
　──，網膜芽細胞腫　409
　── と経瞳孔温熱療法との併用療法　171
小児良性血管内皮腫　427
硝子体混濁の特徴，眼内リンパ腫　388
硝子体手術
　──，眼内腫瘍　164
　──，脈絡膜悪性黒色腫　164
　──，網膜芽細胞腫　169
硝子体出血，経強膜腫瘍術後の合併症　162
硝子体転移　419
硝子体播種
　──，網膜芽細胞腫　401
　── に対する局所化学療法　169
硝子体メルファラン注入，網膜芽細胞腫　411
硝子体網膜リンパ腫　388
睫毛外反，霰粒腫治療に伴う合併症　207

睫毛下切開　110, 113, 116
睫毛乱生，化学療法の合併症　184
漿液性網膜剥離，化学療法の合併症　184
上顎洞癌の眼窩浸潤　340
上眼瞼後退，甲状腺眼症　330
上皮増殖因子受容体　64
上皮内癌　63, **252**
　── の病理像　255
静脈奇形　113, 116, 119
静脈血管腫，海綿状血管腫との鑑別　285
触診
　──，角結膜腫瘍　71
　──，眼窩腫瘍　96
　──，眼瞼腫瘍　30
神経鞘腫　111, 113, **289**
神経線維腫　292
　──，1 型　**292**, 350, 443
　──，2 型　292
　── の遺伝相談　296
真菌による眼窩蜂巣炎　326
真皮内母斑　211
浸潤癌，角結膜腫瘍　68
浸潤性腫瘍，眼窩　339
滲出性網膜症，網膜芽細胞腫との鑑別　406
滲出性網膜剥離，網膜芽細胞腫　401
尋常性疣贅　32, **214**

す

スイスチーズパターン，腺様嚢胞癌の増殖　308
ステロイド治療
　──，MALT リンパ腫　317
　──，眼窩炎症性病変　333
　──，毛細血管性血管腫　429
水晶体偏位，毛様体腫瘍の合併症　366

せ

センチネルリンパ節生検　79, **187**, 281
生検
　──，角結膜腫瘍　75
　──，眼窩 MALT リンパ腫　315
　──，眼窩炎症性病変　333
　──，眼瞼腫瘍　38
生検トレパン　38
生殖細胞系列変異　400

星細胞過誤腫，網膜芽細胞腫との鑑別　407
赤外線レーザー照射，網膜芽細胞腫　408
切開生検，角結膜腫瘍　75
石灰化，網膜芽細胞腫　401, 403
石灰化上皮腫，表皮囊胞との鑑別　218
切除生検
　——，角結膜腫瘍　75
　——，眼瞼腫瘍　7, 38
　——，毛様体腫瘍　369
切除幅のデザイン，悪性眼瞼腫瘍　50
接合部（境界）母斑　211
節外性 NK/T 細胞リンパ腫，鼻型　324
先天血管腫　427
先天性虹彩囊胞　372
先天性網膜色素上皮肥大　378
染色体検査
　——，角結膜腫瘍　78
　——，眼窩腫瘍　106
腺様囊胞癌　308
　——，涙腺上皮性腫瘍　308
線維性血管膜　406
選択的眼動脈注入　193
　——，網膜芽細胞腫　410
全身化学療法
　——，眼内リンパ腫　395
　——，網膜芽細胞腫　410
全身麻酔下における眼底検査，網膜芽細胞腫　403
全層組織の再建，眼瞼腫瘍　56
前庭神経鞘腫　292
前房出血に伴う高眼圧，endoresection 後の合併症　167
前房浸潤，網膜芽細胞腫　402
前方アプローチ，良性眼窩腫瘍摘出術　110
前葉の再建　52

そ

双葉皮弁　52
相対性求心性瞳孔反応欠損，眼窩腫瘍　94
桑実様腫瘍　350
造影 dynamic MRI　103
造影剤，眼窩腫瘍の CT　101
続発性眼窩腫瘍　87

た

ダカルバジン　195
他科領域の悪性腫瘍治療に伴う眼科的合併症　182
多形腺腫源癌，涙腺上皮性腫瘍　308
多孔性義眼台　157
体細胞変異　399
胎児型，眼窩横紋筋肉腫の病理型　439
胎児血管遺残，網膜芽細胞腫との鑑別　406
第一次硝子体過形成遺残，網膜芽細胞腫との鑑別　406
脱色素斑　378
脱色素輪　378
脱灰　360
単純縫縮
　——，眼瞼結膜腫瘍　48
　——，眼瞼腫瘍　51
炭素線治療　125, 130

ち

治療後の経過観察
　——，角結膜腫瘍　14
　——，眼窩腫瘍　20
　——，眼瞼腫瘍　8
　——，眼内腫瘍　25
治療生検，角結膜腫瘍　80
治療前の経過観察
　——，角結膜腫瘍　13
　——，眼窩腫瘍　19
　——，眼瞼腫瘍　7
　——，眼内腫瘍　25
致死性正中肉芽腫　324
中枢神経系リンパ腫の併発，眼内リンパ腫　388
超音波検査
　——，眼窩腫瘍　106
　——，眼内腫瘍　144
　——，網膜芽細胞腫　403
聴神経鞘腫　292
直線加速器　59, 178

て

テクネシウム骨シンチグラフィ，眼窩腫瘍　104
テムシロリムス　133
デルマトスコープ　31
デルモイド　423
低悪性度 MALT リンパ腫　314
定位放射線治療　59
　——，眼内腫瘍　179
　——，視神経鞘髄膜腫　301
　——，網膜芽細胞腫　409
転移性眼窩腫瘍　85, 98, 336
転移性眼瞼腫瘍　30
転移性眼内腫瘍　416
　——に対する放射線治療　177
　——の原発巣　416
　——の診断　417
　——の部位　418
伝染性軟属腫　32, **224**
電子線治療
　——，眼瞼腫瘍　7
　——，眼内腫瘍　179
電車軌道状サイン　299

と

トランスイルミネーション試験　143
トレパンによる切除，眼瞼腫瘍　38
動静脈奇形　91
動態機能画像　103
特発性眼窩炎症　17, 84, 90, **328**
　——の臨床所見　330
特発性肺高血圧症，endoresection 後の合併症　167

な

内視鏡的直接穿破法　183
内照射療法，眼内腫瘍　180
内反性乳頭腫　248
軟属腫小体　224

に

ニボルマブ　198
二次がん，網膜芽細胞腫　414
二次性眼内悪性リンパ腫　419
日光角化症　237
日光弾性線維症　237
乳児血管腫　427
乳頭腫　248
尿検査，眼窩腫瘍　106
認知症合併症例，眼瞼腫瘍　4

ね，の

年齢による眼窩腫瘍の違い　91
粘膜関連リンパ組織節外性濾胞辺縁帯 B 細胞リンパ腫　85, 90
囊胞性黄斑症，化学療法の合併症　184

は

肺高血圧症，endoresection 後の合併症　167
稗粒腫　32
白色瞳孔
　——，網膜芽細胞腫　400
　—— の鑑別疾患　406
白内障，毛様体腫瘍の合併症　366
麦粒腫，霰粒腫との鑑別　205
白血球共通抗原ゲーティング　77
白血病，DAV-Feron 療法による　196
反応性リンパ過形成　84, **271**
　——，結膜下　272
　——，濾胞性リンパ腫との鑑別　319

ひ

ヒストン脱アセチル化酵素阻害薬　132
ヒトパピローマウイルス　214, 248
ビンクリスチン　195
びまん性大細胞型 B 細胞性リンパ腫　**322**, 420
びまん性脈絡膜血管腫　355
びまん性網膜下播種，網膜芽細胞腫　401
皮角　214
皮膚悪性黒色腫
　—— に対する DAV-Feron 療法　195
　—— に対する分子標的治療薬　197
皮弁，眼瞼腫瘍　52
皮様嚢腫
　——，眼瞼　36
　——，表皮嚢胞との鑑別　218
眉毛下切開　110
鼻涙管閉塞，眼窩腫瘍　94
表在型基底細胞癌　229
表皮嚢胞　34, **218**
　——，霰粒腫との鑑別　205
表皮封入嚢胞　34
表皮様嚢胞　218
病理検査，角結膜腫瘍　75
病理診断
　——，眼窩腫瘍　18
　——，眼瞼腫瘍　5
病理標本，眼瞼腫瘍　5

ふ

フルオレセイン蛍光眼底造影，眼内腫瘍　147
フルオロウラシル　62
フローサイトメトリー，角結膜腫瘍　77
プロテアソーム阻害薬　132
プロプラノロール内服療法，毛細血管性血管腫　429
ぶどう膜転移　418
不完全眼窩内容除去術　121
部分生検，眼瞼腫瘍　7, 38
複合母斑　211
粉瘤　218
　——，霰粒腫との鑑別　205
分子標的治療薬　64, 131
　——，皮膚悪性黒色腫に対する　197
　—— の種類　131
分層植皮　123
分離腫　360, 423

へ

ヘテロ結合性の消失　342
ベムラフェニブ　197, **199**
ベルテポルフィン　171
ペグインターフェロン α-2b　196
扁平上皮癌　237, 252
　——，眼瞼腫瘍　28, 33
　—— の病理像　255

ほ

ホウ素中性子捕捉療法　181
ホルモン療法，視神経鞘髄膜腫　301
ボリノスタット　133
ポジトロン断層法，脈絡膜悪性黒色腫　383
母斑
　——，眼瞼　28, 32, **211**
　——，眼内　375
　——，基底細胞癌との鑑別　230
　——，結膜　275
　——，脈絡膜　375
母斑細胞性母斑　211
放射性免疫療法　64, 132
放射線学的検査，眼内腫瘍　148
放射線角膜障害　185
放射線視神経症　185
放射線障害　178
放射線治療
　——，角結膜腫瘍　13
　——，眼窩腫瘍　19, 129
　——，眼瞼腫瘍　7, 58
　——，眼内腫瘍　177
　——，眼内リンパ腫　394
　——，根治的　60
　——，視神経膠腫　446
　——，視神経鞘髄膜腫　301
　——，集学的治療　60
　——，転移性眼内腫瘍　420
　——，脈絡膜悪性黒色腫　384
　——，網膜芽細胞腫　409
　—— の作用機序　58
　—— の種類　59
　—— を行った場合の経過観察，眼窩腫瘍　20
放射線治療に伴う合併症　178, 184
　——，眼窩 MALT リンパ腫　317
　—— の経過観察，角結膜腫瘍　14
放射線抵抗性腫瘍　125
放射線網膜症　185
泡沫細胞，黄色腫　221
胞巣型，眼窩横紋筋肉腫の病理型　439
紡錘形切除，瞼縁から離れた良性腫瘍　43
本義眼　154

ま

マイトマイシン C　62
　——，点眼によるアレルギー性眼瞼結膜炎　14
マイボーム腺癌　233
マイボーム腺嚢胞　208
マイボグラフ，眼瞼腫瘍　36

み

未熟児網膜症，網膜芽細胞腫との鑑別　407
水イボ　32, 224
脈絡膜悪性黒色腫　381
　——，治療に伴う合併症　386
　——，母斑との鑑別　376
　—— に対する硝子体手術　164
　—— に対するレーザー治療　171
　—— の診断　381
　—— の炭素線治療　126
　—— の治療　383
　—— の転移，endoresection による　164
脈絡膜血管腫　354
　—— に対する放射線治療　177
脈絡膜骨腫　360

脈絡膜腫瘍
　——に対する経強膜腫瘍切除　162
　——に対するレーザー治療　171
脈絡膜皺襞，眼窩腫瘍　94
脈絡膜転移　416, 418
脈絡膜母斑　375
　——，脈絡膜悪性黒色腫との鑑別　383
　——に対するレーザー治療　172

め

メトトレキサート，眼内リンパ腫　394
メルファラン　169
　——，網膜芽細胞腫　410
免疫グロブリン遺伝子再構成の確認，眼内リンパ腫　393
免疫チェックポイント阻害抗体薬　197
免疫抑制治療，眼窩炎症性病変　334

も

毛細血管腫　90
毛細血管性血管腫　427
　——の治療　429
毛母腫，表皮囊胞との鑑別　218
毛様体腫瘍　366
　——，経強膜的腫瘍切除の適応　157
毛様体転移　418
網膜海綿状血管腫　346
網膜芽細胞腫　192, **399**
　——，星状膠細胞過誤腫との鑑別　352
　——，治療に伴う合併症　413
　——に対する硝子体手術　169
　——に対する放射線治療　177
　——に対するレーザー治療　174
　——の眼底所見　401
　——の国際分類　405
　——の疾患概念・臨床上の特徴　399
　——の初発症状と頻度　400
　——の診断・鑑別診断　402
　——の治療　408
　——の病期分類　405
　——の予後と経過観察の方法　413
網膜下播種，網膜芽細胞腫　401

網膜下病変の特徴，眼内リンパ腫　389
網膜血管芽腫　342
　——に対するレーザー治療　175
網膜血管腫　342, 346
網膜細胞腫，網膜芽細胞腫との鑑別　407
網膜色素上皮肥大，脈絡膜悪性黒色腫との鑑別　383
網膜腫瘍に対するレーザー治療　174
網膜出血，眼内リンパ腫　390
網膜星状膠細胞過誤腫　350
網膜星状膠細胞腫，後天性　352
網膜蔓状血管腫　346
網膜転移　419
網膜白色腫瘤の鑑別疾患　407
網膜剝離
　——，endoresection 後の合併症　167
　——，経強膜腫瘍術後の合併症　162
　——，網膜芽細胞腫　401
　——，網膜芽細胞腫との鑑別　407
網膜毛細血管腫　342
　——に対するレーザー治療　175

や

薬剤性虹彩囊胞　372
薬物療法
　——，角結膜腫瘍　12
　——，眼窩腫瘍　19, 131
　——，眼瞼腫瘍　62
　——に伴う合併症の経過観察，角結膜腫瘍　14

ゆ，よ

有窓義眼　154
疣贅　214
遊離皮弁　123
翼状片　246

ら，り

ラジオアイソトープ法，センチネルリンパ節生検　188
リツキシマブ　132
　——，眼内リンパ腫　395
リニアック　59, 178
リンパ管拡張症　268
　——，結膜囊胞との鑑別　259
リンパ管奇形　432
リンパ管腫　90, **268**

　——，海綿状血管腫との鑑別　285
　——，眼窩　432
リンパ管腫切除術，眼窩リンパ管腫　435
リンパ管内皮マーカー　434
リンパ腫　271
リンパ節の触診　97
流涙
　——，化学療法の合併症　182
　——，眼窩腫瘍　94
粒子線治療
　——，眼内腫瘍　179
　——，網膜芽細胞腫　409
両側性，眼窩腫瘍　91
良性眼窩腫瘍
　——，診療の目標　16
　——の手術適応　108
　——の治療　108
　——を摘出した場合の経過観察，眼窩腫瘍　20
良性眼窩腫瘍摘出術におけるアプローチ法の選択　108
良性眼瞼腫瘍
　——，診療の目標　3
　——の疫学　28
　——の治療　41
良性眼内腫瘍
　——，経強膜的腫瘍切除の適応　157
菱形皮弁　52
　——，良性眼瞼腫瘍　45
輪部デルモイド　423

る

涙管チューブ挿入術，S-1 による障害　183
涙丘の腫瘍　47
涙小管囊胞　34
涙腺癌　308
　——の炭素線治療　127, 130
涙腺腫瘍に対する生検　311
涙腺多形腺腫　303
涙腺導管囊胞　262
涙点閉鎖　64
涙道通過障害，化学療法の合併症　182
涙囊炎，眼窩腫瘍　94
涙囊切断アプローチ，良性眼窩腫瘍摘出術　116
類弾性線維変性　244
類表皮囊胞　34
　——，霰粒腫との鑑別　205

和文索引　455

れ

レーザー治療
　——，眼内腫瘍　171
　——，毛細血管性血管腫　430
　——，網膜芽細胞腫　408
冷凍凝固，網膜芽細胞腫　408

裂孔原性網膜剝離，網膜芽細胞腫との鑑別　407

ろ

濾胞性リンパ腫　34, 64, 271
　——，眼窩　318

老人性角化腫　237
老人性角化症　237
老人性疣贅　214

欧文・数字索引

数字

2/3 減量 DeVIC（デビック）療法 325
2 段階発がん説，眼内リンパ腫 399
3 dimensional conformal radiotherapy 59, 301
5-fluorouracil（5-FU） 62, 63
5-S-システィニールドーパ（5-S-CD） 78
^{89}Sr 180
^{90}Y-ibritumomab tiuxetan 180
^{106}Ru 線源 171, **180**, 409
^{123}I-IMP シンチグラム，眼内腫瘍 151
^{125}I 線源 **180**, 409

A

A モード超音波検査，眼内腫瘍 144
actinic keratosis 237
adenoid cystic carcinoma 308
antineutrophil cytoplasmic antibody（ANCA）関連血管炎 328
apocrine hidrocystoma 228
Archer 分類 346
astrocytic hamartomas of the retina 350, 407
atheroma 218

B

B 細胞性 MALT リンパ腫 271
B モード超音波検査，眼内腫瘍 144
basal cell carcinoma 229
Basedow 病 326, 330
benign hemangioendothelioma in childhood 427
Bergonie-Tribondeau の法則 58
bilobed flap 52
binimetinib 200
biopsy 38, 75

bony erosion 309
boron neutron capture therapy（BNCT） 181
Bourneville-Pringle 病 350
BRAF 阻害薬 199
Bragg ピーク 125, 130, 179

C

capillary hemangioma 427
carcinoma ex pleomorphic adenoma 308
carcinoma in situ（CIS） 63, **252**
Castleman 病 328
CD45 ゲーティング 77
central dermoid 423
cheek rotation flap 53
choristoma 360, 423
choroidal excavation 144
choroidal hemangioma（CH） 354
Churg-Strauss 症候群 328
cine mode MRI 103
Coats 病，網膜芽細胞腫との鑑別 406
collaborative ocular melanoma study（COMS） 193
compound nevus 211
congenital hemangioma 427
conjunctival tumor 252
Coroneo の仮説，翼状片 246
CT
―，オーダーの仕方，眼窩腫瘍 100
―，眼窩腫瘍 18, 99
―，眼瞼腫瘍 36
―，眼内腫瘍 149
―，網膜芽細胞腫 404
CTLA-4 抗体 197
cutaneous horn 214
cytotoxic-T-lymphocyte-associated antigen-4（CTLA-4） 197

D

dabrafenib 199
Dalrymple 徴候 330
DAV-Feron 療法
―，皮膚悪性黒色腫 195
―による治療関連白血病 196
―のエビデンス 195
de novo 発生，悪性黒色腫 279
debulking surgery 446
decalcification 360
dermoid cyst 218
diencephalic syndrome 445
diffuse large B-cell lymphoma（DLBCL） **322**, 420
direct endoscopic probing（DEP） 183
Dufourmentel flap 52
―，良性眼瞼腫瘍 45
dysplasia 252

E

eccrine hidrocystoma 228
endoresection 164
―後の合併症 167
epidermal cyst 218
epidermal growth factor receptor（EGFR） 64, 131
―阻害薬 132
epidermoid cyst 218
Euthyroid Graves 病 327
examination under anesthesia（EUA） 403
excisional biopsy 7, 38, 75, 80
extranodal marginal zone B-cell lymphoma of mucosa-associated lymphoid tissue（MALT）lymphoma 85, 90
extranodal marginal zone lymphom 314
extranodal NK/T cell lymphoma, nasal-type 324

F

familial adenomatous polyposis (FAP) 378
familial exudative vitreoretinopathy(FEVR) 407
fast imaging employed steady state(FIESTA)法 103
fibrovascular core, 乳頭腫 248
fluorescence *in situ* hybridization (FISH)法 78
fractionated stereotactic radiotherapy 301

G

Gardner 症候群 378
gene rearrangement 76
germline mutation 400
globe tenting 95
GLUT-1 429
Goldenhar 症候群 423

H

hallo 378
hereditary benign intraepithelial dyskeratosis 256
high dose(HD)-MTX 療法, 眼内リンパ腫 395
histone deacetylase(HDAC)阻害薬 132
human papillomavirus(HPV) 214, 248

I

IFN 64
IgG4 関連眼窩炎症 17
IgG4 関連眼疾患 84, **327**
―― の臨床所見 330
IgG4 関連疾患のステロイド治療 333
image-guided radiotherapy (IGRT) 61, 181
incisional biopsy 7, 38, 75, 80
infantile hemangioma 427
intensity-modulated radiotherapy (IMRT) 59, 181, 301, 324
interferon(IFN) 62
International classification for intraocular retinoblastoma (ICRB) 405
intradermal nevus 211
intraocular metastatic tumor 416
intratarsal keratinous cyst 208

inverted papilloma 248

J, K

junctional nevus 211
keratoma senilis 237
koilocytosis 215

L

lacuna 378
lambrolizumab 198
lateral canthotomy 50
lateral orbital flap 55
Leser-Trelat 徴候 217
lethal midline granuloma 324
limberg flap, 良性眼瞼腫瘍 45
linear accelerator 178
Lish 結節 293
loss of heterozygosity(LOH) 342
lymphatic malformation 432
Lynch 切開 110, 113, 116

M

malar flap 53
malignant melanoma 63
MALT リンパ腫 58
――, B 細胞性 271
――, 低悪性度 314
――, 濾胞性リンパ腫との鑑別 319
―― との鑑別, 眼窩炎症性病変 331
―― に対するステロイド治療 317
mammalian Target Of Rapamycin (mTOR)阻害薬 132
map biopsy, 角結膜腫瘍 76
MEK 阻害薬 200
Merkel cell polyomavirus 240
Merkel 細胞癌 240
methotrexate(MTX) 394
Mikulicz 病 327, 330
mild dysplasia 255
mitogen-activated protein kinase (MAPK)シグナル 198
mitomycin C(MMC) 62, 63
molding 97
――, DLBCL 323
――, 眼窩 MALT リンパ腫 315
molluscum body 224
molluscum contagiosum 224
Moll 腺嚢胞 226
MRI
――, 眼窩腫瘍 18, 102

――, 眼瞼腫瘍 36
――, 眼内腫瘍 149
――, 網膜芽細胞腫 404
―― の撮影方法, 眼窩腫瘍 103
mucosa-associated lymphoid tissue(MALT) 314
Muir-Torre 症候群 233
mulberry tumor 350
Mustarde 法の交叉皮弁 56
myelodysplastic syndrome(MDS) 196

N

neurofibromatosis
――, type 1(NF1) **292**, 443
――, type 2(NF2) 292
neuron specific enolase(NSE) 405
nevocellular nevus 211

O

ocular surface squamous neoplasia(OSSN) 63, 132, **252**
―― の治療 256
OK-432, 眼窩リンパ管腫 435
open treatment 123
optic nerve sheath meningioma (ONSM) 298
optic pathway glioma 443
optociliary shunt vessel 298
orbital implant 156
orbital lymphangioma 432

P

pagetoid spread, 脂腺癌 63, 234
PAM with atypia 280
papilloma 248
pembrolizumab 198
persistent fetal vasculature(PFV) 406
persistent hyperplastic primary vitreous(PHPV) 406
PET
――, 眼窩腫瘍 105
――, 脈絡膜悪性黒色腫 383
PET-CT
――, 眼窩腫瘍 18, 105
――, 涙腺癌 310
photocoagulation(PC) 171
photodynamic therapy(PDT) 171
pinguecula 244
pingueculitis 244

Pinkus type, 基底細胞癌　229
pleomorphic adenoma　303
Podoplanin　434
polymerase chain reaction(PCR)　76
post-lental fibrous membrane　406
primary acquired melanosis(PAM)　279
programmed death protein-1（PD-1）　197
　──　抗体　198
pterygium　246

R
radioimmunotherapy　64, 132
radioisotope(RI)method　188
reactive lymphoid hyperplasia（RLH）　271
Reese-Ellsworth 分類　405
relative afferent pupillary defect（RAPD）　94
retinal cavernous hemangioma　346
retinal racemose hemangioma　346
retinocytoma　407
rhabdomyosarcoma(RMS)　438
rhomboid flap　52
　──，良性眼瞼腫瘍　45
Rosai-Dorfman 症候群　328

S
S-1 による障害　182
safety margin, 悪性眼瞼腫瘍　50
scleral scattering　254
sebaceous carcinoma　233
seborrheic keratosis　214
secondary IOL(SIOL)　419
selumetinib　200
senile keratosis　237
sentinel lymph node biopsy（SLNB）　187
severe dysplasia　255
sheath guided endoscopic probing(SEP)　183
short T1 inversion recovery(STIR)法　103
sIL2-R　78
SLN 理論　187
SMART 法(stereotactic multi-arc radiotherapy)　179
solar elastosis　237
solar keratosis　237
somatic mutation　399
squamous cell carcinoma(SCC)　252
stereoractic radiosurgery(SRS)　59
stereotactic radiotherapy(SRT)　59, 301
stocker line, 翼状片　246
strawberry hemangioma　427
Sturge-Weber 症候群　354
switch flap　56

T
three-dimensional conformal radiotherapy(3D-CRT)　59, 301
TNM 分類　405
trametinib　200
tram-track sign　299
transpupillary thermotherapy(TTT)　171
triple freeze-thaw 法　409
two-hit theory　399

U
ultrasound biomicroscope(UBM)
　──，虹彩嚢胞　372
　──，毛様体腫瘍　367

V
vascular endothelial growth factor（VEGF）阻害薬　132
vasoproliferative tumor(VPT)　346
VEC 治療，網膜芽細胞腫　410
verruca senilis　214
vitreoretinal lymphoma　388
von Hippel-Lindau(VHL)病　342
　──　遺伝子検査　344
von Recklinghausen 病　292, 350
V-Y 前進皮弁　53
　──，良性眼瞼腫瘍　45

W
Wegener 肉芽腫症　328
Wright 切開　110, 111
Wyburn-Mason 症候群　346

X, Z
xanthelasma　221
xanthoma　221
X 線照射，眼内腫瘍　178
Zeis 腺癌　233

眼科臨床エキスパート
知っておきたい眼窩疾患診療